심화 근막 치료기법

Advanced Myofascial Techniques

Til Luchau

Volume 2

목, 머리, 척추 그리고 갈비뼈

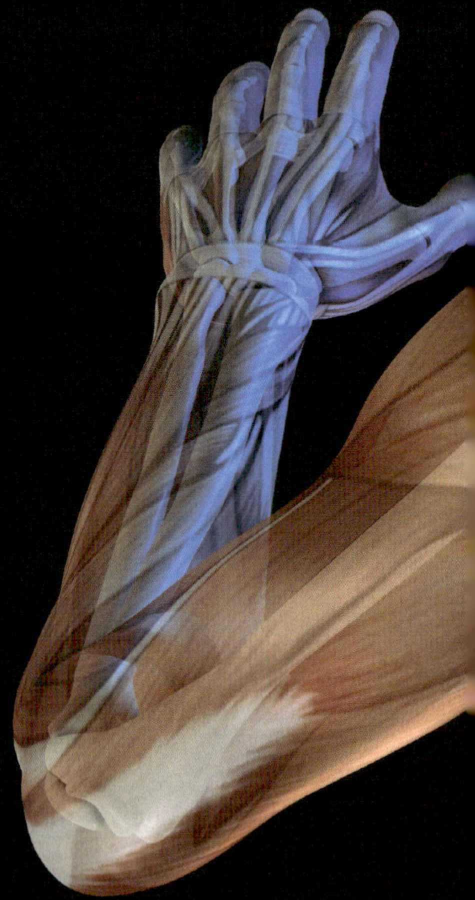

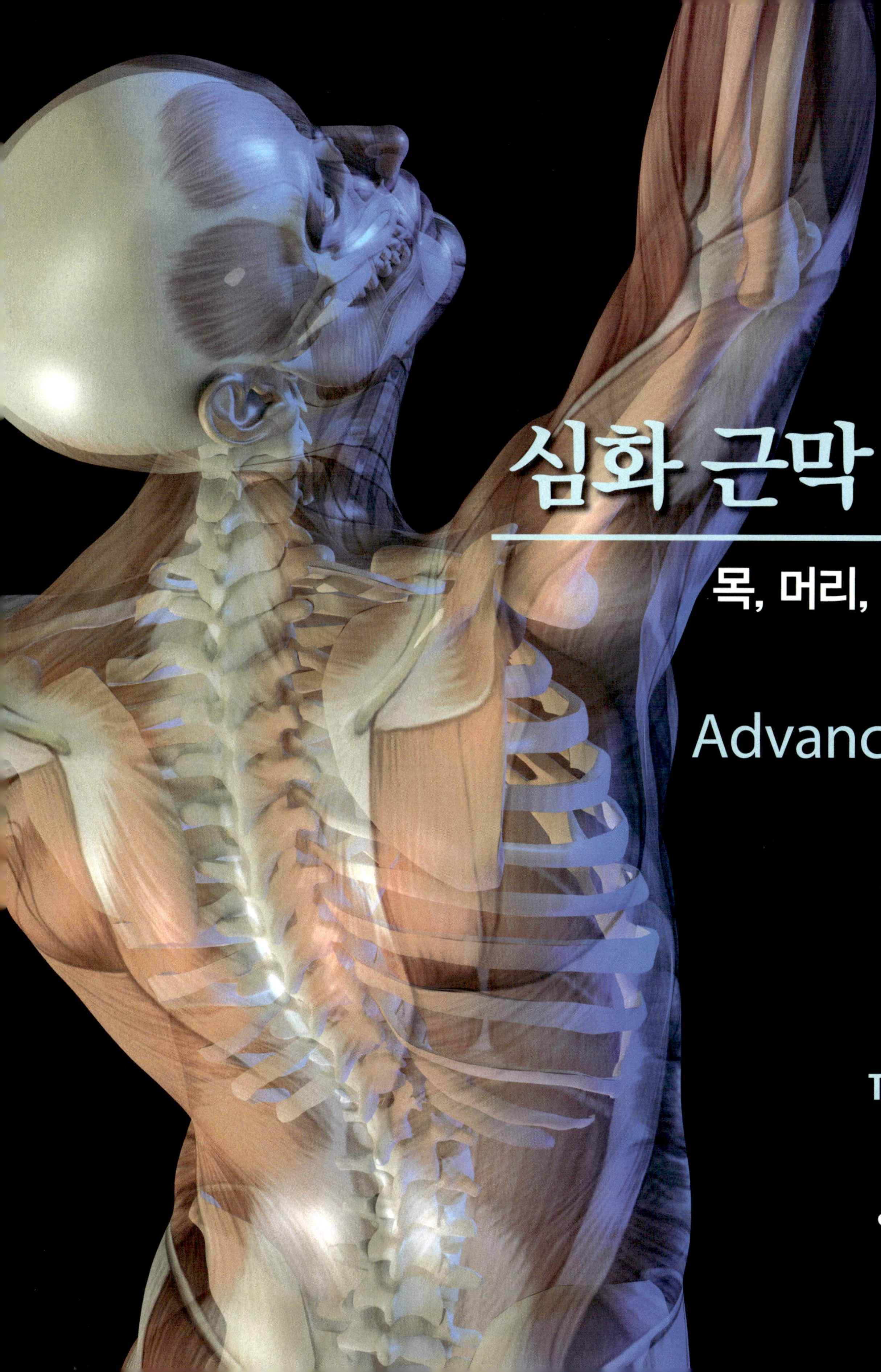

Volume 2

심화 근막 치료기법

목, 머리, 척추 그리고 갈비뼈

Advanced Myofascial Techniques

Neck, head, spine and ribs

Til Luchau

Thomas W Myers 의 서문

영 문 출 판 사

■ **옮긴이** (가나다 순)

김명준 경동대학교 물리치료학과 교수
김항진 MPI 모던필라테스 대표
김효철 원광디지털대학교 한방미용예술학과 교수
서현규 대구보건대학교 물리치료과 교수
엄기매 여주대학교 물리치료과 교수
정찬호 뽀빠이 정형외과 체형연구소 소장
정형국 안산대학교 물리치료과 교수
채정병 마산대학교 물리치료과 교수

Advanced Myofascial Techniques - Volume 2 : Neck, head, spine and ribs
by Til Luchau

출판사 주

출판사 및 저자는 이 책에서 포함하고 있는 내용의 어떠한 사용과도 연관된 또는 관련 없이 생기는 사람과 재산에 대한 손해 그리고 상해 또는 모든 손실에 대하여 그 어떠한 책임도 절대로 지지 않습니다. 환자를 위한 적용방법과 최선의 치료를 결정하는 것은 개인적으로 전문적인 기술과 지식에 의존해서 치료하고 있는 치료사의 책임입니다.

심화 근막 치료기법 Volume 2
목, 머리, 척추 그리고 갈비뼈

2019년 1월 17일 초판인쇄
2019년 1월 22일 초판발행

지은이 : Til Luchau
옮긴이 : 정 형 국 외
발행인 : 박 병 조
발행처 : 도서출판 영문출판사
등 록 : 1987년 12월 21일 제2-419호
주 소 : 서울시 강남구 삼성동 69-1
전 화 : (02) 514-5590, 776-5590
팩 스 : (02) 756-8943
E-mail : yeongmunsa@empas.com
홈페이지 : www.ymsbook.net
정 가 : 35,000 원
ISBN 978-89-7224-443-1 93510

※ 파본은 교환해 드립니다.

□

목차 (Contents)

경추부 문제

턱관절(TMJ)

두통

종료하기와 순서설정

머리말 (Foreword)

저자의 장년기에 저술한 책을 소개할 때 그의 젊은시기 모습을 끌어내는 것은 아마도 공정하지 않겠지만, 나는 20년 훨씬 이전에 내가 그를 처음 만났을 때 Til Luchau가 주었던 그 인상을 너무도 생생하게 기억하고 있다. 그의 동작을 둘러싸는 평온하고 차분한 그와 같이 스스럼 없음과 그의 낮고 겸손한 목소리를 보유한 매우-마른 모습에서, 그것 모두는 거기에서 그가 심사하고 있었던 가르침의 열정적인 직업에 지극히 어울리지 않는, 아마도 우리가 첫 모습에서 유추할 수 있는 그러한 사람임을 짐작게 한다.

아무튼 두 번째 만남에서 그의 맑고 푸른 눈으로부터 뿜어져 나오는 깊게 살펴보는 평가는 그 첫 번째의 무뚝뚝한 인상이 단순한 겉모습이었을 뿐이며, 치열하게 진실을 탐구하며 완강하게 철저한 르네상스의 마음을 덮고 있는 온화한 X 세대의 모습이었다. '보완적인' 의학의 직관과 포용성을 과대하게 즐기는 기꺼운 마음과, 그렇지만 임상적인 경험의 복잡한 전체성의 자리를 너무도 빈번하게 차지하는 자기만족의 절반의 사실에 안주하기를 거부하는 모습이다.

또한 Buckminster Fuller와 John Lilly의 사례를 따르는 그의 지지에서, Til은 항상 스스로를 자기 자신의 과학적인 실험재료로서 사용해왔으며, 자신의 의문을 그렇게 명료하게 여기에서 제공된 답변으로 살아왔다. 심오한 요가 실습으로부터 데빌스틱을 저글링까지, Til은 유연성과 협조성의 강점을 검증하도록 끊임없이 스스로를 이용하며 이 책 안에서 묘사한 그 과정을 숙달함에 이르기까지 그렇게 통합적으로 준비, 구분 그리고 완전한 프랙탈을 연습함에서, 그 자신의 마음과 육체를 가지고 놀았다.

말할 것도 없이, Til은 분명하게 가르침의 직업을 완전히 실현했으며 나는 이어서 전체 프로그램을 그의 능숙한 손으로 전해주었다. 그 사이에 그의 타고난 기술은 지속적이고 변종적인 연습에 의하여 더욱 더 다듬어졌다. 이러한 교재이면의 그 세밀한 연구는 동시대의 도수치료사를 둘러싸는 그 의문에 관한 증명의 시간에 걸쳐 그의 조립과 주의깊은 전환에 대한 증거이다.

이러한 시리즈에서, Til은 이제는 전통적인 교재들에서 증명하지 못했던 그 연관성을 드러내는 전자장비들을 통하여 이용할 수 있는 해부학의 비–전통적인 관점의 자유롭고 두드러진 사용을 이루었다. 들어있는 사진들은 그것들이 고객에게 적용되면서 그 방법을 보여줄 뿐만 아니라, 거기에서 그 의도가 상이한 신체 형태를 아울러서 정확한 적용의 혜택이 되는 직접적으로 대면한 고객의 골격으로 향해져있다. 차트, 요약 그리고 학습지침은 또한 중간–수준의 또는 심화 도수 치료사들을 위한 설명의 명료성을 더해준다.

나는 이러한 두 번째 책에서 큰허리근과 그 주변을 둘러싸는 그 논란과 함께 개방적으로 그리고 공정하게 다루는 것과 함께, 슬프게도 때로는 정부의 지원이 부족한 전정계를 다룬 것을 보게 되면서 너무도 행복하다. 도수치료 범위의 변두리 한 구석에서, 횡격막, 갈비뼈 머리, 창자간막 그리고 목의 보다 깊은 구조물들과 같은 조직은 실제적으로 다루어지지만 지극히 억지이론의 방식에서 다뤄진다. Til이 주장한 것처럼, 교재는 좋을 수 있지만 지극히 제한적인 도구이며, 그러므로 여기에서 그의 비디오 설명과 함께 그 정보를 증대시키거나, Til의 수업을 수강함에 의하여 내가 그렇게도 오랫동안 알아온 필적할 상대가 없는 그 사람의 빈틈없는 방법을 즐겨야 한다. 그의 선천적인 확신은 그 자신이 스스로의 사례를 과장하거나 "효과"나 인과관계를 주장할 필요를 느끼지 않을 정도의 확신에 차있기 때문에, 당신은 그가 찾아낸 것에 의존할 수 있을 것이다. 이 책의 핵심은 탐구, 즉 고객의 몸이 스스로를 치료하도록 격려하며, 움직임으로 새로이 회복된 접근을 보유하려는 그 고객의 열망을 이끌어내는 정보에 근거한 탐구인 것이다.

그리고 무엇보다도 Til의 작업은 치료사들이 반드시 깨어있고 오래고 만족스런 치료에서 단 하나의 가장 중요한 요소로 인식될 수 있기를 요구한다.

Thomas Myers
근막경선 해부학 저자
메인 주, Clarks Cove에서
2016년 1월에

감사의 글 (Acknowledgements)

이 시리즈의 첫 번째 책에서 감사의 글을 통해 37명에게 감사함을 전했지만 여전히 이 책의 발간에 도움을 주었던 모든 사람들에게 감사함을 전하지 못했다. 이러한 두 권의 책이 함께 쓰였기 때문에, 거기에서 언급했던 사람들 모두는 당연히 한번 더 감사함을 받을 만하다.

저자이며, 치료사이고 근막의 연구자인 Robert Schleip 박사는 그가 그렇게도 자유롭게 내게 제공해주었던 영감, 격려 그리고 그 지원에 대하여 당연히 다시 한번 감사를 받아야 하며, 그리고 우리 분야의 많은 다른 사람들도 그러할 것이다. Thomas Myers, Jan Sultan, Art Riggs, Erik Dalton, 그리고 많은 다른 멘토와 동료들 역시 소중하고 직접적인 지원을 제공해주었다.

Leslie Young 박사와 Darren Bufor은 ABMP의 온라인 웹 세미나 시리즈를 통해서 Anne Williams가 그랬듯, **마사지와 신체치료** 매거진에서 이러한 내용의 초기 밑그림의 많은 내용을 열어주었다.

나는 그들의 그림을 사용하도록 허락과 이용 권리를 관대하게 제공했던 많은 사람들에게 깊은 은혜를 입었다. Primal Picture에 각별한 감사를 전한다. 그들은 각 장의 그림을 나열해주었고, 또한 모두가 그들의 시각과 힘든 작업을 공유함에서 각별한 감사를 받아야 한다.

Kate Dennington과 Patrick Dorsey 두 사람은 교육지침과 핵심정리의 초안 방식에 각별히 공들여 작업해주었고 매일의 연습에서 적용할 수 있는 그 작업을 만들도록 도와주었다. Advanced-Training.com 강사진인 Bethany Ward, Larry Koiha, George Sullivan, Chris Pohowsky 그리고 Ellyn Vandenberg 모두는 중요한 착상, 편집, 대화 그리고 지원에 기여했으며, 다른 많은 이들과 함께 동료들의 국제기구, 보조강사, 주최자 그리고 푸에르토리코 산후안의 Carmen Rivera, 스페인 베니카심에서 Bibiana Badenes, 캐나다 에드몬톤 알버타의 Cheryl LoCicero, 캘리포니아주 샌프란시스코에서 Simone Baianu, 오레곤주 포트랜드에서 Jasmine Blue와 East West 대학 등도 기여했다.

감사의 글

나의 순회 교육일정 중 며칠 또는 몇 주의 조용한 저술–시간의 도피처를 지극히 자애롭게 제공해주었던 많은 환대해준 사람들에게 깊은 감사를 전한다. 취리히에서 Anna Maria Gregorini; 페어뱅크스에서 Wendy Hooker; 런던에서 Poh Yap; 폴란드에서 Wojtek Cackowski; 앵커레이지에서 Bruce Nelson; 시드니에서 Budiman Minasney; 레이캬비크에서 Finnbogi Gunnlaugsson; 그리고 언급한 이들 이외의 모든 사람들에게.

핸드스프링 출판사의 Andrew Stevenson, Sarena Wolfaard, Bruce Hogarth 그리고 Katja Abbott에게 그들의 협력 정신에 각별한 감사를 전합니다.

그리고 내 가족인 Loretta Carridan Luchau 그리고 Ansel Luchau에게 그들의 깊은 이해와 사랑이 넘치는 보살핌에 감사를 전합니다.

Til Luchau

2016년, 콜로라도주 보울더에서

소개의 글 (Introduction)

이 책은 심화 근막 치료기법 1권(2015년 핸드스프링 출판사)에서 시작한 그 주제를 이어간다. 1권에서 당신은 이러한 방식의 치료법에서 그 목표에 관한 필수적인 배경 정보의 논의를 찾았을 것이다: 우리가 이러한 치료방식으로 영향을 주고자 하는 그 조직의 특성; 그리고 각별하게 상지와 하지 그리고 팔이음뼈와 다리이음뼈라는 부속적인 골격의 조건에 대한 손을 이용한 치료방식의 선별의 묘사.

이번 두 번째 책에서는 이러한 논의를 더 깊게 가져가며, 축성 골격에 연관된 고객의 통증호소에 대한 도수치료적 접근을 제공한다: 척추, 복부, 갈비뼈, 목 그리고 머리; 한 차례의 치료시기나 연속된 치료로 이러한 방법들을 배열함과 연관된 일부 고려사항으로 마무리한다.

이러한 책에서 그 치료법들은 세미나와 비디오의 계속–확장하는 심화 근막 치료기법 시리즈의 교육과정을 구성하는 350가지의 평가법, 치료법 그리고 치료과정들 가운데에서 각별하게 그것들의 접근성, 연관성 그리고 효과에 맞춰서 선별되었다. 치료법의 이러한 레파토리는 임상실습, 전문적인 지속적 교육 트레이닝 그리고 치료사 감독과정의 30년이 넘는 교육과정을 통해서 명료해졌고 다듬어졌다. 그것들은 구조적 통합치료(그것으로 그 방법들이 자체의 주요한 영감을 빚진), 물리치료, 작업치료, 마사지 치료(재활적인 그리고 회복적인), 카이로프락틱, 치열교정, 스포츠 및 컨디셔닝 트레이닝, 움직임 치료법, 요가 그리고 물리적인 육체의 건강과 기능상태와 연관되는 많은 다른 방법론들을 포함하는 치료적인, 재활치료적인 그리고 교육적인 방법의 넓은 범위로 향한 자연적인 추가 내용이 될 것이다.

이 책을 사용하기

이 책은 그 자체로 또는 전체 심화 근막 도수치료 비디오 시리즈와 함께 또는 자격증 프로그램 그리고 동일한 명칭의 직접적인 전문직의 평생교육 트레이닝에 대한 일종의 보충자료로서 사용될 수 있다.

당신이 이 책을 학습의 체계적인 과정의 한 부분으로 사용하든 또는 자기 자신에서 그것을 통해 두서없이 지내든, 당신이 실제로 그 치료법을 시행한다면 이 책을 최대한 활용하는 것이다. 당신이 그 방법을 시도하도록 이 책 전체를 읽을 때까지 기다릴 필요가 없다. 그저 당신이 그 그림만을 살펴봤거나 비디오 영상을 시청했을지라도, 최대한 빠르게 치료대에 당신의 친구나 동료를 눕히고, 그렇게 함으로 당신의 손과 몸은 당신이 경험한 그 내용을 학습할 수 있을 것이다. 일단 당신이 그 방법을 실제로 시도해본 후, 아마도 핵심내용 정리 또는 교재 내용을 읽거나 또는 교육지침 질문과 그것들의 온라인 정답해설을 그 내용을 재검토함으로 그 내용의 또 다른 측면으로 향하거나 취할 수 있다. 당신이 이러한 방식에서 그 내용을 공부할 때, 당신은 아마도 더 완전하게 그 내용을 학습할 것이며, 이러한 방법을 자기 자신의 것으로 만드는 과정에 들어설 것이다.

이 책들에서 그 방법들은 당신이 보다시피, 당신의 기존의 치료법과 과정으로 개별 방법의 핵심내용 단락에서 정리한 그 목적과 지시를 따르면서 일품요리의 방식으로 매일매일 참여될 수 있을 것이다. 만약 당신이 큰 그림을 그린 학습자라면, 이 책을 읽기 시작할 때 바로 마지막 장인 **순서설정**을 먼저 읽는다. 이것은 당신에게 이러한 방법들이 배열, 치료시기 또는 연속적인 치료로 조직될 수 있는 그 방법에 대한 내용을 제공해줄 것이다. 만약 당신이 순서대로 시작하길 선호한다면, 그렇게 시작하며; 그 치료법들 자체를 깊이 연구하고 당신이 준비되었을 때 배열순서인 20장을 읽는다.

1권과 함께 이 책은 가장 일반적인 고객 고통호소의 몇 가지를 치료하기 위한 효과적인 방법을 제공할 것이다. 이 책은 당신의 치료기술을 상당하게 확대시키도록 그리고 당신에게 자신의 고객을 도와주기 위한 방식에 대하여 다르게 생각해보도록 의도되었다. 이 책은 일종의 포괄적인 병리학 교재로 의도하지 않았으며, 설명된 그 질병에 관하여 당신이 알아야 할 필요가 있는 모든 것을 설명하도록 의도된 것도 아니다. 전문가와 숙련된 학생들을 위한 치료법의 책으로서, 이 책은 독자들이 압박력의 예민한 적용에서 직접적인 트레이닝과 함께 그리고 방법과는 별개로 손을 사용한 치료에 연관된 도덕적인 그리고 법적인 고려사항 등의 치료적인 연관성과 함께, 손을 사용한 치료에 연관된 기본적인 금기증과 주의사항에 익숙할 것이라고 가정한다.

물론 이 책이 보유한 것처럼, 비디오 보충자료를 제공하는 다른 모든 책들도 절대로 현장의 트레이닝의 역할을 대신할 수 없다. 책이란 것은 대면한 교육과정 중 생겨나는 실시간의 방법설명과 멘토링을 대신할 수 없으며, 당연히 책은 최소한일지라도 자기 자신의 경험을 통해서 얻어진 중대한 경험적인 지식을 절대로 대체할 수 없으며, 당신이 이러한 접근법의 가장 중요한 측면인 경험을 습득하기를 얻도록, 당신에게 치료해줄 수 있는 동료나 친구를 찾아본다.

Til Luchau

2016 콜로라도주, 보울더에서

역자서문

먼저 이렇게도 임상에서 꼭 필요한, 그리고 최신의 근막 이론들을 두루 갖춘 저서를 1편에 이어서 2편까지도 번역할 수 있는 행운을 얻음에 기쁜 마음을 감출 수 없다.

30년에 걸친 물리치료사의 임상 경험을 통해서 최근처럼 물리치료사의 위상이 높이진 것은 처음이다. 우리 통증 전담의 물리치료사로서 병, 의원에서의 역할은 전체적인 환자의 유지를 위한 속칭 삼종세트라는 루틴화된 치료를 반복적으로, 모든 환자들에게 적용해오므로, 사실 환자의 통증 전담이라는 말이 무색하게 펼쳐진 현장에서 환자의 통증과 괴리된 상황이었다. 하지만 최근 인정비급여에 도수치료가 포함되며, 그 시술의 주체로서 물리치료사의 역할을 우리의 위상을 한층 끌어올려주었으며, 드디어 통증 전담의 물리치료사로서 환자의 통증을 덜어줄 수 있는 치료의 주체로서 성장했다. 다만, 모든 역할에는 그에 따른 책임이 이어진다. 우리가 환자의 통증에 주도적으로 역할을 담당하기 위해서는 그 통증의 원인과 해소에 우리의 능력이 가능해야 하는 것이다. 만약 우리가 지금의 높아진 위상이라는 열매의 달콤함에만 빠져 있어 이러한 능력 계발을 등한시한다면 멀지 않은 장래에 그 위상은 다시 추락할 수 밖에 없을 것이다. 또한 지금도 주변에서 도수치료의 영역에서 물리치료사가 소외되고 병, 의원의 소득증대를 위한 한 가지 방법으로서 시스템화된 치료방식의 일부분으로 전락하고 있는 것을 보게 된다.

이러한 안타까운 상황에서 Til Luchau의 두 권의 책은 마른 대지의 단비와 같은 고마움이다.

이 책에서 저자는 자신의 방법을 쉽고, 최근 근막이론에 맞게 최소한의 통증을 유발하는 방법으로 설명해준다. 많은 물리치료사들이 접했을 롤핑의 방법에서 Ida Rolf는 No Pain, No Gain!이란 주장을 펼쳤지만, 최근의 수차례에 걸친 세계 근막 학술대회를 통해서 틀을 잡아가는 근막이론에서는 최소한의 통증을 유발하는 치료의 타당성을 뒷받침해주고 있다.

Luchau는 1권에서 사지와 몸통에 사지를 이어주는 이음뼈의 치료를 설명했으며, 이 책에서는 몸통에 대한 치료법을 주로 설명해준다. 또한 독자들이 어느 부분에 더 중요성을 두며, 충분한 이해를 한 것인가 스스로 살펴볼 수 있는 검증의 문제들을 매 단원의 뒤쪽에 배치해서 학습 효율을 재고한다. 물리치료사로서 도수치료를 전담하면서 항상 느끼는 점은 우리가 일차적으로 환자의 통증을 찾아내고, 이해하고, 해결할 수 있는 능력을 길러야 한다는 것이다. 그러한 좋은 자료를 제공해준 Luchau에게 다시 한번 감사함을 전하며, 환자를 대하는 모든 치료사들에게 이 책을 추천한다.

본 책이 번역되어 출판되는데 영문사 박병조 사장님과 직원분들에게 감사드립니다.

역자대표 **정 형 국** 외

감수자들 (Reviewers)

Bibiana Badenes, P.T.
Physical Therapist, Certified Advanced Rolfer™, Certified Rolf Movement® Teacher; Director, Kinesis Center and Movement Therapy; President, BodyWisdom Foundation Spain
Benicàssim, Spain.

Erik Dalton, Ph.D.
Certified Advanced Rolfer™; Author;
Executive Director, Freedom From Pain Institute
Oklahoma City, Oklahoma, United States.

Rachel Fairweather BA, LMT, AOS Massage therapy, CQSW
Director, Jing Advanced Massage Training; Author
Brighton, United Kingdom.

Cheryl LoCicero, B.Sc. R.M.T
Certified Advanced Rolfer™, Certified Rolf Movement® Teacher, Fascial Integration: Structural-Visceral approaches
Consultant, Center for Complementary and Alternative Research and Education, University of Alberta
Edmonton, Alberta, Canada.

Budiman Minasny, Ph.D.
Researcher, University of Sydney
Sydney, Australia.

Peter B. Pruett, M.D.
Physician - Board Certified in Emergency Medicine
Delta County Memorial Hospital
United States Air Force Academy; University of Colorado, Denver
Hotchkiss, Colorado, United States.

Art Riggs
Certified Advanced Rolfer™; Author
Director, Art Riggs Deep Tissue and Manual Therapy Educational Systems
Berkeley, California, United States.

Susan G. Salvo, M.Ed., L.M.T.
Author - Educator - Massage Therapist
Louisiana Institute of Massage Therapy
Lake Charles, Louisiana, United States.

Robert Schleip, Ph.D. M.A.
Visiting Professor (IUCSAL)
Director, Fascia Research Group
Division of Neurophysiology, Ulm University
Ulm, Germany.

Bethany M. Ward, M.B.A., L.M.B.T.
Certified Advanced Rolfer™, Rolf Movement® Practitioner
Faculty, Rolf Institute® of Structural Integration
Advisor and Past President, Ida P. Rolf Research Foundation
Director, ActionPotential, Inc.
Durham, North Carolina, United States.

Ruth Werner, B.C.T.M.B.
Continuing Education Provider, Author
Director, Werner Workshops
Waldport, Oregon, United States.

온라인 자료 (Online Resources)

다음을 포함하는 보완적인 온라인 자료에 대하여 다음 코드를 스캔하거나 http://advanced-trainings.com/amt1/을 방문한다:

- 온라인 비디오 자료실
- 전문가 평생교육과 CMA 이수시간 선택
- 강사와 학생 교실 자료
- 자유 근육근막의 웹베너
- 포룸과 소셜 미디어는 심화 근막 도수치료법에 관한 질문과 논의로 연결된다.
- 프리말 픽쳐스, Advanced-trainings.com, 그리고 이 책에서 언급한 다른 회사들로부터의 물품제공과 할인

요통
(Back Pain)

제 1 장 추골의 가동성
제 2 장 등허리근막
제 3 장 엉덩허리의 인대 & 12번 갈비뼈
제 4 장 창자간막과 복부
제 5 장 허리근

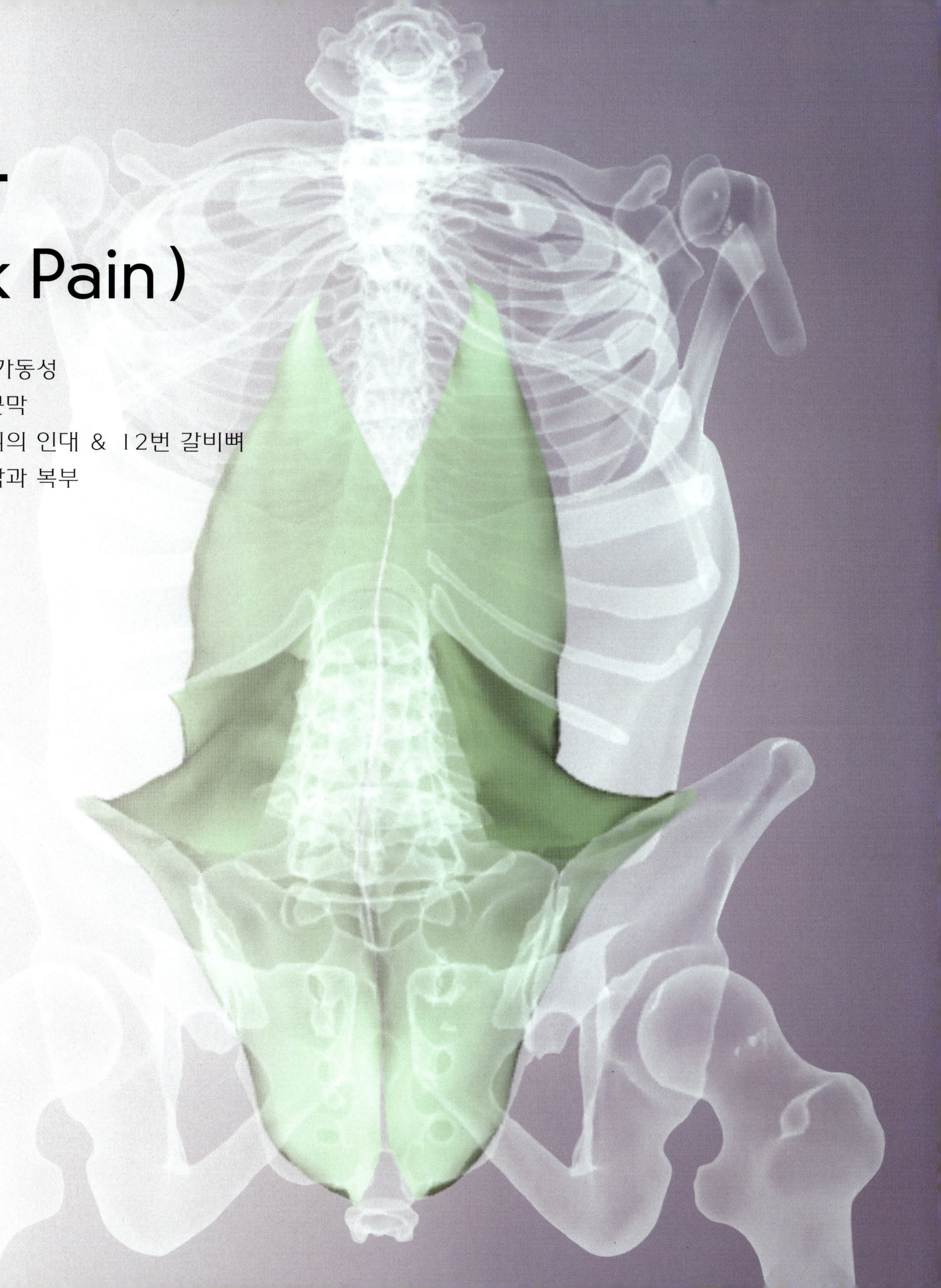

척추세움근의 근막성 포장은(녹색) 등허리근막의 한 부분을 구성한다.
프리말 픽쳐스, 허락 하에 사용함.

추골의 가동성 (Vertebral Mobility)

1

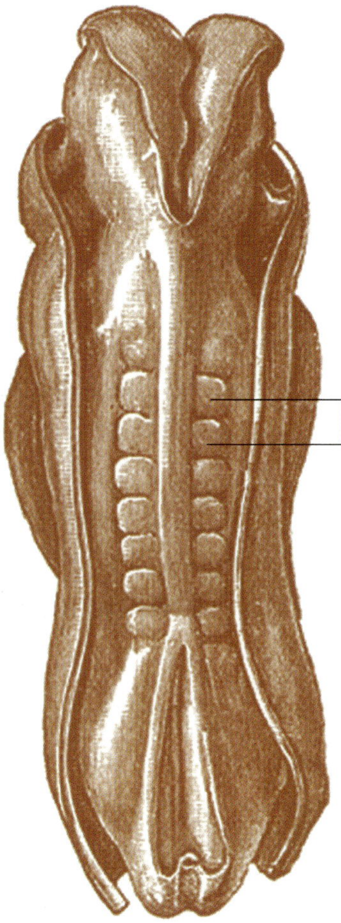

그림 1.1

발달의 대략 20일 경인 배아 안에서 출현중인 척추의 몸분절(또는 구획): 길이에서 1/12″(2.11 ㎜). 단지 몸분절이 개별적인 추골이 될뿐만 아니라, 그것들은 또한 신체의 상응하는 수준에서 근골격계의 그리고 결합조직의 많은 것들 역시 발생시킨다.

감히 척추와 비교할 수 있는 것은 신체 안에서 아무 것도 없다. 중추신경계와 말초신경계와의 그 완전한 연관성과 함께, 그것의 중심성, 크기 그리고 지지와 움직임에서 절대적인 역할 모두는 우리가 척추를 다룰 때, 우리가 우리의 작업 중 가장 중요한 구조물 중 하나에 손대고 있음을 의미한다.

척추의 중요성은 일상 대화에서 그것의 이름을 사용하는 방식에서 반영된다. Roget의 목록에서 **척추**라는 단어는 "불굴의 의지", "결단력", "용기" 그리고 "대담성"에 대한 것과 함께 "핵심", "토대", "근간"(자신의 철학의 척추 안에서처럼)에 대한 일종의 동의어로 정리한다(1). "척추를 보유하는 (기반을 확립하는)" 것 또는 "척추가 없어지는(줏대가 없는)" 것이 무엇을 의미하는가 생각해보라; 언어학적으로 우리는 우리의 척추를 우리의 핵심 성격, 강인함 그리고 인간의 복원력과 연관 짓는다.

발생학적으로 그리고 진화적으로, 척추의 전구물질(척삭)은 일종의 발달하는 척추 안에서 빠르게 분화하는 세포들의 기질로부터 그 자체를 구분하는 그 첫 번째 구조물의 하나이다(**그림 1.1**). 단지 20일 이후에, 인간 배아는 우리의 개별적인 추골이 될 몸분절로 자체의 정중선을 분절화시켰다. 이러한 원시-척추는 그와 함께 우리의 구조를 발생시킨다: 우리의 근골격계와 결합조직 구조물의 많은 것들이 우리가 성장하면서 세포들의 이러한 종방향의 배열로부터 밖으로 발달하며, 척추를 우리의 근골격계 형태의 대부분을 위한 근간 구조물로 만든다(2).

척추와 추골은 가장 공통적인 환자 고통호소의 몇 가지에 직접적으로 포함되며, 다음을 포함한다:

- 갈비뼈 통증(갈비뼈가 인대성의 갈비추골간 관절에서 그 추골로 직접 관절하기 때문에)
- 채찍질손상을 포함하는 목의 통증이나 손상(척추의 가장 윗부분으로 존재하며 그러므로 자체의 안정성과 편안함을 위해서 아래로부터 받쳐주고 있는 구획들에 의존하고 있는 목)
- 엉치엉덩관절의 문제(전체 척추를 위한 받침의 바닥이 되는 엉치뼈와 그것의 쌍을 이룬 엉치엉덩관절, 그리고 이어서 그 위쪽 척추의 긴 지렛대로부터 나오는 굽히기, 펴기, 숙이기 그리고 비틀기의 힘을 받게 되는)
- 좌골신경 통증(*심화 근막 치료기법 1권* 117쪽에서 "좌골신경 통증"에서 설명된 것처럼, 축성 좌골신경의 통증)
- 그리고 물론, 측만증과 척추분리증 등과 같이 기타 척추–연관된 문제들과 함께 요통 그 자체〔이것은 그들의 삶에서 어느 시점에서든 열 사람 가운데 아홉 사람에게 영향을 준다 (3)〕.

개별적인 추골의 및 전체 구조물로 척추의 가동성 모두는 이러한 문제의 각각에서 한 역할을 수행한다. "움직임을 위한 증가된 선택사항"이 우리의 심화 근막 도수치료법의 주된 목표들 가운데 하나이기 때문에(4), 우리는 종종 이러한 척추 연관된 문제를 보유한 우리의 환자들을 위해서 도움을 주는 역할을 수행할 수 있을 것이다.

추골 동작의 불일치

짝형성–동작 생체역학은 정골학적 도수교정, 물리치료, 롤핑, 구조적 통합치료, 재활치료적 마사지 그리고 기타의 도수치료 방법들을 포함하는 다수의 도수치료 분야에 영향을 준(5) 일련의 원리이다.

과도한 단순화의 위험에서, 나는 한 가지 간략한 정리를 시도할 것이다. 척추의 전반적인 가동성은 개별적인 추골들 사이에서 조합된 더 작은 동작들에 의하여 결정된다. 추골들 사이에서 이러한 동작은 그것들의 둘러싸는 인대와 근육근막에 의하여(**그림 1.2**) 그리고 흉추 안에서는 갈비척추관절을 둘러싸는 연부조직에 의하여(**그림 1.3**) 제한될 수 있다. 이러한 연부조직이 탄력적이며 제한되지 않은 추골의 움직임을 허용하도록 충분하게 분화되었을 때, 호흡, 걷기 그리고 숙이기와 같은 정상적인 활동은 그 추골이 자체의 이웃한 추골들과 연관해서 삼차원 모든 방향에서 움직임을 유발할 것이다.

대부분의 생체역학 저자들(비록 전부는 아닐지라도)은 척추의 골성 모양과 복잡한 연부조직 상호연결로 인해서 이러한 움직임들이 종종 짝을 이루며, 그러므로 하나의 평면 안에서 움직임이 다른 두 개의 평면 안에서의 동작을 자동적으로 동반한다는 것에 동의한다(**그림 1.4**)(6). 한 가지 적합한 광범위한 연구(n = 369)에 따르면 다양한 배경의 물리치료사들이 허리 짝형성 생체역학이 자신들의 도수치료 적용에서 "지극히 중요한" 또는 "중요한" 것으로 평가한 85%가 넘는 치료사들과 함께 짝형성 생체역학을 자신들의 손을–사용한 치료법의 한 가지 중요한 부분으로서 간주했다(7).

흥미롭게도, 많은 치료사들에 의하여 생체역학적 짝형성에서 부여된 중요성에도 불구하고, 거기에서는 존재하는 "정상적" 척추의 생체역학의 여러 가지 상충하는 모델과 함께 이러한 짝형성의 최적한 방향에 대하여 미미한 의견일치만이 존재한다.

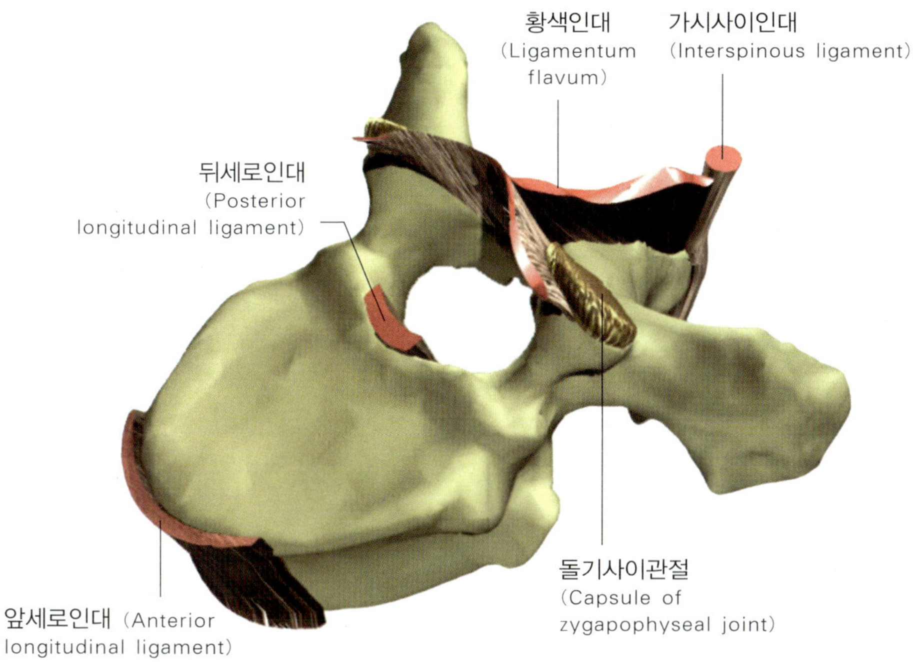

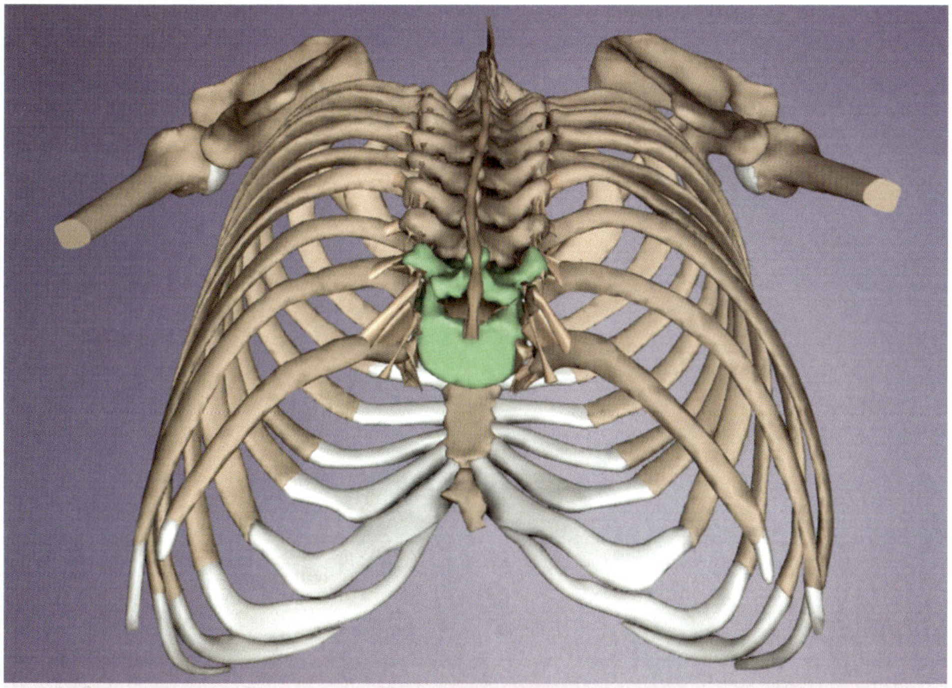

그림 1.2/1.3

정상적인 추골 가동성은 척추와 갈비뼈들 주변의 비탄력적인 또는 분화되지 않은 연부조직 등에 의하여 감소될 수 있다. 그림 1.2에서 보여준 척추의 인대와 관절주머니에 더해서, 척추의 근육과 근육근막성 구조(등허리근막, 뭇갈래근, 세움근 등과 같은)도 역시 추골의 가동성에 영향을 줄 수 있다.

예를 들어, 일부 모델들(Fryette 법칙과 같은)은 중립적으로 위치한 척추 안에서, 요추가 왼쪽으로 옆으로 굽힐 때, 척추가 오른쪽으로 회전한다는 것을 주장하며; 다른 모델(Lovett)은 그 반대(즉, 왼쪽 옆으로 굽힘이 왼쪽 회전에 의하여 짝을 이룬다는 것)를 말하며; 한편으로 또 다른 모델(Roland)에서는 거기에 이러한 상황에서 전혀 짝형성 동작이 존재하지 않음을 주장한다(8). 상이한 연구들이 각별하게 척추의 상이한 수준에서 "가변적"이며 상충하는 결과를 보여주었기에, 아무 증상이 없는 3D 척추 동작의 실제 세계의 연구는 이러한 논란을 잠재우지 못했다(9). 한 가지 개연적인 가능성은 〔그것이 신체의 다른 부분들에 대한 짝형성 동작의 논란에서 증거를 제시했던(10)〕 건강한 개인의 관절은 모두가 뼈와 관절의 모습에서 차이로 인해서 아마도 동일한 방식에서 움직이는 것으로 보이지 않는다는 것이다. 생체역학 이론의 한 가지 최근의 개괄에서 비록 경추의 역동성이 사람들 사이에서 유사할지라도, "절대로 동일한 짝형성 행태가 흉추나 요추 안에서 보여주지 않는다"(11)고 결론지었다. 다르게 말해서 많은 손을 사용한 치료 방식의 한 가지 중요한 측면임에도 불구하고, 척추 생체역학의 기본적인 "법칙들"은 많은 사례에서 적용되는 것으로 보이지 않는다.

치료사로서, 이러한 모순과 불확실성은 우리를 어디로 이끄는가? Greenman 영향의(12) 짝형성–동작 생체역학을 오랜 시간 동안 연구하고, 사용하고 교육해온 후, 오로지 내 자신의 관점에서 말한다면, 나의 접근방식은 이론적이기보다는 훨씬 더 실용적이 되었다. 나의 현재 작용가설은 가동성은 통증이 없는, 편안한 기능상태를 위하여 참으로 절대적으로 중요하다는 것 그렇지만 "정상의" 또는 "올바른" 생체역학적 동작 개념은 아마도 별다른

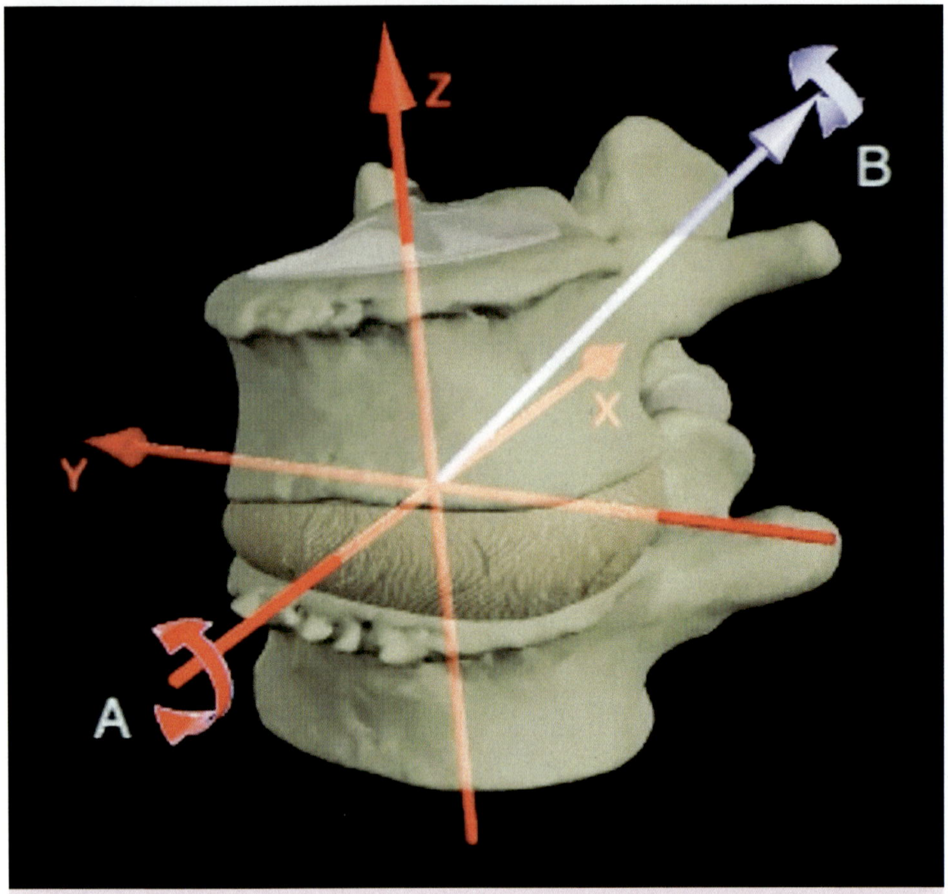

그림 1.4

비스듬한 축(B) 주위에서 회전과 함께 옆으로굽힘(A)의 짝형성 연관성을 설명해주는 허리 추골동작의 한 가지 모델. 하나의 차원 안에서 하나의 추골의 동작이 모든 차원 안에서 동작과 짝은 형성한다는 것은 일반적으로 수용되는 반면, 거기에서 짝형성의 정상적인 방향에 관한 상이한 이론적인 모델들 사이에서(그림 상이한 3D연구들 사이에서) 의견일치가 부족하다.

단정할 수 있는 의미가 없다는 것이다. 한 가지 지도 원리로서, 이러한 착상은 아마도 *단순하게 사물이 충분하게 움직이지 못하며 다른 방향에서 움직일 때, 그것들은 좋게 느껴지지 않는다고;* 우리가 그것들을 다시 동작하도록 도울 수 있을 때, 그것들은 더 좋게 느껴진다고 다시 주장될 수 있을 것이다.

추골 가동성 치료법

치료 시 이러한 간단한 원리의 한 가지 좋은 사례는 추골 가동성 치료법이다. 그것이 치료들에게 추골의 가동성 제한을 느끼고, 보고 그리고 치료하도록 허용하기 때문에, 그리고 그것이 그 환자의 관심에 집중하며 진정시킬 수 있기 때문에 우리는 이러한 치료법을 척추나 갈비우리와 함께 다른 치료를 시행하기에 앞서 우리의 심화 근막 도수치료법 트레이닝에서 이러한 방법을 사용한다. 그것 자체에서 또는 다른 치료법들과 조합해서, 그 방법은 이러한 주제의 착수점에서 정리된 척추 연관된 병변의 많은 것들에 대한 평가와 준비로 적합하다.

엎드린 환자의 옆에 서며, 부드럽지만 확고하게 여러 흉추 추골의 가시돌기를 잡는다(**그림 1.5**). 척추세움근이 지극히 클 때, 가시돌기들은 깊이 놓이며 잡기 어려울 수 있으며; 그런 경우라면, 보다 깊은 접촉을 사용하거나 손끝으로만 보다는 당신의 손가락의 측면을 사용한다.

가시돌기를 양쪽 옆으로 추골의 그 집단을 부드럽게 움직이기 위한 손잡이로서 사용하며, 둘러싸는 갈비뼈들로 흉추의 부착부 내부에서 추골들의 이러한 집단을 흔들어주도록 소폭의 율동적인 동작을 사용한다(**그림 1.3**). 가능한 한 지극히 적은 힘과 함께 미세한 가동성의 정도를 감지하

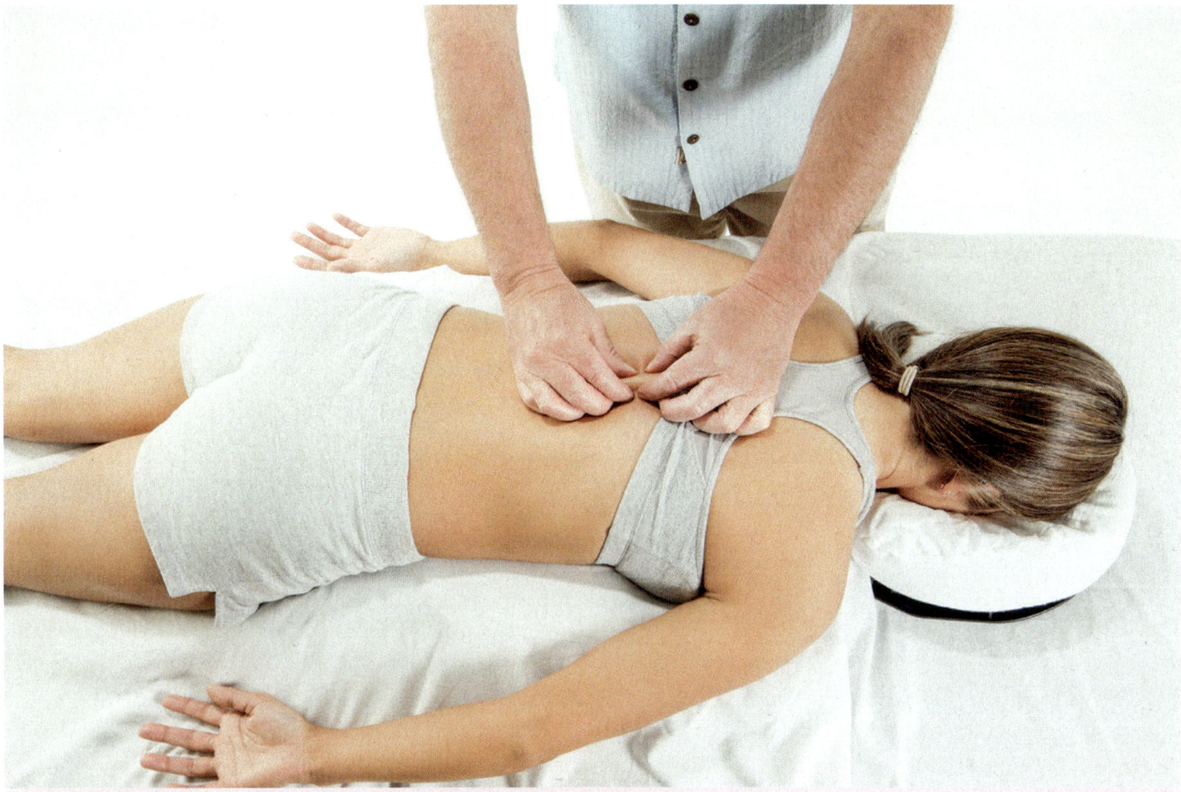

그림 1.5

추골 가동성 기법에서 추골의 한 집단의 회전적 자유도를 평가하기.

면서, 섬세하게 시작한다. 그 동작과 저항이 왼쪽과 오른쪽에서 동일한가? 가시돌기의 가동성과 함께 가시돌기의 모든 외견상의 오정렬을 혼동하지 않는다 – 한 추골의 가시돌기는 자체의 가동성과는 지극히 별개로, 삐뚤어지거나 굽어질 수 있다. 움직임이 장소에 따라서 달라지는가? 척추 전반에 걸쳐서 이러한 섬세한 회전의 움직임을 살펴보며, 당신이 그것들을 찾아보면서 제한에 주목한다. 빈번하게 이러한 작은, 집중된 움직임은 아마도 역학수용기 자극, 자세적 반사 이동 그리고 증가된 고유감각수용의 결과로서 더 많은 추골의 움직임으로 결과할 것이다.

섬세한 가동성을 평가한 후, 당신은 물론 환자의 편안함의 범위 안에서 조금 더 강하게 움직이기 시작할 수 있다. 당신이 제한을 찾아낸 부위 어디에서든 보다 충분하고, 더 확고한 흔들기 동작을 사용한다. 각별하게 의심된 골다공증(7장 *갈비뼈를* 참조), 최근의 손상, 또는 급성의 디스크 문제 등에서 깊이 들어가는 치료 적용에 대한 모든 일반적인 금기증이 있다면 주의를 기울인다. 그렇지만 대부분의 경우, 그 동작은 요추와 흉추부 척추 전반에 걸쳐서 활기차고, 강하며 대담할 수 있을 것이다. 추골은 자체의 인대성 및 관절의 연결에 의해 확고하게 유지되며, 그러므로 당신은 추골들의

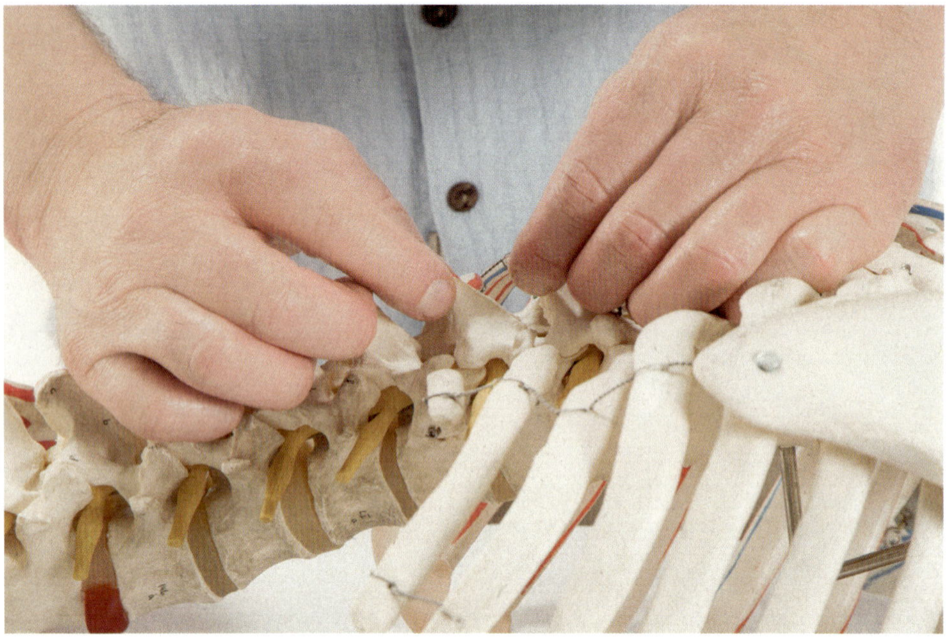

www.a-t.tv/v/sa05
추골 가동성 치료법의 비디오를 참조하세요

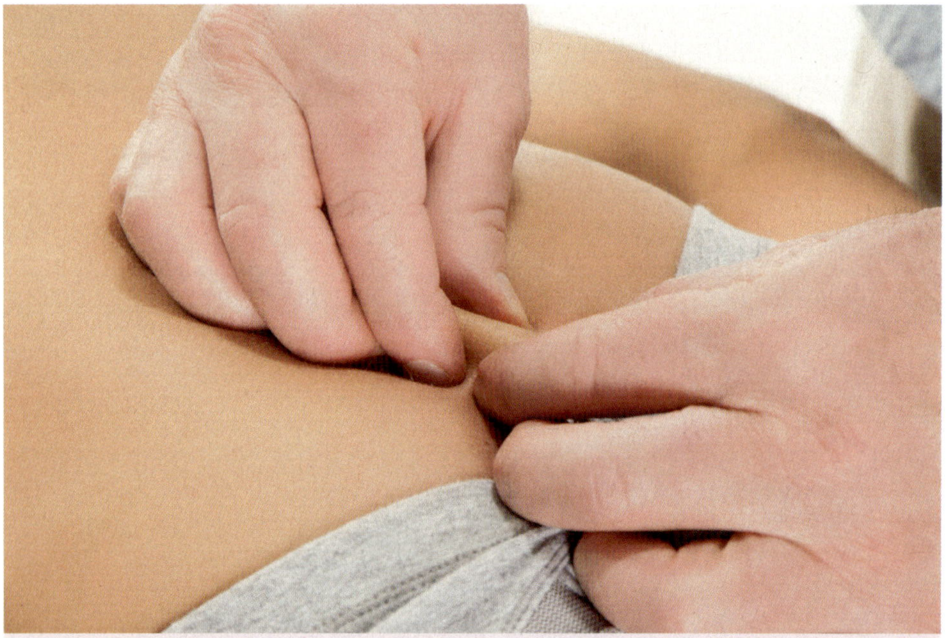

그림 1.6/1.7
추골 가동성 기법에서 한쌍의 추골을 평가하기와 가동증진시키기.

양 옆으로 가동성을 평가하고 증가시키도록 자신의 몸을 이용할 수 있다.

집단화된 제한에 대하여 그리고 서로에 대하여 개별 추골을 움직여 봄으로써 함께 걸려 있는 한쌍의 추골에 대하여든 그 모두를 느껴본다(**그림 1.6과 1.7**). 이러한 전반적인 및 국소적인 수준 사이에서 왕복하며 시행하고, 전체 척추의 조화에 대해

핵심 정리: 추골 가동성 치료법

적응증은 다음을 포함한다:

- 허리 통증 또는 가동성 제한
- 목, 갈비뼈, 엉치엉덩관절 등의 안에서 통증이나 가동성 제한과 같은 척추 연관된 문제
- 채찍질손상 그리고 기타 손상
- 축성 좌골신경 통증 등

목적

- 나중의 치료법에 정보 제공을 위한 가동성 제한을 평가하기
- 다른 치료를 위한 준비에서 환자의 관심을 편하게 만들고 집중시키도록
- 회전의 움직임을 위한 추골의 고유감각수용과 선택사항을 증가시키도록

방법설명

1. 그 추골의 가시돌기를 부드럽지만 확고하게 잡는다.
2. 섬세한 움직임으로 시작하며, 양 옆으로 움직임(추골 회전)을 평가한다.
3. 국소적인 및 전체적인 가동성을 평가하며 가동증진시킨다.
4. 선택적으로, 모든 지속적인 제한에 대하여 보다 크고, 더 확고한 움직임을 사용한다.

(전체를 위로 및 아래로 움직이는 파동) 그리고 개별적인 고정된 추골의 작은 범위에서의 양 옆으로 흔들기에 대하여 느껴본다.

주의를 기울이며, 당신은 자신이 촉진할 수 있는 개별 경추 추골의 양 옆으로 가동성에 대하여 부드럽게 감지하면서, 이러한 방법을 경추의 대부분에도 적용할 수 있다. 얼굴 받침이나 치료대 끝 머리받침이 필요하며, 그러므로 목이 한 측면으로 회전되지 말아야 한다.

이러한 방법은 그 추골의 회전 자유도를 평가하고 증진시킨다.[1] 이것은 움직임의 다른 방향이 중요하지 않다는 것을 의미하는 것이 아니다; 우리는 그러한 움직임들도 역시 평가하고 가동증진시키도록 다른 기법을 사용한다. 각별하게 측만증 또는 장시간에 걸친 고정 등과 같은 문제에서, 당신은 자신이 다른 방법으로 치료하길 원하는 이러한 평가방법으로 여러 부위를 확인하기 쉬울 것이다. 그렇지만 그것 자체로서도, 이러한 평가방법과 준비 방법은 지극히 효율적이며 만족스러울 수 있다. 환자에게서, 자신의 추골의 각각을 이러한 방식에서 움직여보는 그 경험은 지극히 편안할 수 있으며, 당신의 치료의 나머지에 대한 기대와 준비를 갖게 된다.

참고문헌 (References)

[1] Roget's *21st Century Thesaurus, 3rd edition*. (2009). Philip Lief Group.
[2] Sadler, T.W. (2012) *Langman's Medical Embryology*. 12th ed. Lippincott Williams & Wilkins. p. 63.
[3] Frymoyer, J.D. (1988) Back pain and sciatica. *New England Journal of Medicine.* 318. p. 291–300.
[4] Luchau, T. (2015) *Advanced Myofascial Techniques, vol. 1.* Handspring Publishing. p. 8.
[5] Cook, C. and Showalter, B. (2004) A survey on the importance of lumbar coupling biomechanics in physiotherapy practice. *Manual Therapy. 9.* p. 164–172.
[6] DeStephano, L. (2010) Greenman's *Principles of Manual Medicine*. 4th ed. Lippincott Williams & Wilkins.
[7] Cook & Showalter (2004) ibid, 167.
[8] Cook & Showalter (2004) ibid, 165.
[9] Cook & Showalter (2004) ibid, 166.
[10] Bozkurt, M. et al. (2008) Axial rotation and mediolateral translation of the fibula during passive plantar flexion. *Foot Ankle Int.* 29(5). p. 502–507
[11] Parsons, J. and Marcer, N. (2006) *Osteopathy: Models for Diagnosis, Treatment and Practice.* Elsevier Health Sciences. p. 36.
[12] DeStephano, L. (2010) ibid.
[13] Novella, S. (2009) *Chiropractic: A Brief Overview, Part I.* http://www.sciencebasedmedicine.org/chiropractic-a-brief-overview-part-i/. [Accessed December 2015]
[14] Kaptchuk, T.J. and Eisenberg, D.M. (1998) Chiropractic: Origins, controversies, and contributions. *Archives of Internal Medicine.* 158(20). p. 2215–2224. doi:10.1001/archinte.158.20.2215.
[15] Clinical and Professional Chiropractic Education: A Position Statement. *The European-South African Education Collaboration*. http://www.ifec.net/wp-content/uploads/2015/05/Educational-Statements-june-2015.pdf. [Accessed December 2015]

그림 저작권 표시 (Picture credits)

Figure 1.1 Artist: Henry Vandyke Carter, from *Henry Gray's Anatomy of the Human Body* (1918). Image is in the public domain.
Figures 1.2, 1.3, and 1.4 Primal Pictures, used by permission.
Figures 1.5, 1.6, and 1.7 Advanced-Trainings.com.

1 우리가 이러한 방식에서 추골을 치료할 때 명료함을 위해서, 우리는 가동성을 제한하는 연부조직 제한에 영향을 주고 있다. 우리는 골성 교정을 시행하는 것도 또는 카이로프랙터가 하게 될 방법으로 아탈구를 치료하는 것도 아니다.

학습지침

척추 가동성

1 **추골 가동성 치료법에서는 어떠한 추골 동작이 평가되는가?**

a 굽힘
b 폄
c 옆으로굽힘
d 회전

2 **교재에 따르면, 오정렬된 가시돌기가 추골 가동성 치료법에서 가동성에 어떻게 영향을 주는가?**

a 추골 동작이 일반적으로 가시돌기 오정렬의 동일한 방향에서 더 커진다.
b 추골 동작이 일반적으로 가시돌기 오정렬의 반대 방향에서 더 커진다.
c 추골 동작은 Fryette에 따른 것과 반대로, Lovett에 따라 가시돌기와 같은 쪽에서 더 크다.
d 추골 동작은 가시돌기 배열과 전적으로 상관없다.

3 **저자는 추골 가동성 치료법을 어떻게 시작하도록 제안하는가?**

a 지극히 적은 힘으로
b 요추에서부터
c 목에서부터
d 큰 힘을 사용해서

4 **교재는 척추의 전반적인 가동성이 다음 어떤 것에 의하여 결정된다고 주장하는가?**

a 개별 추골들 사이에서 옆으로굽힘 자유도
b 개별적인 추골들 사이에서 조합된 동작
c 개별 추골들 사이에서 회전 자유도
d 가시돌기의 정렬상태

5 **다음의 어떤 것이 짝형성 추골 동작에 대한 저자의 작용가설과 가장 일치하는가?**

a 추골이 회전과 같은 방향에서 충분하게 옆으로 굽혀지지 않을 때, 그것들은 좋게 느껴지지 않는다.
b 추골이 회전과 반대 방향에서 충분하게 옆으로 굽혀지지 않을 때, 그것들이 좋게 느껴지지 않는다.
c 추골이 옆으로굽힐 때 그것들은 절대 회전하지 않는다; 만약 회전한다면 그것들은 좋게 느껴지지 않는다.
d 추골이 상이한 방향에서 충분하게 움직이지 못한다면, 그것들은 좋게 느껴지지 않는다.

정답에 대하여, www.Advanced-Trainings.com/v2key/를 방문한다.

등허리근막 (The Thoracolumbar Fascia) 2

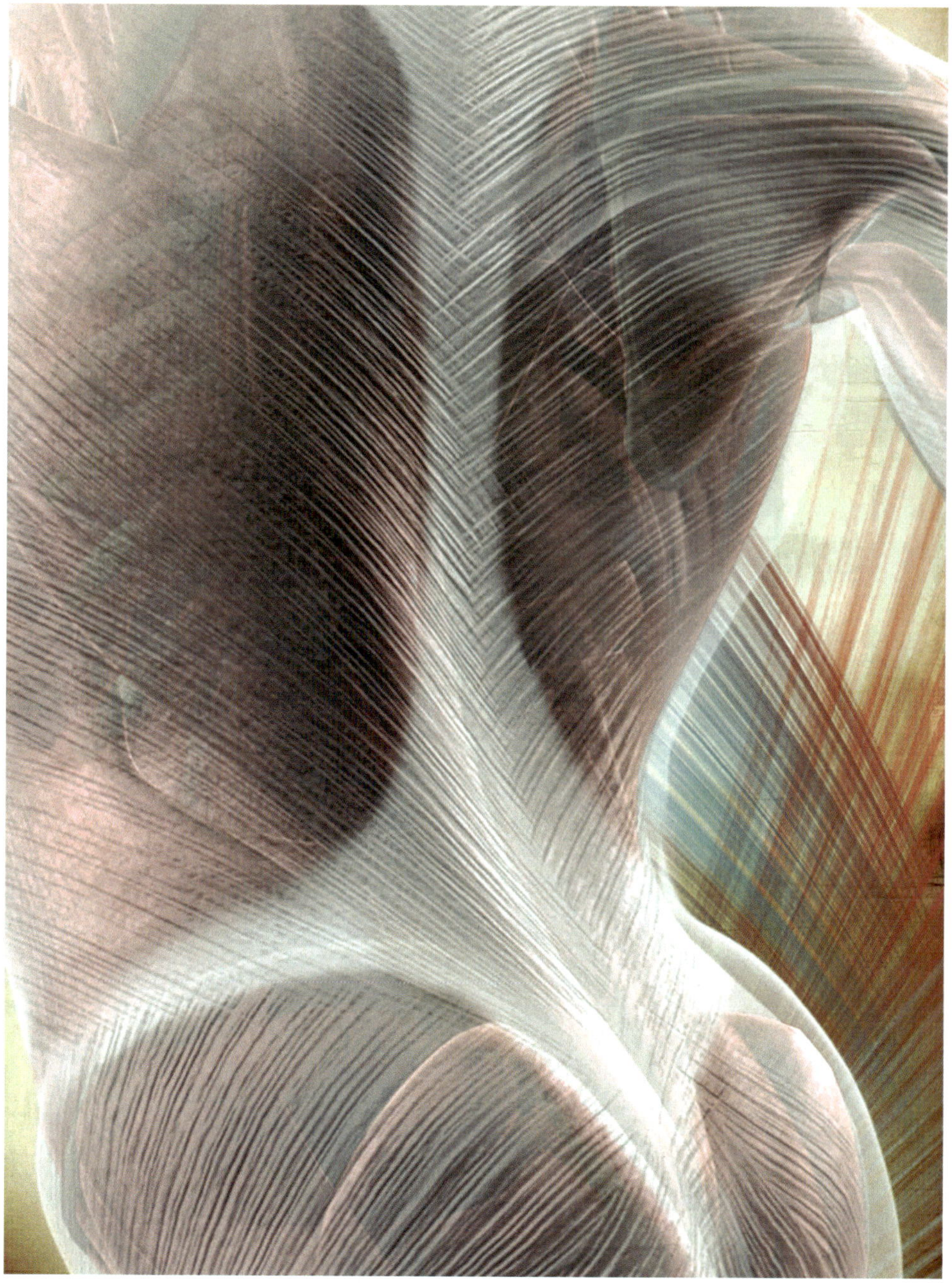

인간이 된다는 것은 요통을 갖는다는 것이다. 요통은 인간이 견뎌야 하는 가장 공통적인 육체적 장애의 한 가지이다. 요통은 그들의 삶의 어느 시점에서든 사람들의 거의 90%에서 영향을 주며 (1), 전 세계적인 장애의 대표적인 원인으로 자리매김한다(2).

요통(LBP)은 우리가 허리를 보유한만큼 오랜 동안 우리와 함께 존재했으며, 그렇게 오랜 동안 인간은 요통을 이해하고 완화시키는 것을 추구해 왔다. 고대 이집트로부터 3500년된 Edwin Smith 파피루스에서 수술에 대한 가장 오래된 저술은 허리 염좌에 대한 검사와 치료를 담고 있다. 보다 최근의 의학역사에서, 상이한 기전이 상이한 시기의 요통의 주된 원인인 것으로 생각되었다. LBP의 주요한 원인에 관한 변화하는 이론은 전이된 엉치엉덩관절 통증(3) 그리고 신경 염증(초기 1900년대의 인기 있던 설명) 등을 포함한다; "근육성 류마티즘"(섬유근육통)(4) 그리고 "히스테리(이상흥분)"과 같은 심리학적인 문제(5)(1920–1930년대); 허리네모근(QL) 경련(1950년대까지); 디스크 문제(1930–1990년대; 이 장의 뒤쪽에서 보다 자세하게 설명함); 배가로근 근력(1990년대) (6); 뭇갈래근 크기(2000년대)(7); 그리고 보다 최근에는 "코어 안정성(core stability)"을 강조 (최근 십여 년).

이러한 많은 이론들이 요통이란 퍼즐의 중요한 조각인 것으로 증명된 반면, 요통 사례의 85%까지도 여전히 아무런 알려진 원인(8)을, 그리고 이해와 효율적인 치료를 위한 연구를 보유하지 못하고

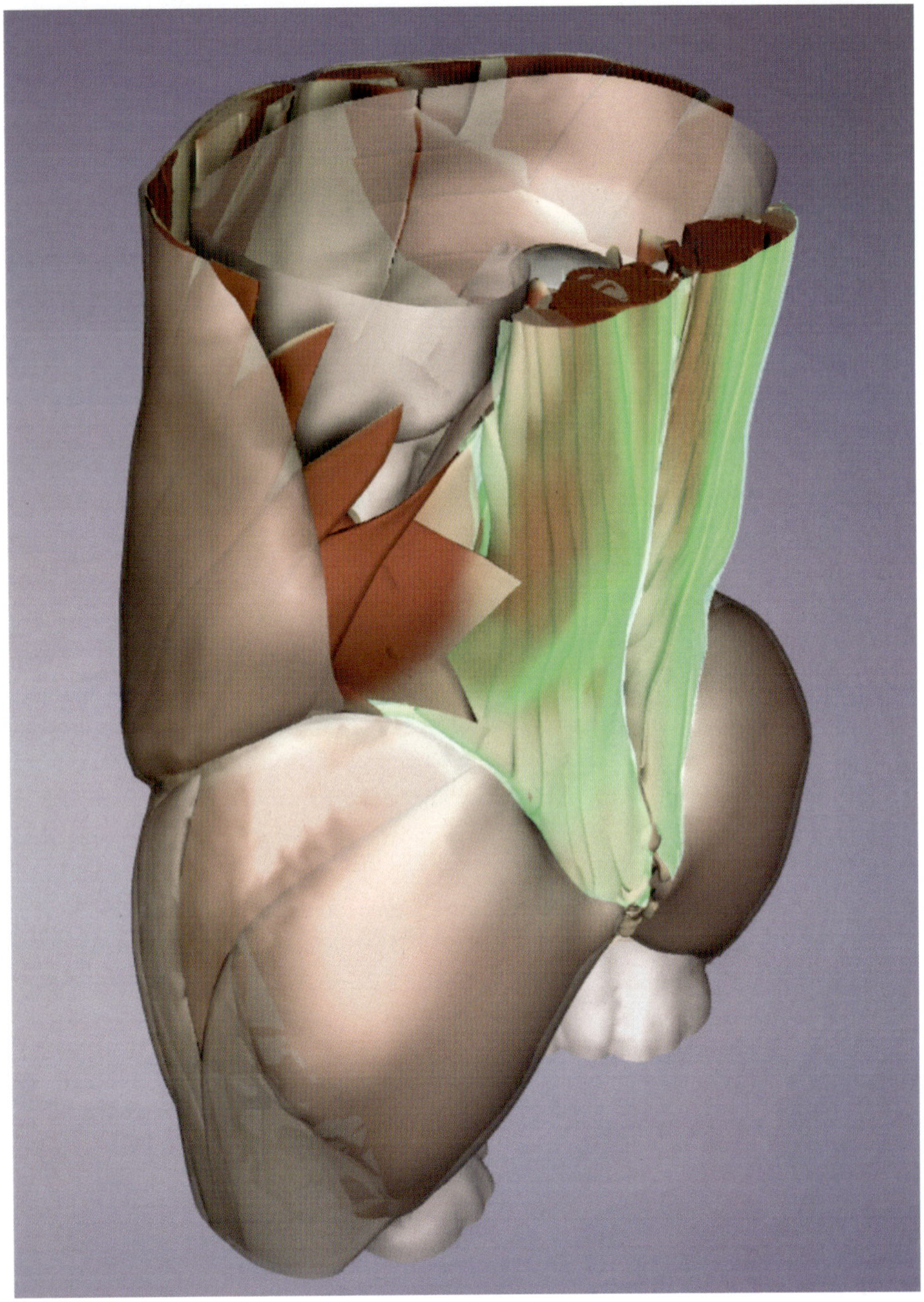

있다. 최근에 다수의 연구자들은 이전에 설명할 수 없던 LBP의 많은 형태에 대한 또 다른 기여요소를 확인했다: 고도로 신경분포된 등허리근막(TLF); 우리는 그 특수성을 아래에서 설명할 것이다.

LBP에서 등허리근막의 역할

민감한 TLF(**등허리근막**으로도 알려진)은 척추에 대하여 뒤쪽에 놓여있는 많은 근육 그룹을 덮고 있으며 분리해준다. 뒤쪽에서부터 해부학 교재들은 빈번하게 그것을 궁둥근막을 넓은등근으로 이어주고 있는 허리 위에 놓여있는 일종의 다이아몬드 모양의 결합조직으로서 빈번하게 묘사한다(**그림 2.1**). 그렇지만 다른 각도에서부터 이러한 구조물이 훨씬 더 복잡하다는 것이 분명해진다. 여러 층들이 허리의 다양한 구조물 주위에서 삼차원적으로 둘러싸며(**그림 2.2와 그림 2.3**) 목의 기저면(거기에서 그 근막이 깊은 경추부 근막과 이어지는 장소인)으로부터 엉치뼈와 골반의 엉덩뼈능선까지 펼쳐진다. 그 근막의 상이한 층들은 허리의 정중선을 따라서 요추의 돌기들로 그리고 척추의 인대로 부착하며, 가쪽으로는 갈비뼈들로 부착한다. TLF는 척추의 인대들, 허리네모근(QL) 그리고 가로가시근육들(세움근과 뭇갈래근을 포함하는)과 같이 LBP에 대하여 원인이 되는 것으로 생각되는 구조물들의 여러 곳을 둘러싸며 이어준다. 그 근막은 또한 배가로근, 배빗근 그리고 그 근막의 위쪽 말단부를 경유해서 횡격막과 같은 허리 통증에 관여된 기타 핵심 근육들도 서로 이어준다.

감각과 통증 인식에서 근막의 역할에 대한 인식에서 최근의 증가는 허리의 TLF에서 통증을-신호하는 자유신경종말과 역학감각수용기들이 이전에

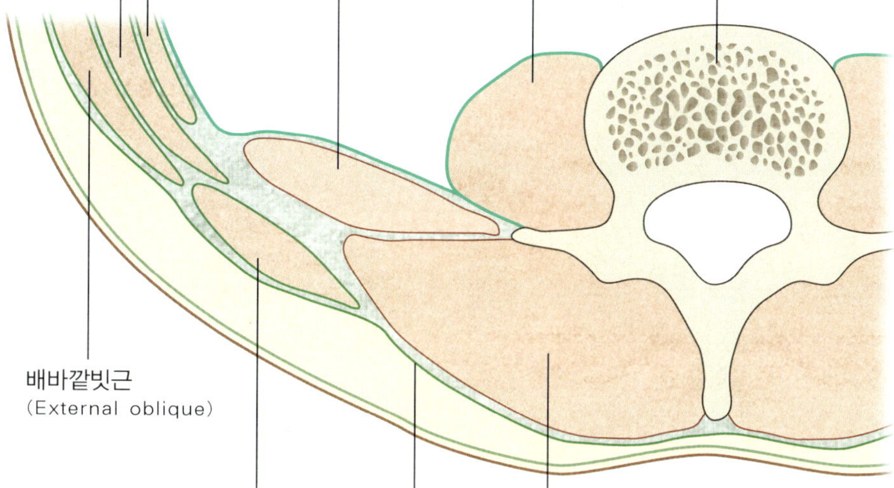

그림 2.1/ 2.2/ 2.3

그림 2.2와 2.3에서 녹색으로 보여준, 다중-층화된 등허리근막(TFL, 또한 흉요추근막으로도 알려져 있는). 단단한, 섬유성의 그리고 여러 층화된 근막성 껍질의 합류는 하지를 상지로 반대쪽 구획으로 이어주며, 그 근막은 고도로 신경이 분포되며 요통의 많은 사례에서 한 역할을 수행한다. TLF는 허리통증에 관여된 허리의 구조물 대부분을 둘러싸고 이어주며, 그림에서 명명된 것들을 포함하며, 추골의 가시돌기와 가로돌기와 마찬가지로 큰허리근 근육근막으로 부착된다.

생각했던 것보다 훨씬 더 풍부하다는 것을 그리고 TLF이 LBP를 보유한 사람들이 요통 없는 사람들보다 현저하게 더 두껍다는 것을 보여주는 연구들을 더 자극했다(9). 다른 연구들은 거기에서 LBP를 보유한 사람들에게서 TLF의 깊은 층들 사이에서 훨씬 적은 활주작용이 존재한다는 것을 보여주었다(10). 이것은 증가된 근막의 탄력성과 층 구분이라는 우리의 방법상의 목적이(1권을 참조: 2장 *근막의 변화를 이해하기*) 아마도 도수치료가 치료실 안에서 일화적으로 그리고 요통 연구에서 통계적으로 모두 LBP에 도움이 되는 것으로 관찰되었던 그 이유의 일부가 될 것이다(11).

민감하지만 여전히 강인한 TLF이 각각의 다리를 그것의 반대쪽 팔로 대각선으로 연결해주기 때문에, 그것은 걷기, 달리기, 던지기 그리고 모든 대립측면의 동작의 기계적인 그리고 고유감각수용의 조절에서 하나의 중요한 구조물이 된다. 일종의 전신적인 연결요소로서, 그 근막은 환자들의 많은 병변에 직접적으로 관여될 수 있으며, 다음을 포함한다:

- 허리와 아래쪽 등의 통증
- 흉추나 허리 안에서 재발성의 경직상태
- 척추의 경직증과 제한된 회전 또는 굽힘
- 억제된 반대측의 팔/다리 동작 그리고
- 횡격막 사용의 호흡에서 제한된 갈비뼈 또는 등의 동작

TLF은 또한 많은 다른 병변들에 직접적으로 연관되며, 다음의 부위로 향하는 그것의 간접적인 근막성 연결을 경유해서 뒤통수밑 두통 또는 발바닥 근막염 등과 함께 엉덩관절 또는 엉치엉덩관절의 통증(12) 등을 포함한다(13).

엉덩뼈능선 치료법

우리는 엉덩뼈능선에서 시작함에 있어 허리의 근막과 함께 우리의 치료를 준비할 것이다. TLF의 층들이 뼈로 향해서 자체의 하부외측의 부착부를 보여주게 되는 것은 이러한 얇은, 뼈의 능선을 따라서이며; 그러므로 우리가 이러한 부착부를 치료할 때, 우리는 또한 척추세움근들 가운데 가장 크며 가장 외측에 놓여있는 엉덩갈비근과 함께 배속빗근과 배바깥빗근, 배가로근 등의 합쳐진 근막성 부착부도 함께 치료하고 있는 것이다. 엉덩뼈능선은 위쪽에서부터 또는 아래쪽에서부터 모두 이러한 그리고 많은 다른 연부조직 연결을 위한 잠시-멈추는 장소가 된다. 우리의 초점이 허리치료를 위한 준비하기에 맞춰져 있기 때문에, 우리는 거기에서 허리의 구조물들이 부착하는 장소인 이러한 뼈의 능선의 위쪽 측면을 강조할 것이다.

느슨한 주먹을 사용해서, 엉덩뼈능선 뼈의 능선에 대하여 느껴본다. 그 능선의 모서리 주변을 가볍게 둘러싸도록 당신의 두 관절마디 사이의 오목한 부분을 이용한다(**그림 2.4와 2.5**). 장기간의 요통과 염좌를 보유한 많은 환자들에게서, 당신은 여기에서 두껍고, 치밀한 근막성 강화를 찾게될 것이다. 엉덩관절 쪽 능선의 외측면-대부분에서 시작하며, 천천히 들어가면서 그 조직이 반응에서 부드러워지는 것에 대하여 느껴본다. 이러한 반응을 기다림에 의해서, 우리는 골지힘줄기관 반사를 경유해서 그 근막의 연관된 근육들의 안정시 긴장도에서 감소를 유발하고 있는 것이다(14). 이것은 기다림에 의하여 우리의 치료가 훨씬 더 큰 효과를 보유하도록 허용하며, 우리가 자신의 느슨한 주먹으로 접촉하고 있는 그 작은 부위보다 훨씬 더 크게 영향을 준다. 긴장도에서 이러한 감소는 내부적으로 그리고 그 자체에서 치료적이며; 그것은 또한 그 TLF의 허리 부분에 대한 보다 직접적인 치료에 (그것이 다음 치료법에서 다루게 될 것) 대하여 신체를 준비하도록 기여한다.

일단 자신의 정적인, 끈기있는 압박력에 대한 반응에서 그 조직이 여기에서 약간이라도 부드러워짐을 느꼈다면, 당신은 새로운 영역으로 향해서 그 능선을 따라 천천히 미끄러져 내려가기 시작할 수 있다. 여기에서 조직 반응에 대하여 기다리며; 그것의 부드러워짐은 당신이 다음 부위로 미끄러지는 것을 허용한다. 당신이 그 능선을 따라서 안쪽으로 미끄러져가면서, 당신은 QL과 갈비엉덩근의 조금 더 근육성 부착부를 만나게 될 것이다. 최소한 첫 번째 진행에 대하여, 아마 조금은 얕은 층을 취한다. 당신이 그 엉덩뼈능선의 뒤쪽 끝부분인 위뒤엉덩뼈가시에 도달할 때까지 개별 장소들에서 반응에 대한 기다림의 이러한 과정을 이어간다. 약간 더 깊은 수준에서 반복하며; 또는 다음 치료법으로 이동한다.

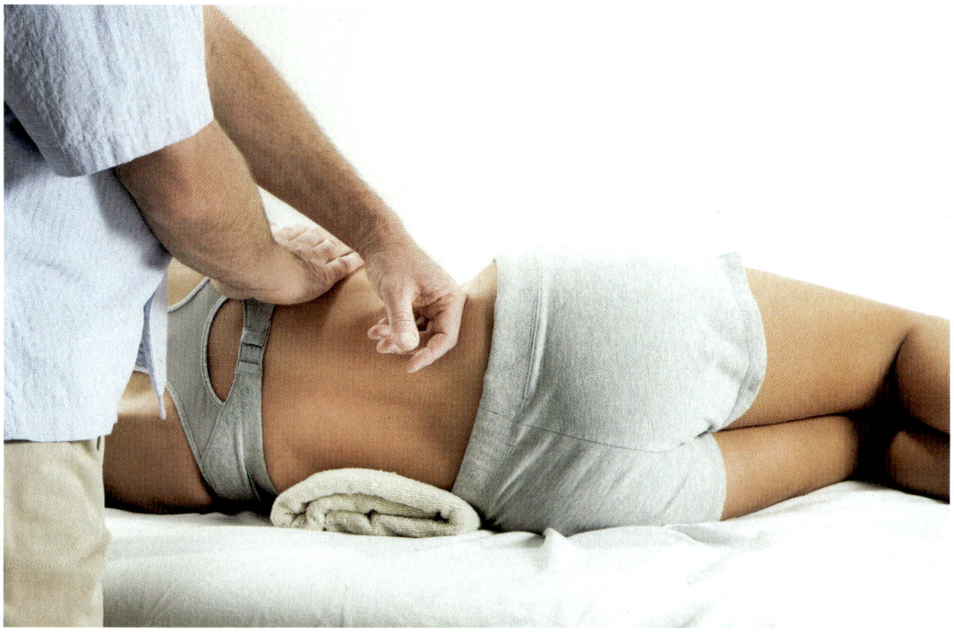

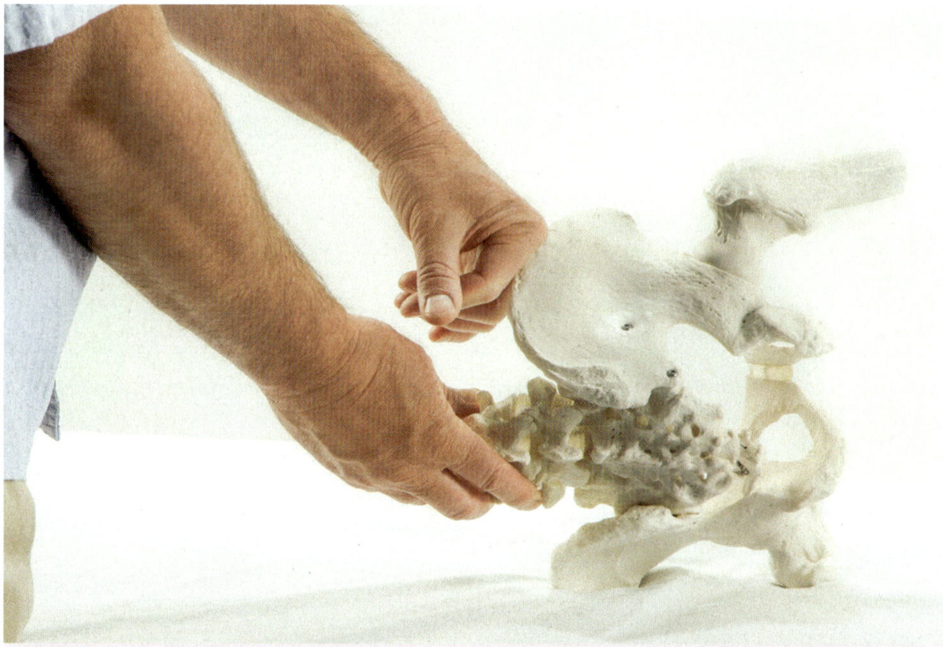

그림 2.4/2.5

엉덩뼈능선 치료법. 엉덩뼈능선의 길이를 따라서 TLF와 기타 구조물들의 부착부를 치료하도록 느슨한 주먹의 관절마디를 부드럽게 사용한다. 바깥쪽 층을 준비시키도록 천천히 미끄러지며; 깊은 층에서는 정적인 압박력을 사용한다.

핵심 정리: 엉덩뼈능선 치료법

적응증은 다음을 포함한다:

- 허리 및 하부-등 통증
- 흉추나 허리 안에서 재발성 경직
- 척추의 경직과 제한된 회전 또는 굽힘
- 억제된 반대측의 팔/다리 동작
- 횡격막 사용 호흡에서 제한된 갈비뼈 또는 등의 동작

목적

- TLF의 층별 구분과 탄력성을 증가시키기
- 엉덩뼈능선으로 부착하고 있는 근육들의 안정시 긴장도를 낮춰주기
- 보다 깊은 허리 치료를 위한 준비

방법설명

옆으로 누운 환자에게서:

- 엉덩뼈능선의 상부에서 TLF의 얕은 층에 대하여 느껴보도록 느슨한 주먹의 관절마디를 사용한다. 그 조직이 부드러워지도록 정적인 압박력과 함께 기다린다.
- PSIS에 도달할 때까지 가쪽에서부터 안쪽을 향해서 천천히 미끄러지도록 이러한 부드러워짐을 사용한다.
- 점차적으로 보다 깊은 층으로 반복하며, 궁극적으로는 엉덩뼈능선 위에서 TLF 부착부에 대하여 느껴본다.

www.a-t.tv/v/sb06
등허리근막
치료법의
비디오를
참조하세요

등허리근막 치료법

엉덩뼈능선을 따라가는 당신의 치료는 TLF의 아래쪽 부착부를 다루었으며, 그것은 허리의 나머지 부분에 대한 당신의 치료를 보다 쉽고 더 효과적으로 만들어 줄 것이다. TLF는 성긴 결합조직의 얇은 층에 의하여 분리된 치밀한 섬유성의 결합조직 층을 구성하며; 이러한 얇은 층들은 정상적으로 몸통과 사지의 동작 동안 그 치밀한 층이 서로에 대하여 활주하는 것을 허용한다. 설명한 것처럼, 여기서의 층들 사이에서 적은 활주작용은 요통과 연관되어졌다(15). 우리는 TLF의 개별 층들을 차례로 다룰 것이며, 우리가 그렇게 하므로 구분과 탄력성을 회복시킬 것이다.

얕은 그리고 뒤쪽의 층들

허리 안에서는 여러 개의 바깥 층들이 존재하며–피부, 얕은근막의 다양한 층들 그리고 그 아래에서 보다 깊은근막의 여러 층들. 이러한 것들은 세움근/뭇갈래근 그룹을 덮어주며 그리고 등을 팔로 연결하는 넓은등근을 발생시키는 TLF의 뒤쪽(가장 바깥의) 층을 포함한다(**그림 2.1과 2.3**).

느슨한 주먹을 사용해서, 엉덩뼈능선과 12번째 갈비뼈 사이의 공간 안으로 잠겨 들어간다. 당신이 이러한 공간의 외측에서부터 안쪽 측면까지 쉽게 미끄러질 수 있도록 충분하게 가벼운 접촉을 사용하며, 차례로 개별 층들을 움직여주도록 자신의 느리고 지속적인 마찰력을 이용한다. 윤활제를 사용하지 않는다. 마찰력 자체가 층간 구분을 증가시켜주는 치료적인 도구인 것이다. 당신의 압박력이 그 환자에게 편안함을 확인한다; 여기에서 TLF의 미세–층들은 풍부하게 신경분포되며, 때로는 그 아래의 더 깊은 층보다 훨씬 더 민감할 것이다. 조직 탄력성에서 증가와 다른 층 위에서 한 층의 보다 쉬운 미끄러짐에 대해 느껴본다. 당신이 골반과 갈비뼈 사이에서 전체 범위의 얕은 조직들 모두를 치료할 때까지 이러한 과정을 반복한다.

일단 당신이 여러 차례의 가벼운 반복으로 바깥층을 준비시킨 후, 당신은 당신 환자의 능동적인 움직임에 맞출 수 있다. 예를 들어, “무릎을 천천히 가슴 쪽으로 가져가세요” 또는 “아주 천천히 머리 위로 뻗어 올리세요”처럼 느리고, 능동적인 동작을 참여시키도록 요청한다. 당신의 환자가 편안하게 호흡하고 있음을 확인한다. 이러한 방식에서 호흡과 사지를 맞춰줌은 당신 치료의 효과를 확대시킬 것이며, 보다 강력한 골지 및 신경계 반응을 유발할 것이다.

세움근과 뭇갈래근 층

척추세움근과 뭇갈래근은 TLF의 뒤쪽과 중간층 사이에 놓여있다. 많은 치료사들은 엎드린 환자에게서 그들의 뒤쪽 측면으로부터 세움근을 치료하는 것에 익숙해져 있으며, 그것은 이러한 커다랗고 두꺼운 근육이 대부분의 해부학 그림설명에서 묘사되는 그 방식인 것이다. 그렇지만 옆으로 누워있는 자세인 당신의 환자에게서, 중력은 상이한 접근법을 가능하게 만든다. 이러한 커다란 근육그룹의 가쪽 모서리로부터 느껴보도록 느슨한 주먹으로 시작한다(**그림 2.6**).

전체 근육 그룹은 아마도 수 인치의 두께일 것이며, 그 근육은 허리 척추에 바로 옆에 놓인 근육실질의 덩어리를 구성할 것이다(**그림 2.7과 2.9**).

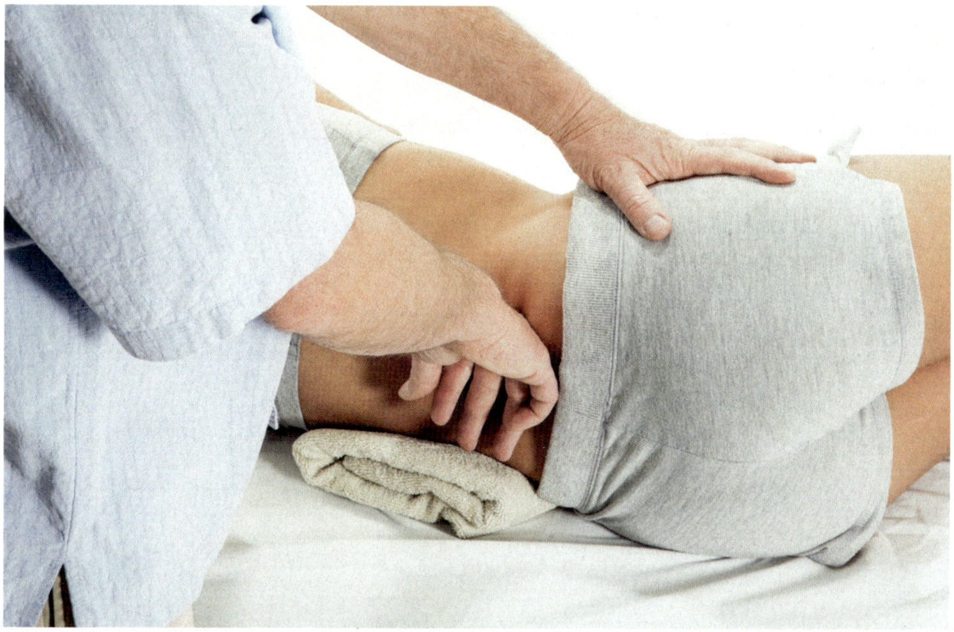

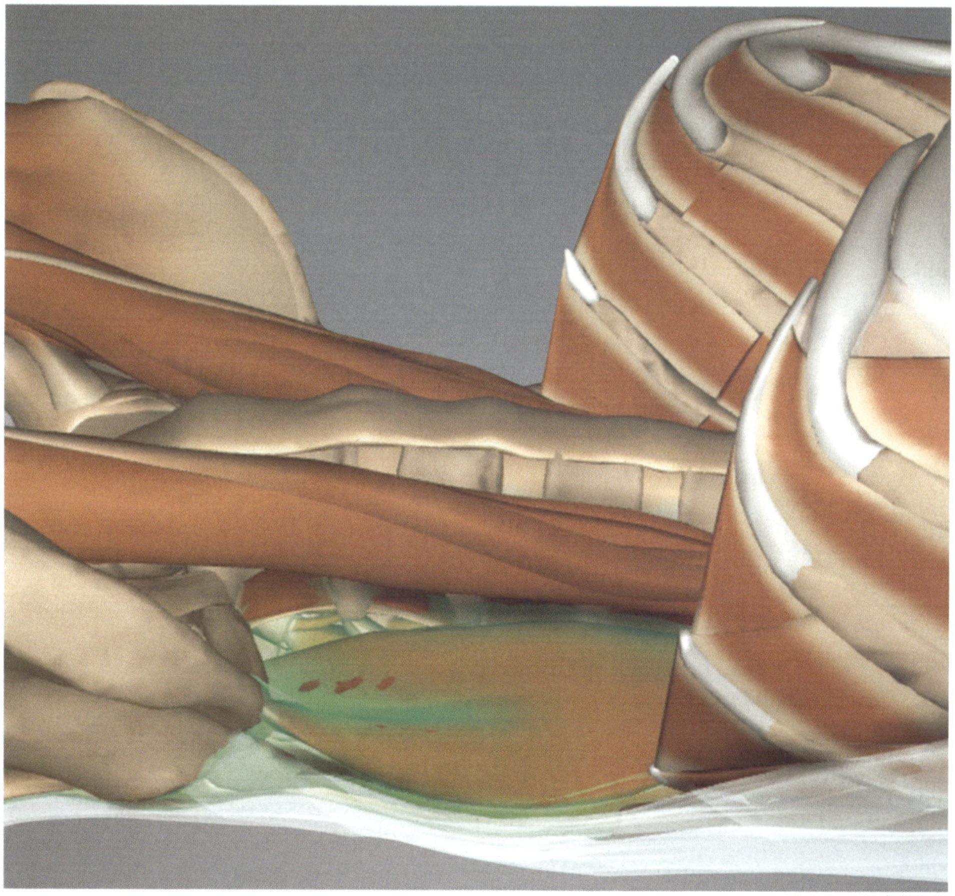

우리가 앞선 근막의 층에서 했던 것처럼 그 표면에서 미끄러지기보다는, 세움근 그룹의 두꺼운 가쪽 측면으로 잠겨 들어간다(**그림 2.7**). 당신은 중력을 이용하기 위해서 당신의 환자 위에서 위치해야 할 필요가 있을 것이며, 그러므로 당신의 치료대가 상당히 낮거나 당신이 치료대 위로 무릎 꿇고 올라갈 필요가 있을 것이다.

당신 환자의 갈비뼈와 골반 사이에서 충분한 공간이 존재한다면, 느슨한 주먹을 사용하는 대신에 당신은 세움근의 가쪽 측면을 치료하도록 자신의 아래팔을 조심스럽게 사용할 수 있다(**그림 2.8**). 아래팔을 사용할 때 지극히 부드럽고 주의를 기울여야 하며 – 당신의 팔꿈치로 찌르도록 사용함을 피하며; 그 당신의 자뼈의 넓고 평편한 표면을 사용한다. 모든 통증을 피하며 – 만약 환자가 당신의 압박력이나 치료 속도에 편안하지 않다면, 더 많은 준비와 보다 느린 접근법이 적합하다. 당신의 아래팔을 도수치료하도록 사용하기 보다는 더욱 더 느껴보도록 사용한다.

이러한 두꺼운 근육 층의 부드러워짐을 기다린다. 당신의 접촉은 정적이며, 깊게 향하고 감지적이다. 당신은 여기에서 TLF에 영향을 주도록 미끄러지거나 움직일 필요가 없으며 – 당신의 정적인 압박력이 그 근육들 내부에서 그리고 그것들의 둘러싸는 근막 안에서 모두, 감각과 변화를 유발하기에 지극히 효과적이다.

하나의 변형된 방법으로서, 당신은 자신의 환자에게 바깥 층의 치료에서 했던 것처럼, 느린 능동적인 환자의 움직임에 대하여 요청할 수 있다. 이것은 당신의 정적인 접촉 아래의 근막을 움직일 것이며 당신이 자신의 환자에게 움직임을 시작하기 위해서 새롭고, 보다 다듬어진 방식을 찾아보도록

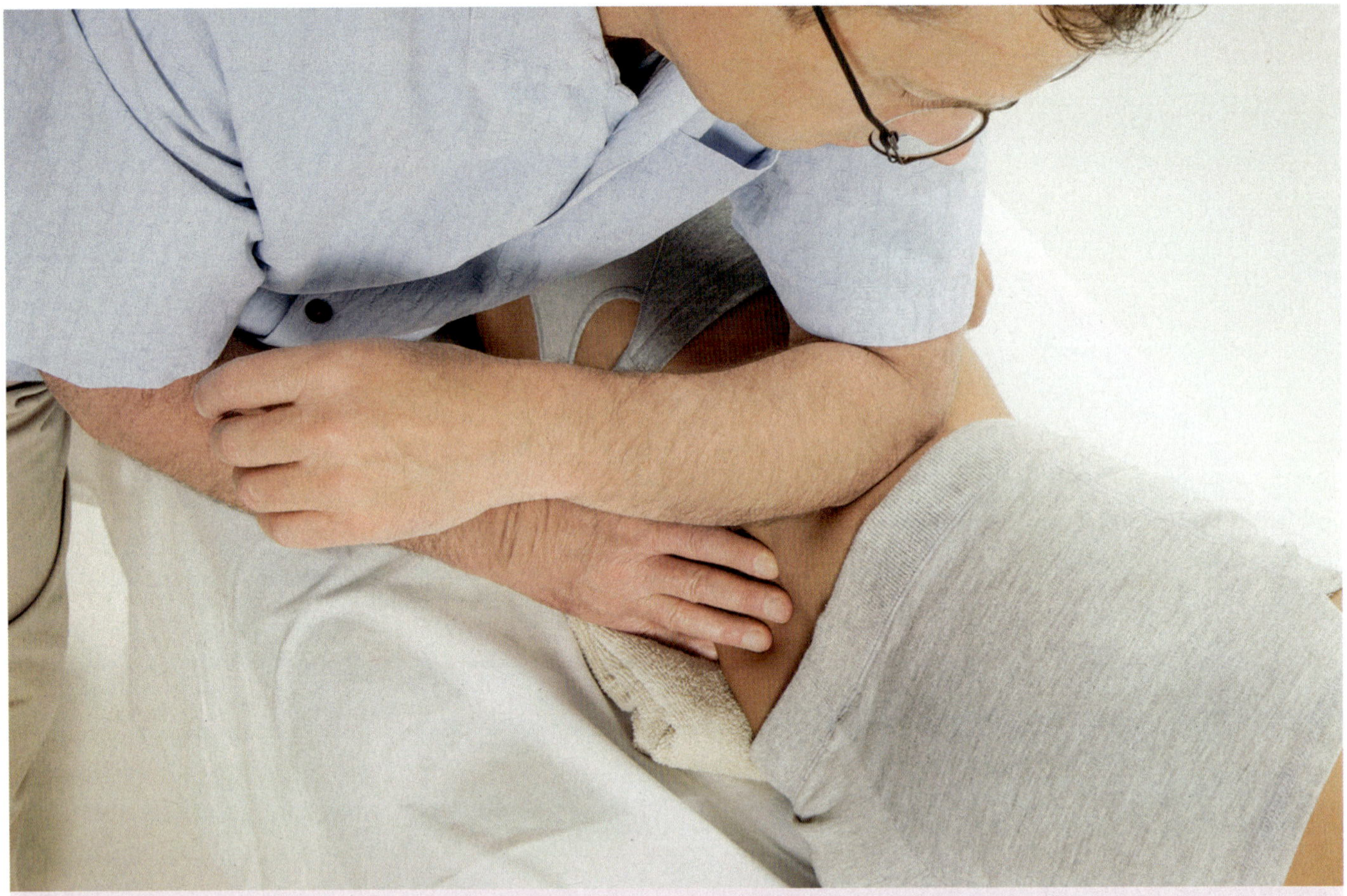

그림 2.6/ 2.7/ 2.8

등허리근막 치료법은 척추세움근의 두꺼운 근육덩어리 주변을 둘러싸고 있으므로, 표면에서부터 심부까지 TLF의 다양한 층들을 구분해 주도록 삼차원적으로 치료한다(그림 2.7). 그림 2.8은 척추세움근 층 위에서 자뼈와 함께 지극히 부드러운 치료를 보여준다. 부유늑골의 끝부분과 마찬가지로, 척추의 날카롭고 민감한 가로돌기들 주위에서 상당한 주의를 기울인다.

지도하므로 신경근육성 재-교육에서 도움을 줄 것이다. 이러한 보다 깊은 수준에서, 그것들이 당신 환자의 감각을 강화시킬 것이기 때문에, 그 움직임은 반드시 느리고 정교해야 한다. 반드시 특별하게 예민해야 한다. 당신이 매우 천천히 치료하므로, 당신의 환자에게 정확한 움직임을 만들도록 지시한다. 동작은 아마도 느린 엉덩관절 굽힘 또는 폄을; 양팔 뻗기를; 또는 골반 말기와 흔들기를 포함할 것이다. 만약 당신이 끈기가 있으며 예민하다면, 당신이 환자의 느리고 정교한 움직임들이 근막의 층들을 자유롭게 풀어주며 척추로 향한 사지의 연결의 고유감각수용을 증가시키는 두 가지 모두를 시행할 것이므로, 당신은 여기에서 지극히 깊게 치료할 수 있을 것이다.

핵심 정리: 등허리근막 치료법

적응증은 다음을 포함한다:

- 허리 및 하부-등 통증
- 흉추나 허리 안에서 재발성 경직
- 척추의 경직과 제한된 회전 또는 굽힘
- 억제된 반대측의 팔/다리 동작
- 횡격막 사용 호흡에서 제한된 갈비뼈 또는 등의 동작

목적

- TLF의 여러 층들 사이에서 활주작용을 증가시키고 구분시킨다.
- 척추와 몸통 안에서 움직임에 대한 선택을 증가시킨다.
- 사지 움직임의 착수를 다듬어주며, 척추로 향하는 사지 동작 연결의 고유감각적인 인식을 증가시킨다.

방법설명

옆으로 누운자세의 환자와 함께:

1. 12번째 갈비뼈와 엉덩뼈능선 사이의 공간 안으로 잠겨 들도록 느슨한 주먹을 사용한다.
2. 정적인 접촉(활주 없는)으로, 조직 탄력성과 근육 긴장도에서 변화를 기다리며, 이어서 능동적인 동작을 지시한다.
3. 또 다르게, 보다 깊은 층에 대하여 당신의 아래팔을 부드럽게 사용한다.

움직임

움직임의 점진적인 시작에 각별한 주의와 함께, 느리고, 능동적인 다음 동작을 요청한다:

- 엉덩관절 굽힘 (무릎을 가슴으로), 엉덩관절 벌림/모음
- 어깨 굽힘/벌림
- 골반 기울이기
- 호흡하기

고려사항과 주의하기

- 가로돌기와 부유늑골의 끝부분 위로 안쪽의 압박을 피한다.
- 불안정화를 피하도록 디스크 문제와 함께 지극히 점진적인 접근을 사용하며 주의를 기울인다.
- 갑작스런 또는 빈번한 발생의 강한 LBP는 아마도 검진을 위해서 전문의에게 의뢰가 필요할 것이다.

허리네모근 층

세움근에 대하여 바로 앞쪽으로 또는 몸의 더 깊은 곳에서, 당신은 TLF의 앞쪽과 중간 층 사이에서 허리네모근(QL)을 찾게 될 것이다(**그림 2.3과 2.9**). QL은 몸통/골반 관계의 핵심적인 안정화 근육이며; 일종의 자세근으로서, 그 근육은 굽힘, 균형잡기, 걷기 그리고 호흡하기에서 작동한다. 허리 통증을 치료할 때 포함시켜야 하는 절대적인 구조물로서 도수치료사들에게 잘 알려진 듯, QL과 그 주위의 근막은(평균적으로 한 근육 주위에서 근막은 대략 그 근육조직 자체보다도 여섯 배나 더 많은 신경종말을 보유한다.)(16) 허리통증의 많은 유형의 기원이 될 수 있다.

QL과 그것의 근막을 찾아보도록, 당신이 QL의 부착지점을 만날 때까지 엉덩뼈능선을 안쪽으로 따라 들어가는 엉덩뼈능선 치료법을 이용한다. 여기에서부터, 당신은 QL 층을 분리시키도록 자신의 두 엄지손가락을 함께 사용하기 시작한다(**그림 2.10**). 자신의 엄지손가락을 젖혀지지 않게 그리고 그 손가락들로 지나친 압박력을 적용하지 않는다. 당신이 다른 층들에서 사용했던 것처럼 정적인 압박력과 능동적인 환자 움직임을 이용한다. 엉덩

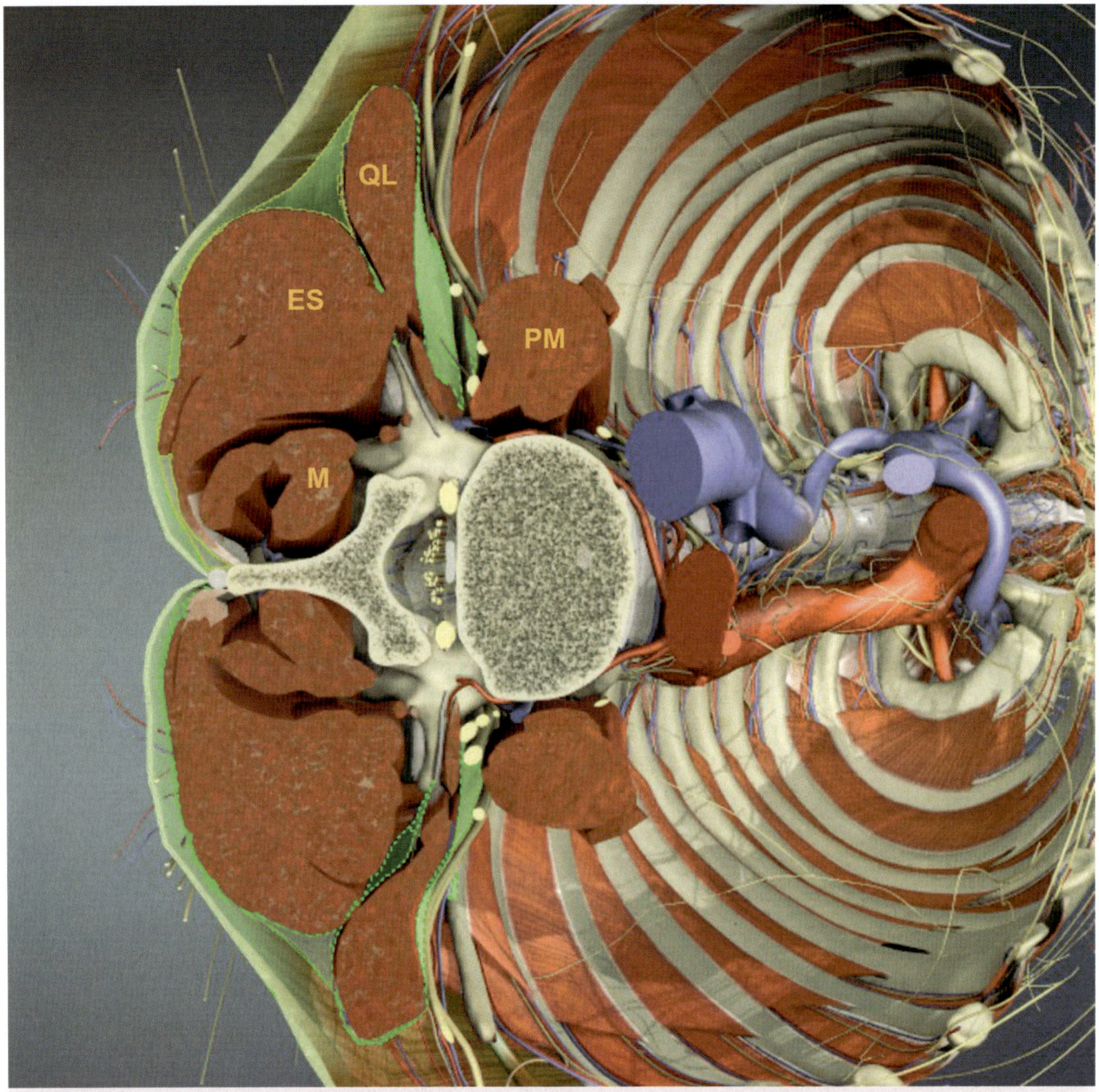

그림 2.9

TLF(녹색)의 가장 깊은 층은 허리네모근(QL)을 둘러싸며, 그 근육은 척추세움근(ES)에 대하여 앞쪽이나 깊은 쪽에 놓인다. 뭇갈래근(M)과 큰허리근(PM) 등도 역시 보인다.

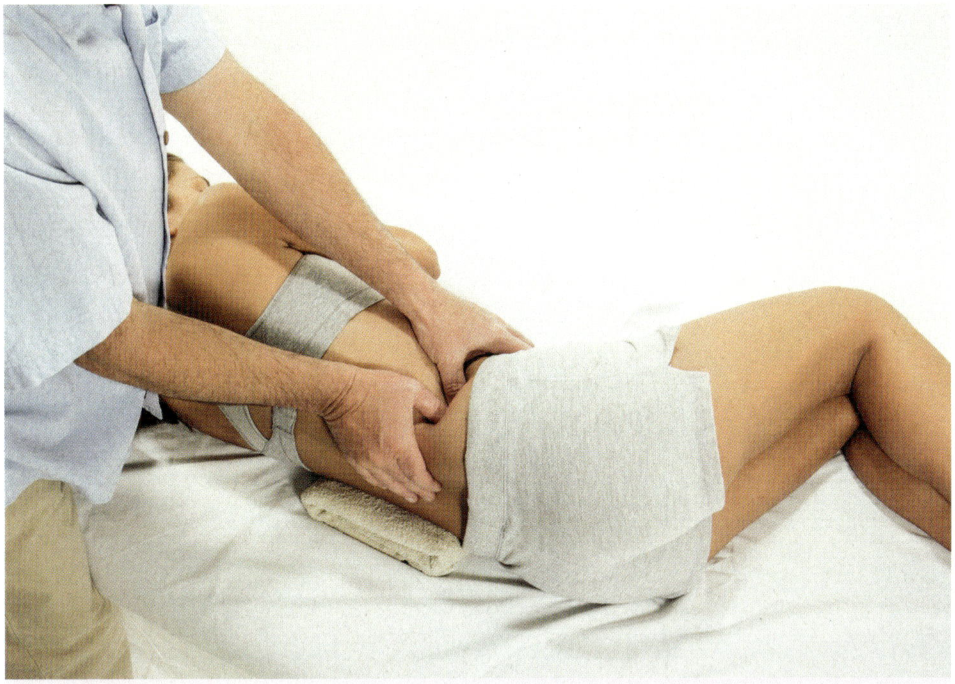

그림 2.10

엄지손가락의 조심스런 사용은 허리네모근 층과 함께 치료할 때 한 가지 선택방법이 된다. 당신의 두 개의 엄지손가락을 함께 모으며, 어떤 관절도 젖혀짐을 피하고 당신의 환자가 편안한가 확인한다. 호흡과 느린 엉덩관절 움직임을 더해줌은 이것과 다른 TLF 치료법의 효과를 증대시킬 수 있다.

뼈능선 안에서 그 근육이 부착부로부터 12번째 갈비뼈 위의 부착부까지 QL을 치료한다. 호흡하기와 엉덩관절 동작은 각별히 연관될 것이다.

고려사항

적절하게 적용될 때, 여기서 설명된 치료는 지극히 안전하고 효과적인 것으로 증명되었다. 그 방법은 우리의 평생교육 트레이닝에서 최근 20년에 걸쳐 여러 나라에서 수천 명의 치료사들에게 교육되었다. 아무튼, 몇 가지 중요한 고려사항은 다음을 의미한다:

- 옆으로 누운 치료에서, 부유늑골과 추골의 가로돌기의 끝부분에 반드시 유념하며, 그것들 모두는 예민하며 부주의한 치료에 의하여 손상받을 수 있다. 가로돌기 위로 직접적으로 압박을 적용하지 않으며 – 거기에는 그 뾰족한 돌기에 대고서 조직을 압박함에 의하여 여기의 조직을 멍들게 만드는 과도한 침해적인 요추치료의 이야기들이 존재한다. 당신 환자의 편안함의 수준에서 접촉을 유지하라; 당신이 아마도 찾았을 어떠한 덩어리나 외견상의 결절도 "문질러 없애려고" 시도하지 말아라 – 그것들은 아마도 뼈일 것이다.
- 이러한 치료법은 가벼운에서 중등도의 만성 요통에 가장 효과적일 것이다. 최근의 허리 손상이나 수술은 일반적으로 여기서 설명된 직접적인 접근법에 대하여, 최소한 그 조직이 치유될 때까지라도, 일반적으로 금기증이 될 것이다(비록 주의 깊게라도, 경험이 풍부한 치료사가 최근의 허리 손상에 대하여 이러한 착상을 빈번하게 적용할 수 있을 것이다. 한 가지 핵심사항은 치료시기 사이에 그 반응에 주의하면서 그 방법을 부드럽고 점진적으로 적용하는 것이다). 오래되고 치유된 손상과 수술은 빈번하게 이러한 치료법에 지극히 호의적으로 반응한다.
- LBP가 때때로 심각한 의료적인 문제가 될 수 있으며, LBP가 도수치료사들이 전형적으로 제공할 수 있는 것보다 더 많은 관리가 필요할 수 있기 때문에, 급작스런 또는 빈번한 발생의 강한 LBP는 물리치료사, 카이로프랙터, 또는 의사 등과 같은 아마도 재활치료나 보완적인 전문인에게로 의뢰하는 원인이 될 것이다.

- **디스크 문제**: 최근까지 추간원판 문제(부음, 탈출, 퇴행성 기타 등등)는 1930년대에 〔일부 선도적인 저자들은 뒤따르는 수십 년을 "디스크의 시대"라고 언급한다(17).〕 그 방법의 소개 이후에 엄청나게 호응도에서 증가한 디스크 절제술과 함께, LBP의 많은 형태에 대한 선호된 설명이었다. 그렇지만 1980년대 이래로, LBP의 주된 원인으로 디스크 문제에 대한 줄어든 시각이 존재했으며, 보다 최근의 연구들은 디스크 문제가 요통의 비교적 드문 원인이라는 것을 보여주었다. 대부분의 디스크 문제는 증상이 없으며, 40대 이후의 사람들 중 60% 이상에서 디스크 퇴행성의 증거를 보여주며 그 보다 훨씬 적은 비율만이 어떠한 연관된 통증을 보유했다(18). 그럼에도 불구하고 나는 이러한 방법을 당신이 자신의 적용방법에 지극히 익숙해지며 적절한 압박력, 지속시간 그리고 반응을 신뢰할 수 있게 측정할 수 있기까지 디스크 문제에서 사용하길 권장하지 않는다. 디스크 문제를 보유한 환자와 치료함에서의 위험성은 그것이 그 환자들의 보상적인 근육성 및 근막성 긴장을 지나치게 신속하게 또는 불균형한 방식에서 풀어주는 것은 아마도 어떤 취약한 패턴을 악화시키거나 더욱 불안정하게 만들 수 있다는 것이다. 그 방법을 안전하게 사용하고 이러한 환자를 전문가에게 의뢰하거나, 당신이 디스크 문제와 불안정한 LBP의 보다 헷갈리는 상황을 보완해서 다룰 수 있는 충분한 경험을 습득할 때까지 전문가의 긴밀한 감독 하에서 치료한다.

요약

이 장의 도입에서 우리는 연령대 전반에 걸친 요통에 대해 원인이 될 수 있는 것으로 생각되어진 많은 기전들 가운데 몇 가지를 정리했다. 이러한 요인들의 전부가 LBP에 기여할 수 있으며 그것들을 기반으로 한 치료가 모두 개별적인 사례에서 호전을 제공할 수 있는 한편으로, 이러한 이론들의 어떤 것도 모든 것을 치료하는 특효약인 것으로 전혀 증명되지 않았으며, 어느 한 가지 접근법도 LBP 환자들의 대부분에게서 일정한 효과를 보여주지도 않았다. 최근 100 동안에 출간된 선도적인 요통 이론들의 설문조사에서, 저자들은 "오늘날 우리는 요통 사례의 대부분에 대하여 어떤 특정적인 병인(원인)이 결정될 수 없다는 것을 알고 있다"고 결론지었다(19).

이것에도 불구하고, 많은 요통 환자들은 손을 사용한 치료에서 호전을 보여주었다(다른 접근법들도 마찬가지로). TLF의 민감성과 요통에서의 역할에 대한 우리의 증가하는 이해는 우리의 지식 기반에 대한 중대한 덧붙침이며, 이것은 도수치료사들에게 다른 치료법에 대하여 반응하지 않았던 많은 환자의 요통을 도와줄 수 있는 도구를 제공한다. 앞서 논의된 대부분의 LBP 이론들의 대부분과 비슷하게, 비록 이러한 이론들의 어떤 것들도 그것들이 요통을 완전하게 해소하도록 만들어줄 만큼 충분하게 효과적인 것으로 증명되지 않았을지라도 이 장에서 논의된 그 착상은 우리의 전반적인 이해에 대해 한 조각을 더해준다.

참고문헌 (References)

[1] Frymoyer, J.D. (1988) Back pain and sciatica. *New England Journal of Medicine.* 318. p. 291–300.

[2] Institute for Health Metrics and Evaluation (2010) *Global Burden of Disease Study*.

[3] Don Tigney, R. The Sacroiliac Joint. http://www.thelowback.com/history.htm. [Accessed December 2015]

[4] Lutz, G.K. et al. (2003) Looking back on back pain: Trial and error of diagnoses in the 20th Century. *Spine.* 28(16). p. 1899–1905.

[5] Maharty, D.C. (2012) The history of lower back pain: A look back through the centuries. *Primary Care.* 39(3). p. 463–470.

[6] Hodges, P.W. and Richardson, C.A. (1996) Inefficient muscular stabilisation of the lumbar spine associated with low back pain: A motor control evaluation of Transversus Abdominis. *Spine*. 21(22). p. 2640–2650.

[7] Danneels L.A. et al. (2000) CT imaging of trunk muscles in chronic low back pain patients and healthy control subjects. *European Spine Journal*. 9(4). p. 266–272.

[8] Deyo, R. and Weinstein, J. (2001) Low back pain. *New England Journal of Medicine.* 344. p. 363–370.

[9] Langevin H.M. et al. (2009) Ultrasound evidence of altered lumbar connective tissue structure in human subjects with chronic low back pain. *BMC Musculoskeletal Disorders.* 10. p. 151.

[10] Langevin H.M. et al. (2011) Reduced thoracolumbar fascia shear strain in human chronic low back pain. *BMC Musculoskeletal Disorders.* 12. p. 203.

[11] Furlan, A.D. et al. (2008) Massage for low-back pain, *Cochrane Database of Systematic Reviews.* 4 CD001929.

[12] Nickelston, P. (2013) Thoracolumbar fascia: The chronic pain linchpin. *Dynamic Chiropractic.* 31(21). http://www.dynamicchiropractic.com/mpacms/dc/article.php?id=56728. [Accessed December 2015]

[13] Myers, T. (2009) *Anatomy Trains*. Churchill Livingstone.

[14] Schleip, R. (2003) Fascial plasticity: A new neurobiological explanation, Part I. *Journal of Bodywork and Movement Therapies.* 7(1). p. 14.

[15] Langevin, H.M. et al. (2011). ibid. p. 203.

[16] Mitchell, J.H. and Schmidt, R.F. (1977) Cardiovascular reflex control by afferent fibers from skeletal muscle receptors. In: Shepherd, J.T. et al. (eds). *Handbook of Physiology*, Sect. 2, Vol. III, Part 2. Bethesda, MA: American Physiological Society. p. 623–658.

[17] Parisien, R.C. et al. (1998). Ushering in the "dynasty of the disc". *Spine.* 1. 23(21). p. 2363–2366.

[18] MDGuidelines. *Intervertebral Disc Disorders*. Reed Group. (December 2012.)

[19] Lutz, G.K. et al. (August 2003). ibid.

그림 저작권 표시 (Picture credits)

학습지침

등허리근막

1 인용된 연구에 따르면, 등허리근막은 요통이 없는 사람들과 비교해서 요통을 보유한 사람들에게서 어떻게 다른가?

- a 보다 가늘은
- b 보다 팽팽한
- c 보다 두꺼운
- d 보다 약한

2 근막의 탄력성을 만들어줌과 함께, 이 장은 이러한 접근법이 아마도 요통을 덜어주게 될 한 가지 부가적인 방식으로서 무엇을 기록했는가?

- a 증가된 층별 구분
- b 코어 근력 강화
- c 근육 긴장도 증대
- d 자세적 재교육

3 저서들에서 등허리근막의 얕은 층이 종종 다음 무엇과 같다고 주장하는가?

- a 보다 깊은 층들보다 덜 민감하다고
- b 그것들이 둘러싸고 있는 근육조직보다 풍부하지 못하게 신경분포되었다고
- c 더 깊은 층들보다 훨씬 더 민감한 것으로
- d 거의 아프지 않은 것으로

4 교재에서 배가로근, 배빗근 그리고 엉덩갈비근 등의 등허리근막 부착부에 영향을 주기 위해서 어디를 치료하도록 제안하고 있는가?

- a 요추 가로돌기
- b 흉추 가로돌기
- c 요추 가시돌기
- d 엉덩뼈능선

5 교재에서는 치료사가 근육근막성 조직의 안정시 긴장도에서 감소를 유발할 수 있도록 어떻게 하는 것을 주장하는가?

- a 윤활제와 함께 미끄러짐에 의하여
- b 근육 힘살 안에서 근방추를 치료함에 의하여
- c 골지힘줄기관에 영향을 주는 정적인 접촉에 의하여
- d 주변의 인대를 치료함에 의하여

정답은 www.Advanced-Trainings.com/v2key/를 방문한다.

엉덩허리인대 & 12번 갈비뼈 3

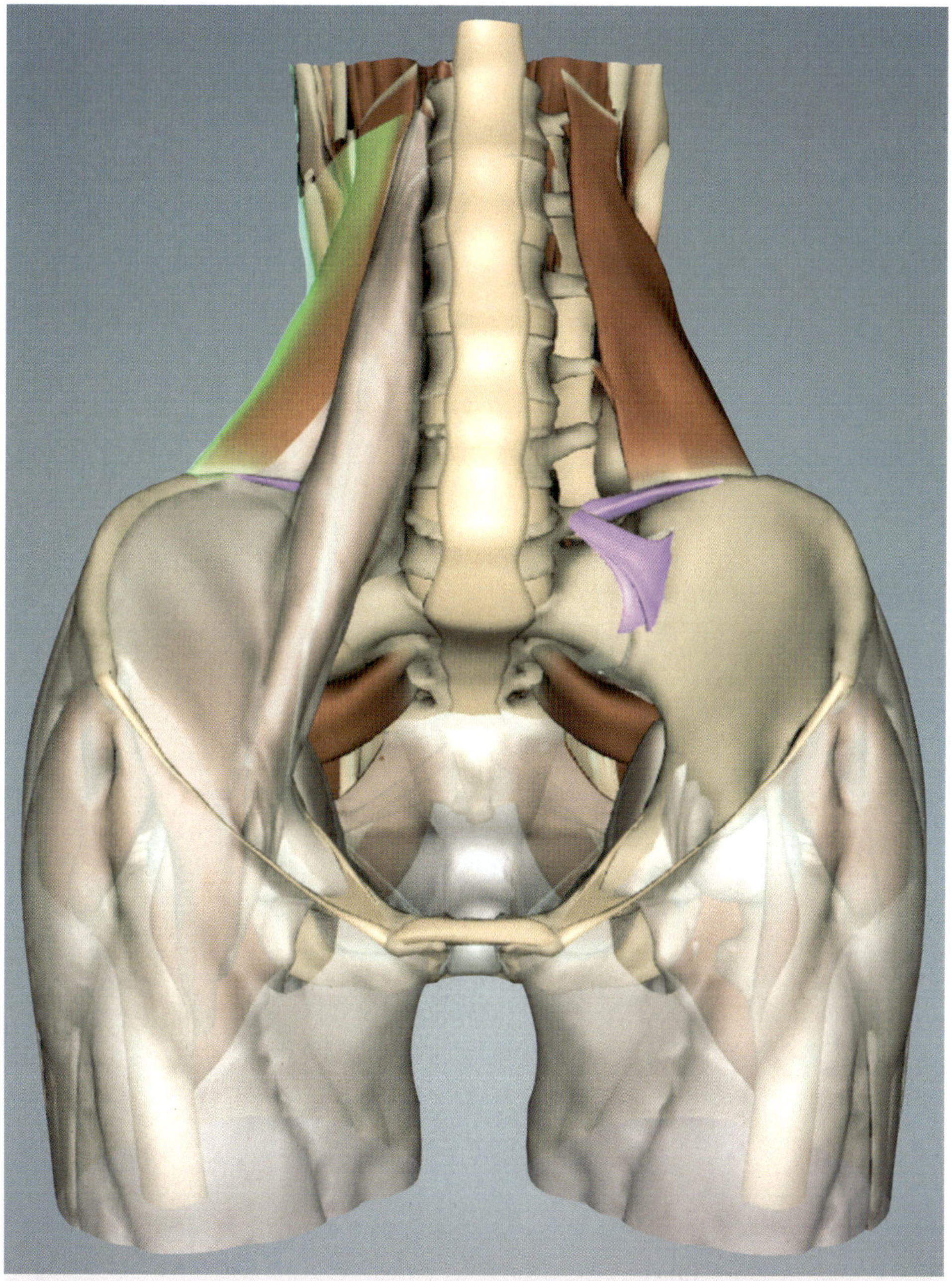

그림 3.1

등허리근막(또는 TLF; 녹색)은 요통의 한 가지 중대한 요소일 수 있다. 엉덩허리인대(보라색)는 이러한 근막의 아래쪽 끝부분의 전면에서 두꺼워짐이며, 거기에서 그 인대는 아래쪽 요추와 엉덩뼈능선 사이에서 이어진다. 엉덩근막은 우측 엉덩허리근을 둘러싸는 것을 보여주며; 엉치앞 근막과 근막긴장근도 역시 보인다(회색).

보다 깊은 것이 반드시 좋은 것은 아니다. 그렇지만 능숙함과 예민함을 갖추면, 보다 깊게 치료하는 것이 때때로 다른 어떤 방법들보다도 도움을 줄 수 있다. **등허리근막**이라는 앞 장에서 우리는 민감한 등허리근막(TLF) 안에서 최근에 좌상과 미세-열상이 이전에는 설명할 수 없던 요통의 많은 유형에서 연루되는 그 방법을 설명했다(1). 풍부하게 신경분포된 TLF의 층들 중 일부는 바로 피부 아래에 놓인다. 우리의 심화 근막 도수치료 세미나에서, 우리는 종종 참가자들이 보다 적은 압력으로 그리고 많은 사람들이 익숙한 것보다 훨씬 더 표면의 층에서 치료하는 것을 격려한다. 요통에서부터 그들이 얻게 되는 그 강력한 결과는 치료사에게 그리고 그들의 환자에게 모두 전혀 뜻밖의 일이다.

아무튼 TLF는 또한 지극히 깊은 층과 연장부를 보유하며(**그림 3.1**), 이러한 부위를 요통에 대한 우리의 치료에 포함시키는 것은 합리적이다. 더욱 더 민감함과 기술적인 면에 더해서, 보다 깊은 치료 역시 더욱 많은 조직 준비 및 환자와의 협조가 요구된다. 이전 장에서 설명한(위에서 참조된) 엉덩뼈능선 그리고 등허리근막 치료법은 이 장에서 설명된 보다 깊은, 더욱 특정적인 치료법을 위한 이상적인 준비치료가 된다. 여기에서 설명된 보다 깊은 치료법이 시도되기에 앞서서, 그 방법들을 또는 조직 층들을 구분해주도록, 안정시 긴장도를 이완시키도록 그리고 당신의 접촉에 대하여 환자가 익숙하도록 도와주는 모든 다른 접근법을 사용한다.

등허리근막에 대한 좀 더 많은 내용들

앞선 장에서 우리는 등허리근막(TLF, 흉요추 근막으로도 알려진)을 치료하는 방법을 설명했다. 다시 말해보면, TLF은 척추세움근, 허리네모근 등을 포함하는 허리의 근육성 구조물의 많은 부분을 둘러싼다(**그림 3.1**). 그 근막은 또한 척추로 복부의 근육들(배가로근 등)을 이어주는 결합조직성 가교로서도 작용한다. 몸 안에서 그 근막의 중앙 위치는 TLF가 각각의 팔을 반대쪽에 위치한 다리로 이어준다는 것을 의미하며, TLF에 걷기, 달리기, 뻗기 그리고 던지기와 같은 대립측면의 동작들에서 중대한 힘 전달의 역할을 제공한다.

TLF을 치료하기는 그 환자가 아래 또는 중간 등의 경직이나 통증을 호소할 때 가장 분명하게 적합하다. 등의 통증은 TLF의 두께에 그리고 그 근막의 많은 층들 사이에서 활주작용의 부족함에 모두 연관되었으며(2), 손을 사용한 근육근막의 치료는 이러한 변수들의 모두를 개선시키는 것을 보여주었다(3).

보다 깊은 TLF 치료는 또한 횡격막 호흡의 동작이 후방으로 제한될 때도 역시 유용하며; 또는 팔/다리의 대각선 패턴(테니스 서브, 타원형 트레이닝 이용하기, 또는 달리기나 걷기와 같은)이 요통이나 좌상을 유발할 때. 그리고 TLF가 좌측 및 우측과 마찬가지로 상체와 하체를 이어주기 때문에, 그것은 예를 들어, 엉덩관절 또는 엉치엉덩관절의 통증, 뒤넙다리근 통증, 복벽의 문제(제왕절개, 탈출 수술 등의 이후에 통증이나 제한과 같은) 등과 같은 많은 다른 고통호소에서 간접적으로 연루된다.

엉덩허리인대 치료법

엉덩허리인대(ILLs)와 연계된 요통은 환자에 의하여 깊고, 뻐근하며, 전신화된 아픔으로 또는 때로는 척추의 옆으로굽힘, 회전 또는 굽힘 등과 함께 깊고, 날카로운, 갑작스런 통증으로 느껴질 것이다. ILL 통증은 또한 엉덩관절, 샅굴부위, 곧창자 또는 생식기로 전이될 수 있다(4).

그것의 명칭이 추측하듯, 엉덩허리인대는 엉덩뼈능선을 가장 하부 요추의 가로돌기로 연결한다(**그림 3.2**). 그 인대가 일반적으로 해부학 그림 설명에서 묘사되듯 조직의 분명한 띠모양으로 존재하기보다는, 이러한 인대는 단지 껍질-비슷한 TLF 내부에서 더 두꺼워짐 그리고 섬유밀도의 일반적인 영역이다. 이러한 부위 조직의 밀도는 상이한 사람들 사이에서 달라지며, 그것은 개별 환자에 대한 우리의 접근법이 독창적일 것을 의미한다. 당신은 이러한 인대가 일부 사람들에게서는 쉽게 접근할 수 있는 반면, 다른 사람들에게서 당신이 엉덩허리인대로 편안하게 접근하기에 앞서, 바깥쪽 층의 각각에서 탄력성을 증가시키고 구분해주는 준비적 치료의 여러 시기가 필요할 것이다.

일부 자료에서는 엉덩허리인대가 엉덩뼈능선 바로 안쪽(약간 앞쪽에서)에 위치하기 때문에, 살아있는 몸에서 접촉검사하기에는 지나치게 깊은 인대라고 묘사하기도 한다(**그림 3.2**)(5). 비록 뒤쪽에서부터 시도한다면 엉덩허리인대를 접촉검사하는 것이 불가능하다는 것이 사실일지라도(예를 들어, 엎드린 환자에게서 뒤쪽에서부터 치료하기), 주변 조직에 대한 우리의 철저한 준비와 옆으로 누운 자세의 사용은 우리가 앞쪽옆쪽의 방향으로부터 그 인대에 부드럽게 접근하는 것을 허용할 것

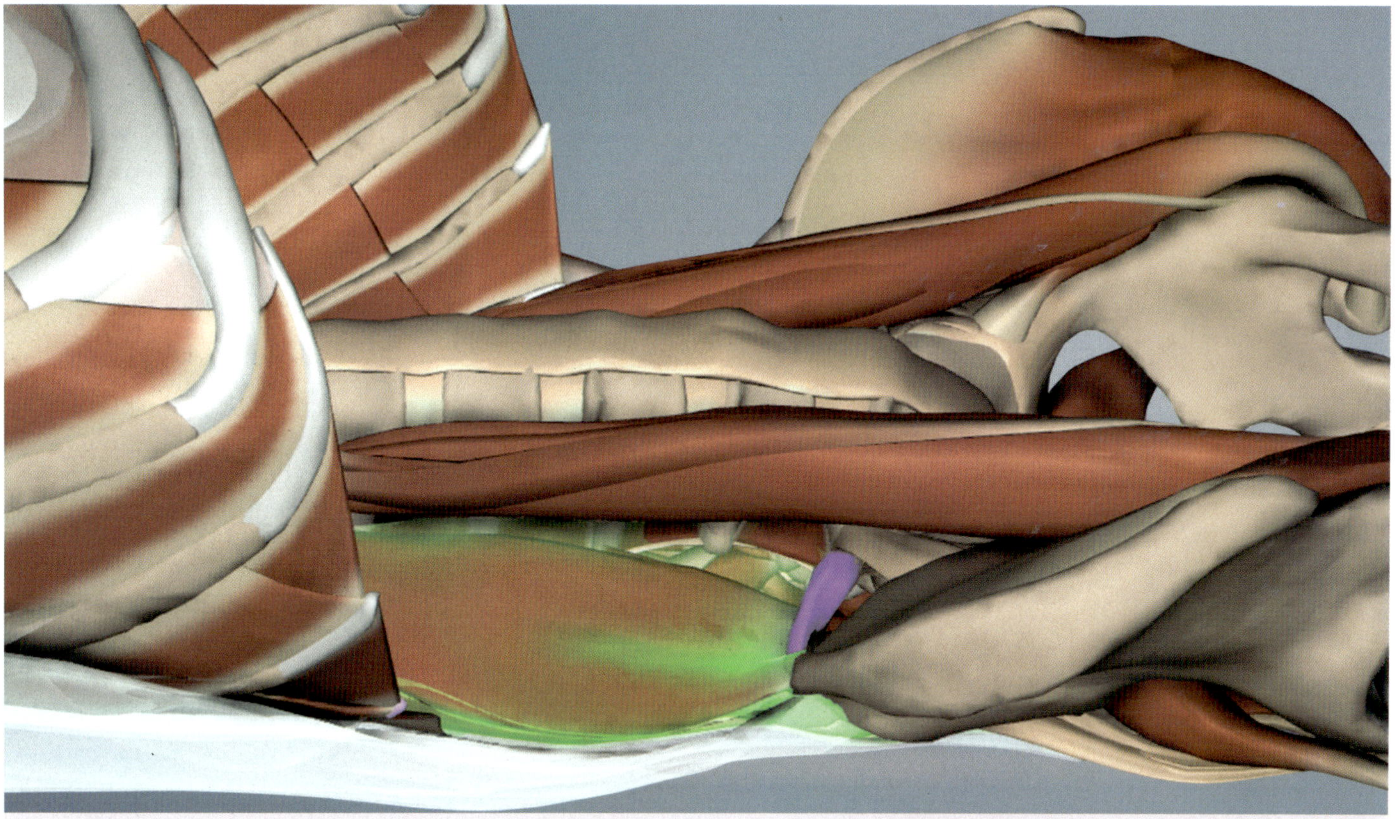

그림 3.2

엉덩허리인대 치료법에서 사용된 앞쪽가쪽 방향으로부터 보이는 오른쪽의 TLF(녹색)와 엉덩허리인대(자주색).

이다. 이것은 우리가 세움근의 두꺼운 덩어리 앞쪽에서 그리고 그 주위에서 진행함에 의하여 ILL에 접근하도록 허용한다.

세움근과 엉덩뼈능선 부위를 포함하는 엉덩관절과 허리의 바깥 층을 이완시키고 준비시킨 후, 당신의 양 엄지손가락을 천천히, 부드럽게 엉덩뼈능선 바로 앞쪽 부위 그리고 세움근의 덩어리에 대하여 바로 앞쪽 안으로 들어가도록 함께 사용한다(**그림 3.3**). 이러한 부위는 많은 사람들에게서 예민하거나 간지러울 것이므로, 느리고 끈기있는 접근법이 절대적이다. 시간을 갖고, 개별 관절에서 약간의 굽힘을 유지함에 의하여 자신의 엄지손가락을 지키려고 유념한다. 만약 그 치료가 당신이나 환자에게 불편하다면 멈추고 당신의 자세, 몸 사용법, 속도 또는 방향(또는 추가적인 준비치료) 등을 조정한다.

일단 당신이 요추와 엉덩뼈능선의 연결부에 의하여 묘사된 그 공간의 하부 “한 구석”에 도달한 후, 잠시 멈추고 환자가 좀 더 이완하도록 유도한다. 당신 환자의 엉덩관절의 작은 능동적인 움직임 또는 깊고 느린 호흡은 긴장도에서 감소, 증가된 근막의 탄력성 그리고 우리의 목표인 고유

www.a-t.tv/v/pc06
엉덩허리인대
치료법의
비디오를
참조하세요

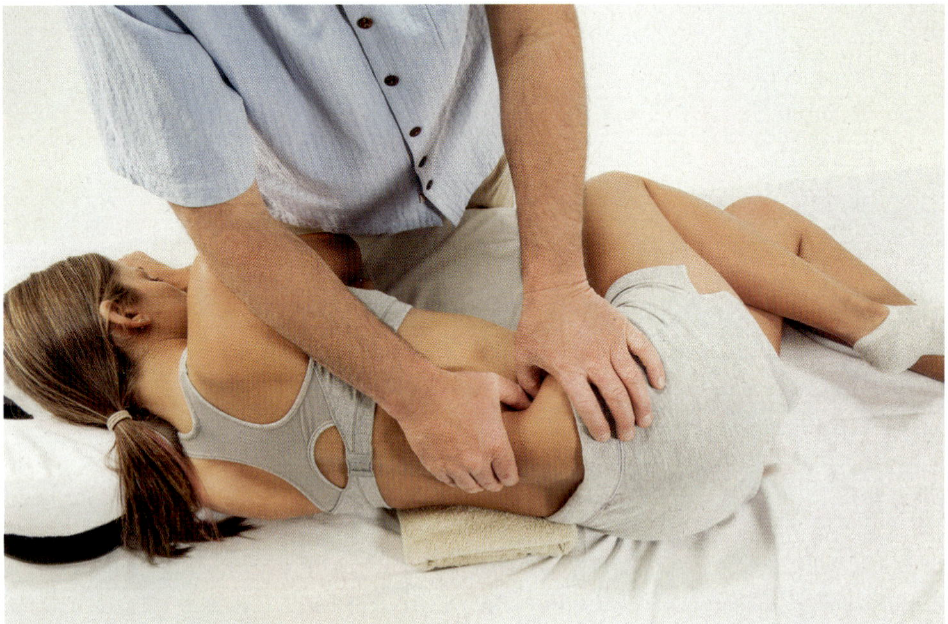

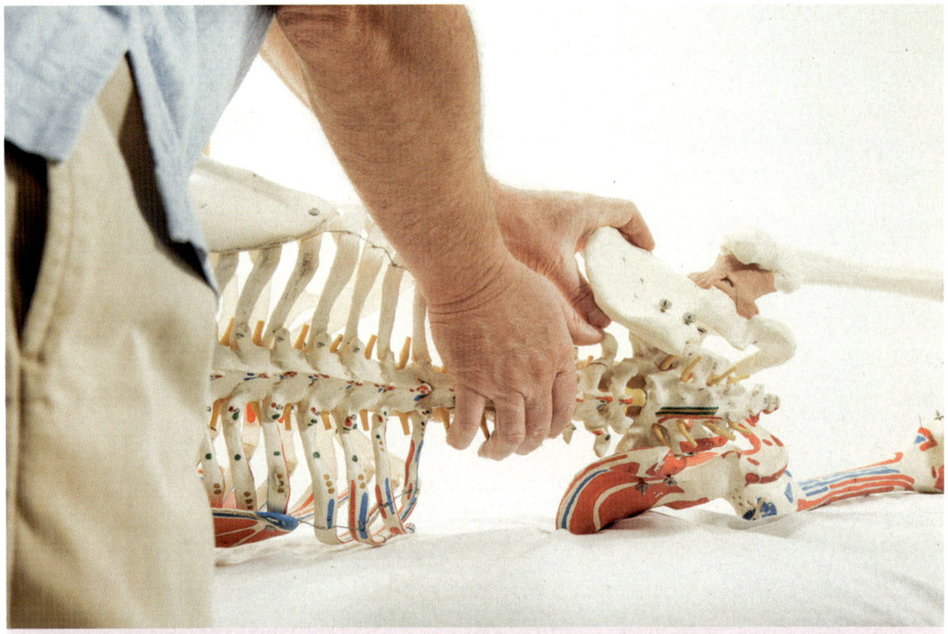

그림 3.3/3.4

엉덩허리인대 치료법의 앞에서 접근법. 이 인대의 깊은 수준에서 치료하려는 시도에 앞서서 허리의 보다 바깥의 조직 층들을 철저하게 준비시키는 것이 중요하다.

핵심 정리: 엉덩허리인대 치료법

적응증은 다음을 포함한다:

- 엉덩관절, 샅굴부위, 곧창자, 생식기 등으로 전이된 통증을 포함하는 등의 아래와 중간 통증
- 엉덩관절, 엉치엉덩관절 또는 뒤넙다리근 통증
- 허리의 경직 또는 가동성 제한

목적

- 엉덩허리인대 주위에서 근육들의 모든 지나친 긴장도 또는 과도한 관여를 줄여준다.
- 증가된 근막성 분화와 탄력성

방법설명

옆으로 누운 자세의 환자에게서, 그리고 허리와 엉덩뼈능선의 바깥 층을 준비시킨 후에:

1. 엉덩뼈능선과 세움근에 대하여 바로 앞쪽에서 두 개의 엄지손가락을 함께 사용한다. 엉덩허리인대를 찾아보도록 요추와 그 능선에 의하여 만들어진 "모서리" 안으로 천천히 잠겨든다.
2. 작은 능동의 움직임을 지시한다.
3. 양쪽 측면을 치료한다.

움직임

- 느리고, 능동적인 엉덩관절 굽힘, 폄, 벌림, 모음, 회전
- 느리고, 편안한 호흡하기

주의점

- 급성의 디스크 문제를 포함하는 급성의 또는 불안정한 허리 병변에서는 주의해서 사용한다.

감각수용의 세련화를 도와줄 수 있을 것이다. 참을성 있게, 부드럽게 그리고 당신의 쪽에서는 최소한 움직임으로, 왼쪽과 오른쪽 엉덩허리인대 모두를 치료한다.

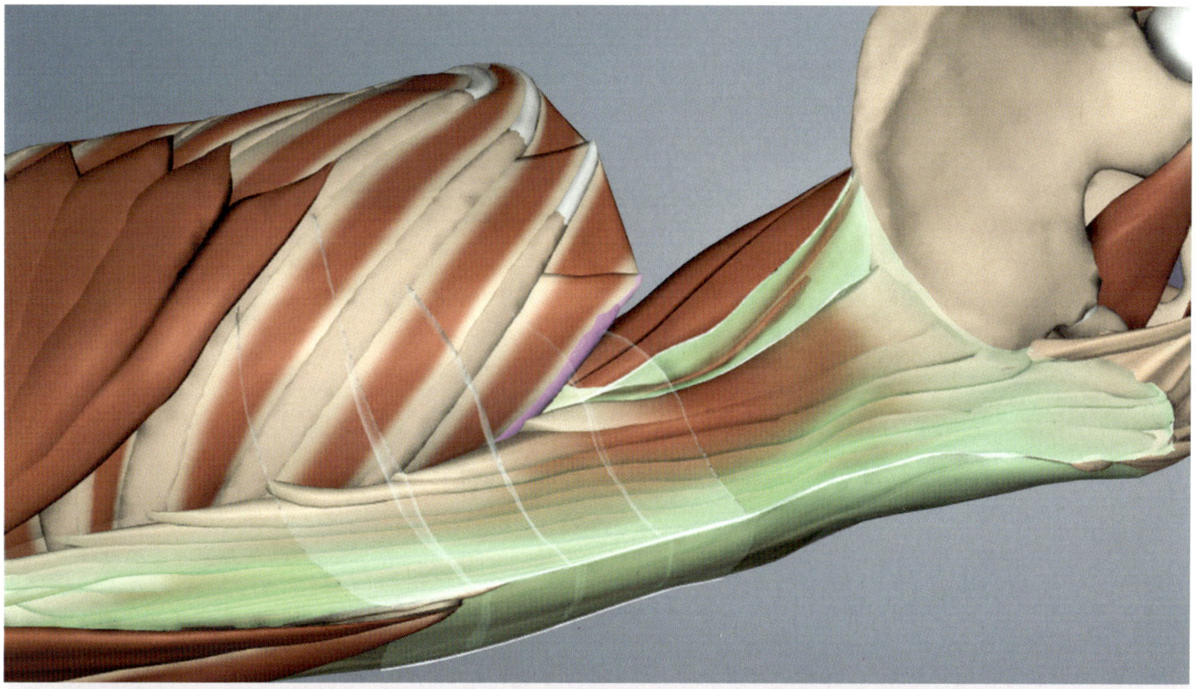

그림 3.5
12번째 갈비뼈(보라색)는 허리 공간의 상부 모서리를 정해준다. TLF(녹색)는 아래뒤톱니근(투명함), 호흡성 횡격막, 허리네모근 그리고 기타 중요한 구조물들(그림에는 없음) 등이 그렇게하는 것처럼, 이러한 갈비뼈로 부착한다.

12번째 갈비뼈 치료법

롤핑 구조적 통합치료의 창시자인 Ida Rolf는 12번째 갈비뼈를 자유롭게 풀어줌에 각별한 중요성을 부여했다(6). 횡격막의 뒤쪽 뼈의 부착부이며 허리의 많은 근육근막성 층들(TLF를 포함하는, **그림 3.5**)을 위한 거쳐 가는 구조물로서, 갈비뼈들 가운데 가장 작은 한쌍은 자세, 호흡 그리고 허리 건강에서 크기를 압도하는 역할을 수행한다.

12번째 갈비뼈 부위에서 치료하는 우리의 목적은 증가된 가동성, 근막의 탄력성 그리고 고유감각 수용작용이다. 이러한 것들 모두 그 자체에서 그리고 그 자체에서 이로우며, 종종 줄어든 통증으로 결과한다. 비록 12번째 갈비뼈가 부유늑골이며 그렇게 잠재적으로 꽤 가동적일지라도, 거기에서 요통이 존재할 때, 그 갈비뼈는 종종 아래쪽 중간 등의 치밀하고, 비탄력적인 근육근막성 구조물 안으로 깊이 잠겨든다. 이러한 구조물이 구조적으로 구분되며 고유감각적으로 깨어있을 때, 사람들은 종종 허리의 자유롭고 줄어든 통증성 움직임과 함께 호흡의 증가된 꽉참을 경험하게 된다.

허리 공간(갈비우리와 골반 사이에서 부드러운 조직들의 영역)의 상부 경계면으로서, 12번째 갈비뼈는 이러한 같은 공간의 아래쪽 경계면을 구성하는 엉덩뼈능선의 보완물이나 반영으로서 생각될 수 있다. 그 갈비뼈의 척주와의 안쪽 연결부에서 먼곳에서부터 시작하므로, 12번째 갈비뼈와 엉덩뼈능선은 그것들의 가쪽 말단부에서 함께 훨씬 가까울 수 있다. 12번째 갈비뼈의 끝부분과 엉덩뼈능선 사이의 간격은 사람마다 달라지며, 골격의 전반적인 모습(몸통 길이와 같은) 그리고 TLF 및 그것을 둘러싸는 근육의 탄력성 두 가지 모두에 의하여 영향을 받는다. 이러한 연부조직이 보다 치밀하고 더 짧아질 때, 갈비뼈 끝부분과 엉덩뼈능선 사이의 거리는 감소하며, 일부 사례에서는(지극히 짧고 치밀한 허리 또는 심한 측만증 등과 같은) 그 갈비뼈가 실제로 엉덩뼈능선 위에 놓일 수 있으며 골반 오목 안에서 보일 수 있다.

알아내기가 지극히 미미할 때 조차도, 이러한 간격의 크기에서 왼쪽/오른쪽 차이는 척추의 측만증 또는 갈비우리 비대칭성을 지적할 수 있다. 전통적인 롤핑과 구조적 통합치료적 관점에서부터, 더 큰 간격과 더 많은 왼쪽/오른쪽 균등함은 일반적으로 바람직한 것으로서 간주된다(7). 우리는 우리의 심화 근막 도수치료적 접근법에서 약간 다른 시각을 취하며, 거기에서 우리는 대칭적인 간격, 위치 또는 모양에 대하여 주로 집중하기 보다는 가동성, 탄력성 그리고 신체 감각(고유감각수용작용)에서 균등함을 강조한다. 내 개인적인 임상 경험에서, 요통과 같은 증상은 그것들이 자세적인 비대칭성에서 연관되기보다는 가동성 비대칭성과 보다 분명하게 연관되는 것으로 보이며, 연구결과는 이것을 뒷받침한다(8). 이러한 관점에서부터, 가벼운 측만증 또는 갈비우리 비대칭성은 거기에서 통증이나 감소된 기능이 존재하지 않는다면, 반드시 문제가 되는 것은 아니다. 더욱이 이러한 증상들은 종종 자세만의 변화에 대한 것보다 개선된 조직 탄력성, 가동성 그리고 고유감각수용작용 등의 우리의 목적에 훨씬 더 쉽게 반응한다.

엉덩뼈능선 치료법(2장)에서 그렇듯, 우리는 이러한 골성 구조물로 향한 연부조직 부착부에 초점을 맞출 것이다. 이것은 전체 근육 그룹의 안정 시 긴장도를 조절하기 위한 골지힘줄기관의 능력에 영향을 줄 것이다(9). 먼저 이러한 뼈의 부착부 수준에 도달하기 위해서, 우리가 이전 장에서 등허리근막 치료법에서 했던 것처럼, 세움근의 근육성 조직 그리고 등허리근막의 바깥층, 아래뒤톱니근, 얕은근막 등을 포함하는 등쪽 근육근막의 바깥층을 통해서 아래로 치료해 들어가는 것이 중요하다.

일단 당신이 이러한 바깥쪽 구조물을 준비시킨 후, 조심스럽게 12번째 갈비뼈의 예민한 끝부분을 위치확인한다. 이러한 갈비뼈의 끝부분에(또는 그것의 바로 외측과 바로 위에 위치한 11번째 갈비뼈의 자유로운 끝부분 안으로) 대하여 직접적인 압박을 조심스럽게 피하는 동안, 12번째 갈비뼈의 아래쪽 모서리로 부드러운 압박력을 적용하도록 당신의 양 엄지손가락을 사용한다(**그림 3.6과 3.7**). 등의 조직 층들의 대부분이 부착하는 것은 그 갈비뼈의 몸통부분의 이러한 아래쪽 모서리 위가 된다. 그 갈비뼈를 구분하기 어렵다면 또는 등의 조직 층들 안으로 깊게 들어있는 듯 보인다면, 부가적인 준비작업이 필요할 것이다.

일단 그 갈비뼈의 아래쪽 모서리 위에 도달한 후, 근막의 부드러워짐을 도와주도록 그리고 이러한 빈번하게 잊혀진 부위의 고유감각수용의 인식을 증가시키도록 완전하게, 부드러운 호흡을 요청한다. 장기들이나 요추의 가로돌기 안으로 압박함을 피하도록 그 갈비뼈 위에 바르게 유지한 채 그 아래쪽 모서리 안으로 직접적으로 상방으로 향해서 당신의 압박력을 유지한다. 당신은 때때로 이러한 뼈의 모서리를 따라서 더 두껍고, 단단해진

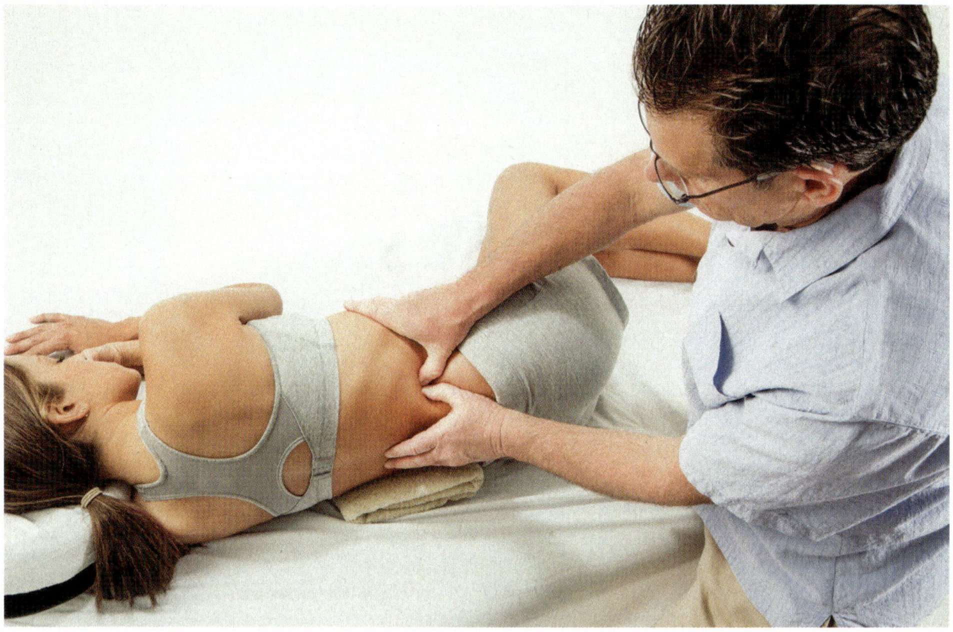

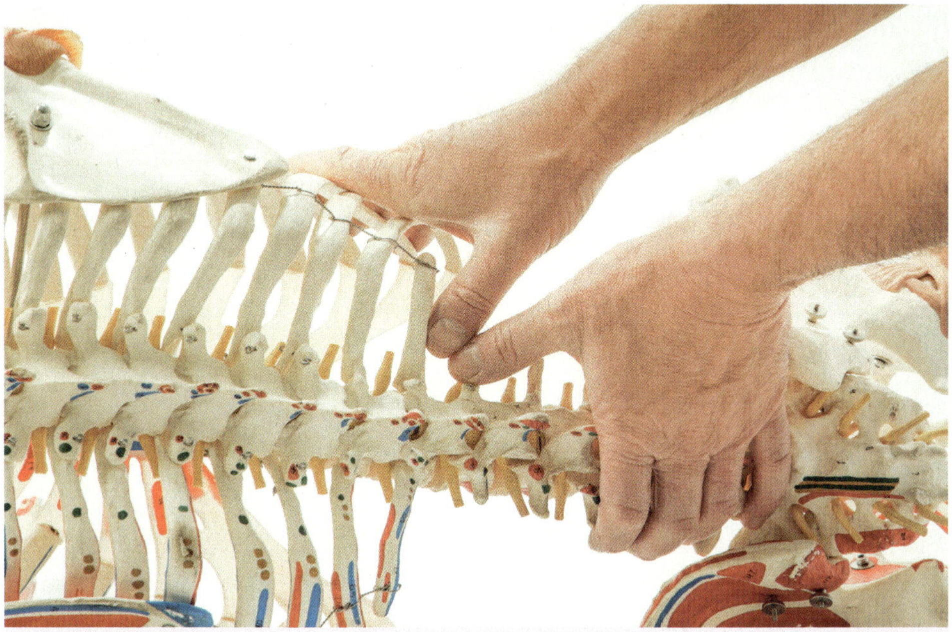

그림 3.6/3.7

12번째 갈비뼈 치료법. 철저한 준비치료 후, 조직 탄력성과 갈비뼈 가동성을 증가시키도록 능동적인 환자의 호흡과 조합해서 12번째 갈비뼈의 아래쪽 모서리 위에서 정적인 압박력을 사용한다. 엉덩허리인대 치료법에서처럼, 그 접근법이 세움근 그룹에 대하여 앞쪽에 놓이는 것에 주목하라. 그 갈비뼈의 끝부분이나 가로돌기 위로 직접적으로 불편한 압박을 피하도록 주의를 기울인다.

핵심 정리: 12번째 갈비뼈 치료법

적응증은 다음을 포함한다:

- 호흡에서 횡격막의 제한된 후방 움직임
- 굽힘, 옆으로굽힘, 회전, 호흡 등을 포함하는 등의 제한된 또는 통증성 움직임

목적

- 등 안에서 호흡 가동성에 대한 선택을 증가시키는 것
- 각별하게 호흡과 기립자세에 연관된 증가된 고유감각수용의 세련화

방법설명

옆으로 누운 자세에 환자에게서 바깥쪽 근막의 층을 준비한 후:

1. 엄지손가락을 사용해서 12번째 갈비뼈의 아래쪽 모서리로 압박력을 조심스럽게 적용한다.
2. 골지힘줄기관 반응을 위해서 환자의 호흡과 조합된 정적인 압박력과 함께 기다린다.
3. 일단 가동성이 증가되고 조직들이 부드러워진 후, 12번째 갈비뼈의 새로운 부위로 이동하며 반복한다.

움직임

- 완전하게 부드러운 호흡하기

조직을 느낄 것이며; 이러한 것들은 TLF의 부착부가 된다. 각각의 장소에서 조직 반응을 위해서 잠시 기다리며; 이어서 안쪽에서 그리고 상방으로 진행하며, 증가된 탄력성과 인식을 강화하기 위해서 각각의 장소에서 잠시 멈춘다.

가쪽활꼴인대는 TLF의 가장 앞쪽 층 안에서 두꺼워짐이며, 그것이 보다 아래쪽 부착부에서 엉덩허리인대에 유사하며, 이러한 경우에는 12번째 갈비뼈에 대하여 앞쪽에 놓인다. 비록 그것이 직접

적으로 접촉검사하기에는 지나치게 작고 지나치게 앞에 위치할지라도, 12번째 갈비뼈의 가동성을 풀어주려는 당신의 치료는 이러한 인대에도 함께 간접적으로 영향을 줄 것이다.

요약 정리

이러한 두 가지 치료법은 허리 공간의 상부와 하부 말단부에서 등허리근막의 치밀한 인대성 부분을 치료한다. 우리의 마지막 항목에서 TLF와 함께 진행하면서, 이러한 두 가지 치료법을 급성의 디스크 문제를 포함하는 급성의 또는 불안정한 허리 병변에서 사용하기는 최소한 당신이 그 방법들의 적용에서 상당한 정도의 경험을 습득하고, 당신의 개별적인 환자들이 직접적인 치료법에 반응하는 방식에 지극히 익숙해질 때까지, 대부분의 경우에서 금기가 될 것이다.

올바르게 적용된, 이러한 치료법은 지극히 안전하며, 당신은 대부분의 가벼운 요통에서부터 중등도의 요통에서 분명하고 만족스러운 결과를 보게 될 것이다. 비록 이러한 깊은 수준에서 치료할 때 준비작업, 민감성, 인내, 좋은 관계 그리고 기술 등이 각각 중요할지라도, 허리의 편안함과 가동성에서 빈번한 극적인 호전은 그 방법을 노력해볼 상당한 가치 있는 것으로 만들어줄 것이다.

참고문헌 (References)

[1] Vleeming, A. et al. (2007) *Lumbopelvic Pain*. Edinburgh: Elsevier. p. 64–73.

[2] Langevin, H.M. et al. (2009) Ultrasound evidence of altered lumbar connective tissue structure in human subjects with chronic low back pain. *BMC Musculoskeletal Disorders*. 10. p. 151.

[3] Stecco, A. et al. (2013) Ultrasonography in myofascial neck pain: Randomized clinical trial for diagnosis and follow-up. *Surgical and Radiologic Anatomy*. (August 23). doi: 10.1007/s00276-013-1185-2.

[4] Travell, J.G. and Simons, D.G. (1998) *Myofascial Pain and Dysfunction: The Trigger Point Manual*. Vol. 2: *The Lower Extremities*. Lippincott Williams & Wilkins.

[5] Maigne, J.Y. and Maigne, R. (1991) Trigger point of the posterior iliac crest: Painful iliolumbar ligament insertion or cutaneous dorsal ramus pain? An anatomic study. *Archives of Physical Medicine and Rehabilitation*. 72(10). p. 734–737.

[6] Rolf, I.P. IPR Audio Files, Tape A2. 8:50. http://www.rolfguild.org/av/rolfa2.html. [Accessed December 2015]

[7] Rolf, I.P. IPR Audio Files, Tape A2. 13:00. http://www.rolfguild.org/av/rolfa2.html. [Accessed December 2015]

[8] Lee, D. (2004) *The Pelvic Girdle. 3rd ed.* Churchill Livingstone.

[9] Schleip,R. (2003) Fascial plasticity: A new neurobiological explanation, Part I. *Journal of Bodywork and Movement Therapies*. 7(1). p. 14.

그림 저작권 표시 (Picture credits)

Figures 3.1, 3.2, and 3.5 Primal Pictures, used by permission.
Figures 3.3, 3.4, 3.6, and 3.7 Advanced-Trainings.com.

학습지침

엉덩허리인대와 12번째 갈비뼈

1 등허리근막(TLF) 두꺼워짐과 함께, 이 장에서는 허리 통증에서 또 다른 요인으로서 무엇을 인용하는가?

a TLF 과가동성
b TLF층 고정상태
c TLF 얇아짐
d TLF 약화

2 엉덩허리인대는 어디에 위치하는가?

a 척추세움근에 대하여 앞쪽에
b 12번째 갈비뼈에 대하여 앞쪽에
c 척추세움근에 대하여 뒤쪽에
d 척추세움근 내부에 담겨있다.

3 이 장에서는 가벼운 측만증과 갈비뼈 비대칭성이 다음 무엇과 같을 때 문제인 것으로 고려될 수 있다고 말하는가?

a 거기에 역시 팔이음뼈 비대칭성도 함께 존재할 때
b 그것들이 의사에 의하여 진단되었을 때
c 통증이 있을 때
d 분명하게 보이는 모양 비대칭성이 존재할 때

4 이 장에서는 치료사가 12번째 갈비뼈에서 치료할 때 어떠한 압력의 방향을 사용하라고 제안하는가?

a 상방
b 하방
c 안쪽방향
d 앞쪽방향

5 교재에서는 12번째 갈비뼈 치료를 도와주기 위해서 어떠한 능동적인 움직임을 권장하는가?

a 완전한 부드러운 호흡
b 깊고, 집중된 호흡
c 엉덩관절 굽힘과 폄
d 복부의 폄

정답에 대하여, www.Advanced-Trainings.com/v2key/를 방문한다.

창자간막과 복부 (The Mesentery and Abdomen) 4

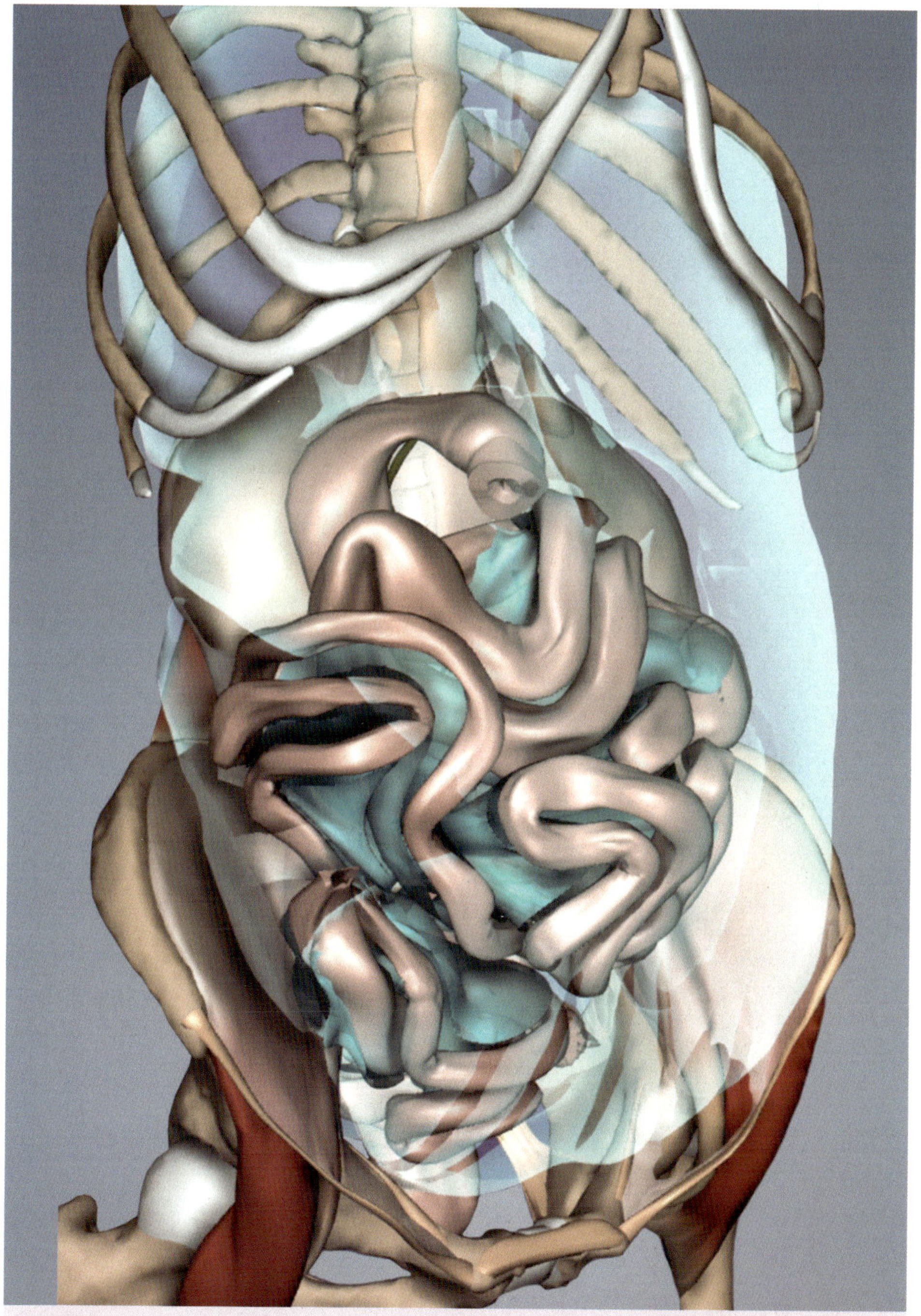

그림 4.1

창자간막(청색)은 내부장기들 그리고 척추의 전면에서 후방 복부의 근막 사이에서 근막성 연결을 형성한다. 그것은 내장의 신경 복합체를 위한 경로와 받침 두 가지 모두를 제공한다. 여기에서 그려진 것은 작은창자의 창자간막 그리고 그것과 이어지는 벽쪽의 복막(투명한 청색)이 된다.

직감(gut feeling: 내장 느낌)을 가져본 적이 있는가? 당신이 *어떻게* 알았는가를 알지 못한 채 무언가를 아는 감각? 신체-지향의 치료사로서 우리는 아마도 궁금해할 것이다: 어째서 이것이 "내장" 느낌이라고 불리는가?

확신의 본능적인 느낌은 단지 영어권에서만이 아닌 모든 곳에서, 오랫동안 우리의 배와 연관되었다. 프랑스어 역시 이러한 유형의 알기를 *viscéral*이라고 말하며, 일본어에서는 하라-게(*hara-gei*)라고 말하고, 독일에서는 *Bauchgefühl* (말 그대로 배의 느낌)라고 표현한다.

본능적인 확신과 함께, 내장은 많은 다른 신체-심리 현상과 연관된다. 어째서 우리는 스트레스에 의하여 우리의 위장이 "곤란한 상황에 처한다"고 말하는가? 우리는 우리가 흥분되거나 불안할 때 "팔 속의 나비"를 갖는다고 말하지 않으며 – 어째서 위장 속에 나비가 있다(안절부절 못한다)고 말하는가? 심장과 함께, 복부는 아마도 감정적, 정신적 그리고 심리적인 상태와 신체의 어느 다른 부분들보다 더 연관될 것이다. 신체의 감정적인 반응에서 내장의 중요한 역할을 이해하는 것은 이러한 치료에서 도수치료사를 도울 수 있을 것이다.

복부를 손으로 치료하는 것이 감정적인 상태에도 역시 영향을 줄 수 있다는 것은 오랫동안 알려져왔다. 예를 들어, 1930년대에 오스트리아 신경심리치료사인 Wilhelm Reich는 그 자신이 감정의 자유로운 흐름에 대항하는 "갑옷"으로 보았던 근육의 긴장을 깨뜨리도록 복부에서(또는 다른 어디에서든) 깊은 때때로 통증이 있는 마사지를 사용했다. 깊고, 완전한 호흡과 조합해서, 그의 복부 도수치료는 그의 환자들에게서 강력한 감정적 반응을 유발했다(2). 비록 감정을 환기시키는 그의 방법에 논란이 있을지라도, 감정적인 건강에서 신체상의 긴장의 역할에 관한 그의 착상은 Fritz Perls, Alexander Lowen, Ida Rolf 그리고 많은 다른 사람들과 같이 신체-지향의 치료사들의 세대에 지대하게 영향을 주었다(3과 4).

아프게 환기시키는, 갑옷-깨뜨리는(busting) 접근법과 반대로, 복부와 함께 부드럽고, 비-침해적인 치료법은 평온하며, 차분하고, 깊게 편안할 수 있다. 더욱이 복부의 근막성 구조물과 함께 능숙하고 민감한 치료는 신체와 마음 모두에 영향을 준 환자의 고통호소의 놀랍도록 긴 목록을 치료하기 위한 비-침해적인 방법을 제공한다(이 장의 뒷부분에서 "적응증"을 참조하라).

내장 신경계

내장의 복잡한 신경학은 아마도 우리가 신체의 이러한 부분과 함께 그렇게도 많은 신체-심리의 현상과 연관지어온 그 이유를 그리고 여기에서 손을 사용한 치료가 감정적으로 안정적이거나 또는 감정적으로 환기적일 수 있는 그 이유를 설명하도록 도와줄 것이다. 내장 신경계인, 우리의 내장 신경의 그물망은 척수나 말초신경계의 나머지들보다도 더 많은 대략 10억개의 신경원을 담고 있다(5). 창자시스템도 역시 중추신경계 이외의 그 어느 곳보다 더 많은 30개 이상의 신경전달물질도 이용한다(6). 사실 신체의 세로토닌의 95% 이상이 내장 안에서 확인되며, 그것은 어째서 일부 항우울제와 같은 이러한 신경전달물질의 균형을 변화시키는 약물이 위장의 장애도 유발할 수 있는(그리고 세로토닌이 골밀도를 조절하기 때문에 어째서 골다공증이 내장에 의해 영향을 받을 수 있는지의) 한 가지 이유가 된다.

복부의 내장신경계의 크기와 복잡함은 일부 과학의 저술가들이 그것을 "제 2의 두뇌"라고 부르도록 이끌었다(7). 비록 진정한 두뇌-비슷한 사고가 가능하지 않을지라도(8), 내장 신경계는 소화기능 자체만을 위해서 필요한 것 이상으로 훨씬 더 복잡하다. 그 신경계는 또한 우리의 진행중인 감정적인 상태에 상당한 정도 기여하는 것으로 보이며, 그 신경계가 두뇌의 정신적인 처리과정을 위해 일종의 성향이나 배경의 분위기로서, 우리 자신의 느껴진 감각을 지속적으로 알려주는 장소에서 두뇌로 정보를 보내준다(9).

신경학적으로, 소화성 내장은 부교감신경계의 핵심부분인 미주신경의 뒤쪽 가지에 의하여 분포된다. 스트레스, 두려움 그리고 트라우마의 교감신경적 "대항하거나 달아나기" 작동을 완화시키며 조절하는 것은 바로 부교감신경의 "안정하며-치유하기" 시스템인 것이다. 식사 후 편안한, 졸린 느낌은 작동중인 미주신경의 한 사례이다.

미주신경(vagus nerve) 축삭의 대략 80%가 감각성이기 때문에(즉, 내장으로부터 상행해서 두뇌로 정보를 실어나르는), 우리의 내장은 뇌가 내장에 영향을 주는 것보다 훨씬 더 우리의 두뇌에 영향을 준다. 이것은 아마도 복부와 함께 손을 사용한 치료가 최소한 비-침해적으로 그리고 부드럽게 시행될 때, 각별하게 진정적인 것으로 보이는 그 이유일 것이다. 복부와 함께 능숙한 치료는 말 그대로 그리고 지극히 효과적으로 화난 마음을 진정시킬 수 있다.

이러한 진정 효과의 보다 극단적인 방식은 보다 강한 트라우마 반응에서 역시 포함될 수 있다. 신경계가 생존에 대한 위협을 감지할 때, 미주신경의 등쪽 가지는 졸도, 기절, 분열작용 또는 때때로 강한 충격, 위협 또는 트라우마 등으로부터 결과할 수 있는 창자조절(대변조절)의 상실 등을 촉발시키는 것으로 생각된다(10).

창자간막의 수수께끼 같은 해부학

창자는 허리의 앞쪽 부분으로 이어진 접혀있는 근막성 막인 창자간막에 의하여 복부의 공간 안에서 매달려있다(**그림 4.1**). 창자에 대한 구조적인 받침을 제공하는 것과 함께, 창자간막은 소화관의 많은 신경과 풍부한 혈관분포를 둘러싼다(**그림 4.2**).

창자간막의 해부학에 대한 우리의 지식은 오랜 시간에 걸쳐 창자간막의 변화를 연구하기 위한, 2012년 창자간막의 해부학에 대한 광범위한 계획연구의 결과로 인해 극적으로 변화되었다(11). 전통적으로 대부분의 해부학 교재는 배아 안에서 창자간막을 출현하는 내장을 척삭(척주에 대한 전구 구조, **그림 4.3**)으로 향해서 이어주고 있는 일종의 단일한 구조물로 묘사하며, 척삭은 이어서 성인기에 여러 갈라진 근막성 단위들의 둘둘 말린 집단으로 갈라진다(다시 말해서, 작은창자의 창자간막; 왼쪽, 오른쪽 그리고 가로창자간막; 그리고 막창자꼬리간막, 구불창자간막 그리고 곧창자간막). 2012년의 연구는 훨씬 더 간결한 해부학을 밝혀주었고, 많은 외과의사들이 오랫동안 관찰했던 것을 확인했다: 창자간막이 거의 모든 성인들에게서 통합된 채 유지된다는 것 그리고 이전에 묘사했던 구획들

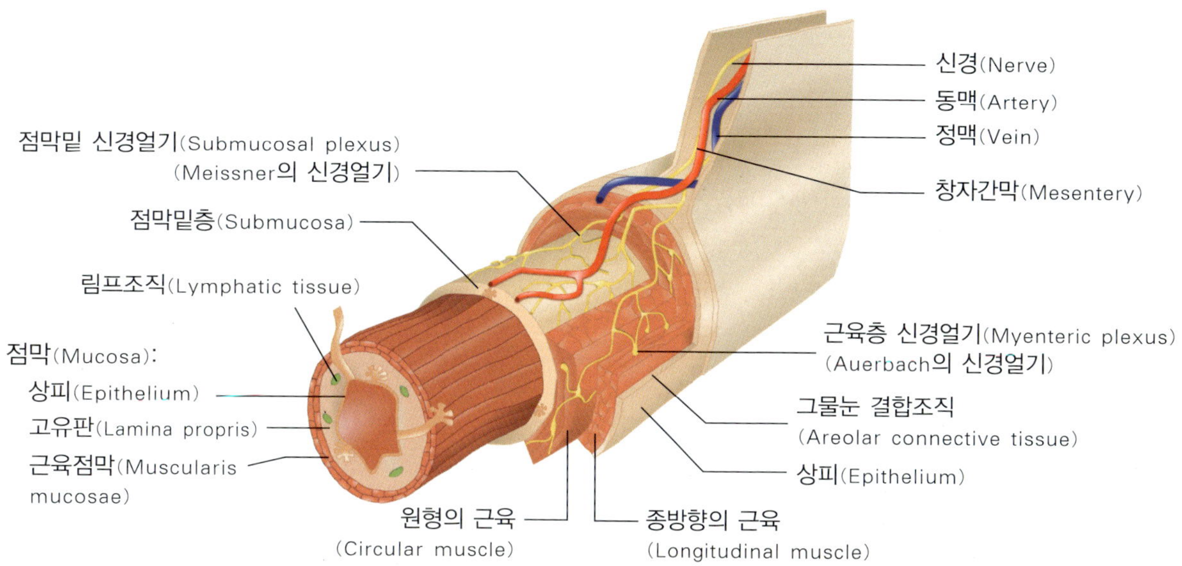

그림 4.2

창자간막의 조직 층은 18–25 피트 길이를 따라서 창자를 둘러싸며, 그것들의 풍부한 혈관분포와 복잡한 신경의 그물망을 둘러싸준다.

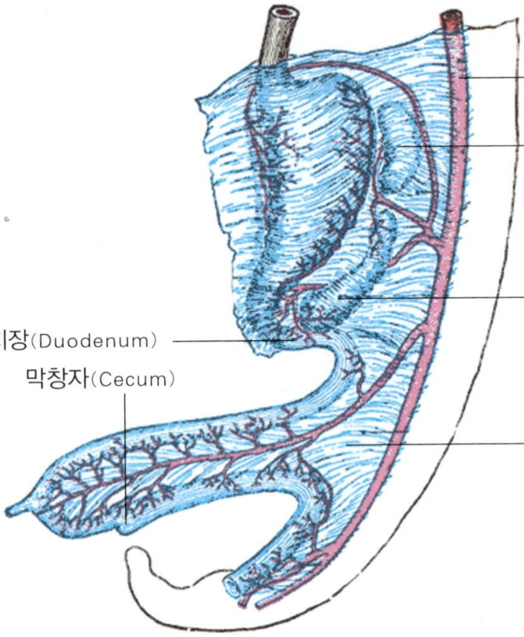

그림 4.3
6주가 된 인간 배아 안에서 발달중인 창자간막(청색), 출현하고 있는 척주의 앞쪽 측면으로부터 소화의 경로와 그것의 신경혈관형성을 받쳐줌에서 창자간막의 역할의 간단한 설계를 보여준다.

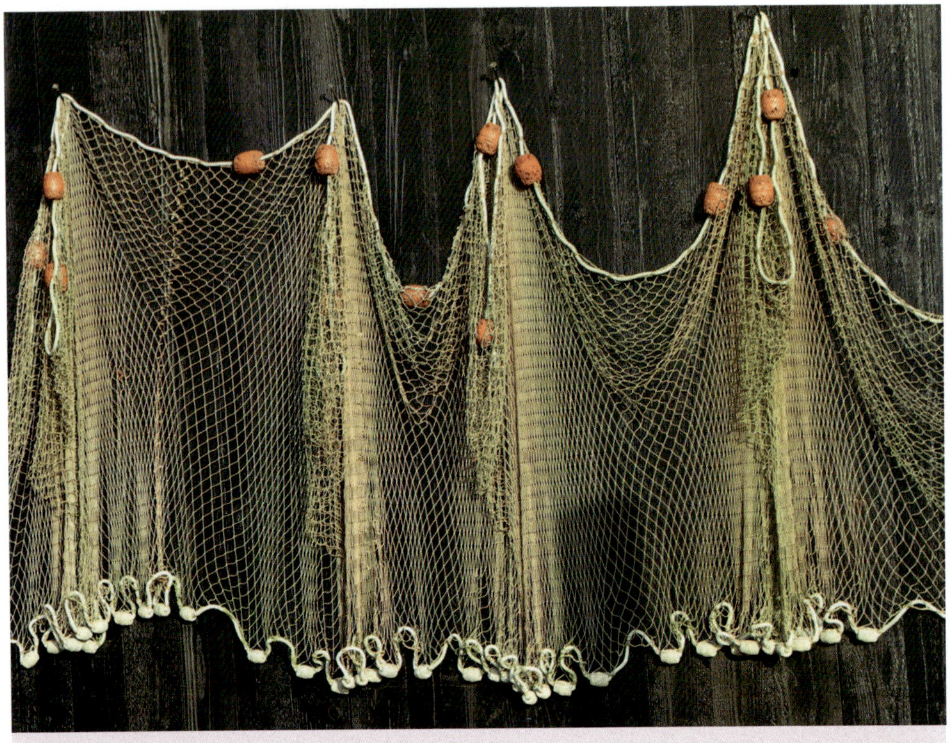

그림 4.4
창자간막의 해부학은 창자간막 뿌리로부터 매달린, 추가 달린 그물망에 비유된다.

은 위장 근처 창자간막의 시작부분에서부터 곧창자에서 그것들의 종말까지 그것들의 총 18에서 27피트(550~820㎝) 길이를 따라서 내장을 받쳐주는 일종의 단일한 통합된 구조물의 단순한 특징이라는 것. 이러한 커다란 조합된 구조물은 창자간막의 장기(mesenteric organ) 또는 단순하게 **창자간막**(*mesntery*)으로서 언급된다.

이러한 단순화에서조차도, 창자간막의 해부학을 마음에 그려보는 것은 쉽지 않을 것이다. 그 중심부를 걸어둔 추가 매달린 그물을 그려본다(**그림 4.4**): 허리의 앞쪽 걸쇄에 매달려 있는 그물의 중심지점으로서 창자간막의 뿌리(**그림 4.5와 4.6**)를 보유한 내장은 그물의 말단부에 매달린 추에 비유될 수 있을 것이다.

내장의 무게로 인한 당김이 요통에 연루될 수 있는 것은 허리의 앞쪽 근막으로 창자간막의 부착 때문이다.

창자간막은 복부의 내장을 둘러싸는 얇고, 탄력적인 근막의 자루인, 벽쪽의 복막을 포함하는 커다란 근막성 연속성의 한 부분이다(**그림 4.7**). 우리의 매달린-그물 비율을 확대하도록, 그 창자간막이란 "그물"이 단지 뒤쪽 복부의 벽으로부터 매달릴 뿐만 아니라, 그것이 그 방 전체를 덮어주며 그 벽을 둘러싸는 하나의 그물(복막)과 연속되기도 한 것이다(**그림 4.8**).

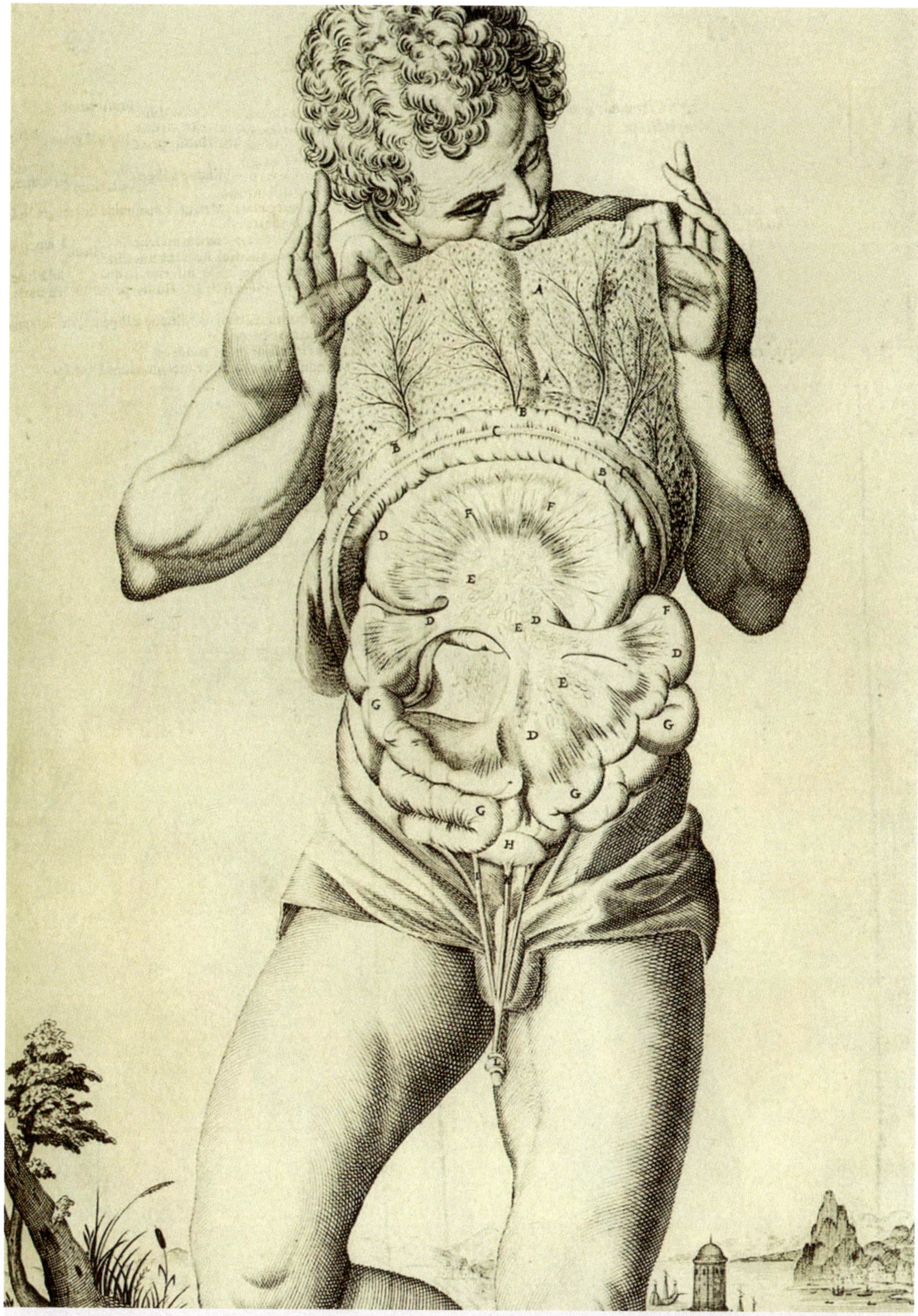

그림 4.5

Giulio Casserio의 *Tabulae Anatomicae*로부터 1627년 인쇄물로부터의 창자간막의 뿌리(E로 표시됨).

창자간막 치료법

복부는 인체의 지극히 사적이며 민감한 부분이다. 이것은 아마도 신체 이미지(복부의 습관적인 긴장하기 또는 배를 집어넣고 유지하기)에, 우리가 앞서 언급한 신체-심리의 차원에 또는 우리의 복부가 지극히 친밀함의 의미에서 벗어난 다른 사람에 의하여 거의 만져지지 않는다는 사실에 연관될 것이다. 이러한 이유로 인해서, 복부를 치료하기는 오로지 좋은 관계와 좋은 환자-치료사 의사소통이 이미 확립되었을 때에만 적합할 것이다.

다행스럽게도, 복부 신경계, 근막의 해부학 그리고 개인간의 차원 등의 복잡성은 그 치료법의 지극히 단순함 자체에 의하여 모두 균형을 이룬다.

복막의 풍선을 돌려주기

옆으로 누운 당신의 환자에게서, 한 손은 골반과 갈비우리 사이의 그 공간 안에 놓고 다른 손은 창자간막 뿌리의 뒤쪽인 위쪽 허리 위에 올려 놓은 채 복부 내용물을 부드럽게 감싸 잡는다(**그림 4.9**).

이 단계에서 당신의 의도는 단순하게 복막의 주머니 안으로 둘러싸인 그 장기들을 받쳐주고 편하게 만드는 것이다. 요구된 접촉의 방식은 다른 목적을 위해서 사용된 접촉과는 달라야 한다. 우리는 그 근막을 풀어주거나 늘려주려고 시도하는 것이 아니며; 우리가 내장을 마사지하려는 것도 아니다. 자체의 지극히 복잡한, 예민한 신경학과 그것의 보다 느슨하고, 더 부드러운 조직들로 인해서, 복부는 지극히 가볍고, 끈기있고, 감지적인 접촉에 잘 반응한다. 당신의 환자의 내장 신경계는 당신을 감지하고 있을 것이며, 아마도 당신이 감지하는

www.a-t.tv/sb03
창자간막 치료법의 비디오를 참조하세요

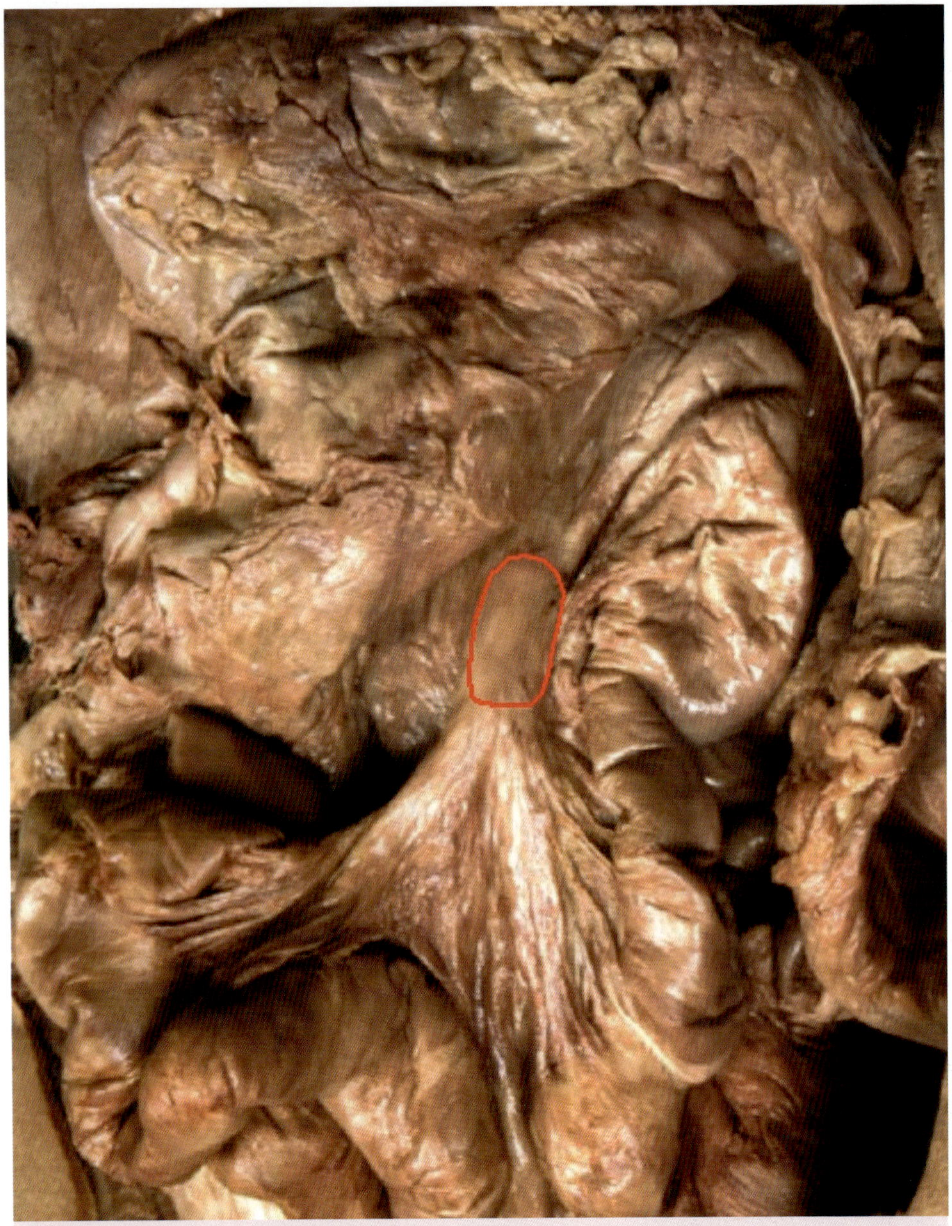

그림 4.6

요추의 전면에서 창자간막의 뿌리(붉은색 동그라미 안에서)는 여기에서 큰창자와 작은창자를 옆으로 당김에 의하여 여기에서 드러나게 된다.

핵심 정리: 창자간막 치료법

적응증은 다음을 포함한다:

- 소화불량, 자극성 대장증후군
- 요통, 디스크 문제 그리고 축성 좌골신경통
- 임신과 출산 후 회복
- 복부의 수술과 손상의 회복
- 골다공증
- 엉치엉덩관절의 통증
- 스트레스, 우울증, 불안증 또는 해소되지 않은 트라우마

목적

- 내장에 영향을 주고 있는 가동성 및 조직 제한을 풀어준다.
- 창자간막의 뿌리를 경유해서 허리, SI 관절 또는 요추신경뿌리 등에서 통증이나 긴장을 덜어준다.
- 복부의 감각의 인식(내부감각수용작용)을 다듬어준다.
- 내장신경계를 경유해서 ANS 작용을 고요하게 만든다.

방법설명

좋은 관계 확립을 확인하며, 그 목적을 설명하고 복부를 치료하기에 앞서 허락을 얻는다:

1. 옆으로 누운자세에서, 한 손으로 복부를 감싸잡으며 다른 손으로는 요추를 받쳐준다.
2. 환자가 장기의 무게를 당신의 받쳐주는 손에 맡기도록 그리고 허리가 편안해지도록 기다린다.
3. 이어서 비누거품을 움직이듯이, 부드럽고 느린 내장 주머니 돌리기를 시작하며, 다양한 방향에서 가동성을 느껴본다.
4. 호흡 동작이 찾아진 모든 제한을 자유롭게 풀어주도록 기다린다.

움직임

당신 환자의 호흡을 사용하며; 날숨에서 길이를 약간 더 강조한다.

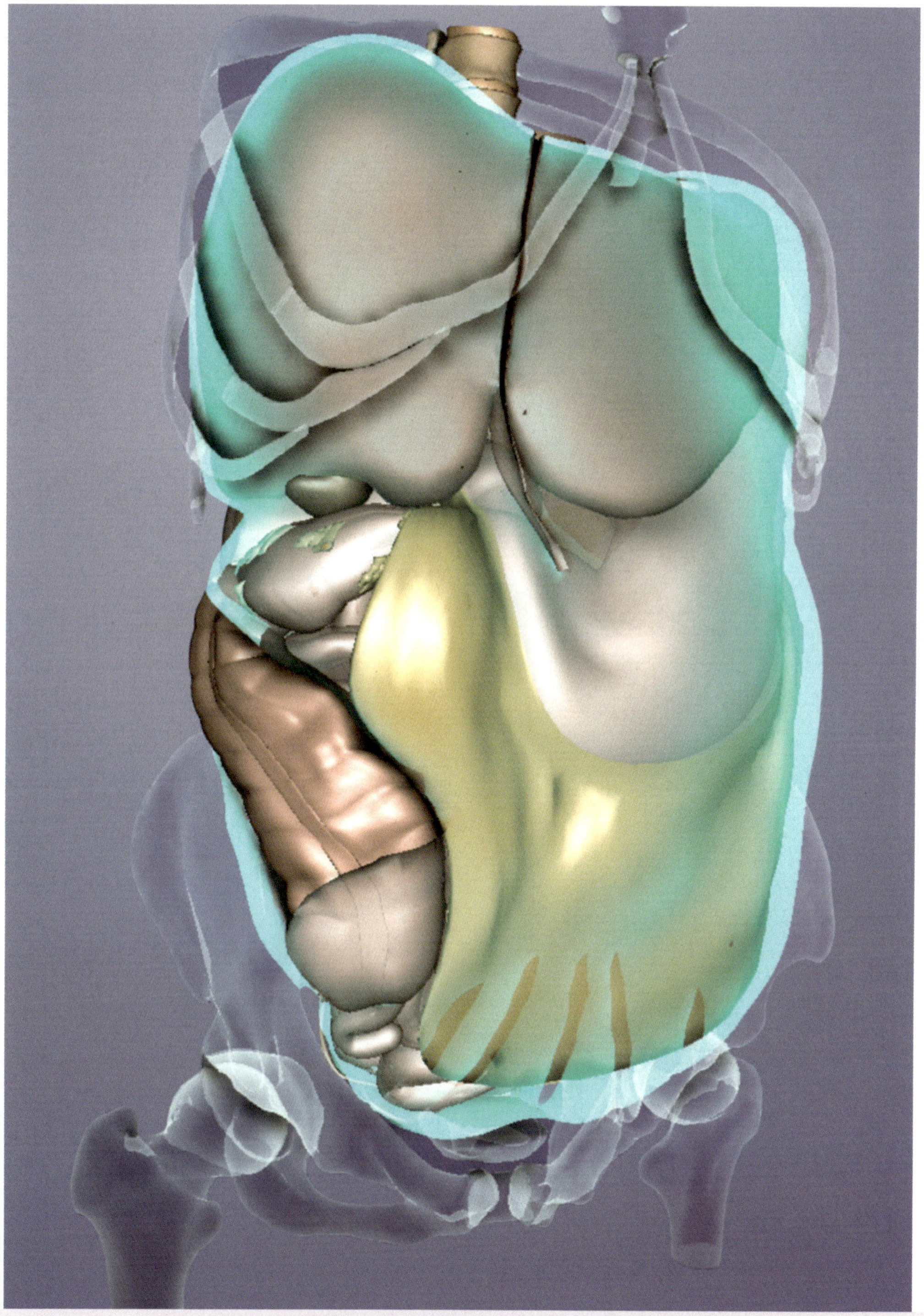

그림 4.7
벽쪽 복막(청색)은 내장을 둘러싸며 복부의 공간을 덮어주고 있는 얇고, 탄력적인 근막의 층이다.

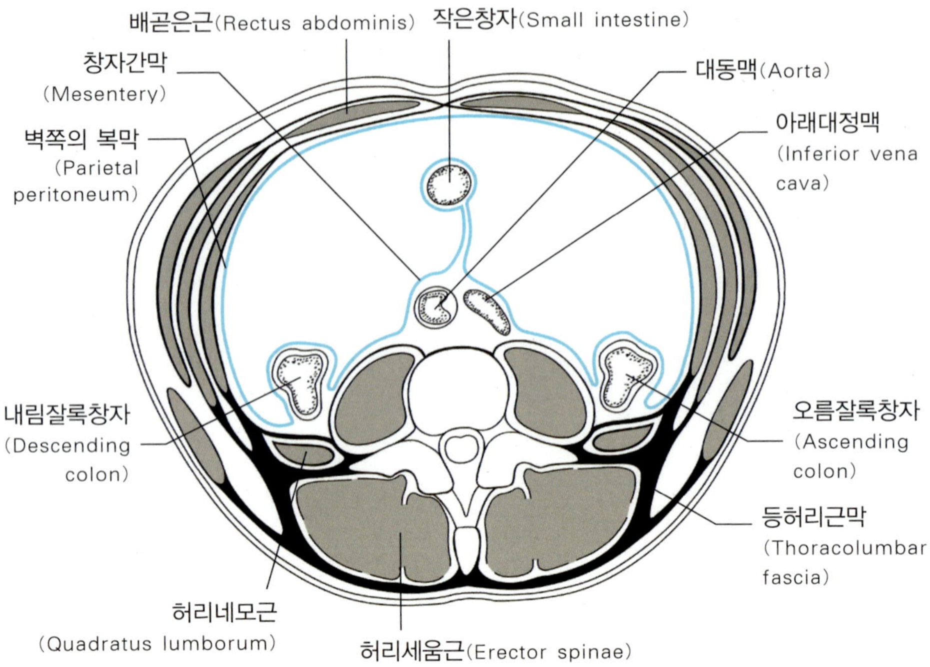

그림 4.8
허리부위의 개략적인 횡단면 모습, 창자간막과 벽쪽 복막(두 가지 모두 파란색) 그리고 척추로 향한 그것들의 연관성을 보여준다.

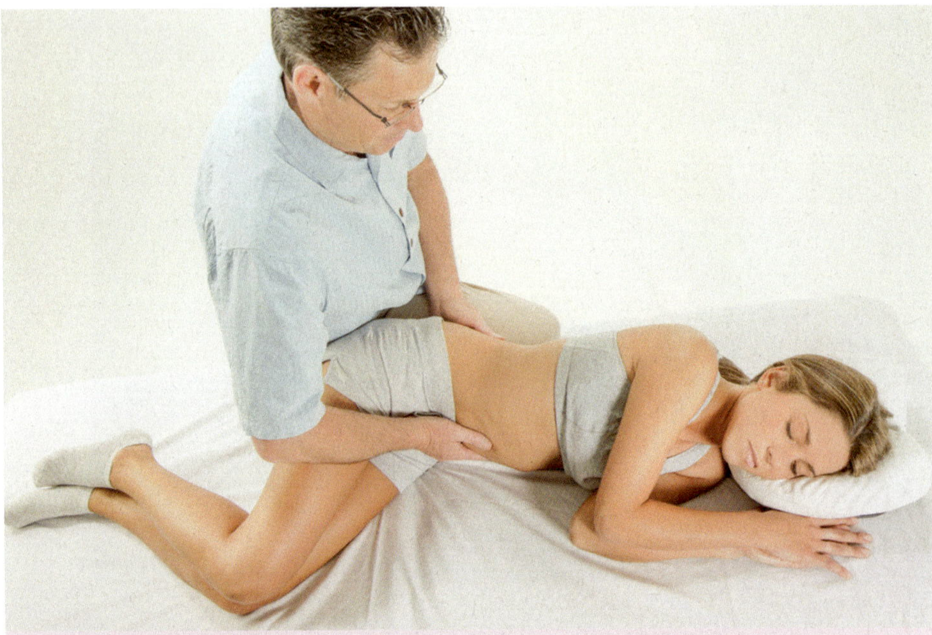

그림 4.9
창자간막 치료법, 첫 번째 부분: 복막의 내장 주머니를 받쳐준다. 전체 복막 주머니의 민감한 환자 동작 검사하기는 편안함과 부드러운 움직임을 증가시킨다.

것 이상으로 당신을 감지하고 있을 것이다. 이것을 마음에 새기고, 마치 당신이 커다랗고, 섬세하며, 민감한 비누 거품을 들고 있는 듯 복막을 들어준다(**그림 4.10**).

움직이거나 도수교정하기에 앞서, 당신의 환자가 당신의 접촉에 익숙해지도록 만든다. 당신은 아마도 복부로 느리고, 꽉 채우는 들숨을 그리고 훨씬 더 느리고, 편안한 날숨을 요청할 것이다(이것은 부드럽게 부교감신경 반응을 활성화시킨다). 그 비유적인 비누 거품을 스트레스를 주거나, 늘리거나 또는 터뜨리지 않은 채, 여러 방향에서 그 내장의 주머니를 부드럽게 돌려주는 것으로 시작한다: 안쪽으로 치료대에서 들어주고, 위쪽으로 머리를 향해서 그리고 계속해서 지극히 느린 동작으로. 당신의 손은 미끄러지거나, 찌르듯 잡거나 또는 힘을 주지 않은 채 부드럽게 유지된다(**그림 4.11**). 당신의 의도는 부드러운 전체 복부의 가동증진과 이완하기인 것이다. 호흡과 함께 치료하며, 이완하고 당신에게 자신의 내장을 받치도록 내맡기는 그 환자의 능력을 관찰한다. 만약 당신이 자신의 환자가 긴장하거나 호흡을 참고 있는 것을 느낀다면, 중단하거나 되돌아가며, 당신의 환자가 복부를 더욱 더 이완하도록 요청한다.

창자간막 그물을 풀어주기

동일한 환자, 민감한 방식에서, 당신은 이제 그 창자간막 자체에 대하여 느낄 수 있다. 우리가 창자간막을 직접 접촉하려는 것도 아니며, 우리가 그것을 늘려주거나 신장시키려는 직접적인 방법을 사용하려는 것도 아님을 강조하는 것이 중요하다. 복부의 극단적인 민감성으로 인해서, 우리는 여기에서 간접적인 방법을, 위쪽으로(머리 쪽으로) 그

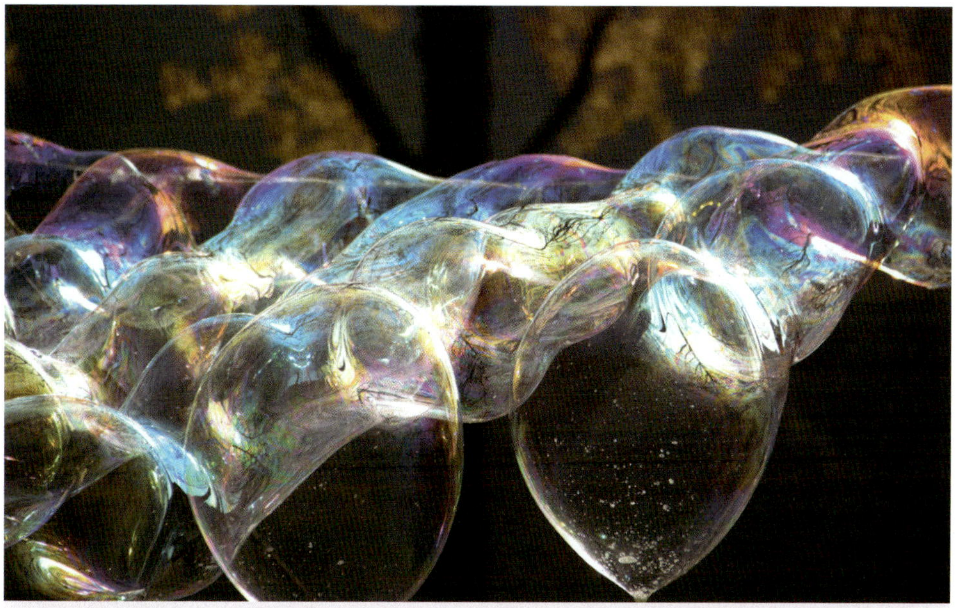

그림 4.10

창자간막 치료법을 위해서 필요한 감지적인 부드러운 접촉은 비누거품을 가볍게 들고 있는 것과 비유된다.

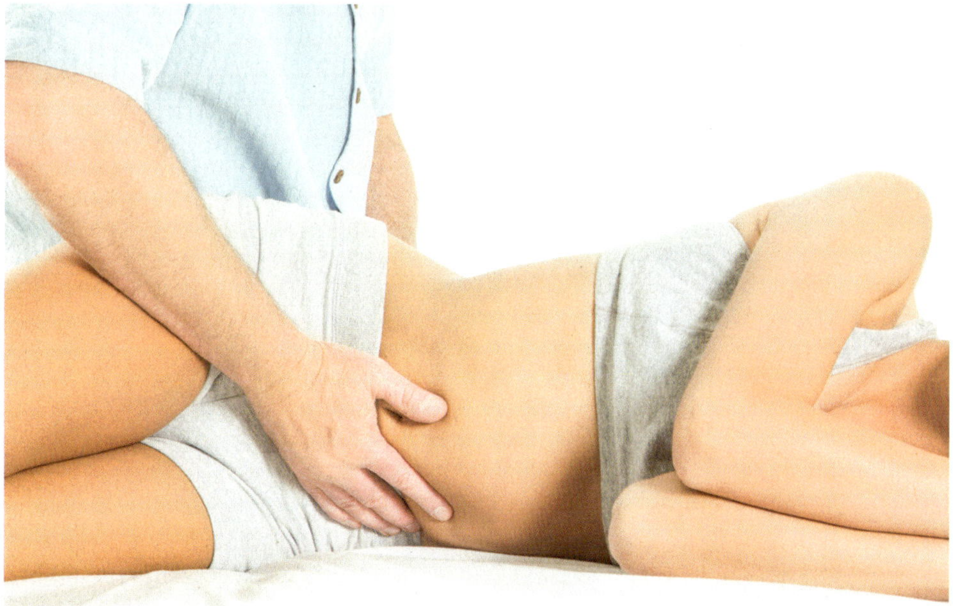

그림 4.11

창자간막 치료법, 두 번째 부분: 내장의 무게를 부드럽게 받쳐주며, 내장을 약간 창자근막의 뿌리 쪽으로 향해서 들어준다. 뒤쪽의 손은 창자간막 뿌리의 높이에서 요추의 미세한 부드러워짐과 편안해짐을 감지한다.

리고 안쪽으로(정중선을 향해서) 창자간막 뿌리의 방향에서 복부의 내용물을 부드럽게 받쳐줌에 의하여 창자간막의 조직을 늘려주기보다 느슨하게 만들기를 사용한다.

우리는 비누-거품의 복막에서보다는 아주 조금 더 직접적일 수 있지만, 여전히 우리의 접촉에서 섬세하고 지극히 정교해야 한다. 복부의 내용물을 이러한 방식에서 움직이는 것은 욕조안에서 물풍선을 움직이는 것과 비슷하며(**그림 4.12**) – 내장은 물풍선과 같은 유형의 섬세한, 미끌미끌한, 액체-채워진 특징을 보유하며, 당신의 접촉은 반드시 이것을 고려해야 한다.

작은 배를 보유한 환자에게선(**그림 4.11**), 가벼운 접촉만이 필요한 전부일 것이다. 보다 큰 내장을 보유한 사람들에게서, 우리는 내장의 실질적인 무게를 들어주도록 그리고 척추에서 창자간막의 당김을 덜어주도록 어느 정도의 힘을 사용할 수 있다. 두 경우 모두에서 당신은 창자간막의 뿌리 쪽으로 내장을 받쳐주면서, 당신의 뒤쪽 손으로 허리에서 부드러운 풀어짐을 느껴본다. 이것은 여러 차례의 호흡 시간을 필요로 할 것이며 요통이나 불편함에서 창자간막의 관여가 존재할 때 가장 분명해질 것이다.

뒤쪽 손의 이러한 풀어짐을; 또는 호흡리듬의 고요해짐을 기다리며; 또는 한숨, 연축 또는 눈꺼풀이 실룩거림과 같은 자율신경계 전환의 기타 징후를 기다린다. 이어서 천천히 잡기를 풀어준다. 창자간막의 이러한 받치기와 다양한 방향에서 반응을 기다리기를 반복하며; 이어서 당신 치료의 다른 측면을 이어간다.

적응증

척추, 내장 그리고 그 두 가지 모두와 연관된 신경 복합체의 구조적인 연결요소로서 창자간막은 다양한 환자 고통호소와 함께 작용하기 위한 일종의 핵심적인 접근 경로로서 생각될 수 있다. 다른 것들 가운데서 다음의 환자 병변들을 치료할 때 창자간막 치료법을 포함하도록 고려해본다:

- **소화불량, 자극성 대장증후군 그리고 연관된 위의 문제.** 내장에서의 잠재적인 기계적인 영향: 손을 사용한 치료의 집중된 주의력으로부터 내부감각수용의(감각성) 개선; 그리고 각별하게 접촉 그 자체에서 평온해지는 효과는 내장과 소화기의 문제에서 이로운 효과를 가질 수 있다.
- **요통, 디스크 문제 그리고 축성 좌골신경통,** 각별하게 비만인 사람에게서 앞쪽 요추에서 창자간막의 기계적인 당김에서 기인할 수 있는. (축성의 vs. 말단부의 좌골신경통에 대해, *심화 근막 도수치료 1권* 117–122쪽 참조한다.)
- **임신이나 출산 후의 회복.** 복막의 및 창자간막의 치료는 전위된 그리고 밀집된 내장을 편해지도록 도와줄 수 있다.
- **복부의 수술이나 손상으로부터의 회복.** 부드러운 도수치료는 복부 근막의 유착과 염증을 감소시키고 수술 후의 내장 기능상태를 호전시키는 것으로 보였다.
- **골다공증.** 세로토닌은 뼈의 밀도에서 조절하는 효과를 보유한다.
- **엉치엉덩(SI)관절 통증.** 각별하게 우측의 SI 관절에서, 약간 대각선의 창자간막 뿌리는 우측 엉치엉덩관절의 앞쪽 면을 지나가므로. [미주 14]
- **스트레스, 우울증, 불안증 그리고 해소되지 않은 트라우마 영향,** 트라우마에 대한 신체 반응에서 부교감신경계와 미주신경계의 역할과 함께 내장신경계 역할에서 기인한다.

우리는 비록 복막과 창자간막이 내장의 결합조직 구조물일지라도, 여기에서 적용되는 그 치료법이 프랑스의 정골의사인 Jean-Pierre Barral에 의하여 발달된 치료방법인, 내장의 도수치료가 아니라는 것을 반드시 분명하게 밝혀야겠다. 그의 섬세한 장기 도수치료의 복잡한 체계의 치료사와 강사들은 신중함과 민감성을 강조하며, 내장 도수치료에서 훈련되지 않은 시도에 대하여 경고한다(15). 우울증이나 해소되지 않은 트라우마의 훈련받은 심리치료사에게 또는 의학적인 병변이 의심스러울 때마다 의사에게 의뢰하는 것처럼, 예민한 내장을 치료할 때 신중함은 지극히 당연한 것이다.

우리는 무엇을 성취하는가?

우리가 근막을 늘려주려고 또는 장기를 마사지하려고 시도하는 것이 아니라면, 우리는 이와 같은 부드럽고, 간접적인 치료방법으로 무엇을 성취하고 있는 것인가?

내장의 "제 2의 두뇌" 특성을 마음에 새긴다. 만약 당신이 두뇌 그 자체를 직접적으로 도수치료할 수 있다면, 당신은 아마도 그것의 조직을 기계적으로 늘려주거나 부드럽게 만들도록 시도하지 않을 것이다. 당신의 단순한 접촉 그 자체도 아마 진정의, 평온해짐의, 각성의 감각과 편안함을 초대함을 기반으로, 지대한 영향을 보유할 것이다.

아무튼, 우리가 여기서 사용하고 있는 부드러운 접촉은 마찬가지로 조직에서 놀랍게도 실제로 존재

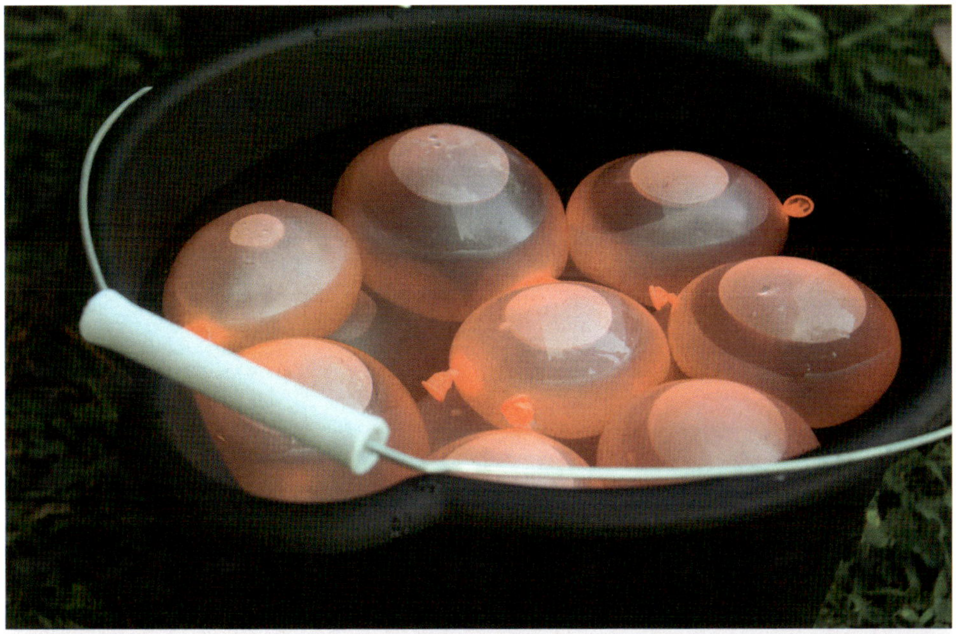

그림 4.12

복부의 내장은 욕조 안에서의 물풍선처럼 섬세하고, 미끄러우며, 액체가 채워진 특성을 보유하며; 당신의 접촉은 반드시 이것을 고려해야 하는 것이다.

하는 효과를 보유한다. 쥐에서 수술로 유도된 복부 유착의 2012년 메드라인(역자주: 의학문헌 검색 시스템)-기록된 한 연구는 실험쥐에 의하여 "움찔거림이나 깨물기를 유발하지 않는" 깊이에서만 시행된 부드러운 복부 마사지가 수술 후 내장의 밀어냄(장폐색)을 회복하도록 도와주며 감소된 복막내부의 염증과 함께, 내장 안에서 근막성 유착을 줄여주며 예방한다는 것을 보여주었다. 흥미롭게도, 그 연구자들은 도수치료 도중에 "그 실험쥐가 평온해지며 깊은 접촉검사를 허용했다"(16)고 기록했으며, 그것은 우리가 부교감신경의 반응에서 내장의 역할을 상기할 때 별로 놀라운 것이 아닐 것이다.

당신이 자신의 임상에서 이러한 부드러운 창자간막 치료법을 실험할 때, 당신이 전체 신체-마음 스펙트럼을 가로질러서 신체의 조직, 그리고 신경계의 진행과정 두 가지 모두에 영향을 주고 있다는 것을 마음에 새겨야 한다.

참고문헌 (References)

[1] Hodgson, J.D., Sano, Y., and Graham, J.L. (2008) *Doing Business with the New Japan: Succeeding in America's Richest International Market.* Lanham, MD: Rowman & Littlefield Publishers. p. 238.
[2] Reich, P. (1989) *Book of Dreams*. Dutton Obelisk.
[3] Bocian, B. (2010) *Fritz Perls in Berlin 1893–1933*. Peter Hammer Verlag GmbH.
[4] Jacobsen, E. (2011) Structural integration: Origins and development. *Journal of Alternative and Complementary Medicine.* 17(9). p. 775–780.
[5] Gershon, M.D. (1998) *The Second Brain: The Scientific Basis of Gut Instinct and a Groundbreaking New Understanding of Nervous Disorders of the Stomach and Intestines*. Harper.
[6] Gershon, M.D. (1998) ibid.
[7] Gershon, M.D. (1998) ibid.
[8] Mayer, E. (2010), Professor of Physiology, Psychiatry, and Biobehavioral Sciences at the David Geffen School of Medicine at UCLA, as quoted in Adam Hadhazy, Think twice: How the gut's 'Second Brain' influences mood and well-being, *Scientific American*. http://www.scientificamerican.com/article/gut-second-brain/. [Accessed December 2015]
[9] Hadhazy, A. (2010) ibid.
[10] Porges, S.W. (2011) *The Polyvagal Theory: Neurophysiological Foundations of Emotions, Attachment, Communication, and Self-regulation.* New York: WW Norton.
[11] Culligan, K., Coffey, J.C., Kiran, R.P., Kalady, M., Lavery, I.C., and Remzi, F.H. (April 2012) The mesocolon: A prospective observational study. *Colorectal Disease*. 14(4). p. 421–428; discussion p. 428–430.
[12] Bove, G.M. and Chapelle, S.L. (2012) Visceral mobilization can lyse and prevent peritoneal adhesions in a rat model. *Journal of Bodywork and Movement Therapies*. 16(1). p. 76–82.
[13] Yadav, V.K. et al. (2010) Pharmacological inhibition of gut-derived serotonin synthesis is a potential bone anabolic treatment for osteoporosis. *Nature Medicine*. 16. p. 308–312.
[14] Burch, J.P. (2001) Core balance: Interdisciplinary Structural Integration. *Massage & Bodywork* April/May. p. 22–31.
[15] Barral, J.-P. and Mercier, P. (2000) *Visceral Manipulation*. Revised ed. Seattle, WA: Eastland Press.
[16] Bove, G.M. ibid.

그림 저작권 표시 (Picture credits)

Figures 4.1, 4.6, and 4.7 Primal Pictures, used by permission.
Figure 4.2 Göran Jönsson, used under CCA-SA 3.0.
Figure 4.3 Grey's Anatomy of the Human Body, 1918. Image is in the public domain.
Figures 4.4, 4.10, and 4.12 Thinkstock.
Figure 4.5 from Giulio Casserio's *Tabulae anatomicae*, 1627. Artist: Francesco Valesio. Image is in the public domain.
Figures 4.8, 4.9, and 4.11 Advanced-Trainings.com.

학습지침

창자간막과 복부

1 자체의 부착 장소로 인해서, 교재에서는 창자간막이 어떠한 증상에 직접적으로 이환될 수 있다고 주장하는가?

a 딸꾹질
b 요통
c 위장 통증
d 골반바닥 통증

2 창자간막 치료법의 "복막의 풍선을 돌려주기" 단계의 주장된 목표는 무엇인가?

a 창자의 민무늬근육들을 자극하는 것
b 복부의 내용물들 내부에서 정체된 가스 거품을 도수적으로 풀어주는 것
c 내장을 마사지하는 것
d 복막의 주머니를 가동증진시키는 것

3 다음 중 어떠한 주장이 내장 신경계를 최선으로 묘사하는가?

a 그것은 부교감신경계에 대한 또 다른 용어이다
b 그것은 미주신경의 등쪽 가지이다
c 그것은 내장의 복잡한 신경의 그물망이다
d 전체 신경계에 대한 또 다른 명칭이다

4 자체의 예민하고, 복잡한 신경학으로 인해서, 접촉의 어떠한 유형이 이러한 치료법에서 권장되는가?

a 느리고, 확고하며 깊은 접촉
b 가볍고, 끈기 있으며 감지적인 접촉
c 가볍고, 얕으며 잠깐의 접촉
d 두 손의, 율동적이며 의도를 보유한 접촉

5 창자간막 치료법의 "창자간막성 그물을 풀어주기" 단계의 주장된 목표는 무엇인가?

a 창자간막을 척추 쪽으로 들어올림에 의하여 요추를 편하게 만드는 것
b 머리 쪽으로 창자간막을 들어올림에 의하여 호흡성 횡격막을 편하게 만드는 것
c 창자간막의 근막성 주름의 구분하기와 탄력성을 증가시키는 것
d 보다 깊고 더욱 직접적인 치료를 위해서 내장을 준비시키는 것

정답에 대하여, www.Advancved-Trainings.com/v2key/를 방문한다.

허리근 (The Psoas) 5

허리근은 진정한 유명인사인 것이다. 그 근육이 얻는 관심의 의미에서 그리고 그것에 대하여 만들어진 비난에서, 허리근은 구조적 통합치료와 롤핑에서와 마찬가지로 요가, 마사지, 물리치료, 필라테스, 카이로프락틱, 근력강화와 컨디셔닝, 무술 등의 다양한 분야에서 슈퍼스타의 자리를 차지한다. 다른 유명한 스타들과 마찬가지로 허리근의 신상이야기는 아마도 사실과 허구의 뒤섞임이 존재할 것이며, 거기에서 추측, 신화, 과장 그리고 논란 등이 허리근의 진정하게 특정적인 특징들, 유별남 그리고 능력 등과 뒤섞여 존재한다.

거기에서 허리근의 작용이 다른 좀 더 얕은 근육들보다 훨씬 더 숨겨진 장소인 복부 안에서 깊게 멀리 위치함으로, 허리근은 다양한(그리고 종종 상충되는) 이론들, 소문 그리고 확신들의 주제가 된다. 올바르든 또는 틀리든 허리근에 관한 많은 주장들의 일부는 다음과 같다:

- 인체 안에서 가장 깊숙한 근육
- 다리를 척추를 이어주는 유일한 근육
- 혀와 함께, 인체 안에서 가장 민감한 근육(1)
- 가장 강력한 엉덩관절 굽힘근(2) 또는 전혀 엉덩관절 굽힘근이 아니다(3).
- 엉덩관절의 가쪽 회전근(4); 또는 엉덩관절의 안쪽 회전근(5), 또는 엉덩관절의 회전근이 아니다(6).
- 수축에 의하여 요추 만곡을 심화시키는 것이 가능하며(7); 또는 수축에 의하여 요추커브를 **펴주는 것이** 가능하며(8), 또는 요추 커브와 연관이 전혀 없다(9).
- 대부분의 요통에 포함되거나(10) 또는 요통과 각별한 연관성이 없다(11).
- "그저 또 다른 척추의 근육"이거나(12) 또는 그것이 바로 "영혼의 근육"이다(13).
- 직접적으로 치료하도록 중요하거나(14) 또는 절대로 직접적으로 치료하지 말아야 하거나(15) 또는 직접적으로 치료하는 것이 물리적으로 불가능하다(16).

논란

이러한 목록에서부터 우리는 허리근의 생체역학적 기능에 관한 지극히 단편적인 논쟁만을 살펴볼 수 있었다. 그렇지만 또 다른 것 역시 분명하며: 허리근에 대한 직접적인 근육근막성 치료가 그 자체에서도 논란이 있다는 것. 허리근 치료의 효과, 방법 그리고 적합성에 관한 가열된 온라인상의 그리고 소셜미디어상의 논쟁을 쉽게 찾아볼 수 있다: 이러한 논쟁의 일부는 소송의 박차를 단 위협도 보유한다(17).

여기에서 허리근의 불화를 유발하는, 터무니없는 명성의 어떠한 부분이 아마도 사실인가 또는 거짓인가에 대하여 여기에서 논쟁하기보다, 나는 허리근을 치료함에 대하여 몇 가지 간단하고 실질적인 제안을 제공할 것이다.[1)]

1) 큰허리근의 생체역학의 상이한 관점들의 철저하고 바르게-추론된 개요에 대하여, Muscolino J.의 턱과 신체기계의 기둥 안에서 "큰허리근 기능" Spring 2013. 17-31쪽을 참조한다.

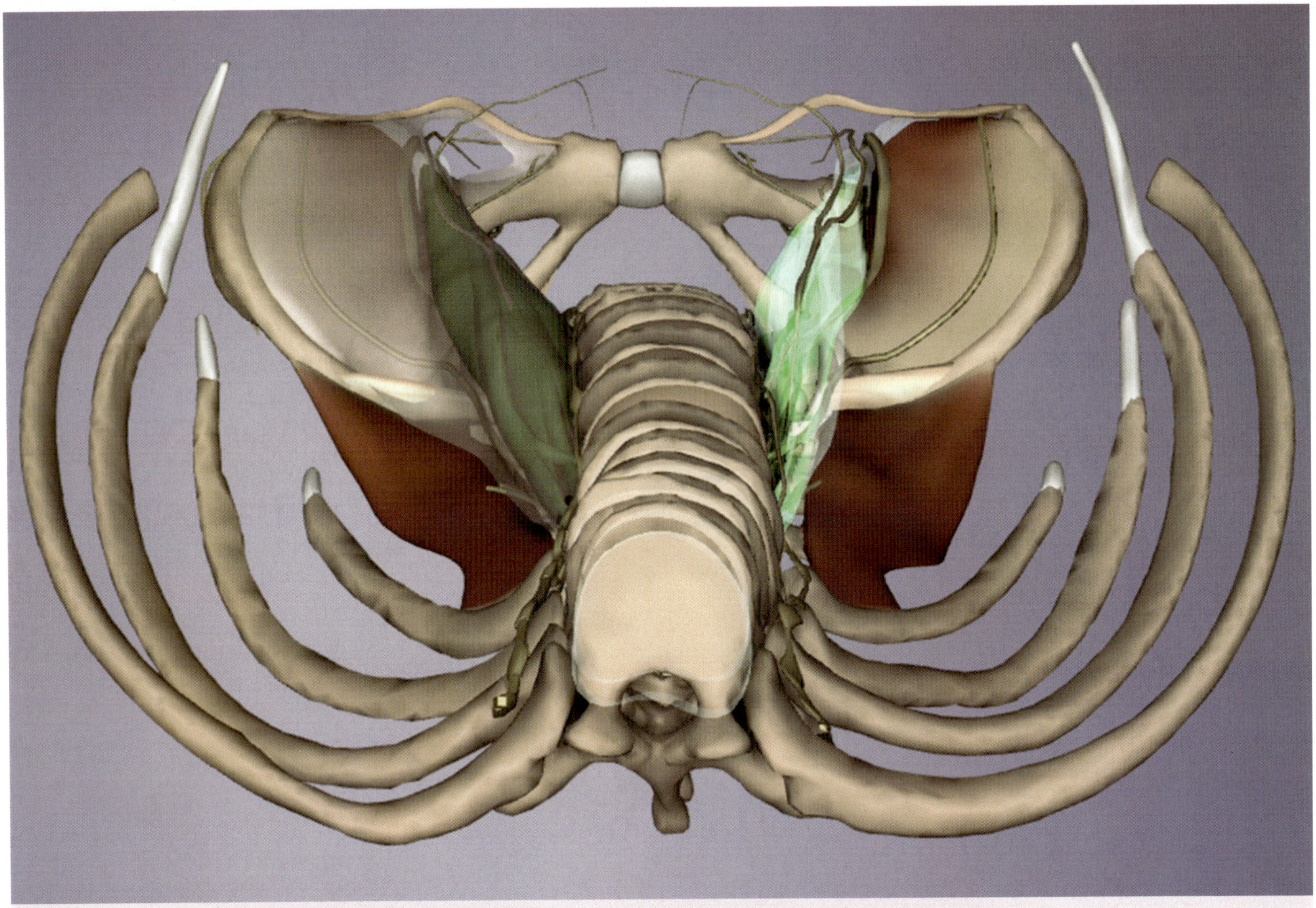

그림 5.1

위에서부터 본 큰허리근(녹색). 둘러싸는 엉덩근막은 왼쪽에서 볼 수 있으며; 오른쪽 허리근의 투명함은 큰허리근의 근육힘살 내부에서 허리신경얼기의 신경들을 보여주며, 이것은 허리근의 극단적인 민감성에 기여한다.

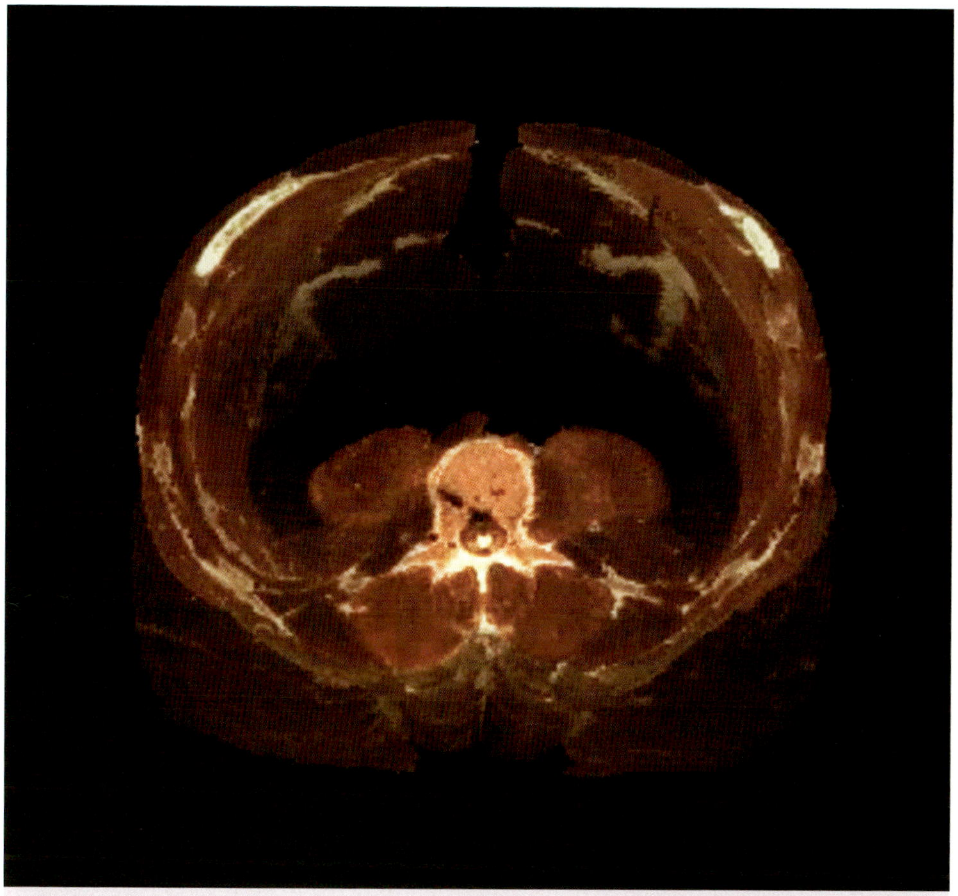

그림 5.2
돛대를 고정시키는 네 개의 버팀밧줄과 비슷하게 요추 주위에서 배열된 허리근과 척추세움근.

그것들이 경험적인 만큼 나의 제안은 반드시 과학적이거나 연구를 바탕으로 하지는 않으며: 그 제안들은 내 개인의 임상적, 교육적 그리고 방법지도의 경험을 기반으로 삼는다. 그리고 비록 내 자신의 트레이닝과 방식 그리고 기질에 의하여 왜곡됨을 인정할지라도, 내 견해는 내 자신의 사려깊은 독서와 많은 다른 연구 보고서, 의견 그리고 접근법들의 연구에 의하여 조절된다. 그렇지만 먼저, 몇 가지 해부학을 살펴보자.

허리근 해부학

"허리근(psoas)"라는 용어는 일반적으로 **큰허리근**(psoas major)에 대한 축약형이며, 복부 안에서 깊이 위치한 한 쌍의 여러 층화된 방추상의(길고 좁은) 반깃 모양의(짧은 대각의 섬유를 보유한) 근육이다. 허리근의 뒤쪽 층은 다섯 번째 요추의 가로돌기로 부착하며, 그것의 앞쪽 층은 T12–L5의 추체와 추간원판의 측면으로 부착한다. 큰허리근은 엉덩허리근 복합체를 형성하도록 넙다리뼈의 작은돌기 위치에서 온힘줄 안으로 엉덩근과 합쳐지며, 그 복합체는 얇고, 단단한 엉덩근막에 의하여 둘러싸인다(**그림 5.1**). (사람들의 약 50%에서, 보다 적고, 나란하며 부분적으로 분리된 **작은허리근**도 역시 존재하며, 그 근육은 엉덩근막과 골반 그릇의 안쪽에 부착함에 의하여 종말한다.)

좌측과 우측 척추세움근 그룹과 함께 왼쪽과 오른쪽 허리근은 돛대 주변의 네 개의 버팀밧줄과 비슷하게 척추 주위에서 배열된다(**그림 5.2**). 앉기와 서기에서 우측과 좌측 허리근은 척추를 안정시키도록 양측에서 작용한다. 옆으로굽히기와 비틀기에서, 그 근육은 척추에서 강력한 회전력(비트는 힘)을 발휘하도록 편측으로 작용한다. 몸통 비틀기에서 그 근육들의 역할로 인해서, "짧은" 허리근을 수술적으로 절개함은 이러한 극단적 방법이 다행스럽게도 효과가 없는 것으로 여겨질 때까지(18), 한때 심한 측만증을 개선하는 것으로 생각되었다(비록 그것이 몸통을 회전시킬지라도, 허리근 구축은 절대로 특발성 측만증의 주된 원인이 아니라는 것 역시 주장된다).

허리근은 극단적으로 민감하다. 이것은 바로 선 자세에서 그 근육의 고유감각수용의 기능과 연관

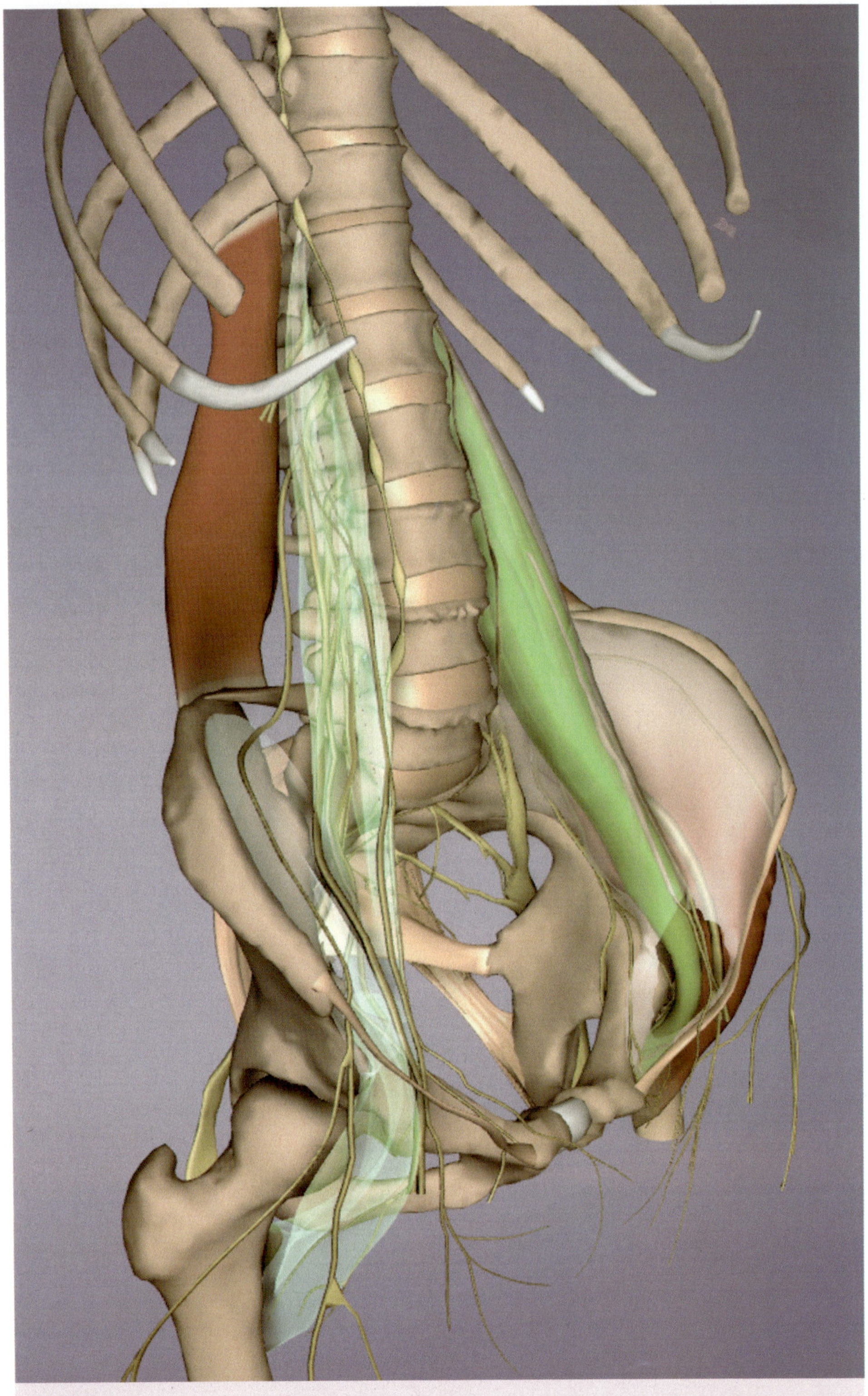

그림 5.3
큰허리근(녹색)과 그것의 근육힘살을 통해서 지나가는 신경들. 허리네모근도 역시 보여준다(적색).

될 것이다. 만약 우리가 허리근을 그저 유일한 운동의 근육이라기보다는 중추신경계로 척추의 위치와 움직임에 관한 정보를 제공하고 있는 고유감각수용의 감지기로서 생각한다면, 그것은 우리가 그 근육이 필요로하는 예민함과 섬세함으로 그 근육에 접근하도록 도와줄 것이다.

허리근의 민감성은 부분적으로는 그 근육의 근육실질 주변에서, 내부에서 그리고 통과해서 지나가는 다수의 신경에서 기인할 것이다(**그림 5.3**). 신경이 나오는 바로 옆에 놓여있으므로, 허리근의 앞쪽과 뒤쪽 층들은 허리 신경얼기의 신경들을 사이에 끼워준다(**그림 5.4**). 폐쇄신경, 생식기넙다리신경, 좌골신경 그리고 기타 신경을 발생시키는 이러한 신경줄기는 허리근의 근육힘살을 통해서 지나간다. 이러한 독특한 해부학은 샅굴통증, 좌골신경통 또는 넙다리신경통과 같은 신경 눌림통증의 특정한 유형에서 허리근으로 잠재적인 역할을 부여한다(19). 내 개인적인 임상에서는, 허리근과 그리고 그 주위와 조심스러운 치료 후 많은 환자들의 축성 좌골신경통에서 분명한 호전을 관찰해왔다(*심화 근막 도수치료, 1권 좌골신경통*을 참조).

허리근 치료법이 안전한가?

허리근에 대한 직접적인 도수치료에 대한 비난의 대부분은 허리근의 거친 도수치료로부터의 내부적인 손상의 위험성에 관하여 집중된다. 그것들은 당연히 일리가 있으며 – 허리근이 대부분의 신체치료사들이 치료하고, 늘려주며 "풀어주기"에 익숙해져 있는 근육과 치밀한 결합조직들보다는 훨씬 더 섬세한 구조물들에 의하여 진정으로 둘러싸인다. 이러한 예민한 구조물은 허리근을 둘러싸는 많은

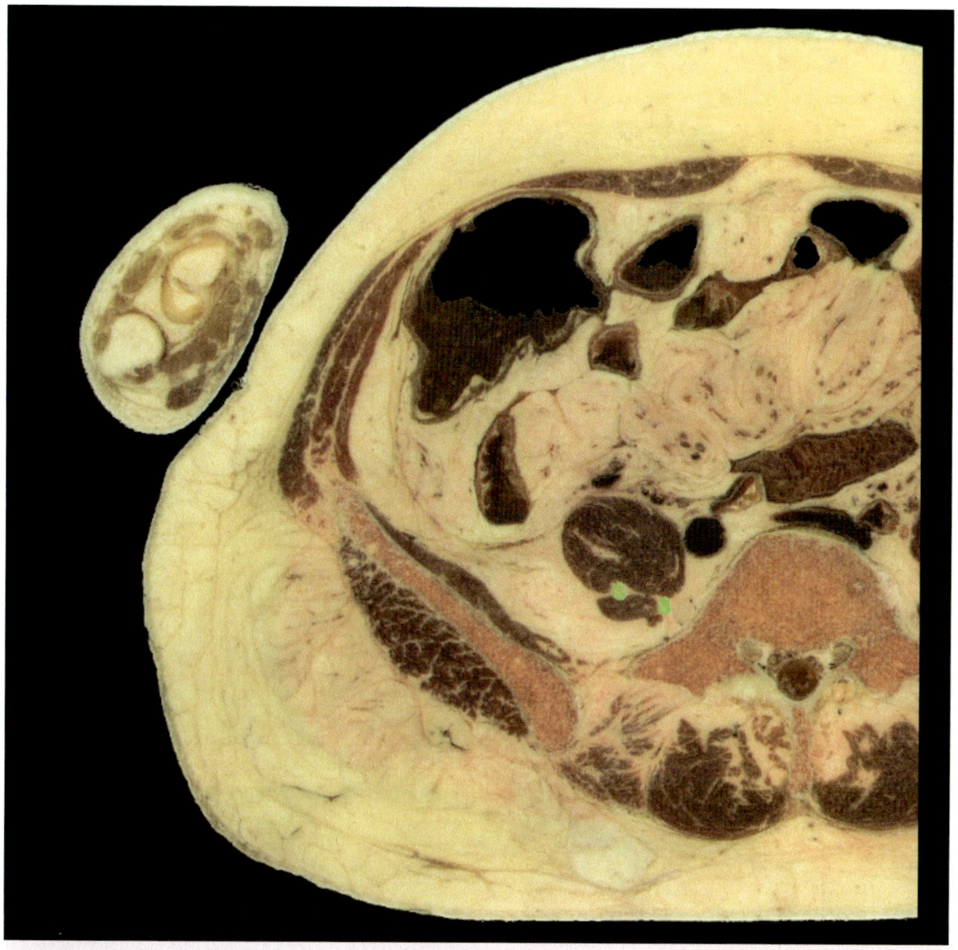

그림 5.4

세 번째와 네 번째 요추신경(녹색)의 앞쪽 가지는 큰허리근의 앞쪽과 뒤쪽 층들 사이에서 눌려있다.

신경들과 신경얼기; 대동맥과 아래대정맥; 콩팥, 콩팥의 관들과 혈관분포; 요관, 난소, 나팔관과 자궁; 복부의 림프관과 림프절; 그리고 당연히 내장과 그것들을 받쳐주는 창자간막 등으로 둘러싸인다. 당연하게 복부의 이러한 섬세한 구조물들 주위에서 둔감하고, 통증성의 또는 강력한 치료법은 지극히 바람직하지 않으며, 아마도 위험할 것이다. 다행스럽게도 허리근 치료로부터 손상은 지극히 드물게 나온다. 나의 합리적으로 광범위한 인터넷 탐색에서 근육근막의, 마사지, 구조적 통합치료, 도수치료 또는 물리치료적 허리근 치료법과 연관된 환자 손상의 단지 한 사례만을 찾았을 뿐이다. 그러한 유일한 보고사례는 한 환자의 허리근 위로 "밟고 올라선" 한 치료사의 관련없는 단체의 소셜 미디어 계정이었다(20). 이러한 고통의 비교적 드뭄 또는 이러한 단일한 사례의 극단적인 특성에도 불구하고, 집중된 복부치료로부터 환자 손상에 대한 잠재성은 아마도 지극히 현실적일 수 있다.

그렇지만 허리근에 대한 우리의 접근방식에서는 강력한 압박력이 (있을지라도) 거의 드물며 – 그 근육의 섬세하고, 고유감각수용적인 특성은 그 근육이 부드러운 접촉에도 쉽고 신속하게 반응함을 의미하며; 각별하게 필연적인 예민함 그리고 환자와의 의사소통과 함께 사용될 때 이러한 부드러운 접촉은 (내 개인적인 의견과 경험에서) 그 주변 구조물에 전혀 손상을 주거나 피해를 주지 않을 것이다.

일부 저자들(각별하게 Koch)은 허리근 치료에 대한 잠재적으로 화난 감정적인 반응에 관하여 염려한다. 얼마나 부드러웠는가에 관계없이 복부의 치료가 때때로 슬픔, 불안함 또는 때때로 복부가 부드러워지면서 발생하는 다른 느낌들과 함께 환자들에게서 감정적인 반응을 유발할 수 있다는 것은 사실이다. 비록 이러한 감정들 또한 신체 안에서 어딘가 다른 곳에서 치료 중 발생할 수 있을지라도, 복부에 대하여 그리고 아마도 좀 더 세밀하게는 허리근에 대하여 신체-마음의 연속성에서 어떤 특별한 역할이 존재하는 것으로 보인다. 이것은 아마도 마음의 우리 상태에 대한 감정적인 배경을 설정함에서(4장 *창자간막과 복부*에서 설명한 것처럼) 복부의 내장신경계(그것의 일부분이 허리근을 통해서 그리고 주변으로 지나가므로)의 역할과 연관될 수 있을 것이다. 흥미롭게도, 신체의 신체-마음 방법론은 복부와 허리근에 대한 치료를 오랜 동안 포함시켰다. 1930년대, 40년대, 50년대에, 오스트리아 심리치료사이며 신체-치료 개척자인 Wilhelm Reich는 자신의 신체-마음 치료의 한 부분으로서 근육성 긴장상태를 "깨뜨리도록" 깊은(그리고 종종 통증성의) 복부 마사지를 사용했다; 신체-감정의 건강에서 그의 적응증 중 하나는 호흡에서 복부의 편안하고, 수월한 움직임이었다(21). Reich의 치료는 1970년대에 Alexander Lowen의 생체에너지학(Bioenergetics)을 발생시켰으며, 거기에서 신체적인 도수치료와 함께 스트레스 자세와 깊은 호흡하기를 사용했다(22). 1980년대에 Feldenkrais-트레이닝을 거친 Thomas Hannah는 불유쾌한 자극들에 대한 반응에서 보호적인 반사의 신체의 "적색신호" 반사에서 허리근의 포함을 묘사했다(23). 보다 최근에 신체치료사이며, 트라우마-치료의 저술가인 David Berceli는 신체의 본능적인 숙이기와 보호적 반사의 일종의 자동적인 부분으로서 트라우마나 경고에 대한 반응에서 허리근이 수축한다는 것을 확인했다. 그는 이러한 수축이 (그의 방법에서 스트레스 자세와 떨기에 의하여) "해소될" 때까지 축적될 수 있다는 것을 확인했다(24).

이러한 사례는 그 환자의 내부적인 경험에 대한 예외적인 민감성이 복부와 허리근에 대한 손을 사용한 치료에서 각별하게 중요한 것을 당연히 제안한다. 그들이 때때로 신체 안에서 어딘가 다른 부위를 손을 사용한 치료와 함께 시행하는 것처럼, 지극히 빈번하게 감정이 드러난다. 치료사가 이러한 환자들의 반응에 존중과 온화한 승인을 제공할 여유가 있을 때, 잠시 후 이러한 느낌들은 그들 자체에서 보통은 해소되며, 빈번하게 일단 그것들이 거쳐간 후 가벼움과 건강함의 감각을 남겨둔다.

우리의 심화 근막 도수치료 트레이닝에서, 우리가 다른 수단으로는 쉽게 성취할 수 없는 이곳을 치료함으로써 분명한 이로움을 보아왔으므로, 우리는 우리의 치료법 목록에 허리근에 대한 부드럽고, 직접적인 치료를 포함시킨다. 아무튼 우리는 그 근육의 독특한 예민함과 잠재력에 대해 지극한 존중, 주의 그리고 경배를 갖고 그렇게 할 것이다.

허리근 치료의 이점들

많은 치료사들과 환자들은 지극히 다양한 이유에서 조심스러운 허리근 치료로부터 이점을 보게 된다(25). 허리근을 자체의 방법목록에 포함시키는 각각의 도수치료체계는 그렇게 하기 위한 그 체계 자체의 근거를 보유한다. 예를 들어, Ida Rolf(롤핑 구조적 통합치료의 창시자)는 그녀의 치료에서 허리근의 역할에 각별한 중요성을 부여했다. 그녀는 "균형잡힌 신체가 길어진다"고 말했다. "거기에 단축은 존재하지 않습니다. '허리근'이 그것이 속해진 장소에 놓인다면, 신체는 모든 움직임에서 길어진다." 그녀의 직접적인 방법은 빈번하게 복부 내부에서 허리근을 "뒤로 내리도록" 강화시킨다(26).

우리의 심화 근막 도수치료 트레이닝에서, 우리는 두 가지 주된 치료적 목표를 조성하기 위한 많은 가능한 방법들 중 한 가지로 허리근을 치료하며, 그 목적은 다음과 같다:

1. 움직임에 대한 더 많은 선택권 그리고
2. 고유감각수용작용의 개선(27)

각별하게 우리는 허리근에 대한 주의 깊은 직접적인 치료가 다음과 같은 이로운 효과를 만드는 것을 관찰해왔다:

- 특정한 환자들의 허리나 엉치엉덩관절의 통증(급성과 만성 모두에서)에서 직접적이고 지속적인 호전
- 좌골신경의, 엉덩뼈신경의, 폐쇄신경의, 생식기넙다리신경의 분포 영역 안에서 이미 언급한 호전, 그리고
- 환자들은 길이, 편안함, 가동성, 균형 또는 기립자세, 걷기 그리고 달리기에서 신체의 중간 구획을 통한 연속성 등의 증대된 인식과 고유감각수용의 (느껴진) 감각을 보고한다.

이어서 허리근 치료법은 허리, 골반 또는 엉덩관절 가동성 제한 등과 함께, 각별하게 요통, 축성 좌골신경통과 같은 신경통증 등의 사례에서 각별하게 적합하다. 그리고 그것의 지극한 민감성과 고유감각수용의 기능상태와 함께 상체와 하체의 연결요소라는 그 근육의 독창적인 역할로 인해서, 우리는 빈번하게 한 치료시기나 연속치료의 마무리, 통합하는 단계에서 빈번하게 허리근 치료법을 사용한다. 이러한 단계에서 그 목표는 특정한 구조물을 가동증진시키기, 늘려주기로부터 손을 사용한 치료를 완결짓기, 평온하게 만들기, 균형잡기와 함께 신체 안에서 폭넓은(광범위한) 연관성의 고유감각수용적인 인식을 깨우기로 전환하는 것이다.

허리근 치료법 (바로 누운)

당신의 환자를 바로 눕히면서 시작하며, 환자에게 자신의 양 무릎을 세우도록 요청한다(**그림 5.5**). 이것은 복부벽의 근육근막성 층을 느슨하게 만들며, 이것은 이 치료법이 보다 편안하고 덜 침해적이게 만든다. 다리를 안정시키기에 그들의 능동적인 참여가 원하는 고유감각수용작용을 증가시키며 우리가 능동적인 동작을 요청할 때 받침이 방해하게 될 것이므로 우리는 통상적으로 무릎 아래에 받침을 끼우지 않는다.

당신이 자신의 환자를 접촉하도록 준비하면서, 당신의 접근방법과 마음상태가 부드럽고, 민감하며 서두르지 않음을 확인한다. 4장의 *창자간막과 복부*에서, 우리는 비누거품을 터뜨리지 않은 채 그것에 접촉하는 것과 유사한 복부에서의 치료를 위해 필요한 접촉을 묘사했다. 당신은 허리근의 치료를 위해서 같은 접촉을 사용한다. 복부의 부드러운 내장 및 복막의 조직은 사지나 척추의 보다 치밀한 근육근막성 조직과는 다르며, 상이한 영향력 등을 필요로 한다.

배꼽과 당신 환자의 옆구리 사이 중간지점 정도에서 시작한다. 섬세하고 감지적인 접촉을 사용하며, 절대로 밀어젖히거나 압박하지 않는다. 부드러게, 당신 환자 호흡의 율동을 이용하며, 이러한 부드러운 접촉이 환자의 복부 안으로 잠겨들도록 허용한

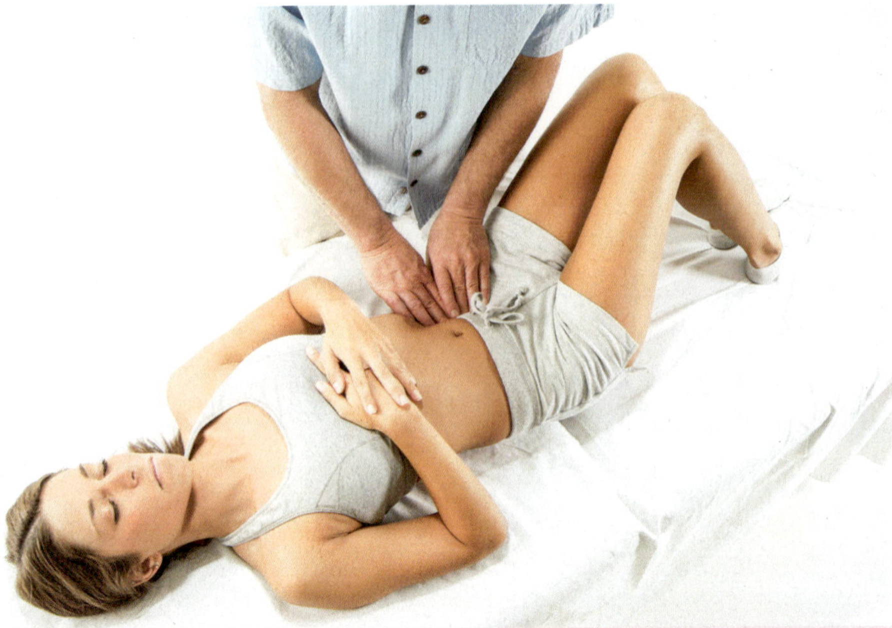

그림 5.5

허리근 치료법(바로 누운 자세). 환자의 복부 안으로 부드럽게 잠겨들기 위해서 끈기 있고, 섬세한 접촉을 사용한다. 우리의 주된 목적 중 한 가지가 고유감각수용을 개선시키는 것이므로, 그 압박력은 지극히 가볍고 예민해야 한다.

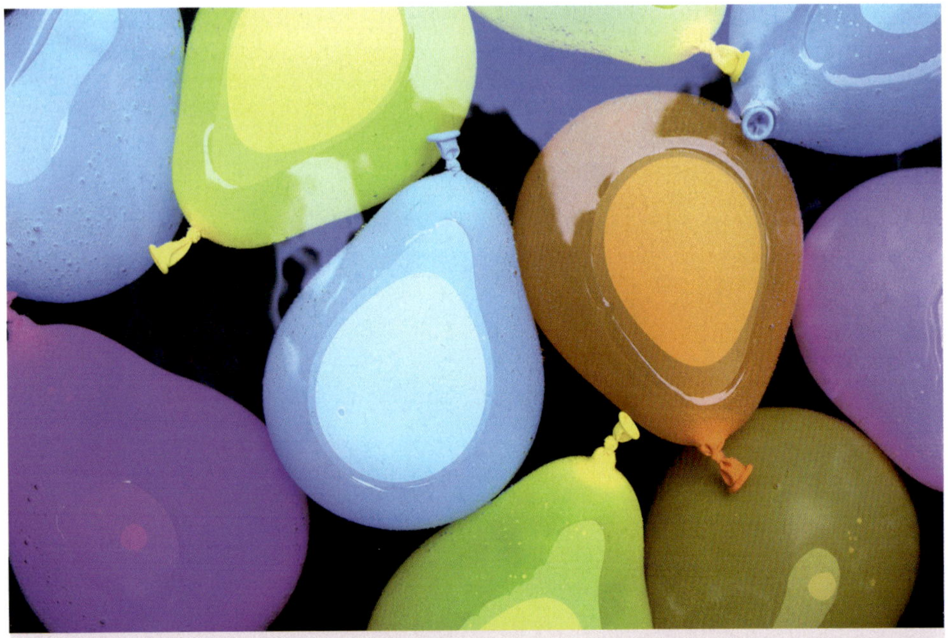

그림 5.6

바로 누운 자세에서 민감하고 안전하게 치료하도록 필요한 접촉의 형태는 바닥에서 단일한 물풍선(허리근)에 대하여 물풍선들(내장)로 채워진 욕조 안에서 감지하는 것과 비슷하다.

다. 미끄럽고, 섬세한 풍선들(내부 장기들)이 그 경로의 밖으로 물러서면서 당신 경로인 바닥에 참을성 있게 도달하면서, 물풍선이 가득한 욕조 안으로 부드럽게 잠겨드는 것을 연상한다(**그림 5.6**). 천천히 허리를 향해서 그리고 약간은 신체의 중심을 향해서 후방내측으로 잠겨 들어간다.

가장 안전한 접근법은 배꼽의 높이에 또는 그 아래에 머무르는 것이다. 이러한 높이 위쪽에서, 콩팥과 그것들의 혈관조직이 허리근에 인접해서 놓이며, 비록 우리의 접촉이 어떠한 손상이나 멍듬도 발생하지 않을 정도로 그렇게 부드럽고 민감하게 유지될지라도, 최소한 당신이 복부 안에서 요구되는 참을성 있고, 청취하는 접촉의 형태를 충분히 경험할 때까지는 배꼽에 대하여 아래쪽(다리 쪽)으로 유지하는 것은 올바른 연습이다.

당신의 환자와 긴밀한 언어적 의사소통을 유지하면서 편안함과 치료 속도 등에 관하여 확인한다. 편안한 횡격막의 호흡을 격려한다. 당신 환자의 날숨은 당신의 손을 복부공간 안으로 더 끌어당길 것이다. 어느 시점에, 일반적으로 이러한 느리고, 이완된 호흡의 5–10 후에, 당신은 잠겨들기를 멈추고 자기 자신이 약간 더 단단한 후방 복벽에 닿게 도달한 것을 보게 될 것이다. 당신의 환자에게 무릎을 천장 쪽으로 올리기와 같이 자신의 다리의 지극히 작은 움직임을 만들도록 요청한다. 이것은 당신에게 그리고 당신의 환자에게 허리근의 약간 수축을 느끼도록 허용한다. 필요하다면 당신의 자세를 조정하며, 허리근의 수축이 당신 둘 모두에게 분명해질 때까지 반복한다. 비록 이러한 부위가 지극히 민감할지라도, 결코 반드시 그 치료가 아프거나 불쾌해야 하는 것은 아니다.

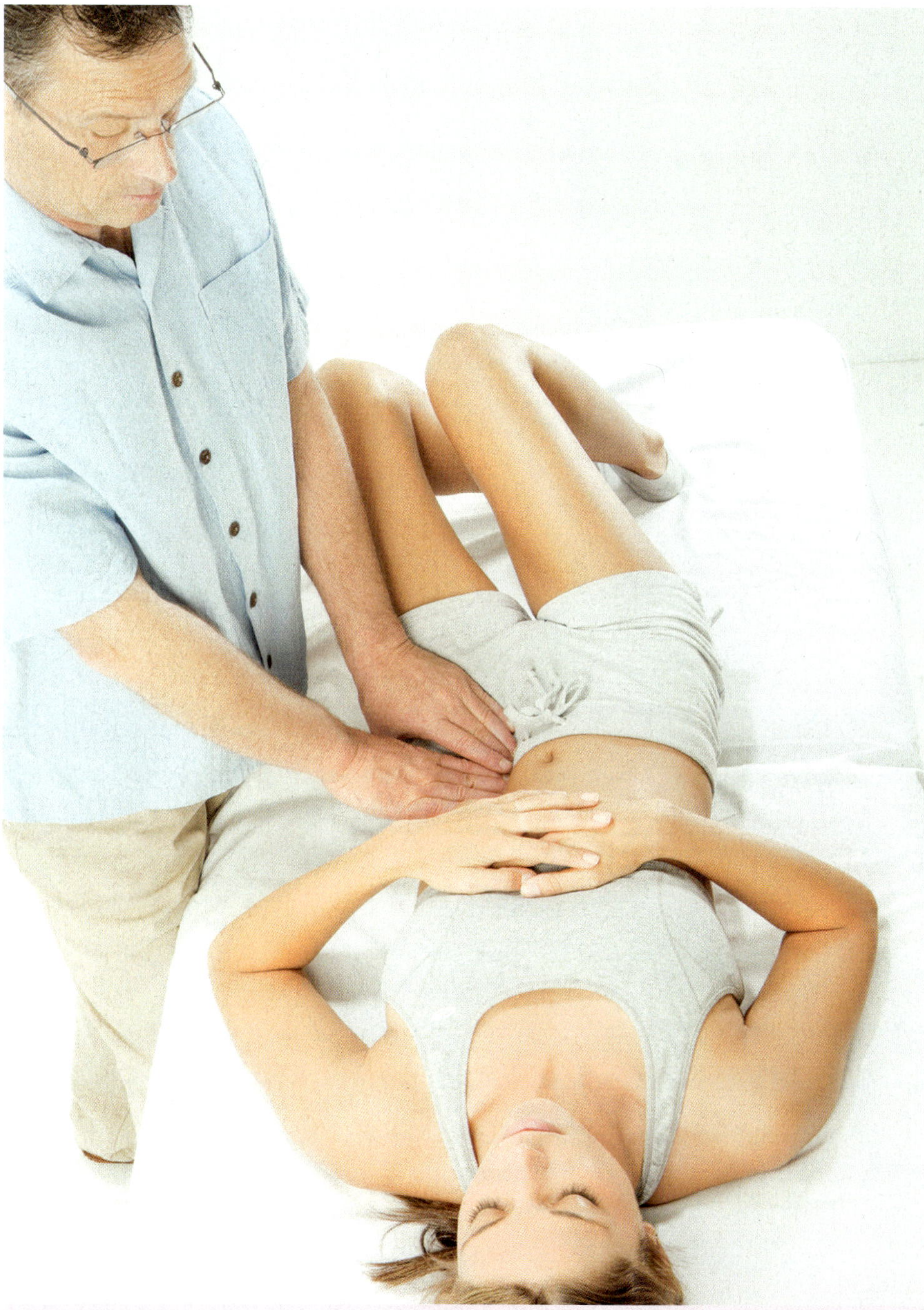

그림 5.7

허리근의 깊이까지 점차적으로 잠겨들고 난 후, 당신의 환자에게 허리근의 기능을 알려주고 위치 확인시켜 주도록 느리고, 능동적인 엉덩관절 굽힘 또는 굽힌 양 무릎을 양옆으로 동작을 시행한다.

핵심 정리: 허리근 치료법 (바로 누운 및 옆으로 누워)

적응증은 다음을 포함한다:

- 요통; 엉치엉덩관절 통증
- 넙다리신경통 또는 축성 좌골신경통과 같은 허리 신경뿌리 눌림과 연관된 통증
- 허리, 골반 또는 엉덩관절 가동성 제한

목적

- 허리근에 대한 환자의 고유감각수용의 인식과 척추/다리 연관성을 증가시킨다.
- 직접적인 치료 후 상부/하부 신체 통합성

방법설명

1. 부드럽고, 천천히 그리고 지극히 예민함과 함께 복부공간 안으로 잠겨 들어간다. 내장이 그 경로에서 비켜서도록 기다린다. 높이, 치료속도, 편안함에 관하여 확인한다.
2. 일단 복부가 부드러워진 후, 능동적이지만 느린 환자 움직임을 요청한다.

움직임

- 부드러운 엉덩관절 굽힘
- 양 무릎을 옆으로 내려주거나(바로 누움) 또는 위쪽 다리를 벌리고/모은다.(옆으로 누움)
- 천천히 치료대를 따라서 다리를 펴준다. (엉덩관절 폄)

www.a-t.tv/sd02 허리근 치료법(바로 누운 자세)의 비디오를 참조하세요

그 치료가 당신의 환자에게 편안한 한, 당신은 환자가 다양한 방식에서 허리근/다리 연결을 느끼도록 도와주기 위해서 상이한 느리지만 능동적인 움직임을 요청할 수 있다. 천천한 양 무릎을 양쪽 옆으로 내려뜨리도록(**그림 5.7**) 또는 치료대를 따라서 그쪽 다리를 밖으로 미끄러뜨리도록 시도한다. 당신의 환자가 훨씬 천천히 하도록 지도하며, 당신이 그 환자에게 어려운 움직임을 또는 각별히 민감한 움직임을 보게 된다면 당신의 접촉을 느슨

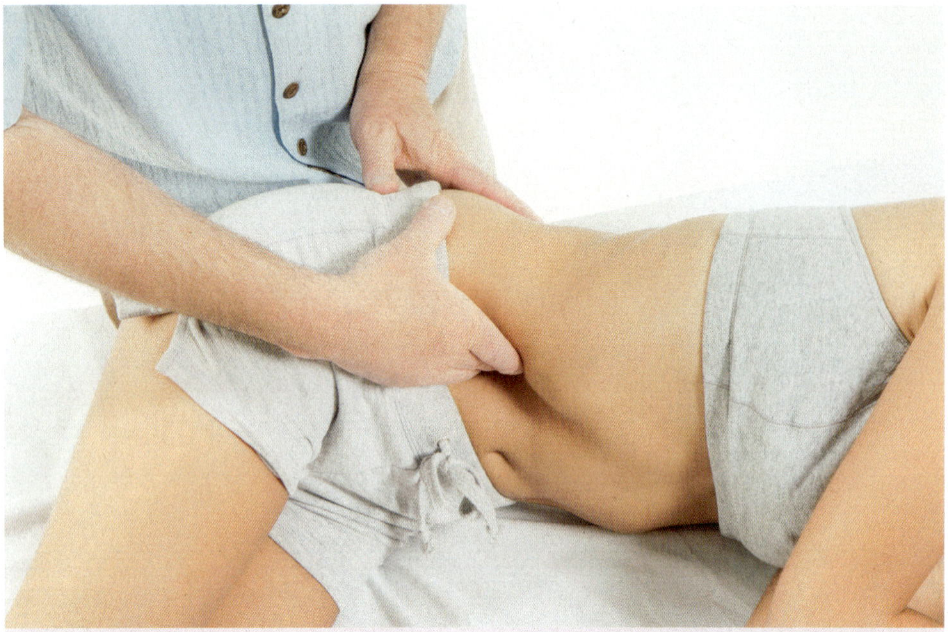

그림 5.8

허리근 치료법(옆으로 누운)은 바로 누운 방법이 불편하거나 어려울 때 지극히 유용하다. 바로 누운 방법에서처럼 동일한 부드럽고, 유연한 접촉을 사용한다. 중력이 복부 안으로 당신의 느린 잠겨들기를 도와주지 않을 것이기 때문에, 부드러운 뒤쪽 압박력은 잠기기 위해서 필수적이며, 민감성을 훨씬 더 중요하게 만든다.

하게 약간 풀어준다. 일단 당신 둘 모두가 이러한 다양한 동작에서 허리근의 참여를 분명하게 느낀 후, 당신이 시작할 때처럼 천천히 그리고 섬세하게 당신의 접촉을 거둔다. 다른 쪽에서 반복한다.

허리근 치료법 (옆으로 누운)

허리근은 또한 옆으로 누운 자세의 환자와 함께 편안하게 접근될 수 있다(**그림 5.8**). 이러한 옆으로 누운 접근법은 커다란 복부를 보유한 환자와 같이 바로 누운 치료법이 아마도 어렵거나 불편할 때 각별히 유용하다.

당신은 환자의 뒤쪽에서 편안하게 위치한다. 우리가 바로 누운 방법에서 사용했던 동일한 끈기의, 예민한 그리고 밀지 않는 접촉으로, 천천히 뒤쪽으로 향해서 잠겨든다. 비록 그 접촉이 부드러울지라도, 이러한 경우에 중력이 도와주지 않기 때문에, 바로 누운 치료법보다 치료사의 쪽에서 조금 더 많은 노력이 통상적으로 요구된다. 필요한 노력의 소량의 노력을 사용할 때조차도, 치료사의 어려움은 이와 같이 예민하고, 느리며 소득 있는 상태로 유지하는 것이다.

바로 누운 치료법에서처럼, 환자에게 허리근의 작용에 대한 인식을 위치확인하고, 구분지으며 증대시키도록 엉덩관절 벌림 및 모음과 함께 부드러운 능동의 엉덩관절 굽힘(**그림 5.9**)을 시작하도록 요청한다.

요약정리

허리근을 치료하는 다른 방법들과 비교해서, 이러한 부드러운 치료법의 공유된 목표는 개선된 고유감각수용작용이 된다. 이것은 허리근 작용에 대한 감각이 환자에 의하여 단지 참아질 수 있을 뿐만 아니라 능동적으로 탐색되기에 충분하도록 점진적이며 부드러울 때 자연스럽게 발생한다. 허리근의 이러한 강화된 고유감각수용의 인식은 그 자체가 치료적이며 허리통증과 기타 문제들을 포함하는 많은 병변을 완화시키도록 도와주는 것으로 보인다. 이러한 치료법이 유발하는 그 새로운 감각은 그 자체가 그 치료의 핵심이며, 경험의 부드러운 강도는 능숙한 허리근 치료를 받음에 관하여 깊이 만족하는 그 무엇이 존재함을 의미한다.

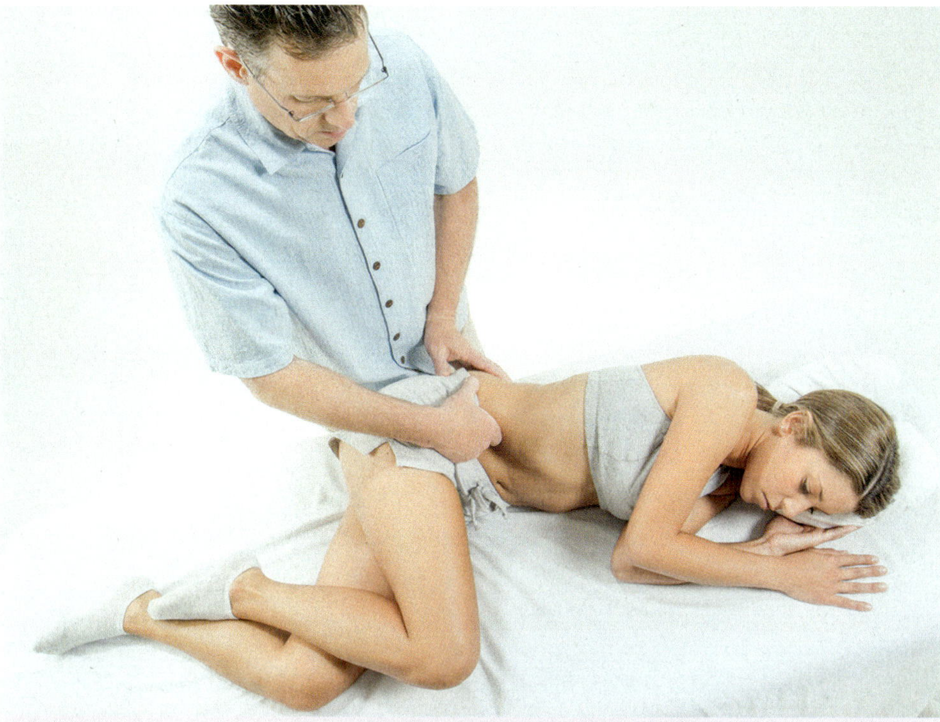

그림 5.9

바로 누운 치료법에서처럼, 허리근 치료법(옆으로 누운)에서 고유감각수용의 구분작용을 증가 시키도록 부드럽고, 느린, 능동적인 엉덩관절 굽힘을 초대한다.

참고문헌 (References)

[1] Koch, L. (2012) in Tom Myers & Liz Koch, *A Psoas Conversation Part I.* http://www.coreawareness.com/podcasts/apsoasconversation/. [Accessed December 2015]

[2] Platzer, W. (2006) *Thieme Atlas of Anatomy.* Thieme. p. 422–423.

[3] Koch, L. (2012) The psoas is NOT a hip flexor. *Pilates Digest*. http://www.pilatesdigest.com/the-psoas-is-not-a-hip-flexor/. [Accessed December 2015]

[4] Skyrme, A. et al. (1999) Psoas major and its controversial rotational action. *Clinical Anatomy* 12(4). p. 264–265.

[5] Schleip, R. (November 1998) Lecture Notes on Psoas & Adductors. Rolf Institute: *Rolf Lines.*

[6] Bogduk, N. (1997) *Clinical Anatomy of the Lumbar Spine and Sacrum.* Edinburgh: Churchill Livingstone. p. 102.

[7] Hamill, J. and Knutzen, K.M. (2003) *Biomechanical Basis of Human Movement*. 2nd ed. Baltimore: Lippincott Williams & Wilkins.

[8] Rolf, I.P. (1989) *Rolfing*. Healing Arts Press.

[9] Copaver K. et al. (2012) The effects of psoas major and lumbar lordosis on hip flexion and sprint performance. *Research Quarterly for Exercise and Sport.* 83(2). p. 160–167.

[10] Denmark, D.P. The psoas is involved in most back pain. http://www.bowen.asn.au/bowen-therapy/articles/psoas-muscle-and-back-pain/. [Accessed December 2015]

[11] Ingraham, P. (2015) Psoas, so what? https://www.painscience.com/articles/iliopsoas.php. [Accessed December 2015]

[12] Ingraham, P. (2015) ibid.

[13] Koch, L. (March 2010) The primordial psoas and the Chakra system. *Positive Health*. 168.

[14] Rolf, I.P. (1989) ibid.

[15] Koch, L. (2012) Ibid.

[16] Meakins, A. (March 26, 2014) Psoas… please release me, let me go! *The Sports Physio*. https://thesportsphysio.wordpress.com/2014/03/26/please-release-me-let-me-go/. [Accessed December 2015]

[17] Meakins, A. (2014) ibid.

[18] Hugo, A. et al. (Nov 1, 1978) Scoliosis. *Clinical Symposia*. 30.

[19] Rassner, L. (2011) Lumbar plexus nerve entrapment syndromes as a cause of groin pain in athletes. *Current Sports Medicine Reports.* 10(2). p. 115–120.

[20] Lo, A. (Jan 2015) The Physio Detective blog, http://physiodetective.com/2015/01/21/serious-warning-if-you-do-any-releases-to-your-psoas-or-abs-you-must-read-this/ [Accessed December 2015]

[21] Reich, P. (1989) *Book of dreams.* Dutton Obelisk.

[22] Lowen, A. (1975) *Bioenergetics.* Penguin/Arkana, reissued 1994.

[23] Hanna, T. (1988). *Somatics: Reawakening the Mind's Control of Movement, Flexibility, and Health*. Da Capo Press.

[24] Berceli, D. (2005) *Trauma Releasing Exercises. Book Surge* 14. p. 16.

[25] Various contributors. Deep Tissue Massage: Any benefit from deep tissue massage on the iliopsoas muscle? https://www.zeel.com/t/deep-tissue-massage/expert-answers/any-benefit-from-deep-tissue-massage-on-the-iliopsoas-muscle. [Accessed December 2015]

[26] Rolf, I.P. (1989) ibid.

[27] Luchau, T. (2015) *Advanced Myofascial Techniques, vol. 1.* Handspring Publications.

그림 저작권 표시 (Picture credits)

학습지침

허리근

1 이러한 것들 중 어느 것이 허리근 치료법(바로 누운)의 주요 목적 가운데 하나로 기록되는가?

a 요추 전만을 감소시키는 것
b 고유감각수용을 개선시키는 것
c 엉덩관절 폄을 증가시키는 것
d 엉덩관절 굽힘을 증가시키는 것

2 허리근을 접촉하기에 대하여 권장된 접근법을 묘사하도록 어떠한 비유가 사용되었는가?

a 탄력적인 운동밴드 늘려주기
b 교활한 동물과 함께 평온하게 치료하기
c 존중과 함께 허리근의 정신적인 측면을 접근하기
d 물풍선의 욕조 안으로 잠겨들기

3 허리근 치료법에서, 치료사의 행위는 주로 다음으로 구성된다:

a 횡방향 섬유 문지르기
b 정적인 접촉
c 고정하고 늘리기
d 깊은 압박

4 허리근 치료법에서, 그 환자가 다리를 움직이도록 만든 이유는 무엇인가?

a 움직임은 고유감각수용작용을 증가시키며, 그것은 그 자체에서 치료적이다.
b 내장을 그 경로 밖으로 이동시키도록
c 축성의 그리고 말단의 좌골신경통을 구분하도록
d 마찰력을 만들고 유착을 떨어뜨리도록

5 교재에 따르면, 바로 선 자세에서 허리근의 역할은 무엇인가?

a 그것은 굽혀진 자세로부터 바로 선 척추를 당겨준다.
b 그것은 특발성 측만증의 주된 원인이다.
c 그것은 단지 운동만이 아닌 고유감각수용의 역할을 수행한다.
d 그것은 펴진 자세로부터 똑바르게 척추를 당겨준다.

정답에 대하여, www.Advanced-Trainings.com/v2key/를 방문한다.

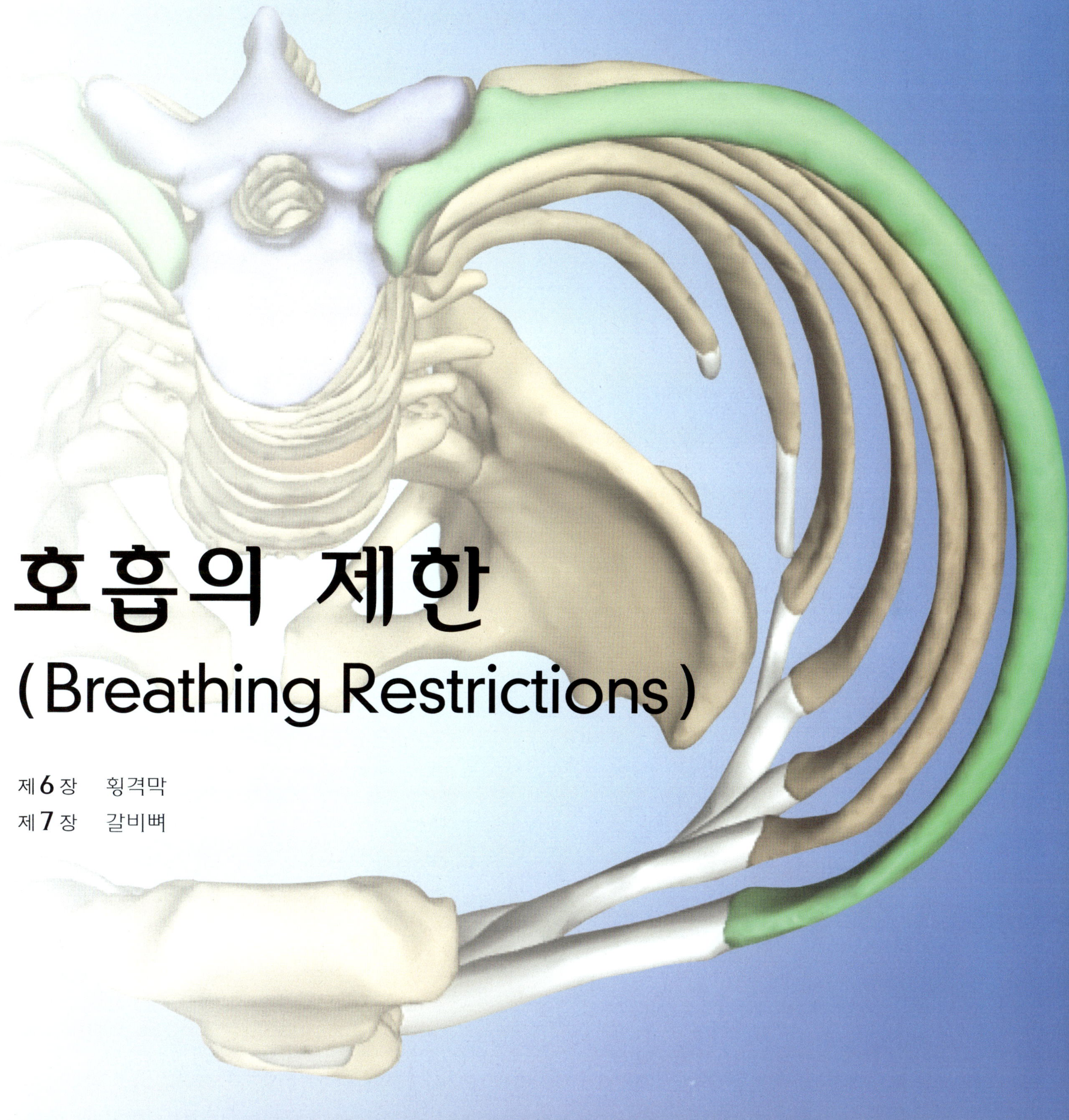

호흡의 제한
(Breathing Restrictions)

갈비뼈(녹색)와 추골(자주색)의 만나는 지점에서, 갈비연골의 연결부.
프리말 픽쳐스, 허락 하에 사용됨.

횡격막 (The Diaphragm) 6

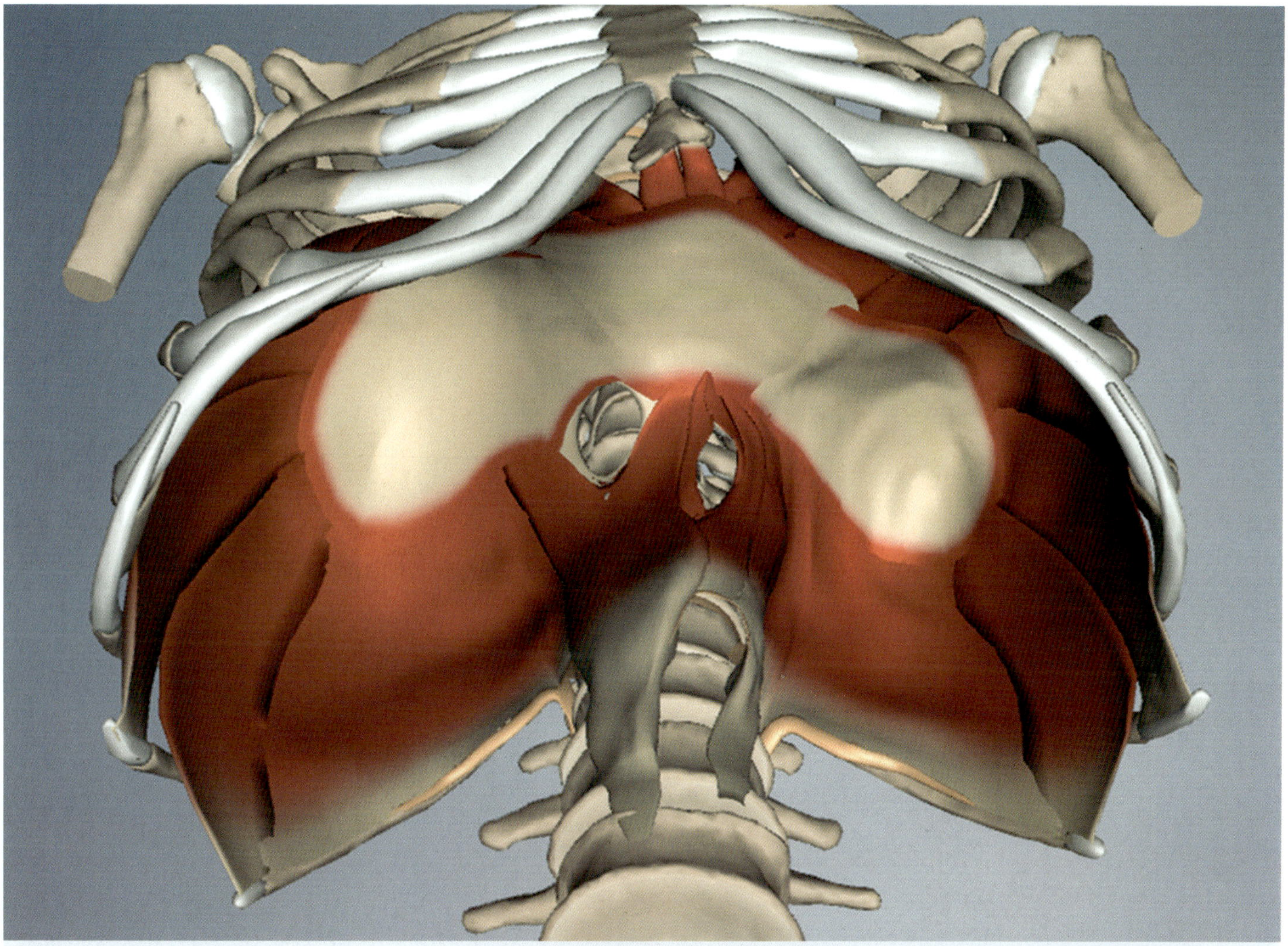

그림 6.1
횡격막은 허리의 추골 1–3번의 전면과 함께, 종–비슷한 갈비우리의 아래쪽 모서리를 따라서 부착한다.

당신은 앉아 있습니까? 잘됐네요. 이제 숨을 깊이 들이 마시세요. 아니요, 전 당신에게 나쁜 소식을 전하려는게 아닙니다–전 당신을 자신의 횡격막 움직임을 탐색해보도록 초대하고 있어요(**그림 6.1**).

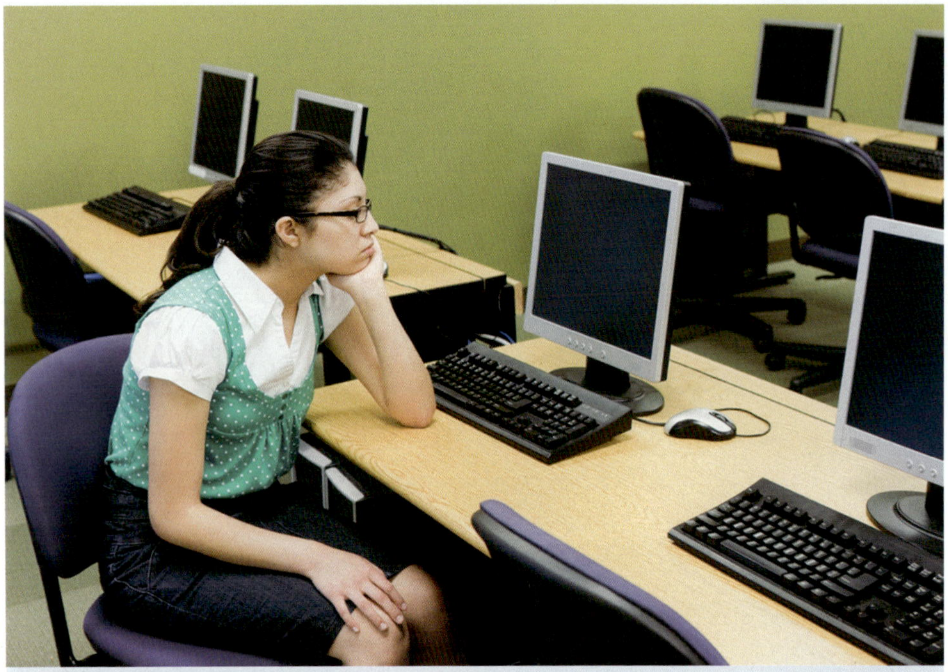

그림 6.2
전방 횡격막과 흉곽의 중간구획의 모여듦과 압박.

먼저, 마치 당신이 미친 듯이 노트북을 타이핑하고 있는 것처럼(아마도 어떤 책의 한 챕터를 쓰고 있으면서) 구부정하고 앞으로 조금 숙여본다(**그림 6.2**). 당신은 이러한 자세가 당신의 횡격막을 고정시킬 수 있으며, 당신의 복강신경얼기를 쑤셔 넣으며, 당신의 복부를 압박하고 당신이 훨씬 더 얕게 호흡하게 만드는 방법을 느낄 수 있는가?

그러면, 그 반대를 시도해본다: 당신의 골반을 의자 위에서 직각으로 그리고 양 발은 바닥 위에 닿게 만들고 똑바로 앉는다. 당신의 어깨를 이완시키며 당신의 전체 몸통으로 호흡한다. 호흡하기의 이러한 방식의 감각을 꽉찬 중간구획으로 호흡하기와 비교해본다. 우리의 횡격막이 자유롭게 움직일 때, 우리의 막힘없는 호흡은 안과 밖으로 흐르며, 마치 온화한 바다의 파도처럼 오르고 내릴 것이다. 횡격막은 느린 동작의 우산처럼 벌어지며 접힌다(**그림 6.3과 6.4**). 당신이 숨을 들이쉬면서, 횡격막은 수축하며, 그 우산은 평편해지고, 넓어지며 아래로 이동한다. 당신이 숨을 내쉬면서, 횡격막은 이완하며, 그 우산은 좁아지고 높은 원형지붕으로 위로 이동한다. 이것을 몇 차례의 호흡 동안 느껴본다: 들숨에서 아래로 수축하는 횡격막; 당신의 날숨에서 위로 이완하는 횡격막.

마지막으로, 당신의 횡격막의 앞과 뒤를 비교해본다. 만약 당신이 숨을 들이 마시는 동안 자신의 복부가 움직이도록 허용한다면, 당신은 자기 횡격막의 앞쪽에서 더 많은 동작을 느낄 것이다. 당신은 자신의 등에서도 같은 것을 할 수 있겠는가? 같은 방식에서 팽창하고 있는 자신의 횡격막의 뒤쪽, 등쪽 부분을 연상해본다.

아쉬탕가 요가 강사인 Richard Freeman은 다음처럼 묻는다. "당신은 자신의 콩팥을 작은 날개인 것처럼, 호흡과 함께 펼치고 오므리게 할 수 있습니까"(1). 이러한 부위에서 안으로부터 밖으로 당신의 호흡을 느끼는 것이 어렵다면, 자기의 한 손을 뒤에 놓는다.

호흡에서 자체의 핵심적인 역할과 별개로, 각별히 거기에서 요추 전만으로 향하는 경향이 있을 때, 횡격막은 허리와 요통에 기여할 수 있다(**그림 6.5**). 호흡할 때 당신의 환자에게 횡격막의 뒤쪽 부분을 찾아내고 사용하도록 가르치는 것은 빈번하게 딱딱하고 고정되며 문제가 있는 그 부위에서 내부감각수용작용과 고유감각수용작용을 개선시키도록 도와준다. 가장 큰 척추의 근육으로서, 횡격막은 자체의 힘줄성 각부(또는 "다리")를 통해 위쪽 세 개의 요추의 앞쪽으로 그리고 뒤쪽의

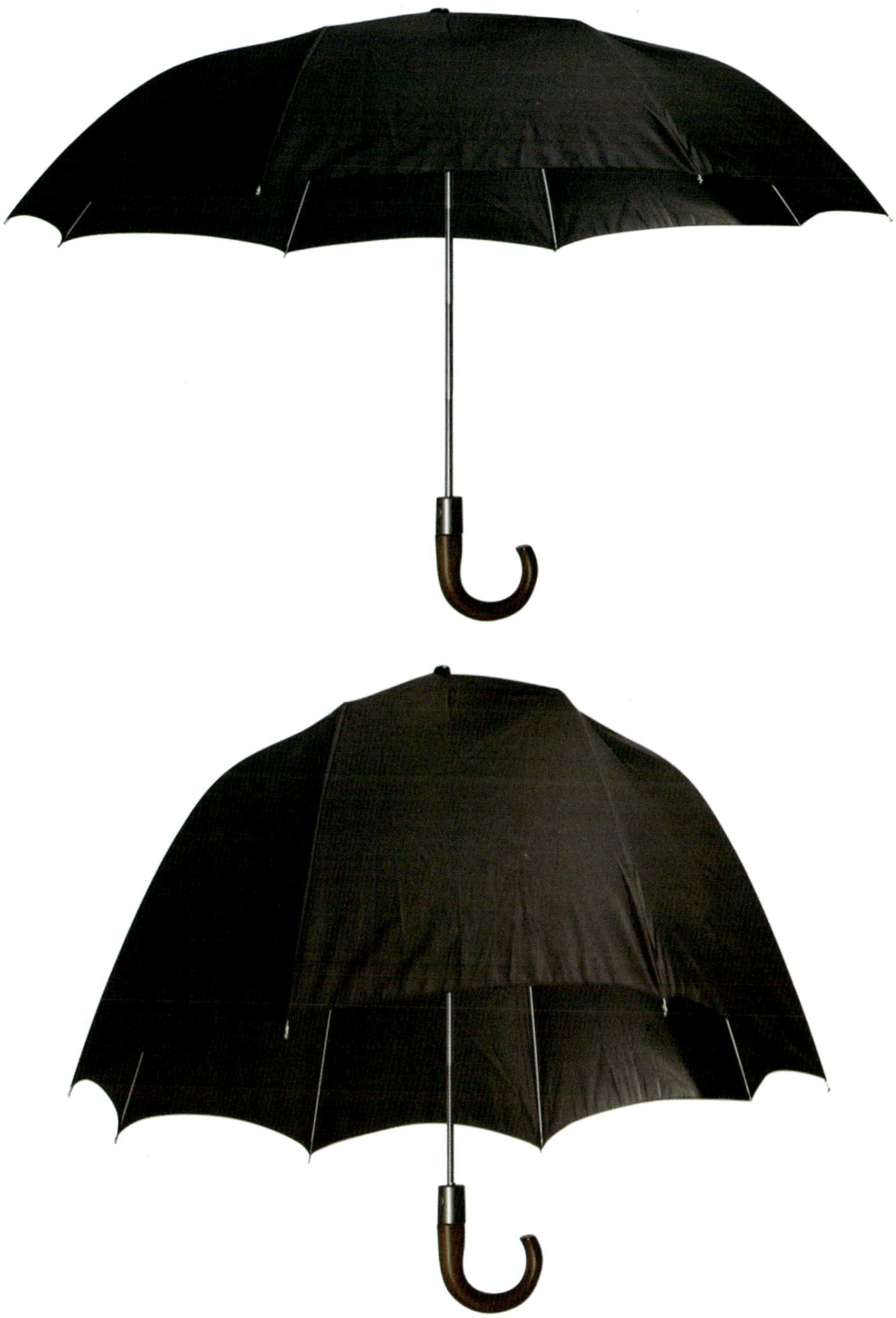

그림 6.3/6.4

횡격막은 들숨에서는 평편해지고 넓어지며, 날숨에서는 올라가며 좁아지며, 호흡과 함께 펴지고 접혀진다.

작은 부위 안에서 12번째 갈비뼈의 몸통부분을 따라서 부착한다. 우리는 3장, *엉덩허리인대 그리고 12번째 갈비뼈에서* 이러한 부위와 함께 치료하기를 다루었다. 횡격막이 12번째 갈비뼈 위에서 허리네모근의 아래쪽으로 당김에 대하여 길항근처럼 작용하기 때문에, 이 장에서 설명한 앞쪽 횡격막에서 치료는 3장에서 뒤쪽 접근법에 대한 완벽한 보완이 된다.

갈비뼈아치/횡격막 치료법

호흡성 횡격막의 부착은 갈비뼈아치 안쪽 깊이 위치한다. 횡격막이 간, 위장, 이자 그리고 지라 주변을 둘러싸기 때문에, 이러한 섬세한 구조물들과 횡격막의 밀접한 연관성은 전문화된 직접 대면한 트레이닝이 없이 횡격막의 직접적인 도수치료를 권장할 수 없게 만든다. 각별하게 간은 멍듬이나 조직 손상에 취약하며; 그것의 조직은 간의 한쪽 엽을 제거하고 있는 외과의사가 자신의 손가락으로 그것의 부위를 단순하게 집어들 수 있을만큼 그렇게 섬세하다(2).

횡격막에 대하여 갈비뼈 아래를 후벼파는 대신에, 당신은 횡격막이 둘러싸고 있는 그 취약한 장기들을 절대로 위험에 빠뜨리지 않은 채, 지극히 효과적인 방식에서 횡격막이란 우산을 펴주도록 갈비뼈아치의 뼈 모서리를 안전하게 사용할 수 있다.

바로 누운 환자 옆에, 그의 엉덩관절 높이에서 서는 것으로 그 치료법을 시작한다. 신체의 반대쪽 갈비뼈아치의 모서리를 접촉검사한다(**그림 6.6**). 거기에서 횡격막의 실질적인 부착부가 놓여있는 갈비뼈아치의 모서리 아래로 들어가려고 시도하지

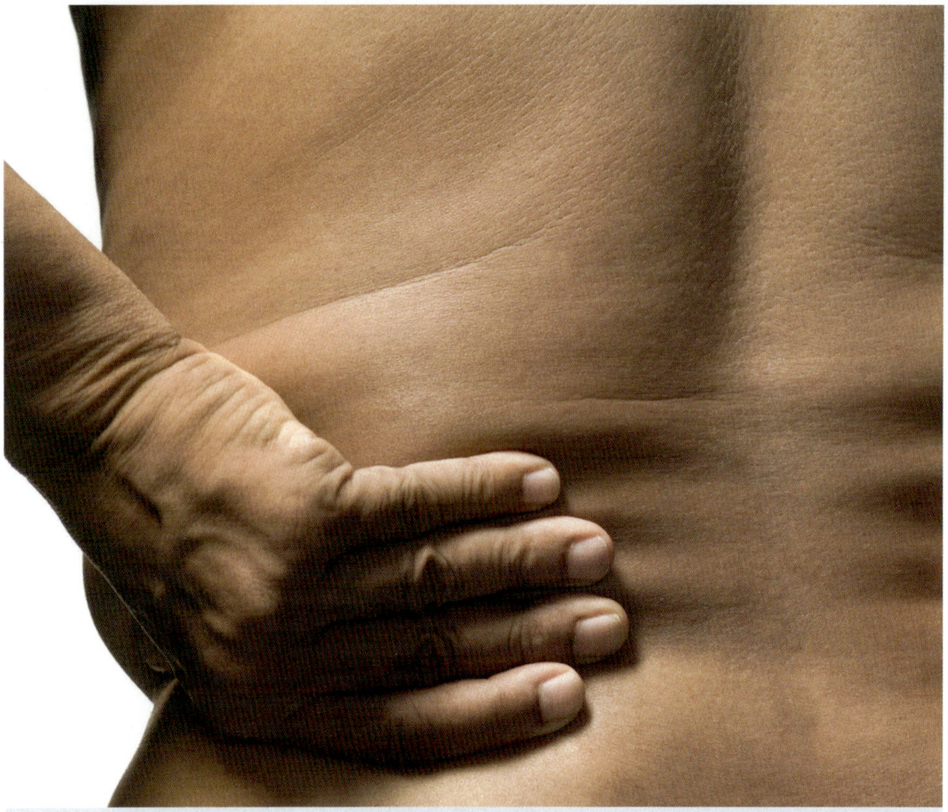

그림 6.5

횡격막은 12번째 갈비뼈에서 허리네모근에 대한 일종의 길항적인 자체의 역할과 함께 허리에 대한 자체의 직접적인 영향을 통해서 요통에 관여될 수 있다.

않는다. 대신 갈비뼈아치의 뼈의 하부(아래안쪽의) 모서리에 위치하며, 갈비우리의 바로 그 둘레로 부드러운 바깥쪽으로(위쪽가쪽의) 압박력을 적용하도록 넓고, 확고하지만 부드러운 접촉을 사용한다. 일부 사람들의 갈비뼈아치는 여기에서 지극히 좁으며; 만약 그러한 경우라면, 복장뼈의 끝부분에서 예민한 칼돌기 주위에서 주의한다.

당신 환자의 신체의 반대쪽 측면을 치료하도록 몸을 가로질러 도달함에 의하여, 당신의 압박의 각도는 아래쪽 갈비뼈들이 가쪽으로 넓어지는 것을 도와준다. 당신 환자의 호흡을 기다리며; 그들의 들숨에서, 둥근천장 모양의 횡격막을 벌려주며 약간 평편해지도록 갈비우리의 자연적인 넓어짐을 따라간다.

이어서 날숨이 시작할 때, 안으로부터 횡격막의 당김에 대항해서 이러한 넓어진 자세에서 갈비뼈아치를 유지하도록 당신의 부드럽지만 확고한 접촉을 사용한다. 당신이 날숨과 함께 하부 갈비우리에서 시작된 좁아짐에 저항하면서, 이것은 횡격막을 부드럽게 늘려준다. 안에서부터 당신에서 뒤로 당기는 횡격막의 늘어남에 대하여 느껴본다. 날숨에서 횡격막의 좁아짐에 대하여 부드럽게 그리고 예민하게 저항함에 의하여, 우리는 횡격막에 그것이 매번의 호흡과 함께 조금씩 더 벌어지는 것을 보여준다. 이것을 갈비뼈아치를 따라서 여러 장소에서 반복하며, 당신의 접촉이 그 환자에게 편안한 것을 확인한다. 어떠한 메스꺼움이나 불편함도 당신에게 상이한 깊이나 장소를 사용하는 것이 필요하다는 징후가 된다. 반대쪽에도 반복한다 (**그림 6.7**).

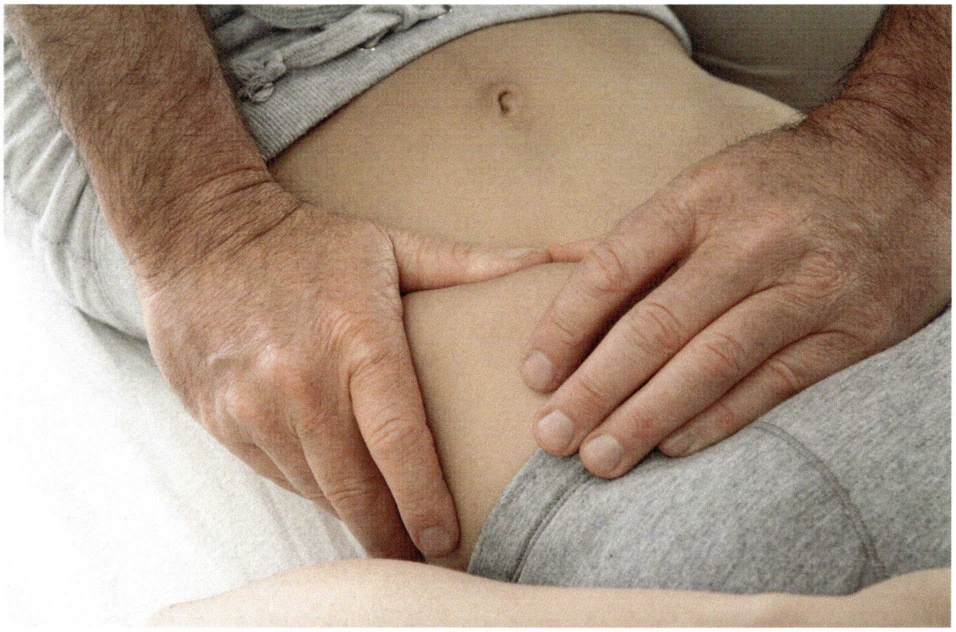

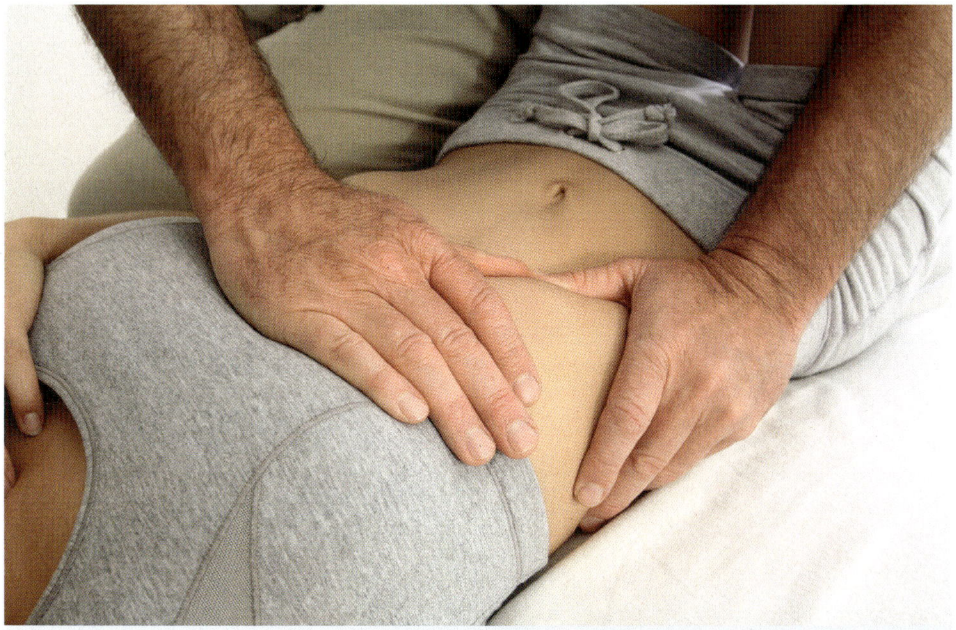

그림 6.6/6.7

횡격막/갈비뼈아치 치료법에서, 우리는 갈비우리 안쪽에서 횡격막의 부착부를 접촉하려고 시도하기 보다는 오로지 갈비뼈아치의 뼈 모서리만 치료함에 의하여 섬세한 내장을 위험하게 만드는 것을 피한다. 신체를 가로질러서, 갈비뼈아치가 들숨에서 넓어지면서 그 아치를 따라가며, 이어서 날숨과 함께 부드러운 압박력으로 그 넓어짐을 유지함은 횡격막을 늘려준다.

핵심 정리: 갈비뼈아치/횡격막 치료법

www.a-t.tv/sb08
갈비뼈아치/횡격막 치료법의 비디오를 참조하세요

적응증은 다음을 포함한다:

- 신체의 중간부분에서 감소된 호흡 움직임
- 습관적으로 "무너진" 또는 앞으로 내민-머리 자세
- Morton의 신경종
- 복강신경얼기와 중간부분의 과밀함과 연관된 증상들: 위산역류, 속쓰림 등
- 등, 어깨, 턱 또는 목의 통증

목적

- 호흡 및 앉기와 연관된 개선된 고유감각수용작용
- 중간부분 가동성을 증가시키기

방법설명

바로 누운 환자에게서:

1. 그 환자의 반대쪽으로 가로질러 팔을 뻗으며, 갈비뼈아치의 모서리를 위치확인한다.
2. 당신 환자의 들숨과 함께 부드러운 상방외측(바깥으로) 압박을 적용하며, 갈비우리가 측방으로 넓어지도록 도와준다.
3. 당신 환자가 숨을 내쉬는 동안, 이러한 약간 넓어진 자세에서 갈비뼈아치를 유지하며, 갈비우리의 좁아짐에 대항해서 유지한다.
4. 갈비뼈아치의 전체 길이를 따라서 반복한다.

주의사항

- 갈비뼈아치 안쪽을 치료하려고 시도하지 않는다. (섬세한 내장에 손상을 피하도록)
- 민감한 칼돌기 주위에서 조심한다.

이러한 방식에서 횡격막을 치료함은 비침범적이며 편안함을 유지한 채 가동성과 고유감각수용작용 두 가지 모두를 증가시켜 주는 지극히 효과적인 방식이다.

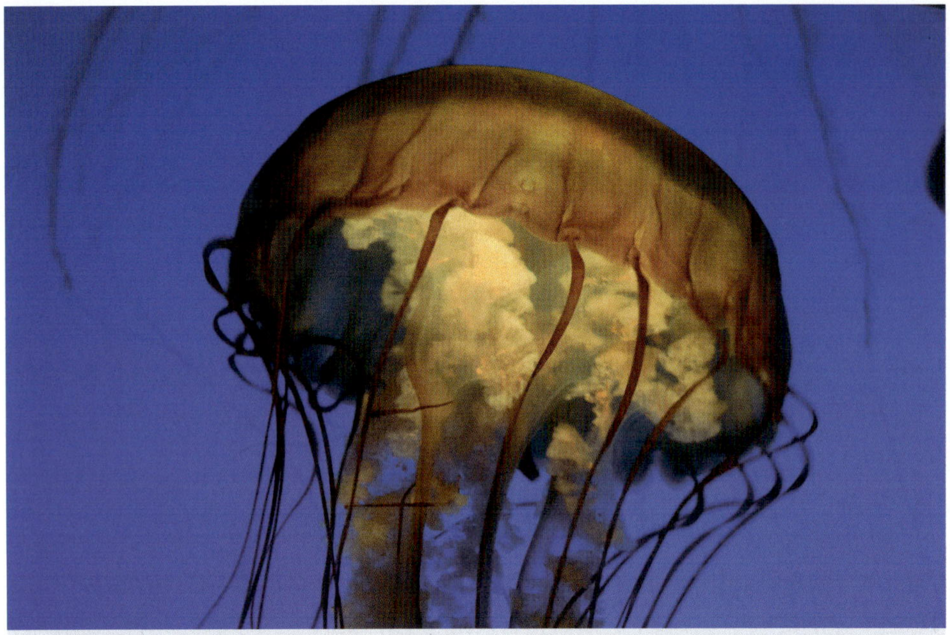

그림 6.8
호흡에서 횡격막의 움직임은 해파리의 물결치는 듯한 벌어짐과 좁아짐에 상당히 유사할 수 있다.

횡격막이 코어를 안정시키는가?

우리가 횡격막이 이완하는 것을 아니면 긴장하는 것을 원하는가? 부드러운 코어는 요통에 일조하는가? 횡격막의 수축은 최소한 일시적으로도 그 "코어"인 복부 공간 위에서 일종의 덮개로서 작용함에 의하여 허리 안정성에 대하여 당연하게 기여한다. 이것의 한 가지 사례는 바로 발살바(Valsalva) 방법이며, 거기에서 강제된 날숨은 폐쇄된 기도에 대항해서 압박된다. 이러한 방법은 복부 내부의 압력을 증가시킴에 의하여 무거운 들기 중 부가적인 받침을 더하도록 역도선수에 의하여 (의동적으로 및 무의식적으로 모두) 사용되며, 이것은 일시적으로 허리구획을 단단하게 만든다. 전기근전도 연구에서 횡격막이 어깨 움직임도 받쳐주도록 수축하는 것도 보여주었고(3) 몸 안에서 자체의 중심적 위치에서, 횡격막은 많은 다른 동작들에서도 마찬가지로 일종의 안정요소로서 작용하기 쉬울 것이다.

그렇지만, 우리가 우리의 호흡을 항상 멈출 수 없기 때문에, 일부 저자들은 코어 안정요소로서 지속적으로 작용하도록 횡격막에 요청하는 것이 끊임없이 확장하고 수축하는 구조물로서 횡격막의 역할에서 요구된 반응성과 유연성을 억제한다고 논쟁한다(4). 움직임 유연성이 부족한 횡격막이란 이롭지 않으며 – 딸꾹질을 또는 더 나쁜 것으로 횡격막의 경련의 고정 상태를 생각해보라. 두 가지 모두는 수축성 경련에 놓인 횡격막의 사례이다. 반대로, 유연하고, 반응적인 횡격막은 그 호흡이 자유롭고 완전하게 이동하는 것을 허용하는 것이다. 증가된 가동성과 고유감각수용작용(심화 근막 도수치료적 접근법에서 우리의 이중 목적)은 횡격막이 그것에 주어진 변화하는 요구에 대하여 훨씬 더 완전하게 반응하도록 허용한다: 횡격막의 안정시 상태로서 유연성과 적응성을 보유한 채, 그것들이 필요해진 그러한 순간들에서 안정성과 근력인 것이다.

기타 횡격막들

우리가 지금 논의하고 있는 그 구조물은 그것이 신체의 횡격막들 가운데 하나일 뿐이므로, 보다 정확하게는 호흡성 횡격막이라고 불린다. 횡격막이란 단어는 고대 그리스어인 διάφραγμα 또는 "격벽"으로부터 직접적으로 우리에게 전해진다. 전통적으로 횡격막인 것으로 간주되는 기타 해부학적 구조물들 가운데 몇 가지는 비뇨생식기 횡격막(pelvic rami 사이에서) 그리고 골반 장기들을 받쳐주며 그것의 위쪽 끝부분에서 호흡성 횡격막에 의하여 경계를 이룬 복부 공간의 아래쪽 끝부분을 형성하는 골반 횡격막(또는 골반바닥) 등을 포함한다.

롤핑 구조적통합치료(그리고 정골학적인 전통)에서 여러 가지 다른 수평방향의 근육근막성 구조물을 횡격막이라고 칭한다. 발의 발바닥, 반달연골, 회음, 흉곽출구, 입의 천장 그리고 두개골 천막 등 모두는 횡격막-비슷한 특징 또는 동작 잠재력을 보유한 것으로 간주된다. 구조적통합치료에서, 이러한 구조물들의 기능적인 그리고 해부학적인 상호연관성은 전신적인 완전성과 균형잡힌 배열에서 한 역할을 수행하는 것으로 생각되며(5), 예를 들어, 매번의 발걸음에서 체중 이동을 받아내도록 벌어지고 닫히는 당신의 호흡성 횡격막이 시행하는 것과 비슷하게 "호흡하는" 자신의 발바닥을 생각해보라.

우리는 보다 똑바른 자세로 앉기에서 느껴진 감각과 우리가 구부정할 때 무엇이 느껴지는가 대비해보며, 우리 자신의 횡격막의 움직임에 대하여 주의력을 집중함에 의하여 시작했다. 이제는 당신 자신의 횡격막으로 주의력을 집중하며, 매번의 호흡에서 그 부드러운 팽창과 수축의 느리고, 주기적인 움직임을 느껴본다. 그것이 자유로울 때, 횡격막은 자기의 물속 환경 안에서 떠다니며, 움직임 가능성의 자기의 360°에서 스스로의 모양을 변화시킬 수 있는 해파리가 시행하는 움직임과 훨씬 비슷하게 움직일 것이다(**그림 6.8**). 횡격막의 이러한 율동적인 벌어짐과 닫힘은 물결치며 움직이고 있는 해파리 근처의 다른 것들과 비슷하게, 호흡과 함께 횡격막 주변의 장기들이 일렁이고 떠다니도록 유발한다. 그저 그러한 파동을 즐겨볼 약간의 시간을 할애해보지 않겠는가?

요약정리

호흡성 횡격막은 호흡하기, 담아두기, 안정시키기 허리를 받쳐주기 등등 신체 안에서 많은 역할을 수행한다. 그것은 모든 방향에서 매번의 호흡과 함께 팽창하고 수축함을 통해서 주기적으로 움직인다. 우리의 환자들이 횡격막의 충분한 공간, 자유로움 그리고 개방성의 그들의 느껴진 감각을 증가시키도록 도와주는 것은 지극히 감사할 일이며 신체의 다른 부분들에서 당신의 가동성과 고유감각수용작용의 목표를 뒷받침하도록 도와줄 것이다.

참고문헌 (References)

[1] Freeman, R. (1992) *Personal communication.*
[2] Poon, T.P. (2007). Current techniques of liver transection. *HPB: The Official Journal of the International Hepato Pancreato Biliary Association (Oxford)*. 9(3). p. 166–173.
[3] Richardson, C. et al. (1999) *Therapeutic Exercise for Spinal Segmental Stabilization in Low Back Pain.* Edinburgh: Churchill Livingstone.
[4] Newton, A., (2004) Writing about Hubert Goddard in *Core Stabilization, Core Coordination*. http://www.alinenewton.com/pdf-articles/core.htm. [Accessed December 2015.]
[5] ibid.

그림 저작권 표시 (Picture credits)

Figures 6.1, 6.3, 6.4, and 6.5 Thinkstock.
Figure 6.2 Primal Pictures, used by permission.
Figures 6.6 and 6.7 Advanced-Trainings.com.

학습지침

횡격막

1 들숨에서, 호흡성 횡격막은:

- a 수축하고, 평편해지며, 넓어지고, 위로 이동한다.
- b 수축하고, 평편해지며, 넓어지고, 아래로 이동한다.
- c 이완하고, 평편해지며, 넓어지고, 위로 이동한다.
- d 이완하고, 평편해지며, 넓어지고, 아래로 이동한다.

2 교재에서는 호흡성 횡격막이 다음 중 어디에서 가장 큰 근육이고 말하는가?

- a 복부
- b 흉곽
- c 등
- d 신체

3 허리네모근과 호흡성 횡격막 사이에서 상호작용은 무엇인가?

- a 간접적: 그것들은 직접적인 부착지점을 공요하지 않는다.
- b 길항적: 허리네모근은 12번째 갈비뼈 위에서 위로 당기며, 반면 횡격막은 아래로 당긴다.
- c 협동적: 횡격막은 12번째 갈비뼈 위에서 위로 당기며 허리네모근은 도와준다.
- d 길항적: 횡격막은 12번째 갈비뼈 위에서 위로 당기며, 반면 허리네모근은 아래로 당긴다.

4 갈비뼈아치/횡격막 치료법의 목적은 무엇인가?

- a 코어 안정성을 확립에 의해 무거운 것 들기 중 안정성을 증가시키는 것
- b 딸꾹질, 옆구리 통증, 경련 등의 빈도와 심한 정도를 감소시키는 것
- c 중간부분 가동성과 고유감각수용작용을 증가시키는 것
- d 가슴막의 근막으로부터 횡격막 근육사이막의 근막을 구분해주는 것

5 갈비뼈아치/횡격막 치료법에서, 치료사는 다음에 의하여 부드러운 늘어남을 만든다:

- a 들숨에서 갈비뼈의 움직임에 저항하며
- b 날숨에서 갈비뼈의 움직임에 저항하며
- c 날숨에서 갈비뼈의 움직임을 도와주며
- d 들숨에서 횡격막의 움직임을 도와주며

정답에 대하여, www.Advanced-Trainings.com/v2key를 방문한다.

갈비뼈 (The Ribs)

7

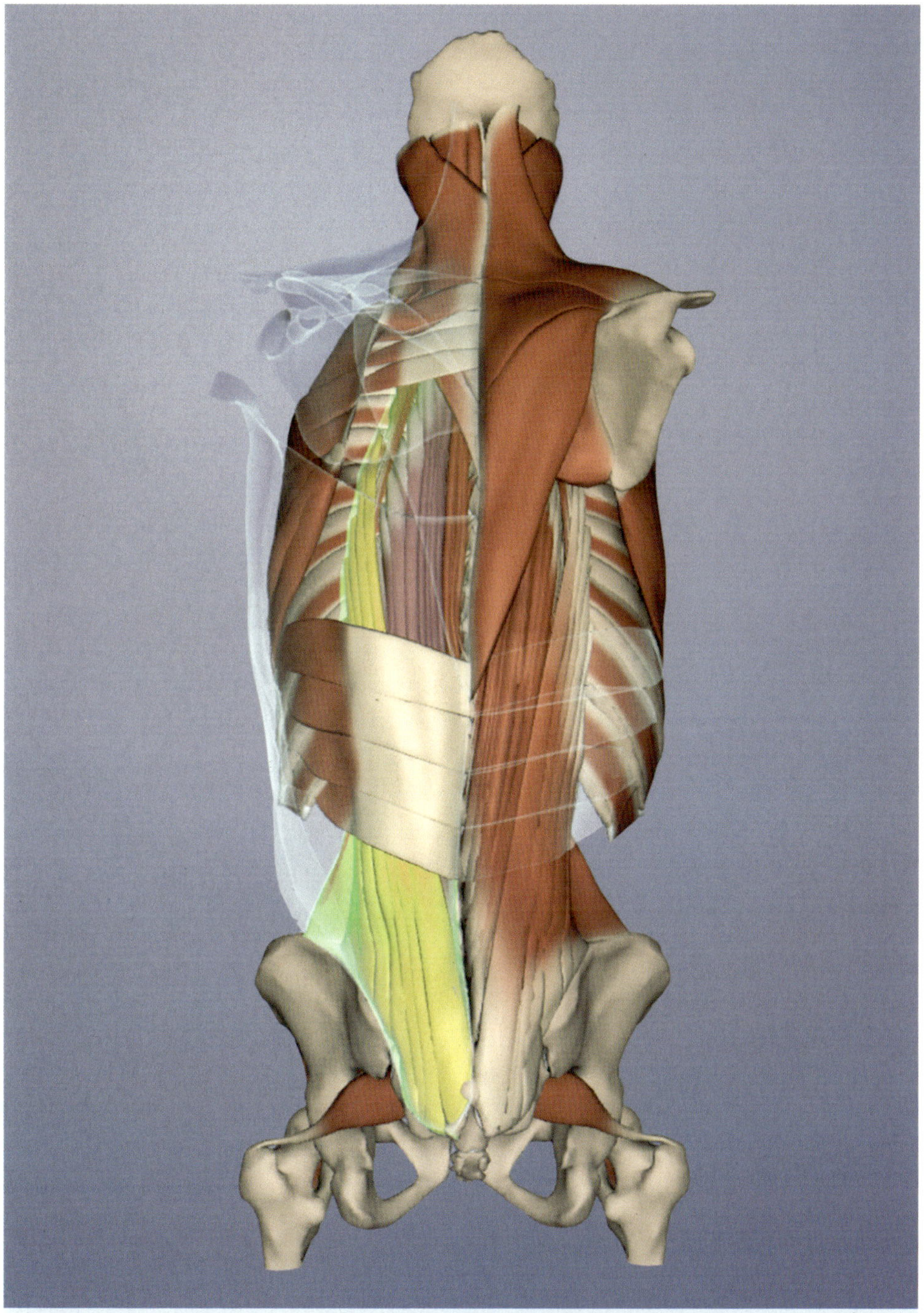

그림 7.1

갈비뼈가 팔이음뼈(견갑대)와 등의 연부조직 구조물들의 많은 것들에 대해 깊게 놓인다. 이러한 것들을 먼저 다룸에 의해 갈비뼈 치료를 위해 준비한다. 세움근군의 엉덩갈비근(노란색)과 흉추 가장긴근(자주색)은 그것들의 둘러싸는 등허리근막(녹색)이 그러하듯 갈비뼈로 직접 부착한다.

갈비뼈

한 차례 호흡을 해보라. 당신 갈비우리의 얼마나 많은 부분이, 어디에서 움직이는가? 또 한 차례 호흡을 해보고, 이번에 그만큼 자신의 갈비뼈들을 움직이지 않는다. 불편하고, 숨쉬기 어려운 느낌을 알아챌 수 있는가? 그것이 바로 결합조직 제한, 통증, 자세 또는 습관 등으로부터 그 제한이 존재한다면 제한된 갈비뼈 동작이 느껴질 수 있는 그것이다.

호흡 효율성은 신진대사의 과정에서부터 우리의 에너지 수준, 각성상태 그리고 분위기까지 기능의 광범위한 수준에 영향을 준다(1). 우리가 하루에 대략 24,000번 호흡을 시행하므로, 우리의 호흡 효율성에서 지극히 미미한 변화일지라도 누적적이며 깊게-미치는 신체-마음 영향을 보유할 것이다. 다행스럽게도 이러한 다중의 영향은 두 가지 모두의 방식에서 작용한다: 단지 호흡 제한만이 우리를 좋지 않은 듯 느끼게 만들 뿐만 아니라, 갈비뼈 자유도 안에서 아주 작은 증가의 개선조차도 많은 수준에서 우리의 건강을 개선해준다.

제한된 갈비뼈 동작은 우리가 가동성을 상실하게 만드는 일반적인 것들로부터 생겨날 수 있다: 스트레스, 습관적인 자세와 기립자세, 비활동성, 질병, 통증, 두려움 그리고 손상. 갈비뼈는 우리의 가장 절대적인 장기들을 둘러싸는 일종의 보호적인 울타리로서 작용하며, 우리의 심장, 폐 그리고 간을 보호한다. 그렇지만 그것들은 반드시 또 다른 절대적인 기능인 호흡을 허용하도록 충분히 유연해야 한다.

그 원인이 무엇이든, 능숙한 손을 사용한 치료는 상실된 동작과 적응성을 재확립해주기 위한 효과적인 방법이 될 수 있다. 그렇지만 이 장에서의 방법을 사용하기에 앞서, 우리는 우리의 치료를 등에서 시작할 것이다.

세움근 치료법

갈비뼈 제한에서 당신의 치료는 먼저 갈비우리 주위 크고 보다 표면의 구조물, 각별하게 척추세움근 그룹을 이완시키는 시간을 갖는다면 보다 효과적일 것이다. 척추세움근들 내부에서(**그림 7.1**), 엉덩갈비근, 흉추 가장긴근 그리고 그것들을 둘러싸는 등허리근막은 갈비뼈들을 다른 구조물로 이어주며, 팽팽할 때(근막성 경직과 높은 근육긴장도는 여기에서 일반적이다) 호흡 가동성을 제한할 것이다. 또한 만약 당신이 척추세움근 그룹을 먼저 이완시킨다면 이어지는 치료법들에서 갈비뼈 자체의 움직임을 평가하는 것이 더욱 쉽다는 것을 알게 될 것이다. 여기에서 더 깊게 치료를 시도하기에 앞서 등 근육근막의 바깥을 준비시키도록 척추세움근 치료법(1장) 또는 유사한 방법을 사용한다.

아래팔이란 도구는 세움근을 치료하기 위한 효과적인 방법이다. 오일이나 윤활제를 사용하지 않은 채(이러한 것들은 개별 층들을 구분해주도록 필요한 약간의 마찰력을 없애준다), 세움근의 가쪽 모서리에 대하여 느껴보면서 그 근육에서 약간의 아래쪽(다리방향) 압박을 적용하도록(**그림 7.2**)

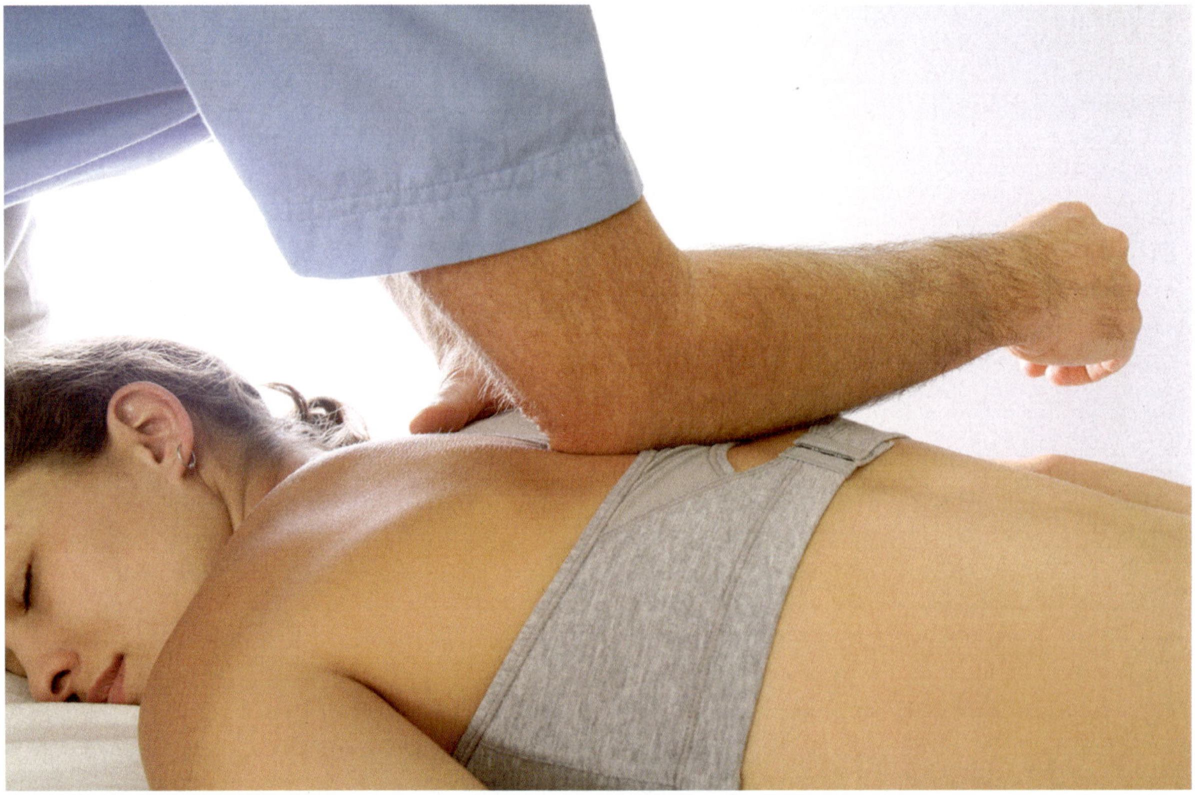

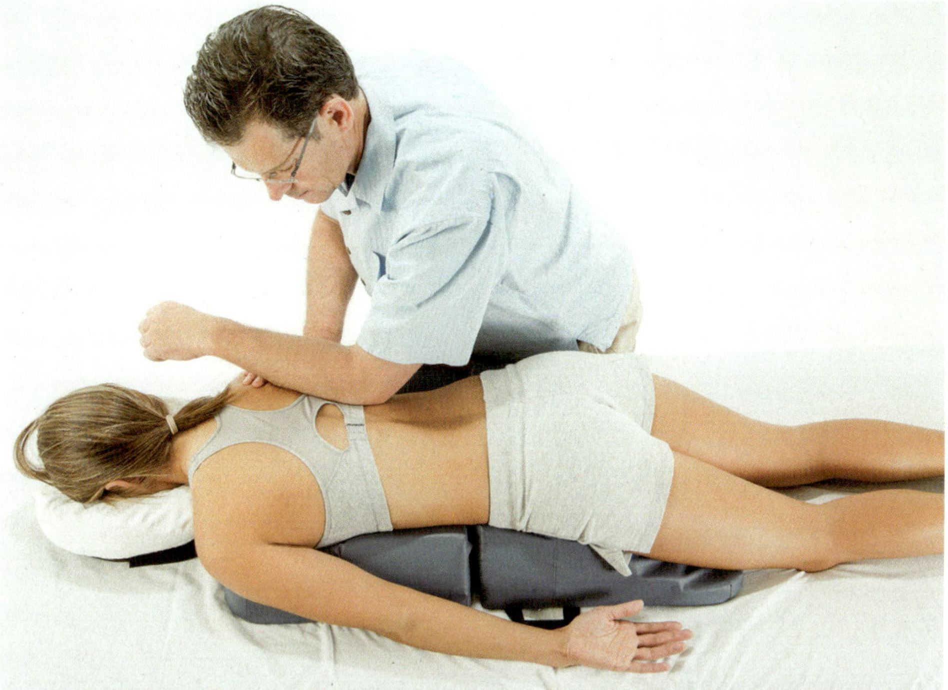

그림 7.2/7.3

척추세움근의 가장 가쪽부분인 엉덩갈비근 그룹 주위에서 그리고 그 내부에서 근막을 구분해 주도록 당신의 아래팔의 평편한 부분을 사용한다.

핵심 정리: 세움근 치료법

적응증은 다음을 포함한다:

- 제한된 갈비뼈 또는 척추 동작

목적

- 척추세움근의 탄력성을 증가시키고 구분해준다.
- 갈비뼈와 함께 보다 세밀한 치료를 위해서 흉곽을 준비시킨다.

방법설명

엎드린 환자에게서:

1. 아래팔을 사용하며, 다리쪽(아래쪽) 압박을 적용하고, 근육 포장재와 다발들을 층별 구분과 풀어짐에 대해서 느껴본다.
2. 조직 변화의 속도가 당신의 느리고, 지속적인 미끄러짐의 속도를 결정하도록 한다.

움직임

치료하고 있는 그 부위 바로 아래에서 부드러운, 팽창의 호흡

당신의 아래팔을 사용한다. 처음에 그 조직을 풀어주거나 변화시키려는 시도보다는, 조직 밀도에서 변화에 대하여 느껴본다. 당신의 다른 쪽에서, 치료하지 않는 손은 당신의 아래팔과 인접해서 환자의 등 위에 올려놓는다. 이것은 당신 몸의 자세를 안정시킬 것이며, 당신 환자의 인식에서 보다 큰 "족적"을 주게 될 것이며, 이것은 환자가 당신의 접촉으로 이완하도록 도와줄 것이다. 등 아래로 당신의 점진적으로 미끄러지는 움직임에 대한 치료 속도에 맞추도록 조직의 느린 풀어짐을 허용한다. 얕은 층들을 준비시키며 웜업하도록 중등도의 압박력으로 시작한다. 일단 그것들이 이완된 후, 당신의 이어지는 행위는 등의 근육근막 안으로 더 깊게 느껴가는 것이며, 천천히, 각각의 층마다 치료해간다. 세움근 그룹을 둘러싸는 것은 지극히 민감한 등허리근막이며; 기타 구조물들 가운데서 그것들은 그렇지 않으면 설명할 수 없는 등 통증에 연루되어왔다(1장)(10). 당신은 환자에게 당신의 접촉 아래에서 그 호흡이 천천히 확대하도록 만들라고 요청한다. 이것은 밖에서부터 당신이 치료하고 있는 같은 장소 안쪽에서부터 풀어지도록 도와줄 것이다.

국소적으로 치밀한(단단한) 부위는 때때로 머리쪽(위쪽) 방향에서 치료함에 의하여 보다 직접적으로 다룬다(**그림 7.3**). 세움근의 전체 길이를 치료하지만, 하부 부유늑골과 요추 위에서 각별히-민감한 곳에 더 집중한다.

갈비척추관절 치료법

거기에서 갈비뼈가 가동성을 상실하는 가장 흔하게 간과되는 장소는 갈비척추관절에서이며, 거기에서 갈비뼈는 척추와 관절한다. 세움근들로 깊숙하게, 이러한 핵심 관절들 주위의 영역은 인대와 작은 근육들로 채워져 있으며, 그것들은 짧아지거나 단단해질 때 갈비뼈와 추골을 고정된 덩어리로 함께 묶어둘 수 있다. 자유로운 갈비척추관절은 갈비뼈들이 척추와 관계에서 자체의 각도를 변화시키는 것을 허용하며, 들숨과는 들리며 날숨과는 내려간다. 그 추골의 가로돌기에 대하여 전방측방으로 놓여있는 갈비뼈와 함께 갈비척추관절이 비스듬하게 배열되므로(**그림 7.4**), 이러한 관절들 또한 적은 양의 전방 갈비뼈 움직임도 함께 허용한다.

당신이 앞선 방법으로 세움근을 치료한 후 이러한 전방의 가동성을 평가한다. 엎드린 당신의 환자에게서, 도수치료 강사인 Art Riggs가 "피아노 건반" 방법이라고 불렀던 방법을 사용한다(3): 당신의 손가락이든, 엄지손가락이든, 손바닥이든 또는 아래팔이든(세움근 치료법에서 그러했듯이, **그림 7.2**) 사용해서, 개별 갈비뼈의 전방 가동성을 차례로 확인한다. 각각의 갈비뼈는 세움근의 근육덩어리 바로 옆에서 또는 위쪽 갈비뼈들에서는 어깨뼈에 대하여 바로 내측에서 접촉검사될 수 있다. 한 가지 변형방법은 바로 누운 환자 아래로 손을 뻗으며 손가락 끝으로 아래로부터 개별 갈비뼈를 들어준다.

당신이 어떠한 자세 또는 평가방법이든 선택하면, 당신이 갈비뼈 위에서 또는 층판 오목 안에서, 연부조직 안에서 경직성의 어떠한 잔류상태에 의해서든 혼란되지 않은 채, 갈비뼈 자체의 뼈의 단단함에 대하여 느끼고 있음을 확인한다. 당신이 개별 갈비뼈를 전방으로 압박을 줄 때, 그것은 반드시 약간 밀려가야 한다. "피아노 건반" 방법 검사에서 밀리지 않는 갈비뼈 또는 특정한 압박과민함 등은 그 갈비뼈의 갈비척추관절에서 어떤 문제를 드러내는 것이다(**그림 7.4**). 모든 갈비뼈를 검사하며, 부유늑골의 가장 아래쪽 한 쌍에서 주의를 기울이며 지극히 적은 압력을 사용한다.

일단 당신이 어느 쪽 갈비척추관절이 제한되었는지 확인한 후, 당신의 환자를 제한된 관절을 위로 향한 채 자신의 옆으로 눕도록 자세를 취한다(예를 들어, 우측 제한에 대하여, 환자는 좌측을 아래로 옆으로 눕는다). 당신의 환자를 엉덩관절과 척추를 굽힘으로, 무릎을 가슴으로 가져가고 안으로 당겨진 턱과 함께 팽팽한 태아 자세로 굽혀준다. 이러한 자세는 당신에게 인접한 추골의 가로돌기들 사이에서 조금 더 많은 공간을 만들어줌에 의하여 유리한 착수점을 제공하며, 가로돌기들을 제한된 갈비뼈의 목부분으로부터 멀어지게 벌려준다.

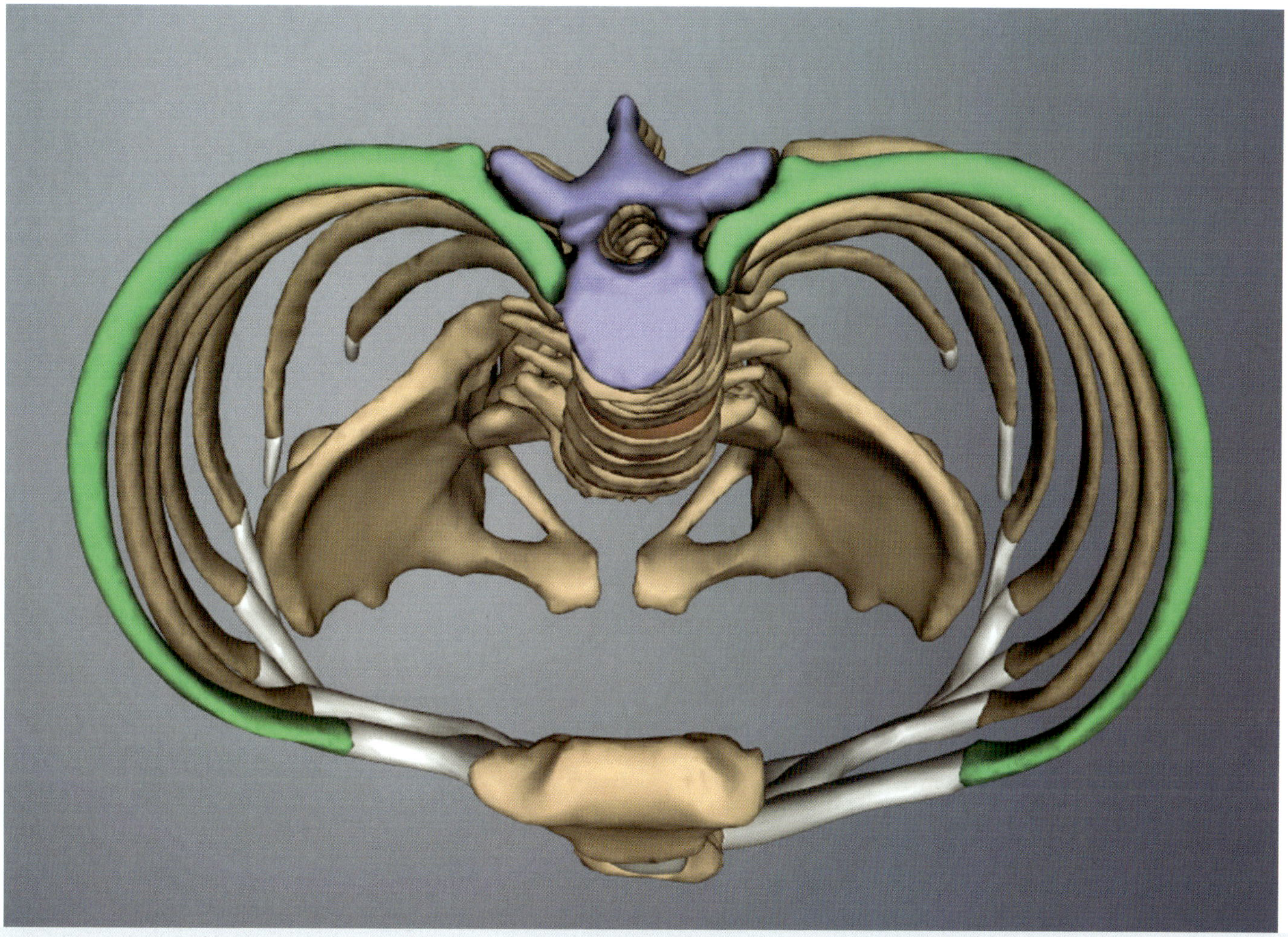

그림 7.4
갈비척추관절의 비스듬한 각도는 갈비뼈(녹색)가 그 추골의 가로돌기(자주색)에 대하여 전방가쪽으로 놓여 있음을 의미한다.

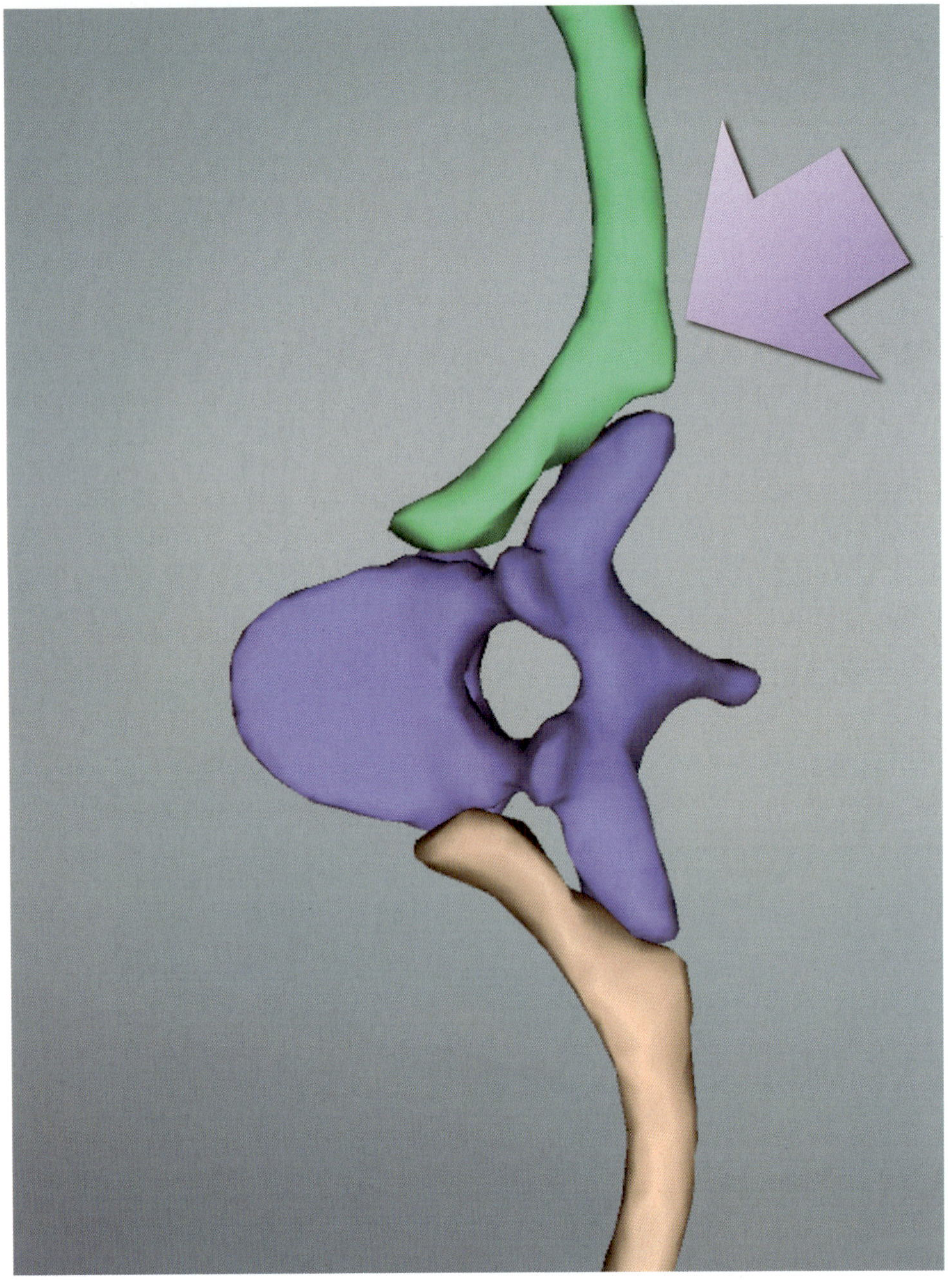

팔꿈치 바로 아래에서 당신의 자뼈의 평편한 부분을 사용해서, **제한된 갈비뼈의 등쪽(후방각)**으로(**그림 7.6**) 압박을 적용한다(전방으로 그리고 약간 안쪽 방향에서 **그림 7.5**). 일반적으로 치료대와 거의 평행하게, 아래쪽 각에서 접근하는 것이 가장 효과적이다. 당신이 갈비뼈 자체를 느낄 때까지 당신의 압박 방향을 조절한다; 이어서 그것 안으로 몸을 기울인다. 당신의 환자가 편안함을 확인하며, 풀어짐을 기다린다. 당신은 당신의 환자가 자신의 등으로 호흡하도록 초대하며, 이것은 당신이 치료하고 있는 그 부위를 부풀게 만들 것이며 척추를 약간 더 뒤쪽으로 움직이도록 도와준다. 당신은 자신의 치료하지 않는 손으로 척추의 이러한 약간의 후방으로 동작을 관찰한다. 여기에서 핵심은 끈기이며; 당신 자신의 신체를 편안하게 유지하며 그러므로 당신이 여러 차례의 호흡 동안 그 압박력을 유지할 수 있어야 하며, 그 관절들 주변의 인대들에 반응할 시간을 제공한다. 당신이 충분히 오래 유지한다면 갈비뼈가 미묘하지만 감지할 수 있게 가동적인 것을 느끼게 될 것이다.

당신이 한쪽에서 그 제한을 풀어준 후, 환자를 돌아눕도록 만들며 다른 쪽에서 제한을 치료하고, 그러므로 당신은 다시 위쪽 부분을 치료한다. 또는 당신의 환자가 돌아눕기에 앞서, 갈비사이 공간 치료법이라고 불리는 양동이 손잡이 치료법으로 그쪽의 갈비 가동성의 또 다른 차원을 확인한다.

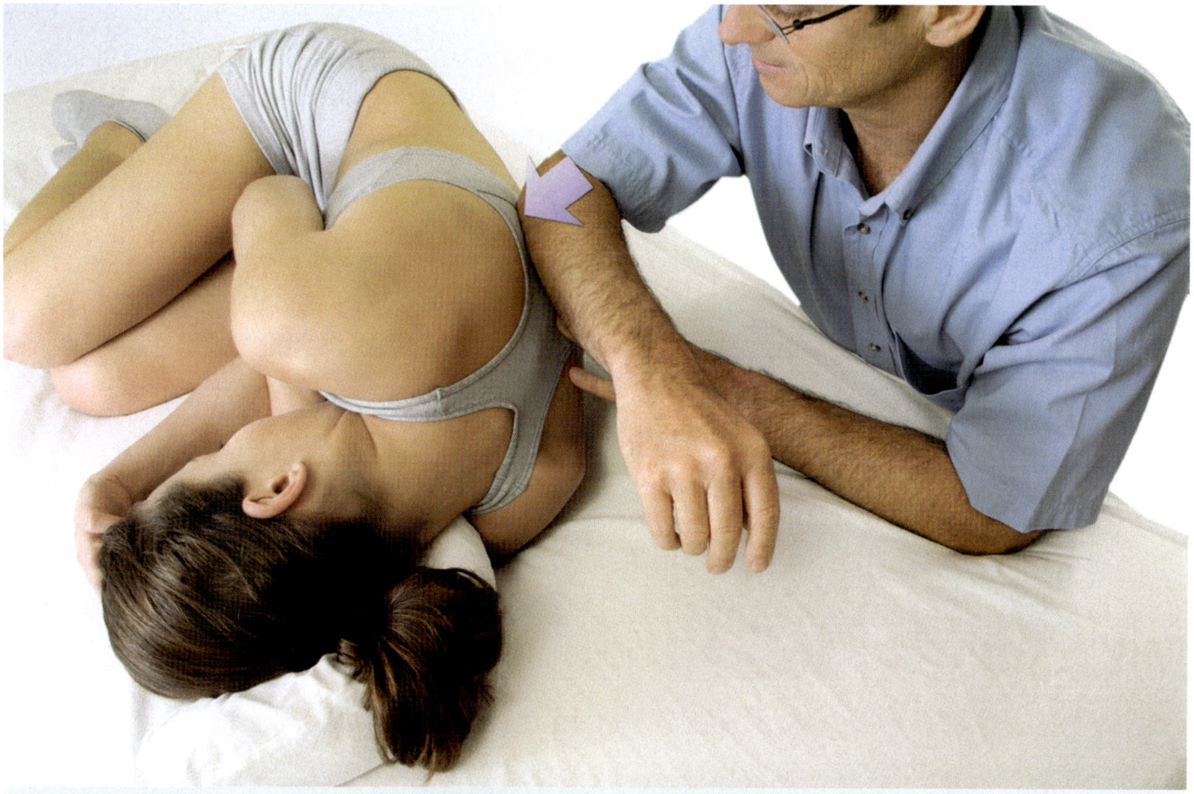

그림 7.5/7.6

갈비척추관절 치료법에서 갈비뼈의 가동성을 평가하고 도와주도록 부드럽고, 지속적인 전방내측의(화살표) 압박력을 적용하기. 굽힌 환자 자세에 주목한다.

핵심 정리: 갈비척추관절 치료법

적응증은 다음을 포함한다:

- 갈비뼈, 어깨 또는 흉곽 등쪽 통증
- 국소 갈비뼈 또는 전체 갈비우리 제한

목적

- 갈비척추관절에서 갈비뼈 제한을 가동증진시킨다.

방법설명

엎드린 또는 바로 누운 환자에게서, 개별 갈비뼈의 전방 가동성과 통증에 대한 민감성을 ("피아노 건반" 평가법) 평가한다:

1. 옆으로 눕기, 팽팽하게 굽혀진 자세로 환자를 위치시킨다.
2. 어떤 제한된 갈비뼈든 후방각으로 전방 및 약간 안쪽 방향에서 정적이며, 끈기 있는 압박력을 적용하도록 아래팔을 사용한다.
3. 당신의 각도를 조절하며, 최대의 효과를 느껴본다: 기울이기, 호흡을 지시하기, 그리고 갈비뼈가 미묘하게 전방으로 "이동" 또는 물러가도록 기다린다.

움직임

- 등으로 집중된, 부드러운 호흡

www.a-t.tv/v/sb05
갈비사이공간
치료법의
비디오를
참조하세요

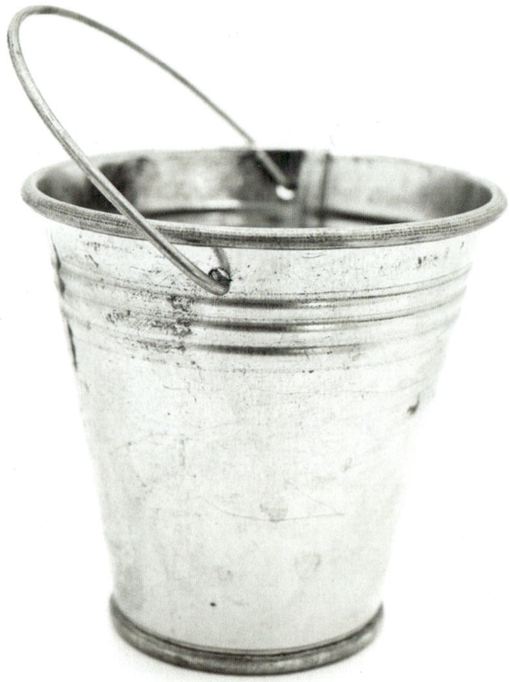

그림 7.7

갈비뼈는 자체의 뒤쪽과 앞쪽 끝에서 관절하며, 그러므로 갈비우리 팽창은 자체의 팽팽하게 묶인 끝부분은 양동이 손잡이의 회전축과 상당히 비슷한 방식에서, 개별적인 갈비뼈들이 들숨에서 올라가는 원인이 된다.

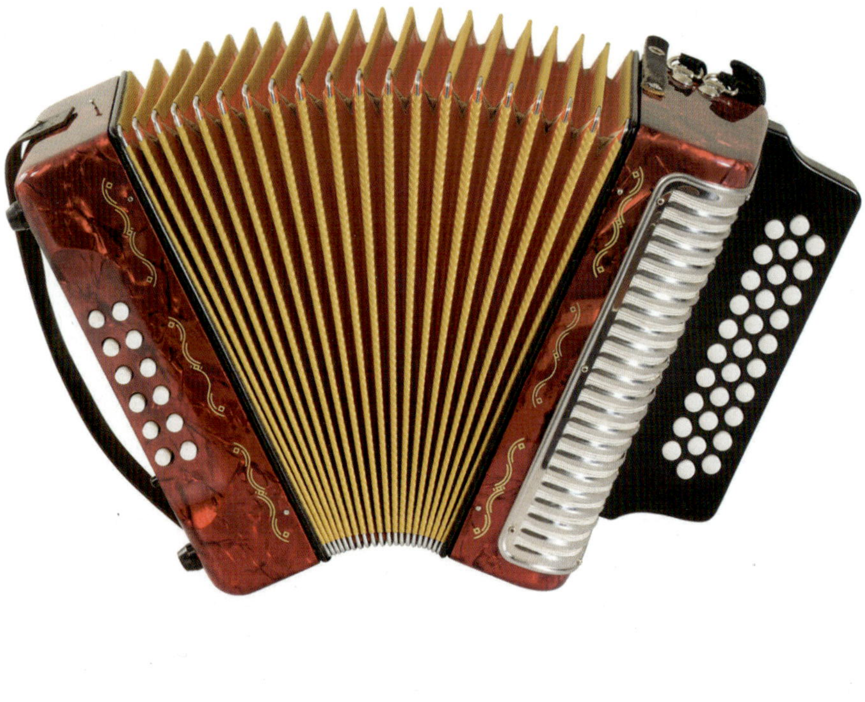

갈비사이 공간 치료법

일단 당신이 갈비척추관절에서 제한을 치료한 후, 당신은 그 갈비뼈의 머리 쪽/꼬리 쪽 동작에 대하여 확인하도록 갈비뼈 몸통 주위에서 진행할 수 있다. 갈비뼈가 자체의 앞쪽 및 뒤쪽 말단부에서 관절하므로, 갈비우리 팽창은 들려질 때 자체의 묶여있는 끝부분에서 양동이 손잡이와 상당히 비슷하게 그것들의 가장 가쪽 부분이 들숨에서 올라가는 원인이 된다(**그림 7.7**). 이러한 동작은 단지 갈비척추관절 가동성뿐만 아니라, 갈비뼈들 사이에서 길어지며 벌어짐을 허용하는 갈비사이의 구조물들의 능력에도 의존하게 된다(4).

벌어지는 갈비뼈의 능력을 확인하도록, 자신을 옆으로 누운 환자의 등쪽에 위치시키며, 치료대의 발 쪽을 바라본다. 당신의 환자는 더 이상 갈비척추관절 치료법의 팽팽한 태아 자세가 아니어야 하며, 그보다는 척추를 편 채 눕는다. 즉, 굽힘도 폄도 아닌 자세이다. 당신이 환자에게 완전한 호흡을 취하도록 유도하면서, 갈비뼈들 사이에서 팽창에 대하여 확인하도록 넓게 벌린 손을 사용한다. 갈비뼈들이 자유로울 때, 당신은 일종의 아코디언의 주름이 펴지는 것과 상당히 비슷하게, 들숨에서 각각의 갈비사이 공간이 팽창하는 것을 느낄 것이다(**그림 7.8**). 다른 것들보다 적게 확장하는 어떠한 갈비뼈든 주목한다. 우리 대부분은 여기에서 제한을 보유하며; 예를 들어, 여성에게서 브라-끈의 높이에 있는 공간이 제한된 근막에 의하여 함께 묶이며, 개별적인 뼈로서 보다는 하나의 그룹으로서 함께 움직인다.

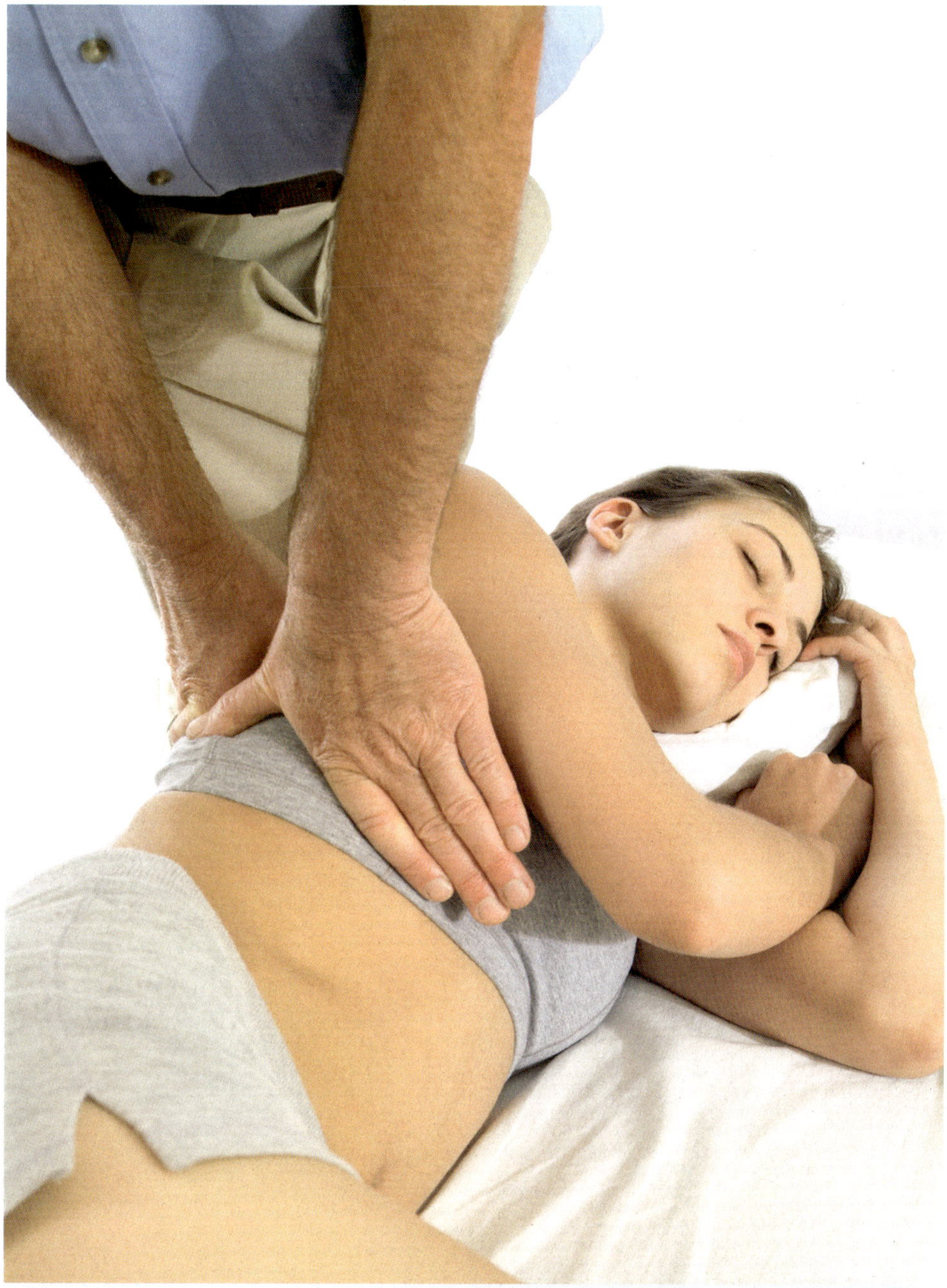

그림 7.8/7.9

갈비사이 공간 치료법에서 능동적인 들숨의 들림에 대항해서 갈비뼈를 고정함은 아코디언의 주름과 비슷하게 갈비사이 공간이 벌어지도록 허용한다.

핵심 정리: 갈비사이 공간 치료법

적응증은 다음을 포함한다:

- 갈비우리, 호흡 또는 흉곽 옆으로굽힘 제한
- 측만증

목적

- 갈비뼈의 "양동이 손잡이" 가동성을 증가시킨다.

방법설명과 움직임

1. 완전한 호흡과 함께 개별 갈비사이공간의 팽창과 수축을 느끼거나 지켜본다.
2. 제한된 공간 아래 갈비뼈를 하방으로 고정하도록 손의 모서리를 사용한다.
3. 환자에게 갈비뼈를 들어주도록 "이 부분으로" 숨을 들이쉬라고 지시하며, 갈비사이 공간을 확장시킨다.
4. 또 다르게, 제한된 공간 위쪽 갈비뼈를 고정하며 환자에게 "이 부분을 아래로" 갈비뼈를 내려주고 갈비사이 공간을 넓히도록 날숨을 요청한다.

당신이 찾은 모든 제한된 갈비뼈사이 공간을 치료하도록, 제한된 갈비사이 공간 아래의 갈비뼈의 위쪽 모서리로 부드러운 다리 쪽(아래쪽) 압박을 적용하도록 당신 손의 모서리에서 자신의 집게손가락의 기저부를 사용한다(**그림 7.9**). 예를 들어, 만약 네 번째와 다섯 번째 갈비사이 공간이 제한되었다면, 다섯 번째 갈비뼈의 위쪽 모서리로 하방 압박을 적용하며, 그러므로 다섯 번째 갈비뼈 위쪽의 제한된 공간이 직접적이지만 부드러운 압박과 함께 벌어지도록 도와준다.

사실 당신 환자의 호흡이 대부분을 시행하므로, 당신의 압박 그 자체는 그 공간을 벌려주지 않는다. 일단 당신의 손이 바르게 위치한 후, 당신이 들숨과

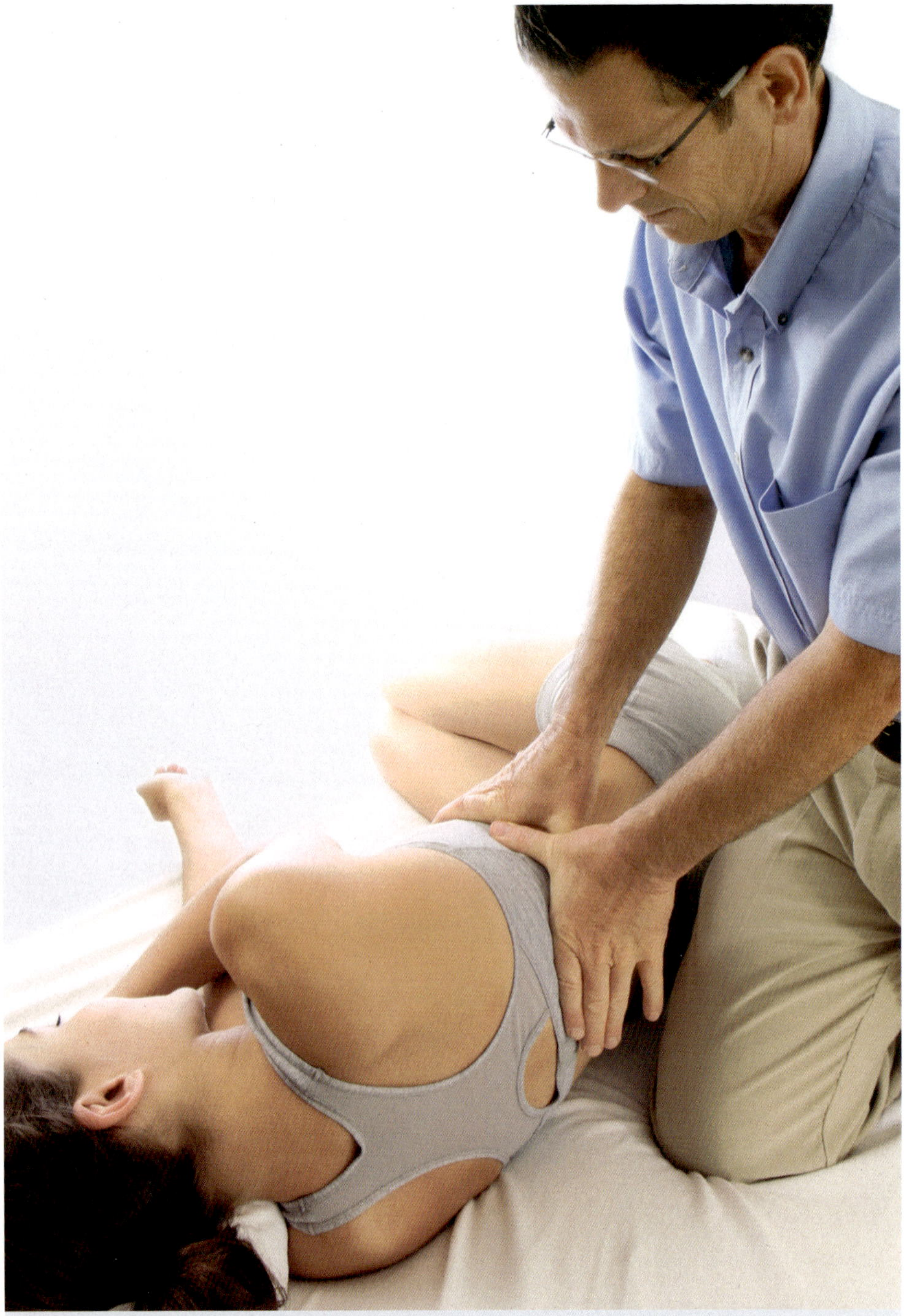

그림 7.10

갈비사이 공간 치료법, 역전된 자세: 고정된 갈비뼈 아래의 갈비사이 공간을 벌려주도록 과장된 날숨의 아래쪽 당김에 대항해서 갈비뼈를 고정시킨다.

함께 들리려는 그 아래쪽 갈비뼈의 성향에 저항하면서, 환자에게 "이 공간으로 숨을 들이 마시도록" 요청한다. 당신의 고정하고 있는 손 위로 그 갈비뼈를 들어 올리는 방법을 발견하는 것은 아마도 당신의 환자에게 몇 차례의 시도가 필요할 것이다. "여기를 위로 숨을 들이 마시세요"처럼 참을성 있게 당신의 환자가 그들의 들숨과 함께 특정적일 수 있도록 지도한다. 이러한 동작은 갈비뼈들을 능동적으로 벌려줄 것이며 제한된 갈비사이 공간을 열어준다.

들숨과 날숨 고착으로 향하는 당신 환자의 성향에 따라서, 때때로 당신의 환자가 그 수준 아래에서 능동적으로 숨을 내쉬는 동안 상부의 갈비뼈를 고정하므로, 그 치료법을 반대로 시행하는 것이 더 효과적이다(**그림 7.10**). 이러한 방식에서, 강제된 날숨에서 복부와 속갈비사이근의 수축은 갈비뼈를 아래로 당긴다. 제한된 공간 바로 위쪽 갈비뼈에서 당신의 부드러운 상방 압박과 조합될 때, 당신은 그 제한된 갈비사이 공간을 벌려주도록 날숨(들숨 대신에)을 사용할 수 있다(**그림 7.11**). 한 가지 방식이 당신 환자의 갈비사이 제한에서 각별하게 효과적인 듯 보이지 않는다면, 반대의 접근법을 시도한다. 당신이 올바르게 접근했을 때 풀어짐은 당신과 환자 모두에게서 분명할 것이다.

갈비 통증에서 고려사항들

여기에서 설명된 그 치료법들은 갈비 통증의 많은 형태를 감소시켜 줌에서 효과적이며, 가벼운 갈비뼈 전위나 고정도 포함된다. 마음속에 연부조직이나 관절의 제한에 더해서 갈비 통증이 다른 문제들을 동반할 수 있다는 것을 유념함이 중요하며, 다음과 같은 것들을 포함한다:

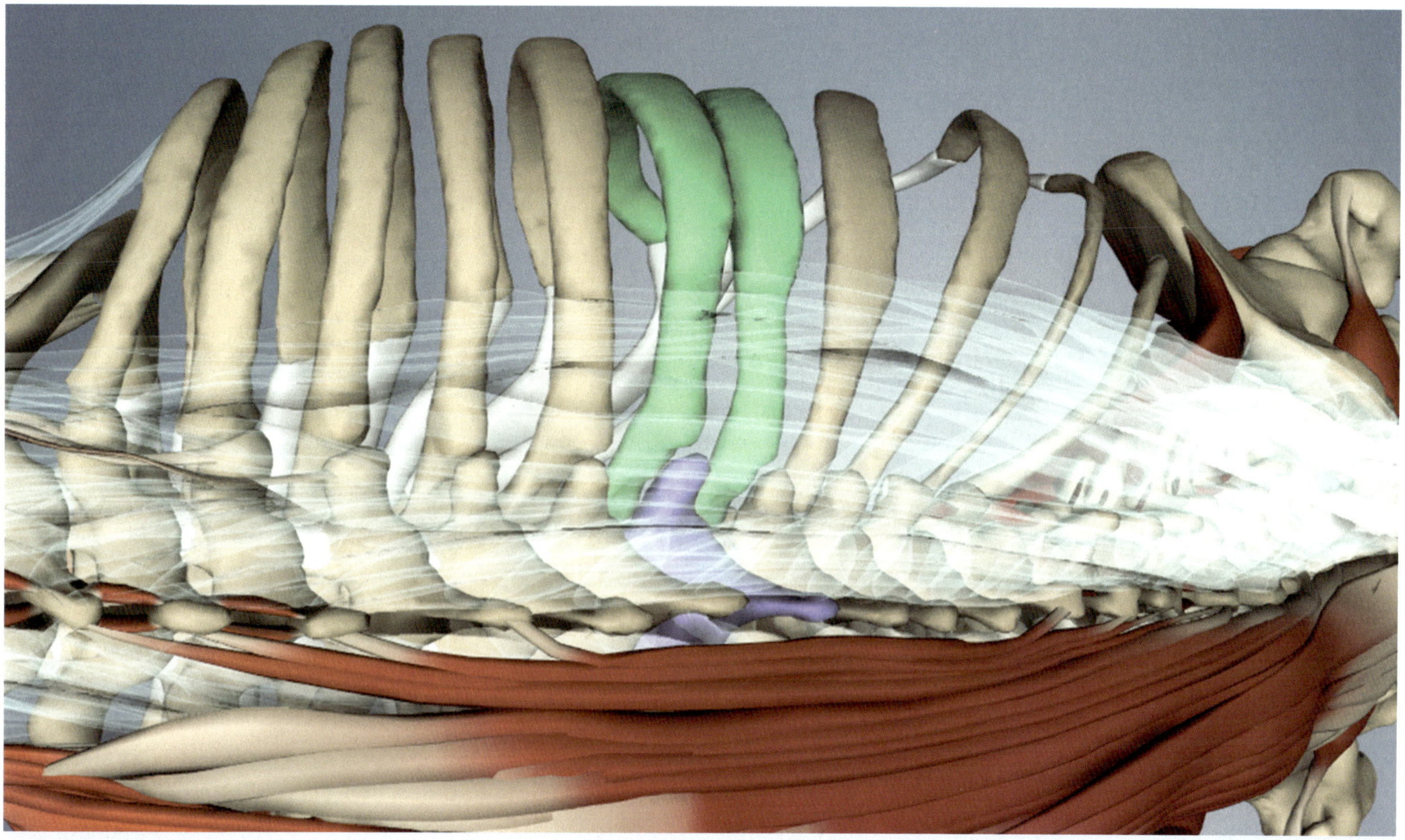

그림 7.11

보다 좁은 갈비사이 공간. 세움근 그룹은 위쪽부분(환자의 우측)에서 투명하게 보인다.

- 타박상을 입은, 갈라진 또는 골절된 갈비뼈; 또는 갈비연골염증(일반적으로 통증이 심하지만 양호할, 복장뼈 연골의 염증) 등은 종종 안정과 시간의 경과로 가장 잘 치료된다. 일단 치유된 후, 이러한 것들은 여기의 방법이 풀어지도록 도와줄 수 있는 조직과 움직임 제한을 남겨둘 수 있다.
- 가슴막염(염증이 있는 폐 공간을 덮어주는 막)은 호흡하기가 고통스러울 때 반드시 고려해야 한다. 가슴막염이 의심스러울 때 의사에게 의뢰하는 것이 적합한다.
- 심장 문제도 역시 가슴 통증을 유발할 수 있다. 대부분의 조심스러운 접근법에서, 설명할 수 없는 가슴 통증은 심장문제가 배제될 수 있을 때까지 반드시 응급한 것으로 생각해야 한다.
- 골절이 이미 발생하지 않았다면 골다공증(골절 위험을 증가시키는 뼈 질환)은 처음에 별다른 증상이나 징후를 갖지 않으며, 선별검사

가 없이는 감별하는 것이 어렵다(5). 남성과 여성 모두가 이환될 수 있다. 다음의 위험요소들 중 세 개 이상이 존재할 때 골밀도 검사가 권장된다: 65세 이상, 코카서스인이나 아시아인, 여성, 저체중 또는 골다공증의 가족력. 당신이 골다공증의 어떠한 위험성이라도 의심스러울 때 갈비뼈와 척추에 안전하게 치료하며 지나친 압박을 회피한다.

갈비뼈의 관절과 갈비사이 공간에서 갈비뼈들의 가동성에 대한 제한을 평가하고 풀어줌에 의하여, 우리는 환자의 전반적인 건강으로 향하여 우리가 만드는 노력과 효과를 증가시킬 것이다.

참고문헌 (References)

[1] Two studies on the link between breathing and depression: 1) Brown, R.P. et al. (2005) Sudarshan Kriya yogic breathing in the treatment of stress, anxiety, and depression: Part I—Neurophysiologic model. *Journal of Alternative and Complementary Medicine.* 11(1). p. 189–201. 2) Tweeddale, P.M., Rowbottom, I., and McHardy, G.J. (1994) Breathing retraining: Effect on anxiety and depression scores in behavioural breathlessness. *Journal of Psychosomatic Research.* 38(1). p. 11–21.

[2] Langevin, H.M. et al. (2011) Reduced thoracolumbar fascia shear strain in human chronic low back pain. *BMC Musculoskeletal Disorders.* 12. p. 203.

[3] Riggs, A. (February 2011) *Personal communication.*

[4] Kapandji, I.A. (2008) *Physiology of the Joints, Vol. III.* New York: Churchill Livingstone. 6th ed. p. 141.

[5] Salvo, S. (2013) *Mosby's Pathology for Massage Therapist.* 3rd ed. Elsevier p. 113.

그림 저작권 표시 (Picture credits)

Figures 7.1, 7.4, 7.5, and 7.11 Primal Pictures, used by permission.
Figures 7.2, 7.3, 7.6, 7.9, and 7.10 Advanced-Trainings.com.
Figures 7.7 and 78 Thinkstock.

학습지침

갈비뼈

1 저자가 등의 세움근들로부터 시작하는 것을 권장한 이유는?

a 뒤쪽에서부터 갈비뼈를 압박하는 것이 앞쪽에서 갈비뼈를 풀어주도록 도와준다.
b 환자는 빠르게 이완할 것이며, 그 치료를 훨씬 더 효율적으로 만들어준다.
c 세움근들 안에서 경직과 과도한 긴장도가 갈비뼈 가동성을 제한할 것이다.
d 갈비뼈들은 앞쪽에서 치료하기에는 지나치게 섬세하다.

2 세움근 치료법에서 어떠한 환자의 동작이 제안되는가?

a 내부에서부터 제한을 풀어주는 치료사의 접촉으로 향한 호흡하기
b 치료대에서 머리를 들어올림에 의하여 척추를 굽히고 펴주기
c 날숨 및 들숨과 함께 치료 위와 아래로 천천히 팔꿈치를 밀어주기
d 치료사가 그 조직 안으로 보다 깊게 기울여가는 동안 숨을 내쉬고 유지하기

3 이러한 관절들의 어떤 곳에서 자유로움이 가장 많이 호흡에 맞추어서 갈비뼈들이 들리고 내려가게 허용할 것인가?

a 복장빗장관절
b 척추사이관절
c 어깨갈비관절
d 갈비척추관절

4 "피아노 건반" 치료법이 가장 직접적으로 접근하는 것은 무엇인가?

a 갈비사이 공간 벌어짐
b 세움근 그룹의 긴장도
c 갈비뼈의 후방 가동성
d 갈비뼈의 전방 가동성

5 교재에 따르면, 갈비척추관절 치료법을 위해서 환자를 팽팽한 태아 자세로 위치시키는 이유는 무엇인가?

a 그 자세에서 치료사가 근력보다는 중력을 더 많이 이용하도록 허용한다.
b 그 자세는 이웃하고 있는 가로돌기들 사이에서 공간을 벌려준다.
c 척추의 굽힌 자세는 엎드린 자세에 대한 훌륭한 반대-늘리기이다.
d 그 자세는 이웃한 가로돌기들 사이의 공간을 닫아준다.

정답에 대하여 www.Advanced-Trainings.com/v2key/를 방문한다.

채찍질손상
(Whiplash)

제 8 장 전정계
제 9 장 뜨거운 채찍질손상
제 10 장 식은 채찍질손상

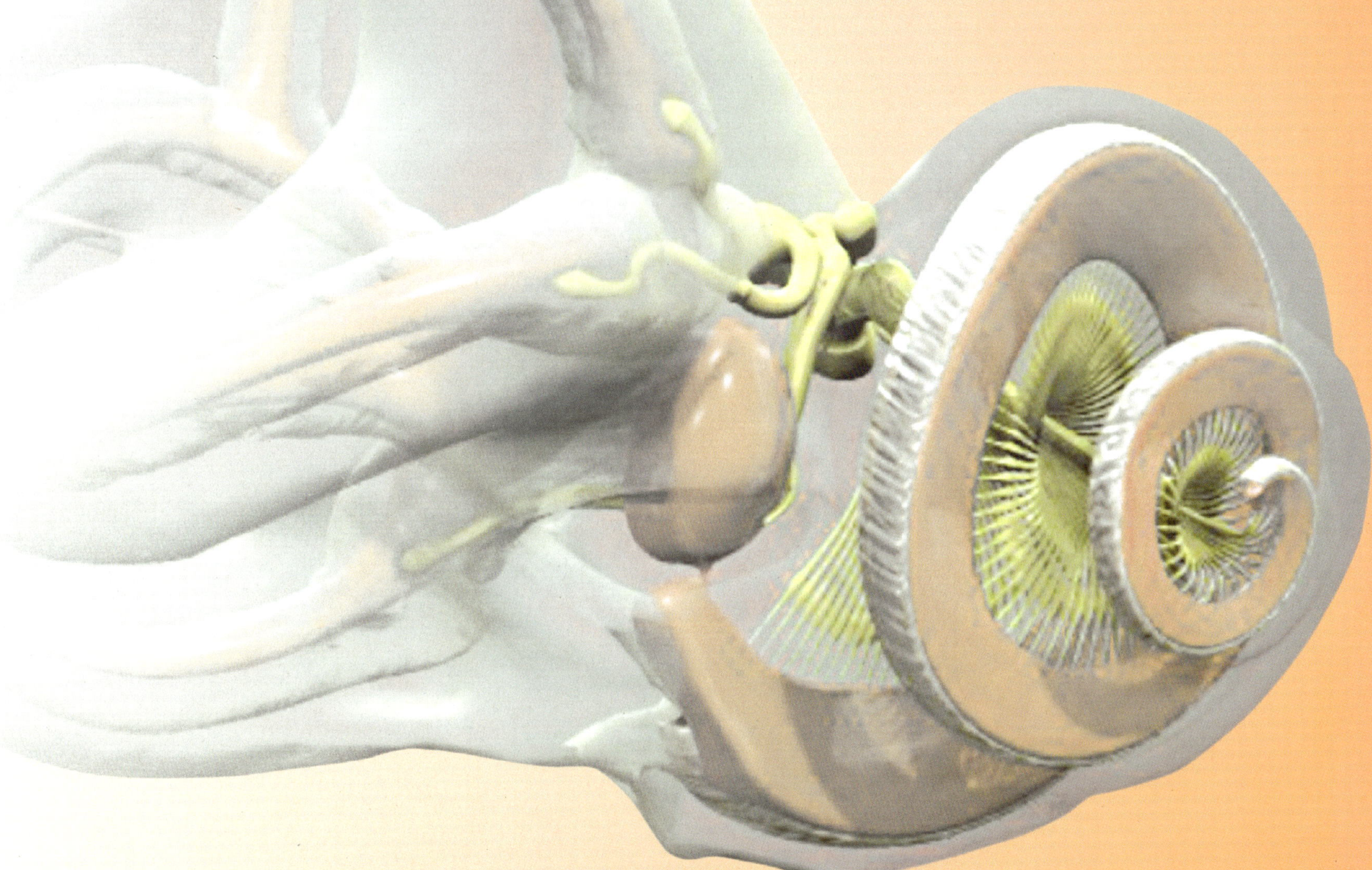

관자뼈 내부에서 깊숙하게, 속귀는 반원형의 관(왼쪽) 그리고 나사선-모양의 달팽이(와우: 우측)를 형성한다.
프리말 필쳐스, 허락 하에 사용함

전정계 (The Vestibular System)

8

어느 쪽이 위쪽인가? 이것은 지극히 단순한 질문이지만, 이와 같이 커다란 함축적 의미를 보유한다. 당신이 바로 서 있을 때마다, 당신의 신체는 자체를 중력에 그리고 당신의 주변 사물에 맞춰주며, 당신의 눈과 머리를 수평으로 유지하도록 노력한다. "위쪽"의 이러한 감각은 균형, 움직임, 자세 그리고 위치에 대한 기준의 한 지점을 제공한다.

한 가지 훨씬 더 중요한 질문은 아마도 "어느 쪽이 아래인가?"가 될 것이다. 받침의 안정적이고 신뢰할 수 있는 기반을 보유함은 편안함을 위한 신체의 전제조건의 한 가지이다. 오르내리는 발판 위에서 똑바로 서려고 노력함을 상상해보라 – 당신의 몸에서는 무엇이 발생하는가? 당신은 긴장하고, 경직되며 꽉 잡게 되는가? 당신의 몸이 불안정성이나 혼란된 평형을 감지할 때마다 크든 적든 간에 이러한 불수의적인 잡기반사가 촉발된다. 채찍질손상에 의하여 영향을 받은 목, 불안정한 발목 또는 통증성의 엉치엉덩관절은 안정성과 바른 정렬에 대한 우리 인체의 기본적인 감각을 내던지게 만들 수 있는 많은 병변들 중 그저 몇 가지 사례일 뿐이다. 물론 평형은 전신적인 현상이며; 단순함의 목적을 위해서 나는 이 장에서 균형의 신체 감각에 대한 단일한 가장 큰 기여요소가 되는 전정계에 집중할 것이다.

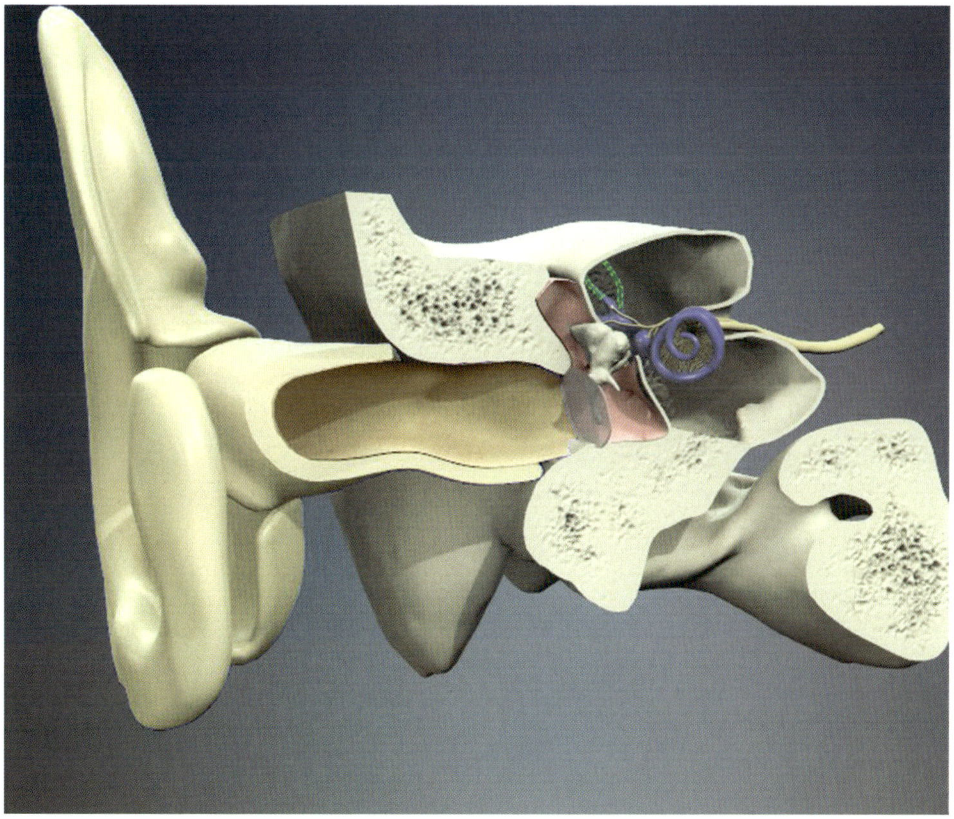

듣기의 감각 기관인(**그림 8.2**) 달팽이와 함께 전정계는 속귀의 미로를 구성한다(**그림 8.1**). 신경계, 눈 그리고 피부를 만들게 되는 동일한 배아의 층인 외배엽에서부터 기원하는 속귀는 발달의 22일 정도에 처음 나타나는 배아에게서 형성되는 첫 번째 감각 기관이다(1)(**그림 8.3**). 흥미롭게도 속귀,

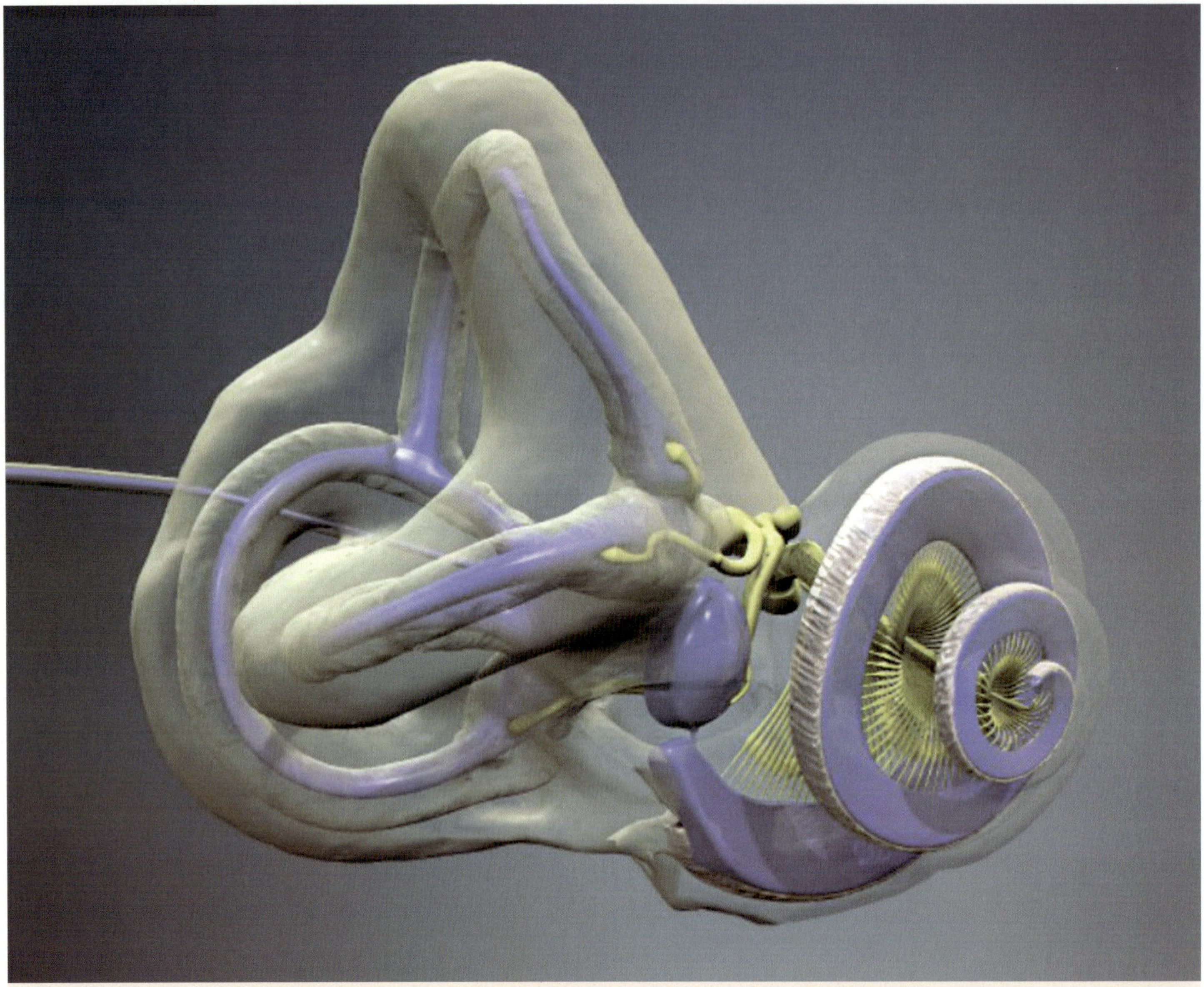

그림 8.1/8.2

속귀의 미로는 머리뼈의 관자뼈 내부에 깊숙하게 들어있다. 그것은 소리를 감지하는 나선형의 달팽이 그리고 움직임을 감지하는 체액-채워진 반원형의 관(녹색, 8.1)으로 구성된다.

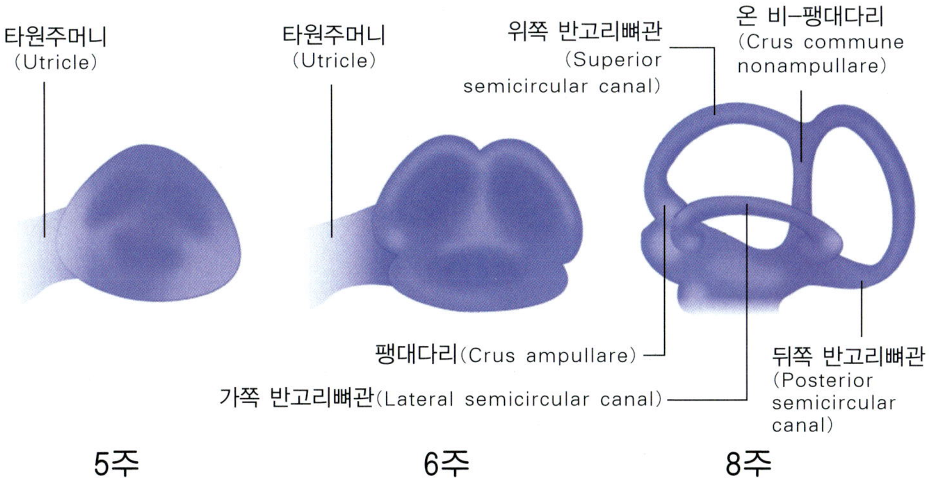

그림 8.3

속귀는 배아 안에서 형성되는 첫 번째 감각성 장기이다. 반원형의 관(그림 8.2의 왼쪽)은 움직임을 감지하는 반면, 나선형-모양의 달팽이와 그것의 연관된 신경(그림 8.2의 오른쪽에서)은 소리를 감지한다.

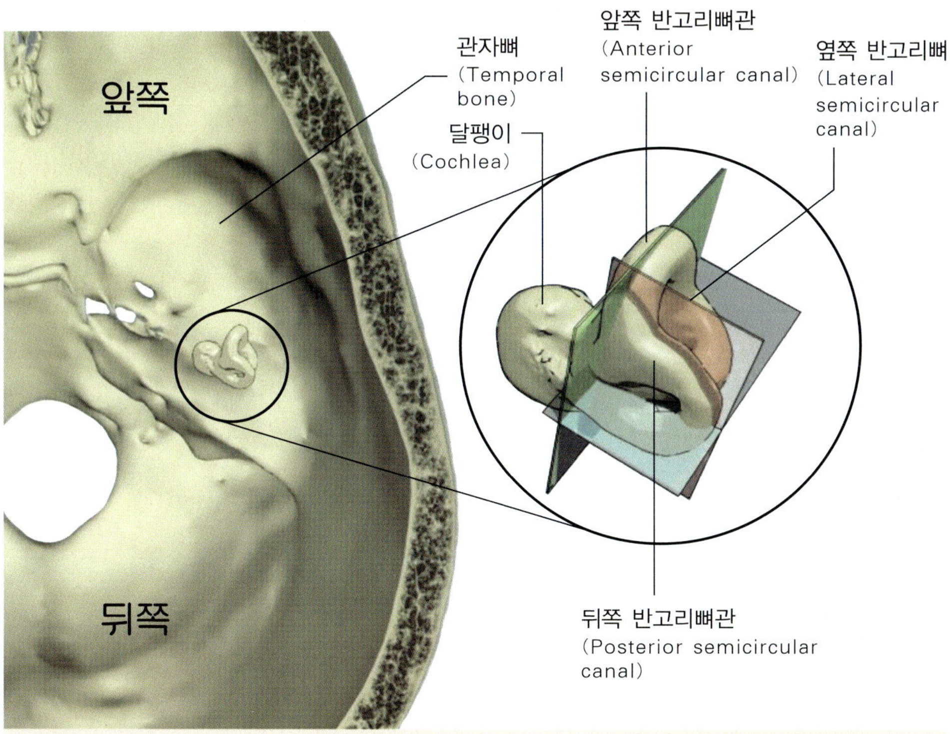

그림 8.4

각각의 귀에서 3개의 반고리뼈관은 직각으로 배열되며, 삼차원의 각각에서 움직임을 감지할 수 있다.

가운데귀 그리고 바깥귀들 각각은 상이한 배아의 층에서부터 기원하며, 그것들의 상이한 기능을 반영하게 된다. 수정 후 6주에서 8주 사이에, 배아는 속귀의 반원형의 관을 발달시켰으며, 움직임의 감각을 우리의 가장 이른 감각성 경험으로 만들어 준다.

전정계는 머리 움직임을 감지하며; 이어서 중추신경계는 신체와 눈 움직임을 맞춰주도록 이러한 정보를 사용한다. 각각의 귀 안에서 3개의 서로 연결된 체액-채워진 반고리뼈관의 경이적인 기하학적 배열을 통해서(**그림 8.4**), 전정계는 그 3개의 기준 평면의 어떠한 것 안에서든 직선적 또는 회전적인 동작을 감지할 수 있다. 우리가 두 개의 귀를 보유하기 때문에, 중력의 힘과 가속과 감속의 기계적으로 동일한 힘 사이에서 구분하기와 같은 미묘한 상이한 힘들 사이에서 우리가 구분하도록 도와주는 스테레오 음향에서 두뇌가 하듯이, 두뇌는 좌측과 우측 전정계 신호를 비교할 수 있다.

전정계는 회전의 및 직선의 동작이라는 동작의 두 가지 유형을 감지한다. 머리의 회전적 동작은 (한쪽에서 다른 쪽으로 돌리기, 숙이기, 위로 쳐다보기 또는 끄덕이기 등과 같은) 민감한 머리털-비슷한 세포들로 박혀있는 **달팽이꼭대기**(ampullary cupulae)라고 불리는 특수화된 역학수용기에 의하여 반고리뼈관 안에서 체액의 쏠림을 유발한다(**그림 8.6**). 체액에 의하여 어느 방향에서 그것들이 굽어졌는가에 따라서, 이러한 머리털 같은 세포들은 그것들의 상응하는 신경 안에서 이온 채널을 열거나 닫으며, 뇌 안에서 처리되는 신경자극으로 체액의 동작을 전환시킨다. 하강하는 엘리베이터나 이륙하는 항공기와 같은 직선적 동작은 속귀 안에서 어딘가에 놓인 다른 머리털 같은 세포에 의하

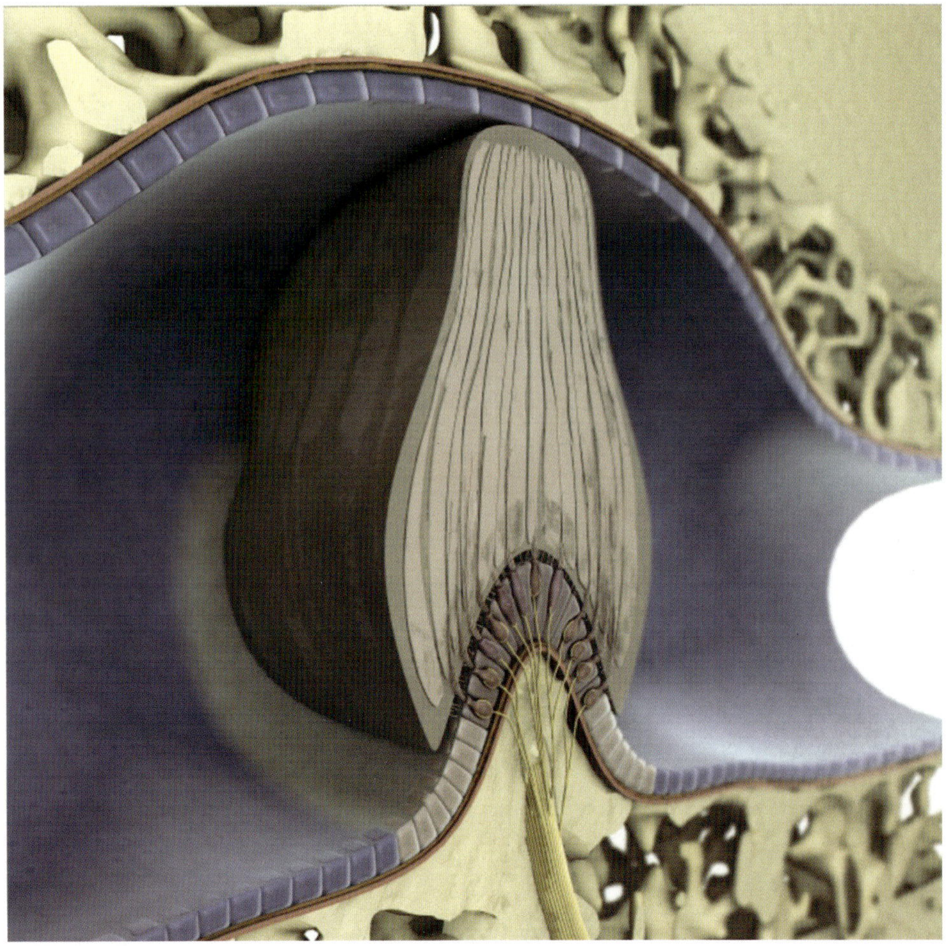

여 감지되며, 그것들은 **이석**(*otoliths*)이라고 불리는 들어있는 탄산칼슘 결정의 관성을 감지한다(**그림** 8.6).

지속적인 어지럼증이나 현기증 〔양성의 발작성 자세변화의 현기증(benign paroxysmal positional vertigo), 또는 BPPV〕 한 가지 공통적인 형태는 그것들이 통상적으로 확인되지 않는 장소인 반고리뼈관의 어떤 부위로 자유롭게 작동하며 굴러 떨어지는 이러한 이석(때때로 "귀의 돌"로도 알려진)에 의하여 유발되는 것으로 생각된다. 이것은 그러한 부위 안에서 머리털 같은 세포들을 과도-자극하게 되며, 예기치 않은, 무작위한 신호들로 두뇌의 정보처리 중추에 몰아치게 된다. 이러한 불쾌한 병변은 종종 그 돌들(이석)이 현기증을 자극하지 않는 그 관의 영역들로 되돌아가도록 굴려주는 Epley의 운동과 같은, 일련의 움직임을 시행함에 의해 빈번하게 처리될 수 있다.

비록 의사, 카이로프랙터 또는 물리치료사 등에 의하여 빈번하게 시행될지라도, 환자들은 인터넷에서 다수의 자료로부터 자가-치료를 위해서 Epley의 방법을 배울 수 있다. 그렇지만 그것들의 일부에서는 의료적인 처치가 필요한 현기증의 다른 가능한 요인들이 존재하는 것을 기억하는 것이 중요하며 그러므로 지속적이며, 설명할 수 없는 현기증은 당신의 환자를 진찰을 위해서 의사에게 의뢰할 충분한 이유가 되는 것이다. 모든 경우에서 Epley의 방법이나 기타 움직임이 현기증을 악화시킨다면, 그것들은 오로지 교육받은 치료사의 감시감독하에서만 사용될 수 있다. 이것은 BPPV에 의하여 유발된 현기증에 대하여 Epley의 운동이 지극히 높은 성공률을 보유한다는 것과 비교적 양호하다는 것을 말해준다(2).

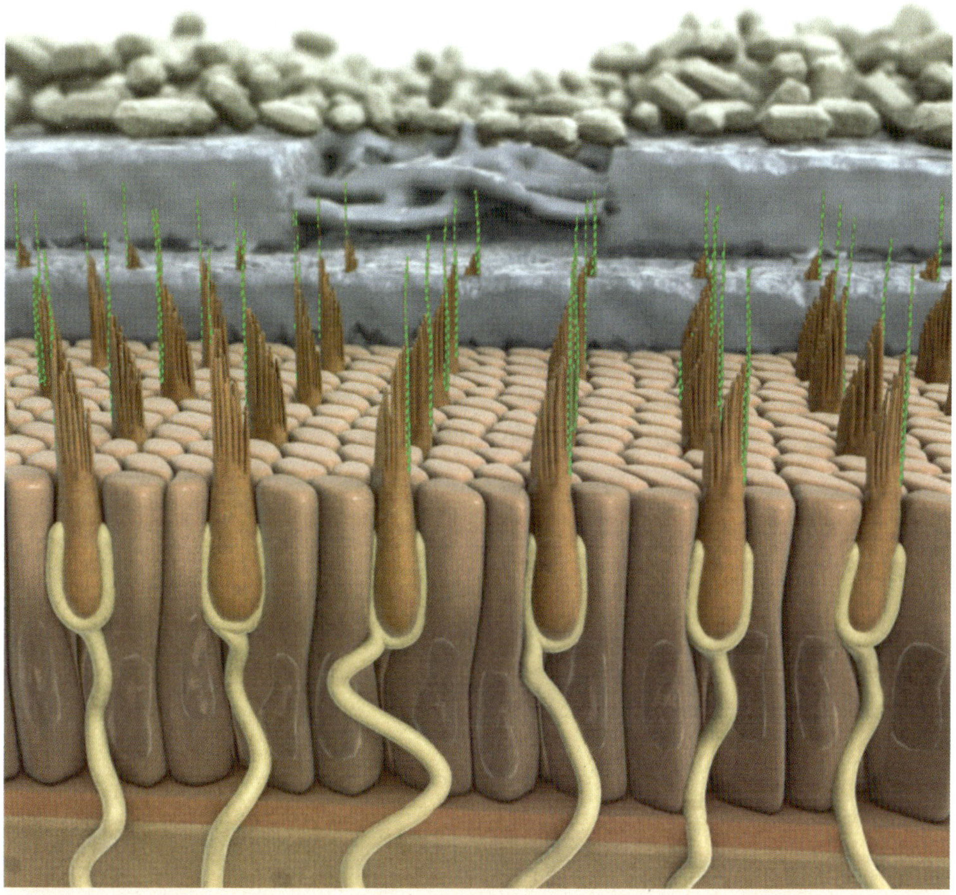

그림 8.5 / 8.6

속귀의 경로 내부에서 특수화된 역학자극수용기들. 팽대꼭대기(앞쪽에서, 그림 8.5의 중앙부)는 회전의 움직임에 의하여 유발된 체액의 움직임을 감지하는 반면, 두 가지 형태의 감각적 머리털모양 세포들(그림 8.6의 갈색과 녹색)은 직선의 움직임에서 돌-비슷한 이석(그림 8.6의 상부 위쪽, 회색)의 관성을 감지한다.

현기증은 반드시 우리의 생각에 전정계를 포함시켜야 하는 유일한 이유가 아니다. 비록 전정계의 자극입력의 지극히 미미한 정도일지라도 신체 안에서 중대한 영향을 보유할 수 있다. 많은 연구에서 교감신경적(대항하거나 달아나기) 자율신경계 활성화와 보다 높은 혈압, 호흡성 변화 그리고 전신에 걸친 증가된 근육의 긴장상태와 같은 신체적 반응에 대하여 전정계의 자극을 연관지어왔다(3).

전정계의 동요는 또한 신체/마음의 반응을 작동시킬 수 있다. 뛰어난 신체치료 개척가의 한 사람인 Moshe Feldenkrais는 인간이 "넘어짐에 대한 두려움"이라는 단지 한 가지의 내장된 목적과 함께 성장과 학습의 과정을 시작한다는 것을 제안했다(4). 그의 동시대 사람이며 동료이기도 한, 롤핑 구조적 통합치료의 창시자인 Ida Rolf는 "모든 신경증의 95%가 넘어짐에 대한 두려움이다"고 말하는 것으로 표명했다. 그들의 주장 두 가지 모두가 아마도 실질적인 사실보다는 좀 더 과장적일지라도, 그 내면의 핵심은 타당하다: 우리의 육체적인 기능은 – 이러한 경우 우리의 전정계의 기능상태가 되는 – 우리의 심리학, 감정 그리고 내면의 상태에 강력하게 영향을 미친다.

손을 사용한 치료에서, 우리는 이러한 신체/심리 연관성을 이점으로 사용할 수 있다. 혼란되었을 때, 전정계는 교감신경적 대항하거나 회피하기 작용, 불안, 긴장 그리고 걱정 등을 유발한다. 그 반대 방향으로 변화도 역시 가능하다: 진정되고, 지지되며 안정될 때, 전정계는 대신에 완화적이며, 평안하고, 이완하며 고요해지는 반응을 작동시킬수 있다.

전정계 정렬 치료법

이완시키고 평안하게 만드는 그것의 강력함으로 인해서, 전정계 정렬 치료법은 거기에서 그 방법이 당신 환자의 관심을 집중시키고 평안하게 만드는 한 가지 효과적인 방식이 될 수 있는, 도수치료 시기의 초기의 준비 단계에서 유용하다. 그것은 또한 스트레스 반응을 감소시기 위해서 유용한 방법이다. 이러한 이유로 인해서, 그것이 보호작용이나 통증을 유발하지 않는다면 우리는 또한 그 방법을 "뜨거운" 채찍질손상의 많은 사례에 대하여 시작 시점으로서 사용한다(9장, *뜨거운 채찍질손상을* 참조). 추가적으로 조심스럽게 시행될 때, 그 방법이 전정계의 과민함과 동요를 평가하고 감소시키기 위한 간단하고 효과적인 방법(아래의 특별한 고려사항을 참조)이므로, 이러한 방법은 현기증 자체를 완화시키기 위하여 지극히 효과적일 수 있다.

당신 환자의 머리를 천천히 들어 올리며, 목을 부드럽게 굽혀줌에 의하여 그 치료법을 시작한다. 만약 당신의 환자가 현기증, 목의 통증 또는 "뜨거운" 채찍질손상 징후(경련, 보호작용, 또는 통증) 등으로부터 고통 받는다면, 환자에게 자신의 눈을 뜬채 유지하라고 요청하며, 어지럼증이나 통증을 작동시키는 것을 피하기에 충분히 천천히 환자의 머리를 들어준다. 만약 어지럼증이나 통증이 급성이라면, 당신은 오로지 1인치 반만을 들 수 있을 것이다: 아무튼 통증이나 어지럼증이 없는 모든 환자들에게서 당신은 불편함이나 보호적 반응을 유발함이 없이 턱을 가슴까지 천천히 가져갈 수 있을 것이다. 경추 굽힘의 범위를 증가시키는 것은 그 목표가 아니다: 대신에 당신 환자의 편안함의 한계를 감지함에 집중하며; 이것은 그 치료법의 시작 지점으로서 이용된다.

당신 자신의 몸에서와 함께 당신이 지극히 편안하다는 것을 확인한다. 당신이 수 분 동안 환자의 머리를 들고 있어야 할 것이므로, 이완하고 지극히 안정적으로 유지할 수 있는 당신의 능력은 그 치료법의 효과에 대한 핵심이 될 것이다. 만약 당신의 환자가 당신보도 훨씬 더 크거나 각별하게 무거운 머리를 보유한다면, 이것은 당신이 자신을 위해서 치료할 변형방법을 찾아보도록 손과 신체 위치에서 경험이 필요하다는 것을 의미한다. 비록 나는 전형적으로 **그림 8.7**에서 보여준 손 자세를 사용할지라도(머리 아래로 한쪽 손을, 그 손의 아래팔은 치료대 위에 그리고 양쪽 팔꿈치는 몸 옆에 붙이고 앉은), 일부 치료사들은 팔만으로 들기보다는, 환자의 왼쪽 어깨 위로 우측 손바닥을 그리고 환자의 우측 어깨 위로 왼쪽 손바닥을 대도록 자신들의 양팔을 환자의 머리 뒤에서 손바닥을 아래로 한 채 교차시키고, 자신들의 양 다리와 몸통을 이용해서 들어주도록 서 있는 것을 더 편안해 한다.

당신이 어떤 자세를 선택하든, 접촉에서 당신의 받쳐주는 지점이 물리적으로 당신 환자 머리(뒤쪽에서) 밑에 위치함을 확인한다. 머리의 뒤쪽에서 접촉의 받쳐주는 느낌은 안전하고 안심되도록 느껴지며, 더 많은 이완의 풀어짐을 도와줄 것이다.

일단 당신과 당신 환자 모두가 이러한 들린-머리 자세에서 편안하다면, 점차적으로 머리를 내려주기 시작하며, 지극히 조금씩 매우 천천히 내린다. 이러한 시점에서 우리는 그 치료법의 가장 중요한 부분에 도달하며: 당신이 지극히 느린 동작에서 머리를 내려주면서, 그 방식의 모든 밀리미터마다 머리를 내려주는 당신 환자의 능력에 대하여 느껴본다. 만약 당신이 예민하며 충분히 천천히 한다면, 당신은 환자 머리의 감지된 무게에서 작은 변화를 느끼

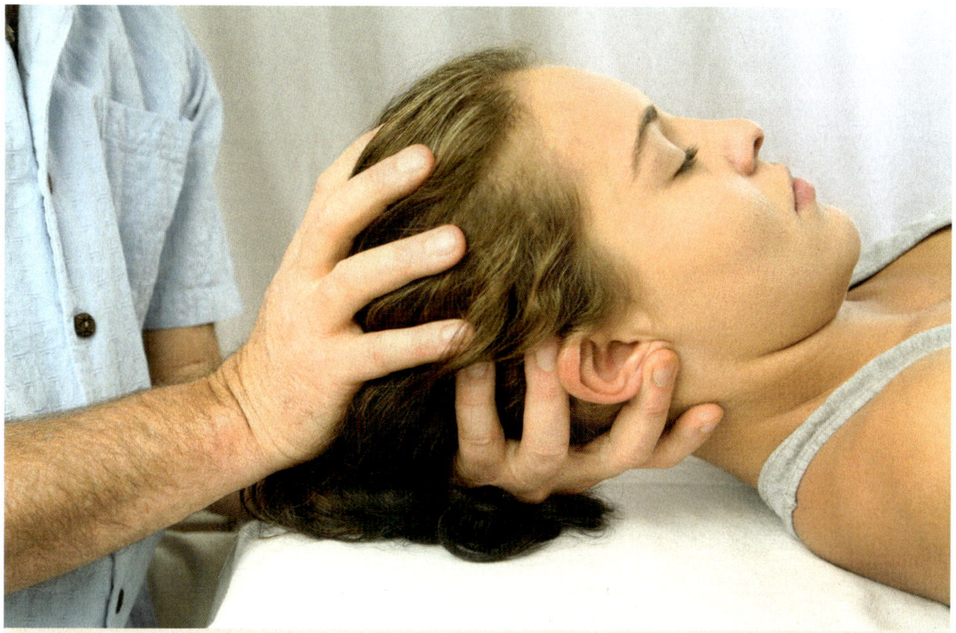

그림 8.7

전정계 정렬 치료법에서, 머리는 지극히 천천히 내려지며, 그동안 치료사는 환자가 자신의 머리를 들고 있거나 받쳐줌의 가장 미미한 암시에 대하여도 느껴본다. 이러한 반응들이 감지될 때, 내리기는 멈춰지거나 다시 약간 들려지며, 그동안 환자에게 호흡하고 조금 더 머리가 무거워지도록 허용할 것을 설명한다. 만약 현기증이 생긴다면, 눈을 뜨도록 유지함이 어지럼증을 막아주거나 덜어주도록 도와줄 수 있을 것이다.

게 될 것이다. 만약 환자의 머리가 좀 더 가벼워진다면 당신은 그들이 이완할 수 있는 능력보다 더 빠르게 내리고 있는 것이다. 이러한 경우라면, 멈추며, 몇 밀리미터 다시 올려주며, 당신의 환자가 머리 무게를 다시 맡길 때까지 기다린다.

당신 환자의 집중력을 흩어뜨릴 수 있는 통상적 잡담은 피하고; 아무튼 당신 환자가 집중하도록 도와주는 언어적 지시는 아주 중요할 수 있다. 만약 당신이 아무런 이완도 없이 한동안 기다린다면, "그저 당신의 머리가 무거워지도록 내려 놓으세요."

핵심 정리: 전정계 정렬 치료법

포함된 적응증은 다음과 같다:

- 현기증
- 그 치료법이 편안하며 진정적인 한, 가벼운에서 중등도의 뜨거운 채찍질손상(만약 바로 누운 자세 또는 머리 들기가 불편함을 증가시킨다면 금기가 된다.)
- 교감신경적 자율신경계 활성화
- 불안, 긴장상태, 동요

목적

- 각별하게 균형 곤란이나 불안정성과 연관될 때, 교감신경적 자율신경 활성화를 안정시킨다.
- 신경계의 적응적 범위를 증가시킨다(거기에서 보호적 자세반사가 촉발되는 그 역치를 올려주는).

방법설명

1. 당신의 바로 누운 환자의 머리를 완전한 머리 굽힘으로 들어올리며, 머리의 뒤쪽으로 충분한 받침을 제공함을 확인한다.
2. 당신이 편안하고 안정적이며 이완된 것을 확인한다.
3. 지극히 천천히, 테이블 쪽으로 머리의 뒤쪽을 내려준다.
4. 당신이 어떤 긴장이나 받쳐줌을 느낄 때마다 멈추며; 당신의 환자가 다시 한번 머리 무게를 맡기도록 기다려준다.
5. 환자에게 이완하고, 호흡하며, 머리의 무게를 내려 놓도록 지시한다.
6. 현기증 또는 메스꺼움이 증가한다면, 편안했던 마지막 자세로 되돌아간다. 환자에게 눈을 뜨게 만든다. 계속하기에 앞서 증상이 가라앉기를 기다린다.
7. 시간을 충분히 갖는다. 이러한 방법은 반드시 완수하기 위해서 최소한 수 분이 필요하다.

변형법

- 동일한 방식에서 경추 회전(테이블 위에 놓인 머리에서)을 살펴본다.
- 가능한 환자에게서(급성 손상, 불안정성 또는 강한 현기증이 없는 사람들), 머리와 목이 테이블 높이로 내려주고 약간 경추의 폄으로 향하도록 허용한다. 목을 길게 유지한다.

www.a-t.tv/na02
전정계 정렬
치료법의
비디오를
참조하세요

또는 "다음 번 숨을 내쉴 때 조금 더 머리에 힘을 빼 보세요"와 같은 부드러운 언어적인 암시를 시도한다. 일부 환자들은 이러한 암시에 대한 반응에서 치료대를 향해 아래로 자신들의 머리를 능동적으로 밀어줄 것이다. 참을성 있게 이러한 환자들에게 밀기나 힘을 쓰는 것 보다 이완과 풀어줌으로 향해서 지시한다. 이완이 어려울 때, 작고, 느린 능동적인 눈 움직임 또는 의식적인 숨쉬기에 대한 요청도 역시 도움이 될 수 있다.

비록 그것이 참을성과 예민함을 요구할지라도, 이러한 치료법은 방법상으로 지극히 단순하다. 그러므로 그것이 어떻게 전정계에 영향을 주는가? 머리와 목의 정렬 반사는 전정계의 신호발생에 의하여 시작된다. 머리를 내려주는 당신 환자의 능력에서 미미한 동요도 환자들의 전정계와 두뇌가 머리를 정렬하고 바르게 세워줌에 연관된 그 습관적인 근육긴장도와 재협상하고 있다는 징후이다. 당신의 지극하게-느린 머리 내리기는 일종의 전정계 반응을 유발하기 위해서 충분한 회전적인 자극을 제공한다. 아마도 당신은 환자의 미묘한 경직을 느낄 수 있는 그 장소는 아마도 속귀의 반고리뼈관이 과민해지는 또는 거기에서 그것들이 아마도 "받쳐주기가 필요해!"라는 경고를 울리기에 습관적으로 익숙해지는 각도이거나 자세에 일치할 것이다.

당신이 이러한 미미한 굳어짐을 느끼는 그 장소에서 기다림 또는 약간 위로 들어줌은 환자의 신경계가 활성화의 새로운 역치에 적응하도록 허용한다. 미미한 굳어짐이 시작하는 그 장소들 각각에서 기다림과 이완함에 의하여, 당신 환자의 신경계는 자체의 적응성의 범위를 증가시키며; 이것은 이전에 받쳐주기로 결과했던 자극 역치를 재설정한다. 당신 환자의 신경계는 또한 모든 것이 실제로 문제없다는 것을 상기시키고 있을 것이며; 이러한 자세에서 아무런 문제가 없다는 것-머리가 축 늘어지지 않으며, 그 주위로 젖혀지지도 않고 또는 통증도 경험하지 않을 것을 상기시킨다. 이러한 것들은 특정한 머리와 목의 위치로 이완함과 함께 병발할 수 있는 무의식적인 비극적인 기대의 몇 가지 사례가 된다. 물론, 모든 사람들의 목 받쳐주기가 물리적인 외상의 신체 기억과 연관되는 것은 아니며; 때때로 고개를 내려뜨리는 것이 단지 어려울 것이다. 긴장, 스트레스 또는 턱의 좌상, 자세상의 습관, 질병 또는 앞서 설명한 것과 같은 신체 내부 어디에선가 받쳐줌 또는 안정화 결함 등은 모두가 전정계 반응상태와 받쳐주기 패턴에 기여할 수 있다.

앞서 언급한 듯, 이러한 치료법은 종종 두 눈을 뜬 채 유지하도록 각별한 주의가 취해지는 한, 기존에 존재하는 어지럼증 또는 현기증을 보유한 환자들에게 도움이 될 수 있다(멀미와 비슷하게 현기증이 종종 속귀와 두 눈으로부터 모순된 정보에 의해 활성화되기 때문에). 어지럼증이 악화되도록 지나치게 많이 또는 빠르게 머리를 들어주지 않는 것도 역시 중요하다. 일단 활성화된 후, 그 치료법이 다시 시도되기에 앞서 현기증은 아마도 가라앉도록 어느 정도의 시간을 필요로 할 것이다. 현기증을 보유한 환자들의 매우 적은 사례에서는 어떠한 머리 들기나 유지하기도 참아내지 못할 수 있다. 그것이 아마도 매우 최근의 또는 심각한 목 손상을 보유한 환자에게서 일어날 것이므로, 이러한 방법은 아마도 그러한 환자들에게 금기가 될 것이다.

여기에서 설명된 것처럼 시상면 안에서 머리를 내려주기는 회전 동작과 연관된 속귀의 3개의 관 중 두 개(앞쪽과 뒤쪽 반고리뼈관)를 자극한다.

그 세 번째 수평의 반고리뼈관은 머리의 느린 양옆으로 돌리기와 연관될 수 있으며, 다시 그 방법의 개별 단계에서 머리를 풀어줄 수 있는 당신 환자의 능력에 대하여 느껴본다.

또 다른 변형법은 치료대의 밖으로 환자의 머리를 내려 뜨린 채 조심스럽게 치료하는 것 또는 머리의 해부학적 위치를 뒤쪽으로 지나서 머리 내려주기를 지속하도록 드롭-테이블을 이용하는 것이다. 이것은 당신이 시상면 안에서 더 큰 범위로 치료하는 것을 허용한다. 아무튼 당신 환자의 머리를 치료대의 끝부분 밖으로 내려주는 것은 머리를 받쳐주도록 머리 아래로 무엇인가 놓여있음을 확인시키기의 우리의 앞서 감지된 안정성의 원리를 침해한다는 것을 반드시 마음에 새긴다. 추가로 머리 젖힘(과신전) 자체가 일부 목의 병변을 악화시킬 수 있으며, 그러므로 목을 길게 유지하며, 이러한 변형법을 상당한 주의와 함께 사용하며, 오로지 상대적으로 건강한 환자에게서만 그 방법을 사용한다.

어떠한 변형법을 당신이 선택하든, 일단 당신은 머리를 치료대로 내려준 후, 당신은 이러한 방법을 종료하며 당신의 다른 치료로 이어갈 준비를 한다. 참을성이 핵심이다. 당신은 이러한 방법을 지극히 신속하게 시행할 수 있을 것이지만, 나는 그것이 지나치게 느리게 완수될 수 있다고 생각하지는 않는다. 일단 시간이 충분하게 소요된 후, 머리를 내려주도록 5분 또는 10분까지도 사용한다.

참고문헌 (References)

[1] Sadler, T.W. (2012) *Langman's medical embryology.* 12th ed. Philadelphia: Wolters Kluwer Health/Lippincott Williams & Wilkins. p. 321–327.

[2] Richard, W. et al. (2005) Efficacy of the Epley maneuver for posterior canal BPPV: A long-term, controlled study of 81 patients. *Ear, Nose, & Throat Journal.* 84(1). p. 22–25.

[3] Yates, B.J. et al. (2005) The effects of vestibular system lesions on autonomic regulation: Observations, mechanisms, and clinical implications. *Journal of Vestibular Research.* 15. p. 119–129.

[4] Feldenkrais, M. (1979) *Explorers of Humankind.* San Francisco: Harper and Row.

그림 저작권 표시 (Picture credits)

학습지침

전정계

1 교재에서 언급된 전정계자극의 효과 중 하나는 무엇인가?

a 부교감신경적(안정과 회복) ANS 활성화
b 교감신경적(대항하거나 회피하기) ANS 활성화
c 전신에 걸친 감소된 근육 긴장도
d 낮은 혈압

2 전정계 정렬 치료법 도중에 모든 어지럼증을 감소시키도록 교재에서 환자에게 시행하도록 제안하는 한 가지는 무엇인가?

a 눈은 뜬 채 유지한다.
b 눈을 감는다.
c 깊은 호흡을 유지한다.
d 무엇인가 즐거운 것을 생각한다.

3 이 장에 따르면 전정계는 무엇을 감지하는가?

a 머리 움직임
b 공간 안에서 머리의 위치
c 관절 위치
d 중력

4 전정계 정렬 치료법에서 머리를 내려주도록 사용하는 제안된 속도는 무엇인가?

a 느리게
b 지극히 느리게
c 중간정도
d 아무런 속도도 제안되지 않았다.

5 전정계 정렬 치료법에서 치료사는 무엇을 느끼고 있어야 하는가?

a 골반을 내려놓는 그 환자의 능력
b 경추 굽힘의 범위
c 머리를 내려놓을 수 있는 그 환자의 능력
d 경추 폄의 범위

정답에 대하여, www.Advanced-Trainings.com/v2key/를 방문한다.

뜨거운 채찍질손상 (Hot Whiplash) 9

손을 사용하는 치료사에게서, 채찍질손상에 관하여 좋은 그리고 좋지 않은 소식이 있다. 좋지 않은 소식을 먼저 말하면: 채찍질손상이 도수치료사를 당황하게 만들며 정신없게 만든다는 것이다. 이것을 우리가 어떻게 아는가? 단지 우리가 심화근막 도수치료 교육과정에서 치료사들로부터 주기적으로 들었을 뿐만 아니라, 우리가 그들이 가장 배우고 싶은 것에 관한 조건에서 100명의 경험이 풍부한 치료사들에게 설문을 조사했을 때, 채찍질손상이 가장 빈번하게 언급된 문제였다.

더 나쁜 소식: 채찍질손상이 일반적이다. 비록 추정치는 다를지라도, 여러 자료들에서 미국에서만 해마다 채찍질손상의 180만 새로운 사례가 인용된다.(1)

채찍질손상은 또한 복합적이며 – 환자들이 신체적, 신경학적 그리고 심리학적 증상들의 광범위한 나열을 경험하며, 그러한 증상들은 본래의 손상 이후 몇 주 또는 몇 개월까지 나타나지 않을 수 있다. 증상은 몇 개월에서 몇 년까지 지속될 수 있으며, 환자들의 상당수에서 시간과 함께 증상이 악화된다. 유럽 척추 학술지에서 출간된 한 가지 연구에서는 자동차사고에 뒤따른 첫해 또는 두 번째 해 동안 채찍질손상 환자들의 20% 이상에서 악화되었다는 것(2)을 확인했다. 비록 거기에서 채찍질손상에 대한 수백 가지의 연구가 존재했으며, 해마다 더 많이 연구될지라도, 진단, 치료 그리고 용어학[1)]에서 조차도 광범위한 불일치가 존재한다; 채찍질손상에 대한 대부분의 치료는 "의학적으로 증명되지 못한" 것으로 간주되며(3) 채찍질손상의 완고함에 대한 이유는 단지 이해하기 시작했을 뿐이다. 채찍질손상의 심리학적인 충격은 오래 전에 인식되었으며, 채찍질손상 환자들의 상당한 수에서 불안, 우울 또는 외상후 스트레스와 유사한 증상들을 경험한다(4). 조금 더한 것은, 채찍질손상 환자들이 법적인 또는 보험상의 곤란함에 놓일 수 있다는 것이며, 이것은 회복을 더욱 더 복잡하게 만들고 지체시킬 것이다(5).

이것이 충분하게 나쁜 소식이 아니라면, 도수치료사는 마치 그들의 손을 사용한 치료가 통증, 쑤심 그리고 경련이란 판도라 상자를 열었던 것처럼, 채찍질손상이 신체치료 후 악화될 수 있다는 것을 지켜보게 된다. 이 장의 목적은 당신에게 이러한 경우를 막아주도록 돕자는 것이다.

위의 내용 모든 것에도 불구하고, 채찍질손상에 대하여 좋은 소식도 존재한다. 자체의 복잡함에도 불구하고, 손을 사용한 치료가 도움을 줄 수 있다. 능숙한 치료사는 신경학적인 기반의 접근법과 함께 연부조직 이완법을 사용함에 의하여 매우 좋은 결과를 얻게 된다. 중간정도의 활동과 함께 조합해서 민감하고 능숙한 도수치료에 의하여 제공된 것과 같은 선천적 자동성에 대한 부드러운 격려는 채찍질손상에 대하여 가장 광범위하게 동의된 전통

1) "채찍질손상(whiplash)"이라는 단어는 처음에 정형외과 의사인 Harold Crowe에 의해 1928년에 경추 손상을 묘사하도록 사용되었으며, 일부 논란에 대한 주제였다. 물리의학 교재들은 다양하게 "가속-감속의 손상", "과굴전-과신전 손상" 또는 "경추 좌상-염좌(strain-sprain)의 손상" 등의 용어를 선호한다.

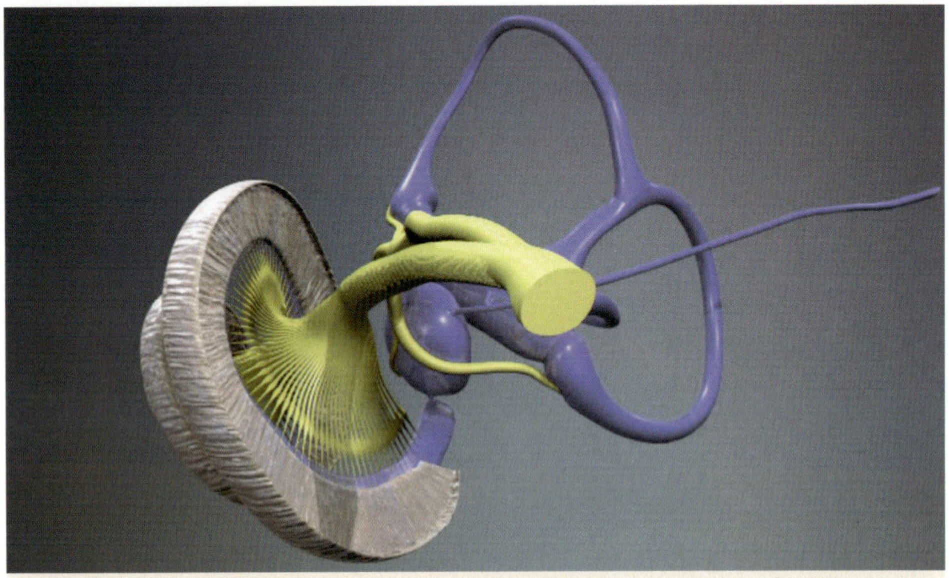

그림 9.1

속귀의 구조. 채찍질손상 후 어지럼증과 현기증은 목 안에서 적응성의 상실에 의하여 악화될 수 있다. 이것은 머리를 위치 잡아주는 그리고 속귀의 반고리뼈관(파란색, 우측)의 균형잡기 기전으로부터의 자극에 적응하는 신체의 능력을 제한할 수 있다.

	뜨거운 (Hot)	식은 (Cold)
손상 후 경과시간	일반적으로 최근에	손상으로부터 최소한 3–6주 경과함
증상	통증, 불안정성, 경련; 보호된 또는 조심스런 움직임	통증, 고정상태, 굳어짐; 제한된 또는 경직된 움직임
가동성 제한	근육의 과도–긴장도(경련)	근막의 단단해짐; 인대성 그리고 관절성 제한
조직 특성	붉게 부은, 부어오른, 미끄러운; 때로는 때로는 부드럽고 때로는 과도하게–긴장됨; 접촉은 종종 아프다.	각별하게 깊은 수준에서 단단한, 치밀한, 경직됨. 가벼운 접촉에 둔감할 수 있다.
목표	해소되지 못한 대항하거나 달아나기 반사를 가라앉히기; 섬세한 선천적 자동성을 도와주기; 환자의 관심집중을 손상 이전으로 넓혀주기	조직 제한을 풀어준다; 상실된 전반적인 가동성을 회복시킨다.
전략	주로 신경계를 치료하기; 환자의 능동적 가동성의 범위 안에서 치료히기; 손상된 부위에서 떨어진 곳의 근육근막성 제한만을 치료하기	국소적으로 그리고 전체적으로 모두 가동성을 회복하기 위해서 근육근막의 제한과 움직임 경계와 함께 치료한다.
비유	노출된 신경계를 치료한다고 연상한다: 섬세하고, 느리고, 부드러운 접촉을 사용한다.	당신 접촉의 따뜻함, 압박력 그리고 인내와 함께 얼어 있는 조직을 녹여주는 것을 연상한다.

표 9.1. 뜨거운 그리고 식은 채찍질손상 비교.

적인 치료법 중 하나이다. (그 방법들이 문제를 해결하기보다는 더 많은 문제를 만들기 때문에, 한때 가장 일반적인 치료였던 고정과 경추 보호대는 이제 거의 사용되지 않는다(6).) 신경계에 대한 외상의 영향에 대하여 넓어지는 이해는 그들의 증상이 이전에는 오로지 손을 사용한 치료에 의해 악화되기만 했던 환자들을 도와주는 도수치료사의 능력을 넓혀주고 있다.

채찍질손상의 영향

가벼움부터 심각함에 걸친 채찍질손상의 영향은 시간의 경과와 함께 달라질 수 있으며 아마도 다음 내용의 일부 또는 전부를 포함할 수 있을 것이다:

- 전형적으로 목, 어깨, 등 안에서 국소적 과신장 또는 근막, 근육 또는 신경조직의 미세열상 등에서 기인하는 손상의 장소에서의 조직 손상
- 신체 안에서 조율하는 힘과 고정하기 반사 및 근막의 연결 등은 갈비우리, 사지 또는 골반 등과 같이 신체 안에서 어딘가 예상하지 못한, 전신적인 영역에서 조직 손상을 유발할 수 있다.
- 과도한 늘어남으로부터 결과하는 손상된 조직 안에서 근방추/골지 자세적 반사 연관성의 분열로부터 그리고 조직 손상으로부터 나오는 불안정성이나 약화
- 관절 주위에서 조직들을 포함하는 만상적으로 유착되고 짧아진 결합조직으로부터 또는 급성의 근육 경련성/보호적(받쳐주기) 반사 등의 결과로써 제한된 동작
- 신체 안의 어디에서든 통증. 원인은 아마도 직접적인 조직 손상, 신경학적으로 전이된 통증, 말초의 또는 중추성 민감화 또는 외상후 두통

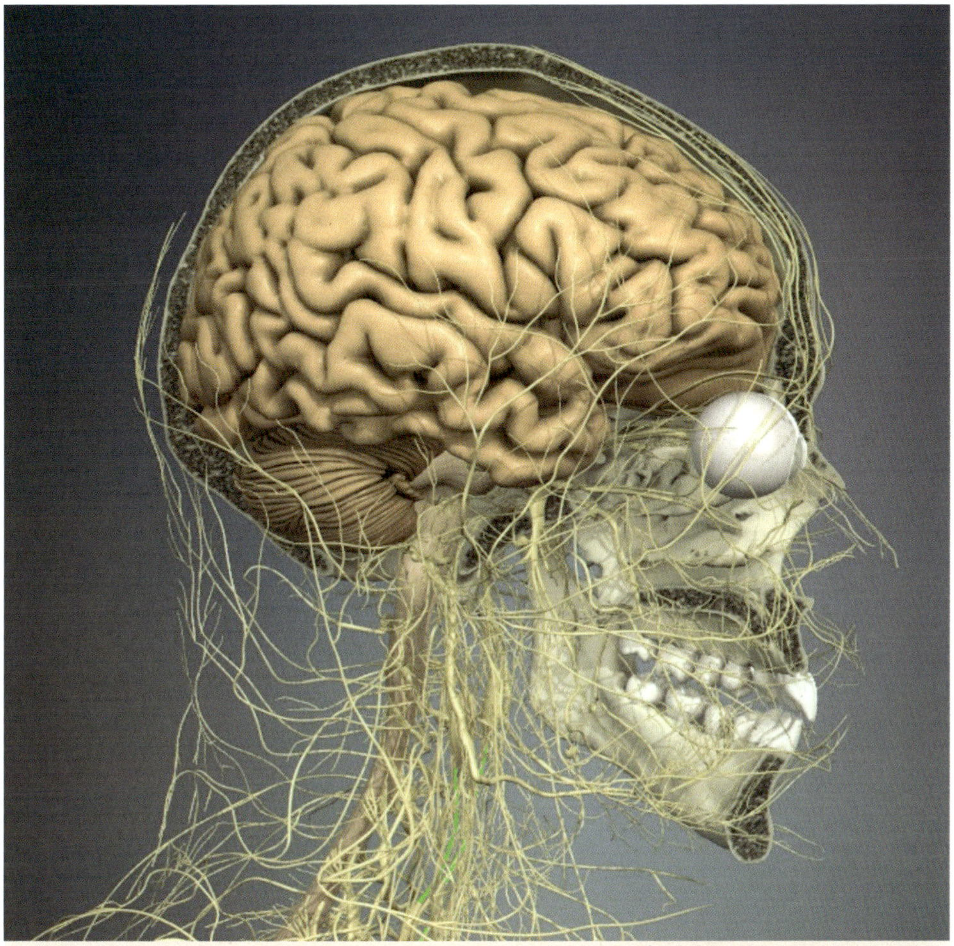

그림 9.2
뜨거운 채찍질손상을 치료할 때 노출된 신경계를 치료하고 있음을 연상하는 것이 도움될 수 있다. 척추앞신경절의 교감신경 줄기(녹색, 앞쪽 목)의 경추 부분에 대한 과신전손상은 채찍질손상과 연관된 현기증 그리고 기타의 자율신경적 증상들에 기여하는 것으로 생각된다.

과 같이 자율신경적으로 연관된 통증

- 현기증(어지럼증)과 균형감 손상: 경추의 불안정성은 목과 머리의 보호적 수축(부목작용)과 고정(각별하게 뒤통수밑 근육들에 의해)으로 결과할 수 있으며, 이것은 전정계의 적응 능력을 감소시킨다(**그림 9.1**)(8장, *전정계를* 참조한다.) 외상후 현기증도 역시 교감신경적 신경계 불균형에 연관되는 것으로 가정된다(8).
- 사고 그 자체의 트라우마로부터 자율신경계(ANS)의 교감신경적(대항하거나 달아나기) 작동; 목 안에서 교감신경 섬유에 대한 직접적인 손상에서부터(**그림 9.2**)(9) 또는 전정계의 및 균형감 손상으로부터 이어지는 교감신경적 자극에서부터. 증상은 불면, 두통, 불안증 또는 우울증 등을 포함할 수 있다.

지속된 불안증이나 우울증과 같이 채찍질손상의 보다 심각한 영향들 몇 가지는 분명하게 자격을 갖춘 전문가에게 의뢰할 필요가 있다. 각별하게 머리의 움직임과 함께 심해지는 현기증, 메스꺼움 또는 눈의 불편함 등을 보유한 환자는 어떠한 도수치료가 시행되기에 앞서 반드시 평가를 위해서 의사에게 의뢰해야 하며, 이것이 혈관의, 인대의 또는 척수의 문제를 지적할 수 있기 때문이다. 이러한 사례를 제외하고, 채찍질손상의 영향들 중 많은 것들은 개선하기 위한 우리의 능력 내에 놓여 있을 것이다.

뜨거운 그리고 식은 채찍질손상

비유적으로 채찍질손상을 "뜨거운" 특성이든 "식은" 특성이든 보유하는 것으로 생각하는 것이 도움될 수 있다. 최근의 채찍질손상(2–6주가 채 않된)은 좀 더 뜨거운 특성을 보여주는 성향이 있는 반면, 식은 채찍질손상은 전형적으로 보다 오래된다(비록 오래된 채찍질손상도 역시 뜨거울 수 있거나 다시 손상받거나 부주의하게 치료된다면 다시 뜨거워질 수 있을지라도). **표 9.1**은 신체 반응의 이러한 두 개 시기 사이의 차이를 요약한다. 비록 당신이 같은 환자에게서 뜨겁고 식은 채찍질손상

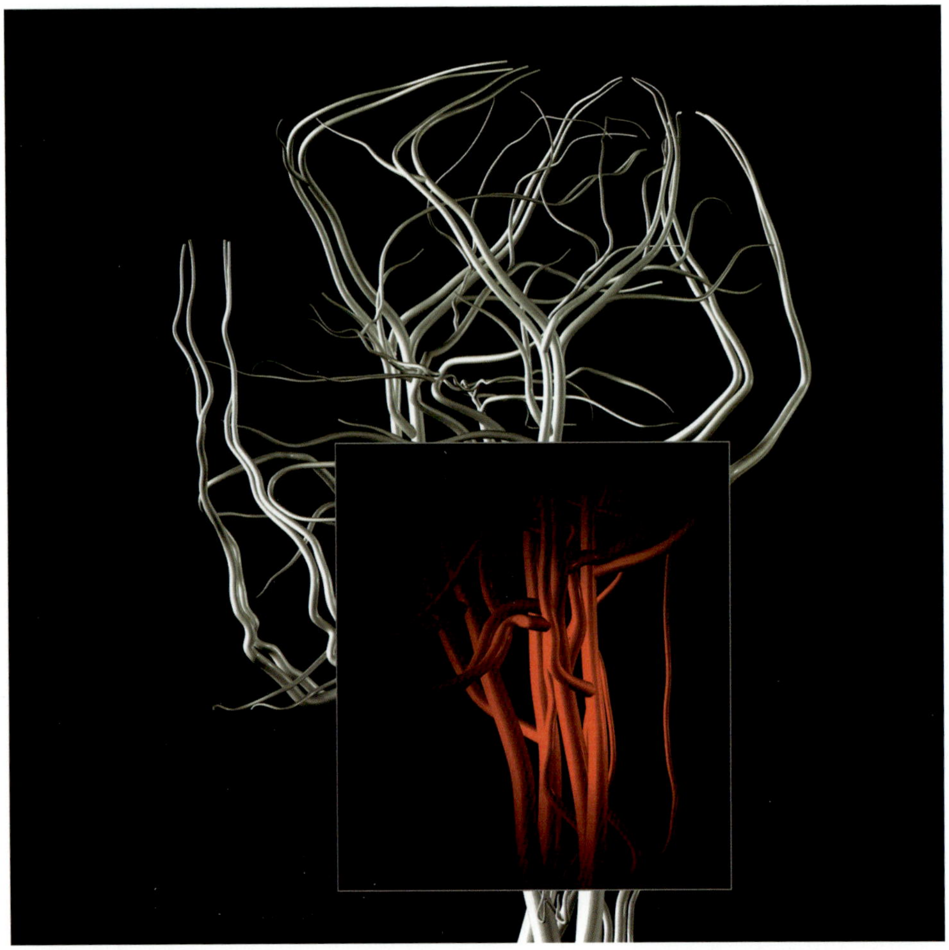

모두의 요소를 볼 수 있을지라도, 뜨거운 그리고 식은 채찍질손상이 동일한 치료방법에 대하여 지극히 상이하게 반응할 수 있으므로, 증상의 개별 형태와 함께 당신이 치료하는 방식을 구분하는 것이 중요하다.

뜨거운 채찍질손상은 자율신경계의 대항하거나 달아나기 반응이 여전히 각성 중이므로, 민감하고, 취약하며 반응적인 상태에 의하여 구분된다. 자세적 반사가 그 손상에 의하여 위태로워진 선천적인 구조적 안정성을 제공하기 위해서 근육성 긴장도를 동원하기 때문에, 머리와 목은 전형적으로 근육성 경련이나 과긴장에 의해 고정된다. 조직손상으로 인해서, 염증이 최근의 또는 해소되지 않은 채찍질손상의 한 요소가 될 것이다. 손상된 부위 안의 그 조직은 당신의 부드러운 접촉에 대하여 보다 부드럽거나 부어있는 것으로 느껴질 것이다(비록 항상 말 그대로 뜨겁지는 않을지라도). 당신의 환자는 보호작용 상태, 불편함 또는 통증 등으로 직접적인 접촉에 대해 반응할 것이며, 이것은 교감신경의 작용을 더욱 증가시킨다.

반대로, 식은 채찍질손상은 전형적으로 오래되고, 더 적은 자율신경적인 반응이며 인대성 또는 관절 수준에서 제한된다(근육성 경련에 의하여 주로 고정되어 있는 것과는 반대로). 식은 채찍질손상은 그 관절 주위로 깊숙한 완고하고, 치밀하며, 단단한 조직에 의해 특징지어진다. 뜨거운 채찍질손상은 일단 초기의 조직 손상이 치유되기 시작한 후 빈번하게 식은 것이 될 수 있으며; 식은 채찍질손상은 지나치게 서둘러서 또는 공격적으로 다루어졌다면 뜨거워질(재-작동될) 수 있다. 우리는 이 장에서는 뜨거운 채찍질손상에 그리고 다음 장에서 식은 채찍질손상에 초점을 맞출 것이다.

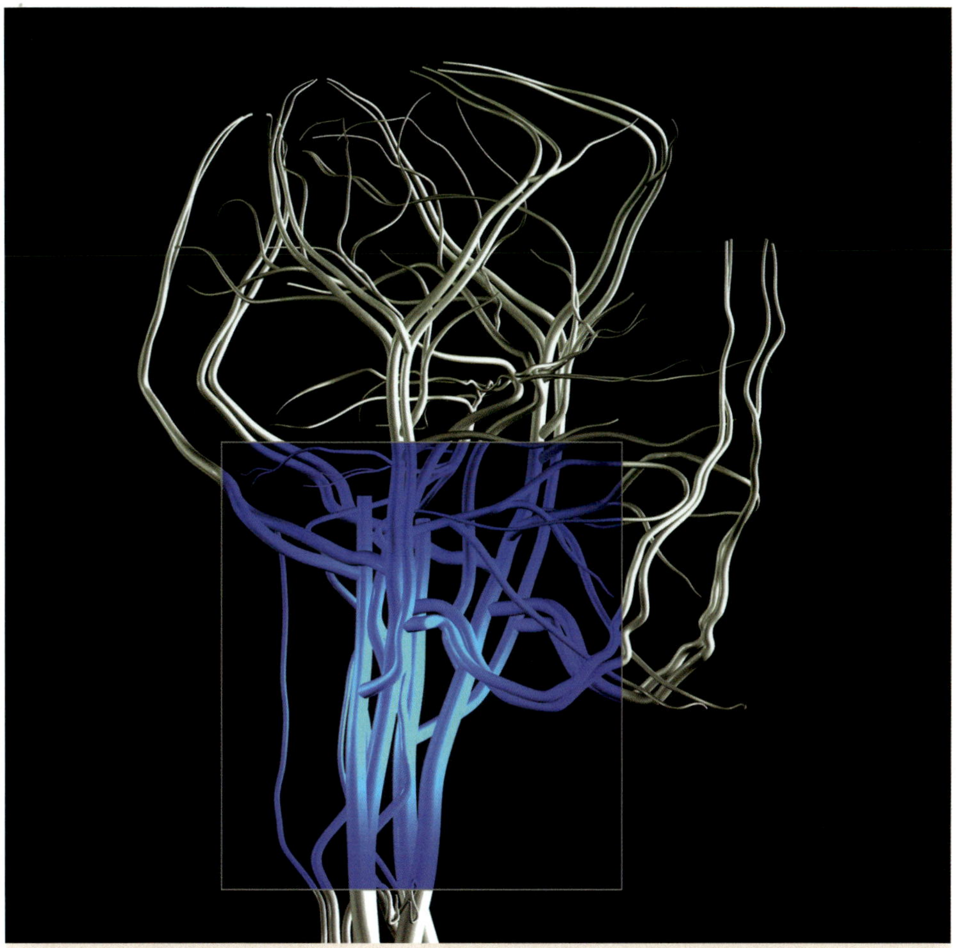

AQ1 **그림 9.3/9.4**

비유적으로, 채찍질손상은 뜨거운 그리고 식은 특성을 보유하는 것으로 생각될 수 있다. 비록 채찍질손상이 전형적으로 시간과 함께 뜨거운 것에서부터 차갑게 진행할지라도, 다시 손상을 입거나 지나치게 공격적으로 치료받게 된다면, 오래된 채찍질손상도 역시 뜨거운 특성을 보여줄 수 있다.

뜨거운 채찍질손상을 치료하기

뜨거운 채찍질손상을 치료할 때, 우리의 주요 목표는 어떠한 조직 제한과 함께 치료하려고 시도하기에 앞서 우리 환자의 자율신경계 작동을 고요하게 만드는 것이다. 이것을 이해하려면, 당신이 노출된, 보호되지 못한 중추신경계를 치료하고 있다는 것을 연상한다. 한 가지 방식에서, 당신은 – 외상의 사건 후 강력한 경험을 참아내거나 걸러내는 우리의 능력이 감소되며, 우리는 취약하고 보호되지 않은 느낌으로 남겨진다. 당신은 오로지 드러난 두뇌와 척수만을 보유하고 있는 환자를 어떻게 접촉하겠는가? 바라건대, 지극히 섬세하게 그리고 조심스럽게 – 이것이 바로 최근의 또는 뜨거운 채찍질손상에 접근하기 위한 이상적인 방법이다.

교감신경적 재–작동이 지나치게 오래, 지나치게 빠르게 또는 지나치게 깊이 치료함에 의하여 발생할 수 있으므로, 당신 치료를 속도 조절하는 것이 중요하다. 작고, 보호적이며, 평온하게 만드는 치료방법으로 더 짧은 치료시간에 시도한다. 당신의 치료에 대해 그 치료시기 중에 그리고 치료시기들 사이에서 모두 당신 환자의 반응이 어떠한가 살펴보도록 지켜본다. 점차적으로 당신의 환자가 준비되면서 치료시간, 범위 또는 깊이를 증가시켜 가며 – 당신은 항상 다음 번에 조금 더 치료할 수 있겠지만, 이미 지나치게 치료했다면 그 치료를 되돌릴 수 없을 것이다.

어떠한 손상된 또는 통증 부위를 치료하고 난 후 또는 이전에는, 신체 안에서 어딘가 다른 곳을 치료한다. 이것은 당신 환자의 인식력을 손상과 통증 장소를 넘어서 넓혀줄 것이다. 실이나 끈이 엉켜있는 것의 비유를 사용한다: 당신은 얽힌 것의

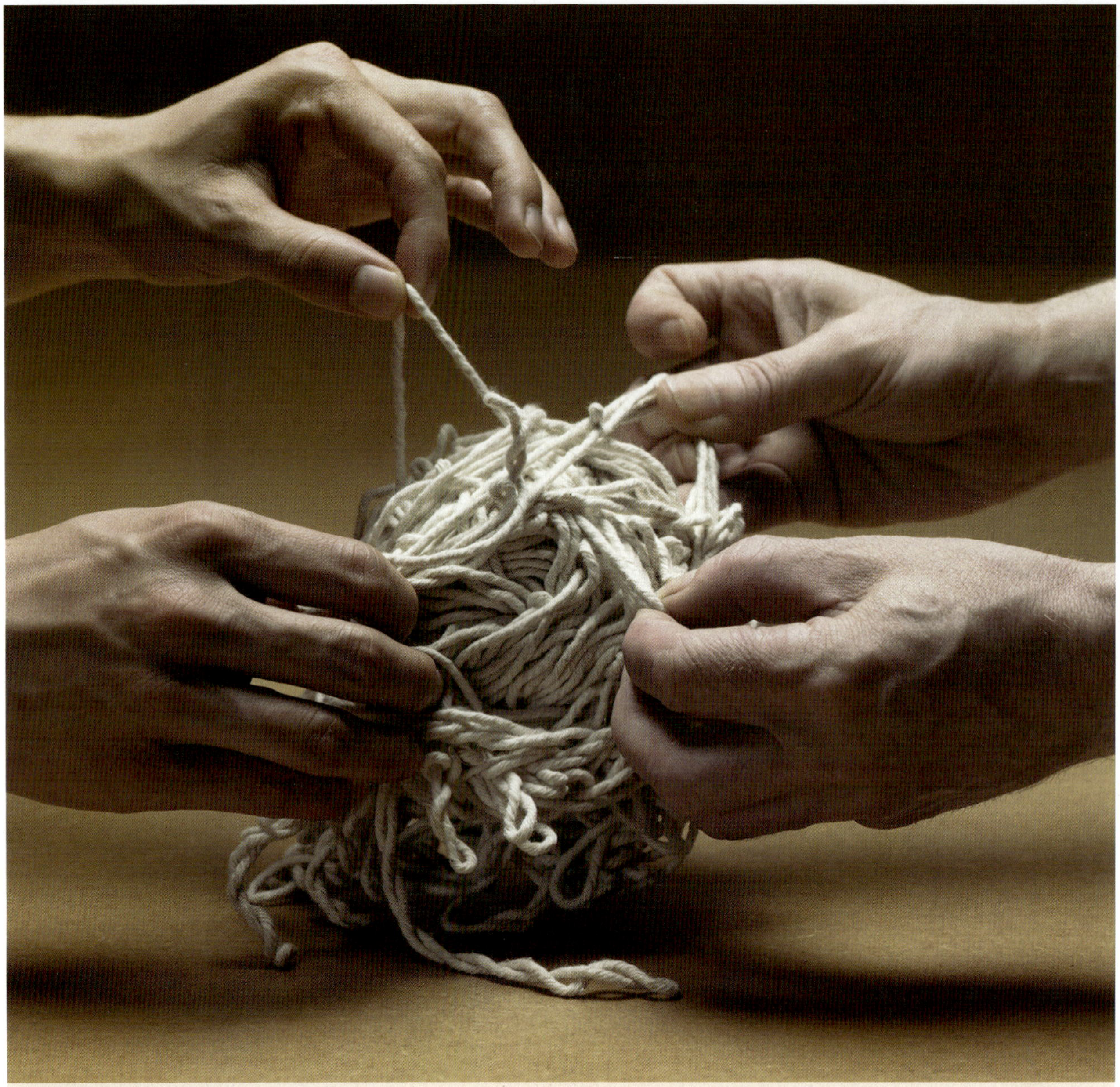

그림 9.5

뜨겁든 또는 차갑든, 당신이 밧줄이나 끈에서 단단하게 엉킨 매듭을 점차적으로 풀어주는 것과 같은 방식에서 채찍질손상에 접근한다: 가장 팽팽하게 얽힌 부위를 당기지 않으며; 그보다 주변부를 풀어줌에 의하여 얽힘을 벌려주고 점차적으로 핵심으로 풀어간다.

가장 팽팽한 부분을 바로 풀어줄 수 없다(**그림 9.5**). 대신 주변에서 전체적인 패턴을 부드럽게 그리고 참을성 있게 느슨하게 만들면서 풀어간다.

가동증진시키려고 시도하는 대신에, 선천적 자동성을 도와준다. 경련 부위로 미세한 가동성을 회복시키도록 수동적인 도수치료 또는 직접적인 이완 치료법(가동증진시킬 수 있지만 다시 악화시킬 수 있는)을 적용하는 대신에 당신 환자의 부드러운 능동적인 동작(즉, 가동성)을 사용한다. 호흡, 가동범위의 능동적인 탐색 그리고 미세 움직임조차도 붕괴된 반사를 회복하고 조직 유착을 막아주도록 도와줄 것이다. 전반적인 움직임 제한이나 조직 제한에 대한 직접적인 치료는 일단 근육성 부목작용이 가라앉고 손상된 조직이 염증에서 덜어진 후, 시작한다.

이러한 목적을 성취하기 위해 치료하는 많은 방법이 존재한다; 이완시키기 평온하게 만들기에 관하여 아마도 이미 당신이 알고 있는 것들의 대부분은 위의 고려사항을 마음에 새긴 채 적용될 때 지극히 효과적일 수 있다. 이러한 원리를 포함하는 특정한 치료법은 호흡 자동성 치료법이다.

호흡 자동성 치료법

호흡은 신경계를 평온하게 만드는 상실된 선천적 자동성을 촉진시키는 그리고 통증성 부위에 의하여 가려졌던 다른 건강한 부위로 고유감각수용적인 인식을 가져오는 힘을 보유한다.

정상적인 호흡을 취하도록 그리고 호흡과 함께 흉곽의 어디가 가장 많이 움직이는가 살펴보도록 요청함으로 시작한다. 부드럽고, 수용적인 접촉을 사용해서 **그림 9.6**과 **9.7**에서처럼 당신의 양손 사이에서 그 장소를 앞뒤로 끼워준다. 그 호흡이 복부, 횡격막 또는 가슴 등 어디에서 시작하든, 당신의 환자에게 당신의 양손 사이에서 그 공간을 정상적인 호흡과 함께 채워주도록(팽창하도록) 요청한다. **주의**: 우리는 "내 손 사이에서 호흡으로 밀어보세요" 또는 "여기로 호흡해보세요"라고도 말하지 않는다. 이러한 지시들은 당신의 양 손 사이에서 호흡이 채워지도록 단순하게 "허용하는" 초대 이상으로 더 많이 힘쓴 반응을 유발할 것이다.

우리의 목표는 다음과 같다: 자율신경적 반응을 고요하게 만들며; 그것을 상실했던 그 장소들에서 부드러운 능동적인 움직임을 유도하며; 그리고 고유감각수용작용을 증가시킨다. 강요된 들숨의 호흡은 당신이 그것들 자체에서 안으로 들어오도록 허용하는 호흡들과 마찬가지로 그러한 목적을 성취하지 못하므로, 그것을 당신 자신의 신체 안에서 시도해본다. 당신은 환자의 호흡에서도 역시 그 차이를 촉진하는 것이 가능할 것이다. 호흡이 힘들이지 않을 때까지 그리고 그 호흡이 당신의 양 손 사이에서 앞과 뒤 모두로 움직이고 있는 것을 당신 둘 모두에게 명백해질 때까지 당신 환자를 지속적으로 격려하며 도와준다.

당신과 당신 환자 모두가 그 부위 안에서 움직이는 호흡을 느낄 때, 근처의 새로운 장소로 이동하며 반복한다. 동일한 치료 속도를 유지하며 호흡을 일상적으로 유지한다. 각별히 가슴 가운데에서 깊거나 빠른 호흡하기는 고요하게 만들기보다는 교감신경의 작용을 증가시킬 것이다. 각각의 새로운 부위 안에서 호흡을 감지하는 자신의 능력에 관하여 당신 환자으로부터의 동의를 지속적으로 얻어간다. 격려하며, 관심을 갖고 집중하기를 유지한

www.a-t.tv/ad05
호흡 가동성
치료법의
비디오를
참조하세요

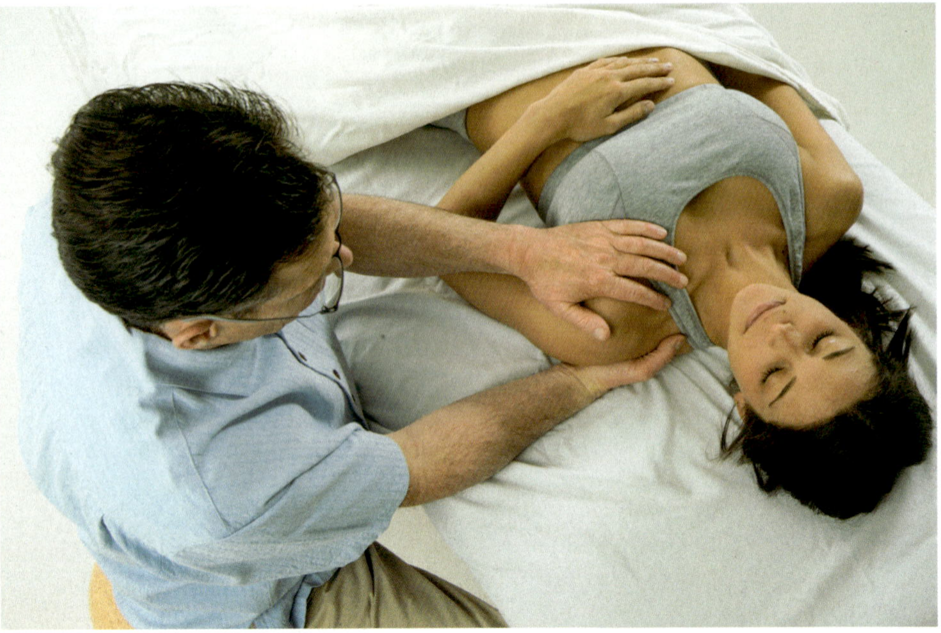

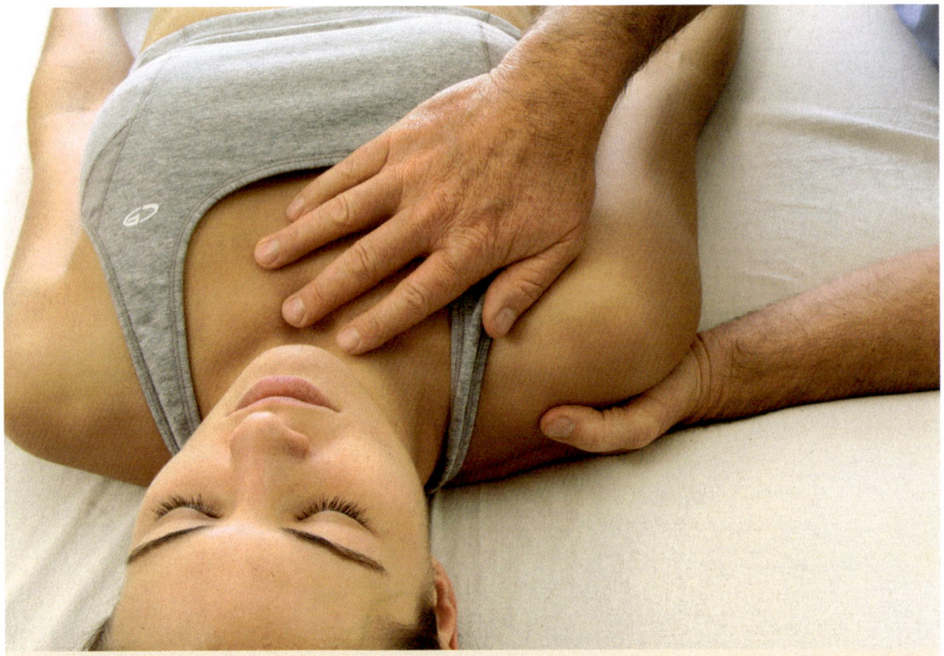

그림 9.6/9.7

호흡 자동성 치료법은 신경계를 진정시키고, 선천적 자동성을 증가시키며 통증의 부위를 넘어서서 환자의 고유감각수용적 인식을 넓혀주기 위해서 뜨거운 채찍질손상과 함께 처음 치료할 때 사용된다.

핵심 정리: 호흡 자동성 치료법

적응증은 다음을 포함한다:

- 교감신경적(대항하거나 달아나기) 자율신경 작동의 징후
- 최근의(3-6주 미만) 또는 "뜨거운" 채찍질손상
- 근육경련 또는 부목작용에서 기인한 고정
- 호흡의 증가된 고유감각수용이 적합할 때마다 사용될 수 있다.

목적

- 호흡의 고유감각수용을 증가시킨다.
- 자율신경계를 고요하게 달래준다.
- 모든 방향에서 호흡성 자동성을 도와준다.
- 신체의 비-통증성 영역의 인식을 증가시킨다. (급성 손상의 통증에서)

방법설명

1. 감소된 움직임의 부위에 주목하며 환자의 호흡을 관찰한다.
2. 부드럽게 이러한 부위를 당신의 양손 사이에 끼워넣는다.
3. 정상의, 애쓰지 않는 호흡하기를 사용해서 이러한 부위로 호흡을 허용하도록 환자를 초대한다.
4. 언어적인 피드백과 격려를 제공한다. 당신과 환자가 호흡 움직임을 느끼는 것을 확인한다.
5. 어렵다면, 호흡 자동성이 환자에게서 분명했던 다른 장소에서 시작하며 이어서 적은 움직임의 영역으로 이동해간다.
6. 시간을 할애하며, 흉곽과 복부 안에서 감소된 자동성의 모든 부위에서(또는 신체의 어딘가 다른 곳에서) 치료한다.

다. 만약 당신 환자가 새로운 장소에서 호흡을 느끼는 것이 어렵다면, 호흡이 분명했던 최종 지점으로 되돌아가며 거기에서부터 점차적으로 이동해온다. 이러한 패턴을 전체 흉곽과 복부에서, 좌측과 우측 모두에서 반복한다. 비록 더 많인 시간을 허락하는 것이 도움이 될지라도, 이러한 치료법에 대하여 최소한 10분을 소요한다. 이러한 단순한 치료법은 전체 치료시기의 대부분이 될 수 있으며, 그것은 당신의 환자에게 더욱 안정되며 이완된 느낌을 주게 될 것이다.

우연하게 만약 당신이 환자의 움직임이 보호되거나 통증적인 것을 알아챘다면, 당신은 이러한 치료법을 바로 누워서가 아니라 앉은 자세의 환자에게서 시행해볼 것을 원할 것이다. 누운 자세의 동작이 통증이 있거나 어렵다면, 일반적으로 앉은 자세의 치료는 지극히 도움이 될 수 있다.

이러한 생각은 반드시 당신이 부적절하게 깊거나 직접적인 치료로 채찍질손상의 통증을 악화시키는 "판도라의 상자" 영향을 피하도록 도와주어야 한다. 다음 장에서 깊고 직접적인 치료가 우리가 필요한 바로 그 방법이 될 수 있는 식은 채찍질손상의 만성적인 완고한 패턴을 이해하고 치료하기 위한 방법을 살펴볼 것이다.

참고문헌 (References)

[1] Estimates of whiplash prevalence ranges from a low of 120,000 new cases annually (quoted in "Prevalence and Incidence Statistics for Whiplash," www.rightdiagnosis.com/w/whiplash/prevalence.htm. [Accessed December 2015]), to a high estimate of 1,800,000 new annual cases (as cited in several chiropractic sources, including Croft, Arthur C. (2009) *Facts Concerning Whiplash Injuries*, Spine Research Institute of San Diego http://www.docstoc.com/docs/3822558/Facts-Concerning-Whiplash-Injuries-by-Arthur-C-Croft-DC-MS#. [Accessed December 2015]

[2] A study published in the European Spine Journal found that during the period of time between the first and second years following a motor vehicle accident, over 20 percent had symptoms worsen: Olivegren, H., Jerkvall, N., Hagstrom, Y., and Carlsson, J. (1999) The long-term prognosis of whiplash-associated disorders (WAD). *European Spine Journal*. 8(5). p. 366–370.

[3] Spitzer, W.O., Skovron, M.L., Salmi, L.R., Cassidy, J.D., Duranceau, J., Suissa, S., and Zeiss, E. (1995) Scientific monograph of the Quebec Task Force on Whiplash-Associated Disorders: Redefining "whiplash" and its management. *Spine* (Phila Pa 1976). 1995 Apr 15; 20(8 Suppl):1S–73S.

[4] In 1961, physician Robert Munro wrote: "In its pure form and when rightly diagnosed, the symptoms of 'whiplash' injury are those of cervical muscular spasm often complicated by neurosis." From: Munro, R. (1961) Treatment of fractures and dislocations of the cervical spine. *New England Journal of Medicine*. 264. p. 573–582.

[5] Statistically, whiplash sufferers with workers' compensation claims or lawsuits have significantly worse outcomes than those who do not. In fact, in studies designed to judge the efficacy of interventions, investigators often exclude such patients or report their results separately. From: Brian Grottkau, M.D., writing in the *New England Journal of Medicine* (348, no. 14 (April 3, 2003): 1413–1414) about Andrew Malleson's book *Whiplash and Other Useful Illnesses*.

[6] Use of immobilization and cervical collars after whiplash injury have been observed to produce temporomandibular dysfunction, joint adhesions, muscle atrophy, and myofascial trigger points. Lowe, W. (2003) Assess & address: Whiplash. *Massage Magazine,* 104 (July/August).

[7] Cailliet, R. (1991) *Neck and Arm Pain.* Philadelphia, PA: F.A. Davis Company. p. 88.

[8] Cailliet, R. (1991) ibid., p. 112.

[9] Cailliet, R. (1991) ibid., p. 112.

그림 저작권 표시 (Picture credits)

Figures 9.1 and 9.2 Primal Pictures, used by permission.
Figures 9.3, 9.4, and 9.5 Thinkstock.
Figures 9.6 and 9.7 Advanced-Trainings.com.

학습지침

뜨거운 채찍질손상

1 뜨거운 채찍질손상에서 치료하기 중 우리의 일차적인 목적으로 무엇을 정리했는가?

- a 통증을 줄여주기
- b 염증을 줄여주기
- c 조직제한을 줄여주기
- d 자율신경의 작동을 줄여주기

2 교재에서는 다음 중 어떤 것을 식은 채찍질손상과 (뜨거운 채찍질손상보다는) 연관짓는가?

- a 근육 경련
- b 조직 염증
- c 제한된 관절 움직임
- d 교감신경적 ANS 작동

3 다음의 어떤 것을 교재에서는 뜨거운 채찍질손상 (식은 채찍질손상보다도)과 연관짓는가?

- a 근육 경련
- b 관절의 제한
- c 조직 굳어짐
- d 제한된 움직임

4 교재에 따르면, 아래에서 정리된 채찍질손상 증상의 어떤 것이 의사에게 의뢰를 위한 이유가 될 것인가?

- a 제한된 목/머리 동작
- b 머리 움직임과 함께 증가된 메스꺼움
- c 조직의 미세-열상
- d 조직 불안정성 또는 약화

5 교재에 따르면, 뜨거운 채찍질손상에서 근육근막성 제한이 어떻게 다루어져야 하는가?

- a 직접적인 치료법으로
- b 그 손상의 부위에서 부드럽게
- c 그 손상의 부위에서부터 멀리
- d 3-6주까지는 다루지 않는다.

정답에 대하여, www.Advanced-Trainings.com/v2key/를 방문한다.

식은 채찍질손상 (Cold Whiplash) 10

앞 장에서 우리는 채찍질손상이 비유적으로 "뜨거운" 그리고 "식은" 시기를 보유하는 방법에 대하여 그리고 뜨거운 패턴에서 치료하기에 대한 몇 가지 접근방법을 설명했다. 이 장에서 나는 각별하게 식은 채찍질손상을 치료하기 위해서 각별하게 효과적인 Advanced-Trainings.com의 심화 근막 도수치료 방법들로부터 두 가지 방법을 설명할 것이다. 나는 또한 채찍질손상 치료시기의 전략을 수립하기 위하여 우리 강사의 권고와 최선의 임상실습의 몇 가지를 공유할 것이다.

여기에서 뜨겁고/식은 구분의 간략한 고찰을 살펴본다: 뜨거운 채찍질손상은 일반적으로(항상 그런 것은 아니고) 보다 최근에, 대체로 손상의 6주 이내가 된다. 뜨거운 채찍질손상은 교감신경적 신경계(대항하거나 달아나기) 각성, 염증화된 그리고 과민해진 조직(신체 안 어디에서든) 그리고 근육성 수축과 경련을 통한 고정과 보호작용 등에 의하여 특징지어진다. 일단 어느 정도 시간이 경과한 후, 더 오래된 그렇지만 해소되지 않은 채질질손상은 각별하게 가동성이 제한된 관절 주변에서 깊게 위치한 단단하고, 치밀한 결합조직 제한(vs. 근육성 경련)의 "식은" 패턴을 보여줄 수 있다.

뜨거운 채질질손상은 증가하는 조직 염증과 더욱 악화하는 그 환자의 자율신경적 각성을 피하도록 지극히 조심스럽게 치료되어야 할 필요가 있다. 식은 채찍질손상은 지나치게 많이, 지나치게 깊게 또는 지나치게 빠르게 치료된다면 뜨거운 패턴으로 쉽게 재활성화될 수 있다. 당신은 환자가 반응하고 있는 그 방법을 평가할 수 있을 때까지 천천히 진행한다.

뜨거운 채찍질손상에서 치료하기에 주된 목표는 악화된 신경계 반응을 완화시켜 주는 것 그리고 전신적인 **선천적-자동성**(motility: 자가-발생적인 움직임)을 강화시켜주는 것이며, 이것은 결합조직 흉터형성과 층 유착을 최소화하도록 도와준다(1). 오로지 채찍질손상이 식은 단계로 진행했을 때만 우리는 움직임과 조직 제한을 직접적으로 다룸에 의하여 국소적인 **가동성**(mobility: 움직일 수 있는 또는 움직여지는 능력)의 부가적인 주된 목표를 더해준다.[1)]

경추의 코어/말단 치료법

그림 10.1에서 보여주듯, 뒤쪽 충돌이나 넘어짐에 의하여 유발된 것과 같은 머리의 갑작스런 후방으로 가속은 격심하게 과신전시키고 앞쪽 목의 연부조직을(다른 구조들 가운데서) 손상시킬 수 있다. 일단 뜨거운 단계의 염증과 보호작용이 감소되고 신체의 나머지가 준비된 후(114쪽에서 채찍질손상 정보를 참조), 당신은 경추부 근막의 표면 층들과 아래놓인 목빗근(SCM)이 되는 목의 바깥쪽 말단부를 치료함에 의하여 앞쪽 목의 조직들을 치료하기 시작할 수 있다.

1) 뜨거운 또는 식은 채찍질손상 모두에서 종종 뜨거운 채찍질손상의 경우에는 두통의 완화(9장), 또는 뜨거운 또는 식은 채찍질손상이든 동반할 수 있는 턱관절 긴장과 통증을 풀어주기 등과 같은 부가적인 이차적 증상-특정적 목표가 존재한다.

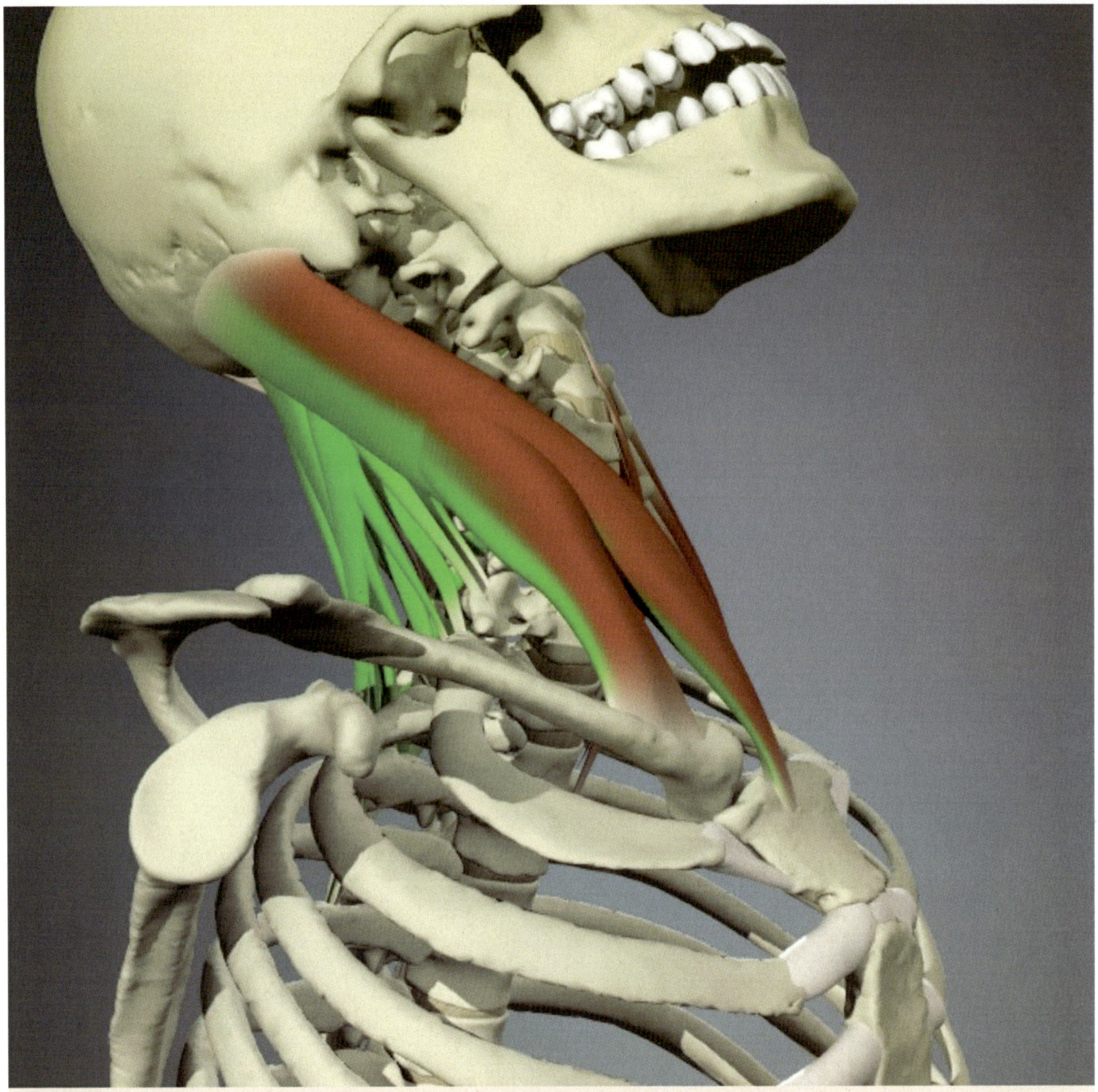

그림 10.1

뒤쪽에서의 충돌이나 뒤로 넘어짐에서, 머리와 목은 과신전으로 뒤쪽으로 던져질 수 있으며, 어깨, 가슴, 척추 그리고 목빗근(적색)과 같은 앞쪽 목의 연부조직을 과신장시키거나 손상시킬 수 있다.

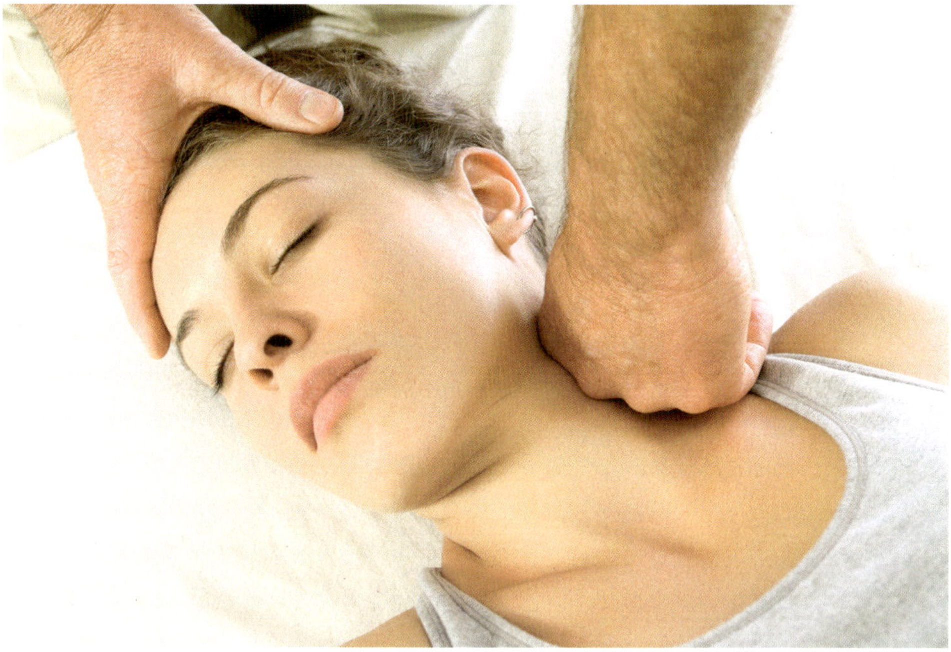

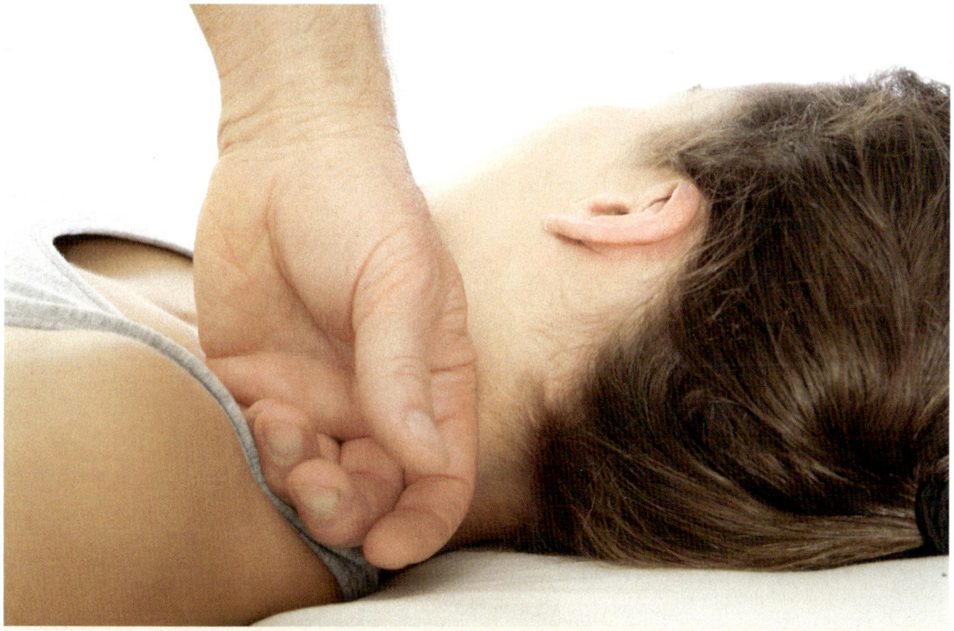

그림 10.2/10.3

경추의 코어/말단 치료법: 목의 바깥 층을 후방으로 풀어주도록 느슨한, 열린 주먹의 뒤쪽을 부드럽게 사용한다. 목구멍과 목의 아래놓인 구조물로 어떠한 압력도 적용하지 않으며 – 기타의 민감한 구조물들 가운데서 붓돌기, 림프절, 경동맥 그리고 미주신경 등은 모두가 이러한 부위 안에 존재하며 각별한 주의를 기울일 가치가 있다.

우리가 얕은 층으로부터 시작하였기에, 손등 쪽의 피부에서 보다 건조한 질감이 손바닥보다 얕은 치료에 보다 적합하므로, 우리가 사용하는 도구는 느슨한 주먹이 된다. 단단하고, 꽉 쥔 주먹보다 느슨한 주먹은 개방적이며 쉽고 이완되며, 손가락과 엄지손가락 모두는 벌려지고 편안하게 놓인다(그림 10.2와 10.3). 주먹과 손허리뼈들을 아래팔과 일렬로 배열되게 유지하는 것이 중요하며, 이것은 좌상과 압박으로부터 당신의 손목을 보호하

핵심 정리: 경추의 코어/말단 치료법

적응증은 다음을 포함한다:

- 식은 채찍질손상
- 목의 가동성 문제, 긴장 또는 통증
- TMJ 또는 턱의 문제

목적

- 얕은과 깊은근막의 층을 구분한다. (말단/코어)
- 어떠한 감소된 경추 가동성도 회복시킨다.
- 보다 깊은 목 치료를 위한 준비
- 한 치료시기를 끝낼 때 목 적응성을 확보하기

방법설명

바로 누운 환자의 머리나 옆쪽에 선다.

1. 목의 바깥 근막의 층에서 어떠한 느슨함도 제거하도록 SCM에 대하여 바로 앞의 그리고 얕은 층에 느슨한 주먹을 사용한다;
2. 당신의 정적인 접촉 아래에서 경추의 근막성 층이 미끄러지도록 환자의 느리고 섬세한 능동적인 회전을 사용하며; 층–과–층 사이를 구분하도록 느껴본다.

보다 깊은 목 구조물들로 불편함이나 손상을 피하도록 표면의 층에 머무름을 확인한다.

움직임

- 느린 목 회전, 치료하고 있는 쪽에서 먼쪽으로
- 목을 통해서 종방향의 정렬을 유지한다. (굴리거나 옆으로 숙이는 대신에)

며 당신이 적은 노력과 함께 치료하도록, 당신의 접촉을 보다 민감하도록 허용할 것이다.

당신의 느슨한 주먹에서 근위쪽 관절마디를 사용해서, 목의 바깥 층을 SCM에 대하여 바로 앞쪽과 표면에서 부드럽게 걸어준다. 우리가 치료하고 있는 조직 층들을 구분하고 자유롭게 풀어주도록 느슨한 주먹의 부드러운 마찰력을 이용할 것이므로, 우리는 이러한 단계에서 오일이나 로션을 사용하지 않는다.

바깥 층들을 뒤쪽으로 움직여줌에 의하여 목의 바깥 포장껍질들 안에서 모든 느슨함을 제거한다. 목 안에서는 섬세한 구조물들이 존재하므로, 당신이 오로지 얕은 조직들 위로만 머물러있는 것을 확실하게 한다. 보다 깊은 구조물들로 어떠한 압박력도 주지 않은 채 또는 목구멍의 전면을 가로질러 지나치게 강하게 "목덜미"를 당기지 않은 채 일종의 터틀넥 스웨터의 바깥쪽 목덜미를 걸어주는 것으로 생각한다. 당신의 환자는 반드시 편안해야 하며, 그 환자가 당신이 지나치게 깊숙하게 압박하고 있다고 또는 목구멍의 앞쪽에서 지나치게 많이 당긴다고 느낀다면, 불편함이 없을 때까지 당신의 압력, 층 또는 방향을 재조정한다.

바깥 층의 느슨함을 조심스럽게 제거한 후, 환자에서 천천히 자신의 머리를 당신이 치료하고 있는 쪽에서 먼 쪽으로 돌리도록 요청한다. 당신의 치료하는 손은 정적이며, 그러므로 피부의 표면에서 어떠한 미끄러짐도 환자의 움직임과 조직 이완에 의하여 시작된다. 당신의 환자의 움직임이 느리고 집중되는 것을 확인하며 – 그 움직임을 "우격다짐으로 밀고 나가는" 것은 당신 환자가 보다 쉬운 움직임의 방식을 배우도록 도와주지 못할 것이며, 아마도 당신들 모두에게서 당신의 압박력을 안전하게 유지하는 지시를 놓치는 원인이 될 것이다. 최적하게 당신 환자의 머리와 목은 반드시 일렬로 유지되어야 하며, 옆으로 돌려주는 것보다는 척추의 종방향의 축 주위에서 움직여야 한다. **그림 10.2**에서 나의 우측 손은 마음 속에서 이러한 정렬과 맞춰서 환자의 머리를 부드럽게 유도하고 있다. 당신은 목의 기저면과 머리뼈의 기저면 사이에서 그리고 SCM의 약간 깊은 층에서 둘 또는 세 곳의 장소에서 이러한 고정하기와 돌리기를 반복하며; 이어서 반대쪽에서도 반복한다.

이러한 치료법은 또한 훌륭한 마무리 치료동작으로서도 작용할 수 있다: PhD Ida Rolf(롤핑 구조적 통합치료의 창시자)는 종종 그녀 환자의 목이 자신의 치료시기의 마지막에 적응적이며, 길고, 자유롭다는 것을 확인하기 위해서 유사한 치료법을 사용했다.

경추의 측방 직선이동 치료법

돌기사이관절(zygapophyseal 또는 facet joint) 관절주머니 및 인대와 같은 가장 깊숙한 연부조직 구조물들은 채찍질손상이 발생한 후 통증과 움직임 제한의 일차적인 기원이 될 수 있다(2). 일단 본래의 손상의 염증이 안정된 후, 이러한 깊은 구조물들에 대한 가동성을 회복시키는 것은 상당한 이완을 제공할 수 있다.

측방 직선이동은 다른 추골과의 관계에서 하나의 추골의 양 옆으로의 움직임을 말한다. 굽힘/폄, 회전 그리고 옆으로굽힘 등과 같은 목의 다른 움직임들이 직선이동을 제한하는 동일한 결합조직에 의하여 영향을 받게될 것이므로, 돌기사이관절들에서 움직임 제한에 대하여 확인하기 위해서,

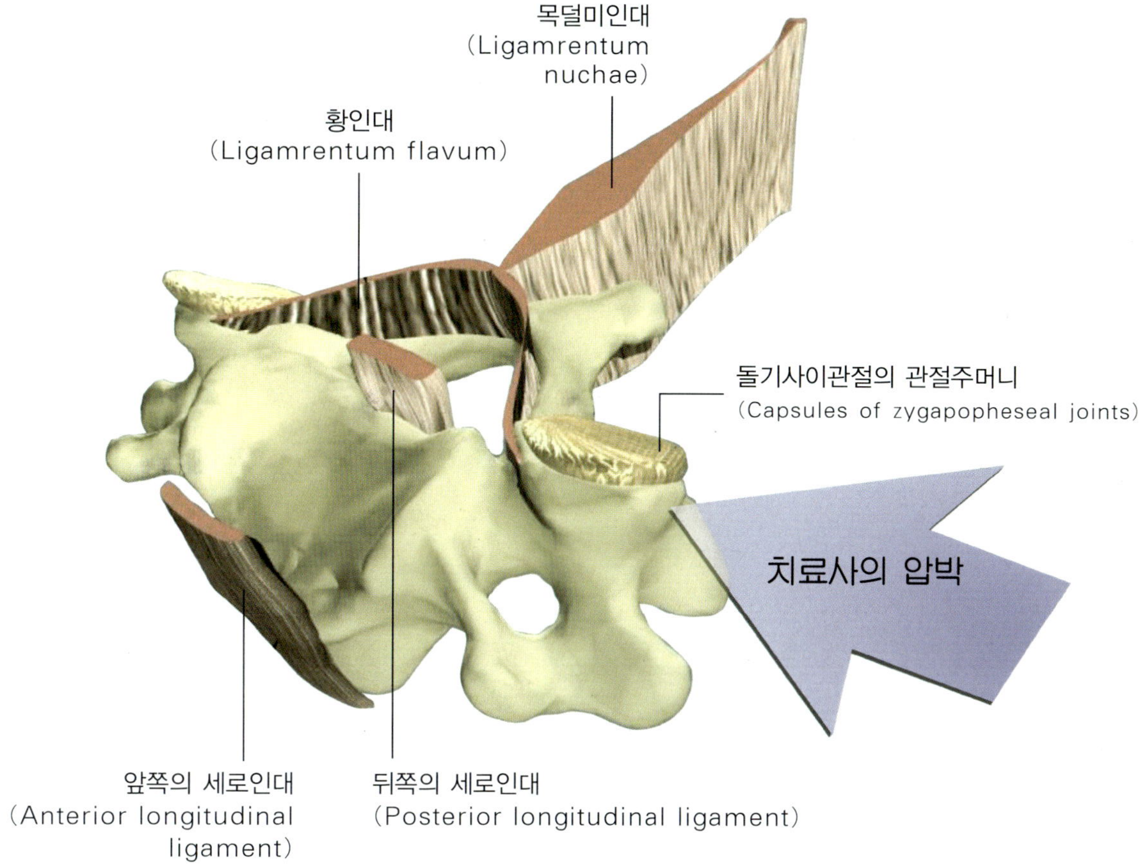

그림 10.4

하나의 경추 추골을 둘러싸는 인대성 구조물. 자주색 화살표는 직선이동 치료법에서 부드러운 압박의 위치와 방향을 나타낸다.

우리는 개별 추골에서 이러한 움직임의 자유도를 느껴볼 것이다.

여러 가지 깊은 구조물의 어떤 것도 포함될 수 있다: 작은 가로돌기사이의 인대와 근육들과 함께 돌기사이관절 관절주머니, 황인대 등(**그림 10.4**와 **10.9**). 이러한 지극히 깊은 구조물들은 직접적으로 접촉검사하는 것은 어렵거나 불가능할 것이지만, 경추의 직선이동을 평가함은 우리가 자유로운 동작을 제한하고 있는 그 구조물의 어떠한 것도 효과적으로 위치확인하며 풀어주도록 허용한다.

이 방법을 시행하기 위해서, 경추의 외측 정중선에서 그리고 바로 뒤쪽에서 경추부 추골의 뼈의 가쪽 돌추부에 대하여 부드럽게 느껴봄으로 시작한다. 이러한 돌출부는 작은 가로돌기들이며, 그것들 바로 위에 관절돌기들이 놓인다. 그와 함께 이러한 가쪽의 돌출부는 당신의 접촉을 위한 비교적 넓은 받침을 형성한다(**그림 10.4**와 **10.9 화살표**). 지나치게 정확할 필요는 없으며 – 단순하게 가장

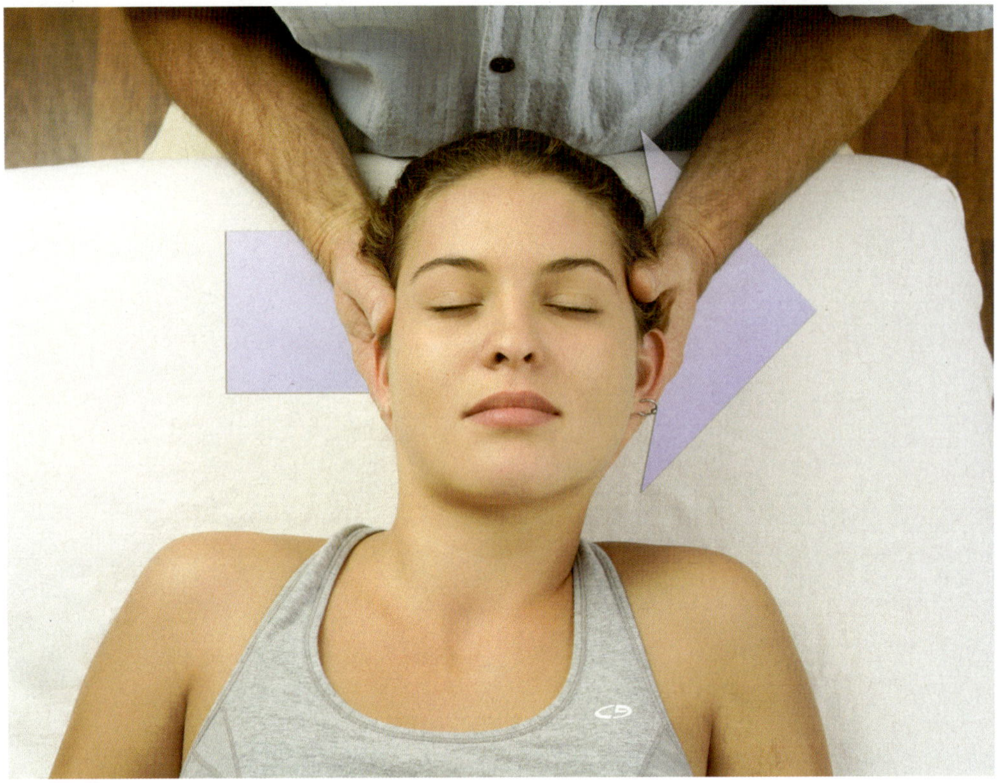

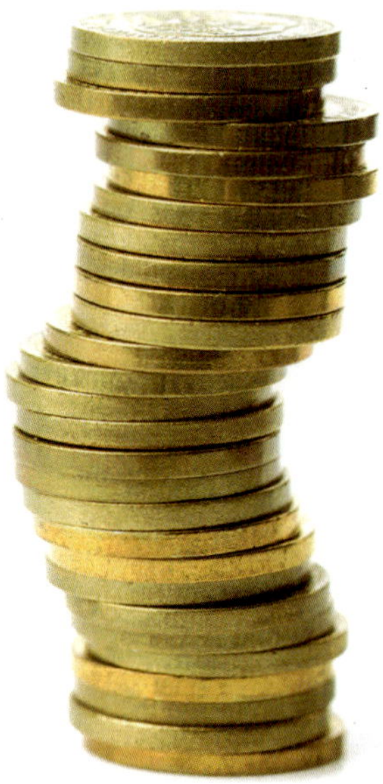

그림 10.5/10.6

경추의 직선이동을 평가하기 위해서, 검사되고 있는 개별 추골의 위쪽에서의 추골들과 함께 머리를 부드럽게 감싸고 움직인다. 이러한 경우에, C4의 좌측 직선이동이 평가되고 있다. 이러한 각도로부터는 어느 하나의 경추부 추골에서 그 직선이동 움직임을 구분하고 있는 그 손가락의 끝부분을 볼 수 없다(그림 10.7에서처럼). 추골을 쌓여있는 동전더미와 비슷하게 연상하는 것이 도움을 줄 수 있을 것이며; 당신이 평가하기를 원하는 그 개별 "동전" 위쪽의 전체 더미를 함께 잡고 움직인다.

두드러진 통증이 없는 뼈의 가쪽 돌출부에 대하여 느껴본다.

다음으로 이러한 돌출부 위에서 여러 손가락들의 넓고, 부드러운 손끝부분을 사용해서 개별 경추부 추골의 양 옆으로의 움직임에 대하여 느껴본다. 당신의 접촉은 널찍하고 부드럽게 유지되어야 하며; 찌르지 말아야 한다. 비록 당신이 각각의 개별 추골에서 분리된 움직임에 대하여 느끼기를 원할지라도, 치료대 위로 머리를 내려놓으며(목은 굽힘도 폄도 아닌 자세에서) 그리고 마치 쌓여 있는 동전이나 포커 칩(**그림 10.6**)을 움직이는 것처럼 당신이 검사하고 있는 그 추골(**그림 10.5**) 위에서 전체 경추부 추골과 함께 머리를 외측으로 움직임에 의하여 이것을 시행한다: 그 지점 위쪽의 동전더미와 함께 그 하나의 동전을 움직인다.

개별적인 제한을 풀어주려고 시도하기에 앞서 목의 전체 길이를 평가하며; 왼쪽과 오른쪽 직선이동 모두에 대하여 차례로 개별 추골을 평가한다. 목의 기저면에서부터 시작해서 위쪽으로 시행함에 의하여 반드시 철저해야 한다. 전형적으로 당신은 일부 추골들이 어느 한 쪽에서 반대편보다 더 쉽게 직선이동하는 것을 보게 될 것이다. 만약 채찍질손상이 있었다면, 이러한 좌–우측 차이는 빈번하게 지극히 두드러지게 된다.

가장 제한된 추골의 하나에서 시작하며, 보다 제한되어 있는 그 방향 안에서 그 추골을 부드럽지만 확고하게 압박함에 의하여 그 제한된 방향 안에서 보다 편한 직선이동을 도와준다. 이러한 추골을 지렛대받침처럼 사용하며, 동시에 목을 반대쪽 방향으로 굽혀준다. 예를 들어, 하나의 추골이 왼쪽 방향으로 직선이동이 어렵다면, 그 추골을 왼쪽방향으로 밀어주며(**그림 10.7**과 **10.9**, 화살표), 이어서 목을 그 지렛대받침 지점에서 우측으로 옆으로 굽혀준다(**그림 10.8**). 우리가 직선이동을 확인하고 있다면, 어째서 옆으로 굽혀주는가? 옆으로굽힘은 돌기사이관절이 벌어지거나 닫혀지는 것을 요청하며(그것들이 옆으로굽힘의 볼록한 쪽에 아니면 오목한 쪽에 놓여있는가에 따라서), 그리고 돌기사이관절은 모든 제한된 직선이동을 제약하고 있을 동일한 구조가 될 것이다. 이러한 옆으로굽힘/지렛대받침 접근법은 그 직선이동의 동작을 제한하고 있을 가장 개연성 있는 바로 그 관절에서 압박력을 집중하기 위한 하나의 효과적인 방법이다.

위의 사례에서는 직접적인 접근법을 묘사하며 – 다르게 말하자면 당신은 그 제한된 추골이 당신의 확고하지만 예민하고, 넓으면서도 특정적인 접촉의 주위에서 목을 옆으로 굽혀줌으로써 그 추골이 쉽게 진행하지 못하는 그 방향에서 더 많이 직선이동하도록 제한된 추골을 도와주고 있는 것이다. 우리가 깊은, 인대성 변화에 대하여 요청하고 있기 때문에, 당신이 그 단단한 제한의 점차적인 부드러워짐이나 풀어짐을 느끼기까지, 당신은 반드시 참을성이 있어야 하며, 신체가 반응하는 것을 – 네 차례에서 여섯 차례의 호흡 동안 – 기다려야 한다. 이어서 다시 확인한다. 만약 당신이 충분하게 특정적이고, 충분하게 부드럽게, 충분히 참을성 있게 진행했다면, 당신은 이전에 제한된 그 방향에서 더 많은 움직임을 느낄 것이다. 이러한 방법을 당신이 찾은 각각의 직선이동 제한에서 반복한다.

www.a-t.tv/nb05
경추의 측방 직선이동 치료법의 비디오를 참조하세요

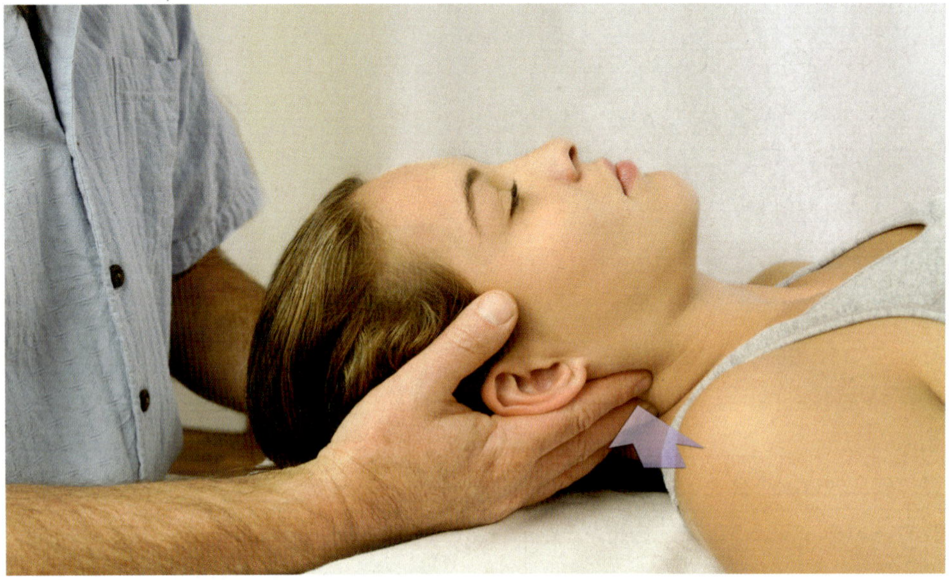

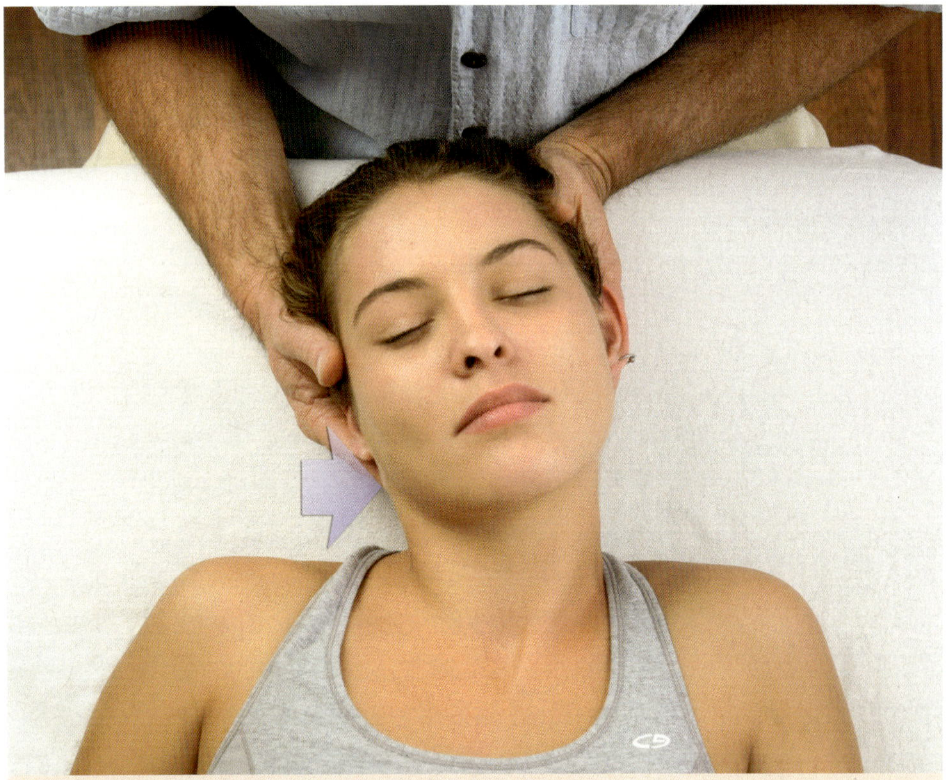

그림 10.7/10.8

직선이동 제한을 풀어주기 위해서, 당신의 손가락 압박력(화살표)의 지렛대받침 주위에서 부드럽게 옆으로 굽혀주며 인대성 반응의 미세한 유연해짐을 기다린다. 여기에서는 좌측 직선이동에 저항하는 추골에 대한 직접적인 이완법을 그려준다.

핵심 정리: 경추의 측방 직선이동 치료법

적응증은 다음을 포함한다:

- 식은 채찍질손상
- 목의 가동성 문제, 긴장 또는 통증
- 긴장성 두통
- 사경

목적

- 모든 상실된 경추부 돌기사이관절 가동성을 평가하고 회복시킨다.

방법설명

1. 중립 자세의 목에서(굽힘도 폄도 아닌), 양손 안으로 머리를 감싸잡으며, 단일한 경추부 추골의 가로돌기를 접촉검사하도록 당신 손가락의 넓고, 부드러운 끝부분을 사용한다.
2. 목을 옆으로 굽히지 않은 채 당신의 접촉지점 위쪽에서 전체 목과 머리와 함께 경추를 직선이동(옆으로 움직임) 시킴에 의하여 이러한 단일한 추골의 좌측과 우측 가동성을 비교한다.
3. 어떤 직선이동이 제한된 것으로 확인될 때, 보다 어려운 방향에서 이러한 추골을 지렛대받침으로 사용하며 부드럽지만 확고하게 그 추골을 압박하며, 동시에 목을 반대쪽 방향 (직접의 치료법)에서 옆으로 굽혀준다. 즉, 좌측으로 직선이동이 어려울 때, 그 추골을 좌측으로 밀어주며, 우측으로 옆으로 굽혀준다.
4. 그 제한된 방향 안에서 부드러워짐과 풀어짐을 기다린다. 각각의 제한된 추골들에서 반복한다. 또 다르게 간접적 접근법에 대하여 압력의 방향을 반대로 사용한다.
5. 변형법: 중립의 자세에 더해서 약간 굽힌 또는 편 자세에서의 경추에서 평가하고 풀어준다.

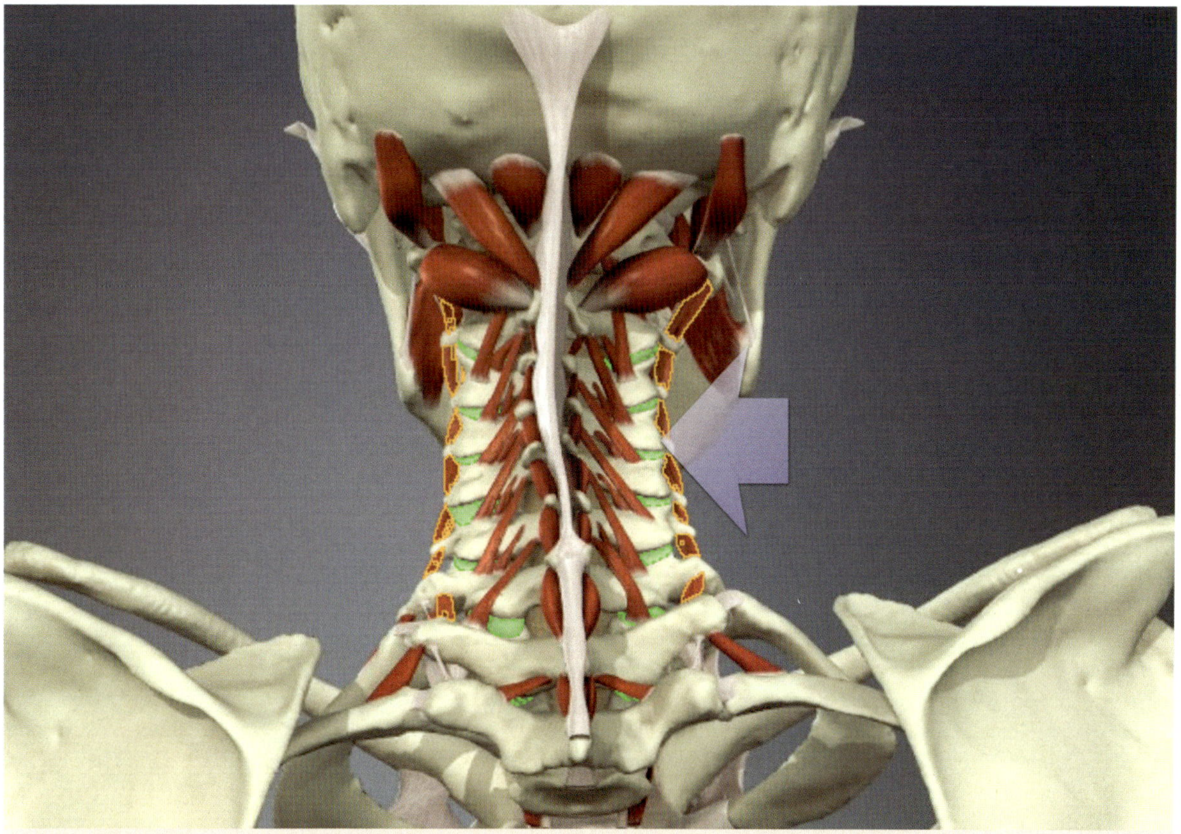

그림 10.9

돌기사이관절들(녹색)의 인대성 관절주머니와 가로돌기사이의 인대와 근육들은 직선이동을 제한할 수 있는 구조물의 일부가 된다. 화살표는 왼쪽 직선이동에 저항하는 하나의 추골의 직접적인 이완에 대한 압박력의 방향과 자리잡기를 나타낸다.

경추의 측방 직선이동 치료법의 몇 가지 변형법

1. 위의 진행과정은 중립의 자세, 즉 굽혀지거나 펴지지도 않은 자세에 놓인 목에서 설명된 것이다. 평가와 풀어주기 동안 목을 수동적으로 약간 굽혀주거나 펴줌에 의하여, 당신은 때때로 훨씬 더 많은 제한을 찾게 되거나, 중립적인 목의 자세에서는 얻을 수 없었던 결과를 얻게 될 것이다.
2. 때때로, 일종의 간접적인 이완법이 각별하게 고집센 부위에서 도움이 된다. 이것은 위에서 설명한 방향에 대하여 반대 방향으로 목을 부드럽게 옆으로 굽힘을 포함하며 – 다르게 말해서, 제한된 그 추골을 제한된 방향으로 대신에 더욱 더 그것의 편안한 방향으로 가져가는 것이다. 이것은 그 제한으로 풀어짐을 도와줄 수 있으며, 각별하게 거기에서 여전히 보호작용이나 민감함이 있다면 도움이 될 것이다. 그렇지만 당신이 참을성 있고 예민하게 유지하는 한, 우리는 대부분의 사례에서 직접적인 방법이 효과적이라는 것을 알게 될 것이다.

완전한 사람, 완전한 신체

이러한 두 개의 장에서 설명한 그 치료법들은 당신에게 채찍질손상을 치료하기 위한 지극히 효과적인 도구를 제공하는 반면에, 그것만이 이러한 복잡한 손상 패턴에서 당신이 익숙해야 할 필요가 있는 모든 것이라는 인상을 주는 것은 잘못된 것일 수 있다.

육체적인 영향이 많고, 다양하며 복잡할 뿐만 아니라, 마음 속으로 채찍질손상 환자들이 일반적으로 지속적인 불안증, 우울증, 수면장애 그리고 많은 다른 생체심리적 충격 등과 같은 신체-마음 영향을 경험한다는 것을 생각하는 것이 중요하다(3). 비록 이러한 문제들의 직접적인 치료가 대부분의 도수치료사의 영역을 벗어나서 존재할지라도, 손을 사용하는 치료사들이 그들의 정상적인 치료의 과정 중에 제공하게 되는 심리사회적인 지원은 채찍질손상을 처리하고 있는 그 환자들의 중대한 자원이 될 수 있다.

채찍질손상의 복잡성에도 불구하고, 능숙하고 예민함으로 시행될 때, 근육근막성 치료법들은 채찍질손상 회복의 지극히 중요한 부분이 될 수 있다. 우리의 강사진과 동료들은 우리 자신의 임상적인 경험에서부터 다수의 일화를 보유하고 있으며; 추가로 채찍질손상 이후에 목 기능을 개선시키기 위한 근육근막성 접근법의 효과는 적어도 한 가지 무작위하게 통제된 실험에서도 역시 설명되어왔다(4).

가장 중요하게, 채찍질손상에 대한 치료는 신체를 하나의 전체로서 바라보는 것을 요구한다. 채찍질손상은 종종 한 가지 전신적인 손상인 것이며, 어딘가 다른 곳에서 손상의 통증과 징후를 보게 되는 것은 일반적이다. 이전 장들에서 설명한 목의 얕은근막과 깊은 후방의 구획을 치료하기 위한 많은 치료법들도 역시 뜨거운 채찍질손상의 자율신경적 측면과 식은 채찍질손상의 구조적인 영향 모두를 치료하도록 도와줄 수 있다.

Dr. Ida Rolf는 알려진바에 따르면 자신의 구조적 통합치료 수업 중 하나에서 다음처럼 물었다: "여러분들은 채찍질손상을 치료할 때 신체의 어디에서 시작합니까?" 그녀의 수강생들은 엉치뼈, 턱관절, 팔 허리 등 여러 가지 합당한 답변을 제시했다. "틀렸어요," 그녀는 말했다. "여러분은 채찍질손상 치료를 엄지발가락에서 시작해야 해요."(5) 이러한 관점이 함축한 의미는 롤퍼들의 여러 세대에 그리고 다른 통합적인 치료사들에게 살아있는 신체를 구성하는 그 복잡한 상호연결성을 연구하기 위한 영감을 제공했다.

Advanced-Trainings.com 강사진의 한 사람인 Larry Koliha와 George Sullivan은 따라야 할 조언에서, 우리들 모두는 채찍질손상이 일종의 전신적인 현상이라는 Dr. Rolf의 통찰력으로부터 배울 수 있다는 것을 적었다. 결과적으로 채찍질손상의 영향을 풀어주기는 종종 포함된 국소적 손상에 좀 더 적게 그리고 엄지발가락에서부터 위로 전체 몸에 좀 더 많이 집중하는 것을 의미한다.

당신의 치료시기를 전략화하기 : 심화 근막 도수치료법 강사진들로부터 채찍질손상의 조언

Advanced-Trainings.com에서 우리의 선도적인 강사들 중 세 사람은 채찍질손상 치료시기를 전략화하기에 대하여 그들의 핵심적인 고려사항의 일부를 공유한다:

조언 1. 준비하기: 첫 번째 치료시기 중 가벼운 접촉으로 시작한다.

채찍질손상과 그것의 나중 – 영향의 트라우마는 신경계의 과도한 각성을 촉발시킬 수 있으며, 그것은 채찍질손상 환자 치료하기를 어렵게 만들 수 있다. 뜨거운 채찍질손상에서, 손상받은 사람의 신경계는 이미 과부하에 걸려 있으며 조심스럽게 접근될 필요가 있다. 각별하게 첫 번째 치료시기 중에 그 환자가 반응하는 그 방법을 살펴보며 부드럽게 치료한다. 참을성 있게 유지하며, 조직과 신경계를 악화시키는 것을 피한다. 어느 한 치료시기에 이루어진 지나치게 많은 것을 얻으려고 시도하기는 그 환자를 압도할 수 있다. 식은 채찍질손상에서조차도, 당신이 지나치게 깊게 지나치게 빠르게 치료한다면, 그것은 더 많은 보호작용과 트라우마를 만들 수 있다.

Ellyn Vanderberg, 공인된 심화 근막의 도수치료사, 공인된 롤퍼

조언 2. 구분하기: 말단으로부터 축으로 향해서 치료한다.

당신이 정지신호에서 백미러를 보고 있으며 당신이 뒤의 차가 속도를 늦추지 않으며 당신을 받으려고 하는 것을 보고 있다고 생각해보자. 당신은 핸들을 양손으로 꽉잡고 페달과 바닥으로 양발 모두를 힘주고 버팀에 의하여 충돌에서부터 보호한다. 이러한 반응은 발생하게 될 그 충격으로부터 신체를 보호하도록 돕기 위해서 시작되었다. 치료사로서 당신 환자의 양팔과 팔이음뼈는 여전히 이러한 반응으로부터 압박된다면, 당신은 효과적으로 목을 풀어줄 수 없다. 같은 내용은 양발, 다리 그리고 다리이음뼈에도 적용된다. 당신의 채찍질손상 치료에서 어깨, 양팔, 양발, 양다리, 다리이음뼈 그리고 허리를 일찍 풀어준다. 이러한 부위에서 치료하기는 이러한 부분들이 축성 척추로 주게 되는 그 보호적인 압박을 풀어주도록 도와준다.

Larray Koliha, 공인된 심화 근막의 도수치료사, 공인된 상급 롤퍼

조언 3. 통합하기: 당신 치료를 통합하고 마감하는 것을 확실하게 한다.

채찍질손상을 치료한 후, 당신의 치료시기를 손상이 축적될 수 있는 일차적인 충격지점이 자유롭고 적응적으로 유지되었음을 확인하며, 현명하게 마무리하는 것이 중요하다.
고리–뒤통수(A–O)관절은 이러한 장소들 가운데 하나이며, 이러한 신경의/근육근막의 교차지점에서 제한을 풀어줌에 의하여 전신에 걸쳐 눈사태처럼 불어나는 그 치료적인 효과는 절대로 간과할 수 없을 것이다. 엉치엉덩(SI)관절도 역시 이러한 곳이며; 여기에서 근육근막의 압박을 덜어줌은 이러한 중대한 구조물에서 적응성과 기능을 더욱 더 가능하게 만든다.
SI관절을 치료하기는 척추, 목 또는 상체들과 치료할 때마다 통합의 그 원형을 채워주며 완결지어주게 된다.

Georg Sullivan, 공인된 심화 근막의 도수치료사, 공인된 상급 롤퍼

참고문헌 (References)

[1] Conlin, A., Bhogal, S., Sequeira, K. et al. (2005) Treatment of whiplash associated disorders – part I: Noninvasive interventions. *Pain Research & Management.* 10. p. 21–32.

[2] Bogduk, N. (2011) On cervical zygapophysial joint pain after whiplash. *Spine.* (Phila Pa 1976). Dec 1; 36(25 Suppl): S194–199.

[3] Gross, A.R., Kaplan, F., Huang, S., Khan, M., Santaguida, P.L., Carlesso, L.C. et al. (2013) Psychological care, patient education, orthotics, ergonomics and prevention strategies for neck pain: A systematic overview update as part of the ICON Project. *The Open Orthopaedics Journal.* 7. p. 530–561.

[4] Picelli, A., Ledro, G., Turrina, A., Stecco, C., Santilli, V., and Smania, N. (2011) Effects of myofascial technique in patients with subacute whiplash associated disorders: A pilot study. *European Journal of Physical and Rehabilitation Medicine.* 47(4). p. 561–568.

[5] This story was related to the author by William "Dub" Leigh, a manual therapist and student of Ida Rolf, during a training in 1985.

그림 저작권 표시 (Picture credits)

Figures 10.1, 10.4, and 10.9 courtesy of Primal Pictures, used by permission.
Figures 10.2, 10.3, 10.5, 10.7, and 10.8 courtesy Advanced-Trainings.com.
Figure 10.6 Thinkstock.

학습지침

식은 채찍질손상

1 이 장에서 경추부 코어/말단 치료법의 초기 단계에서 윤활제를 사용하는 것에 대하여 반대하는 이유는 무엇인가?

a 보다 깊은 층을 치료하도록
b 염증을 만들지 않도록
c 지나치게 깊게 치료하는 것을 피하도록
d 층들을 더 잘 구분하도록

2. 어떠한 능동적인 움직임이 경추의 코어/말단 치료법에 대한 교재에서 권장되는가?

a 경추의 회전
b 경추의 옆으로굽힘
c 경추의 폄
d 경추의 굽힘

3 무엇이 채찍질손상 이후 보호적인 말단부 압박을 풀어주기 위한 제안된 방법인가?

a 말단부에서부터 축을 향해서 치료하기
b 가시돌기 사이에서
c 고리-뒤통수(A/O) 관절 치료하기
d 엉치엉덩(SI)관절 치료하기

4 경추부 직선이동이 그 환자의 우측으로 어려울 때, 직접적인 방법에서 이 교재는 그 고정된 추골에서(일종의 "지렛대받침") 압박과 목을 옆으로굽힘을 제안한다:

a 우측
b 좌측
c 더 편안한 방향
d 그 방향이 특정되지 않았다.

5 측방의 경추부 직선이동 치료법이 일차적으로 다루고 있는 식은 채찍질손상 목표가 무엇인가?

a 선천적 자동성을 증가시키기
b 가동성을 증가시키기
c ANS 반응을 평안하게 만들기
d 근막성 층 구분

정답에 대하여 www.Advanced-Training.com/v2key/를 방문한다.

경추부 문제

(Cervical Issues)

제 11 장 얕은 경추부 근막

제 12 장 깊은 후방의 목

제 13 장 사각근

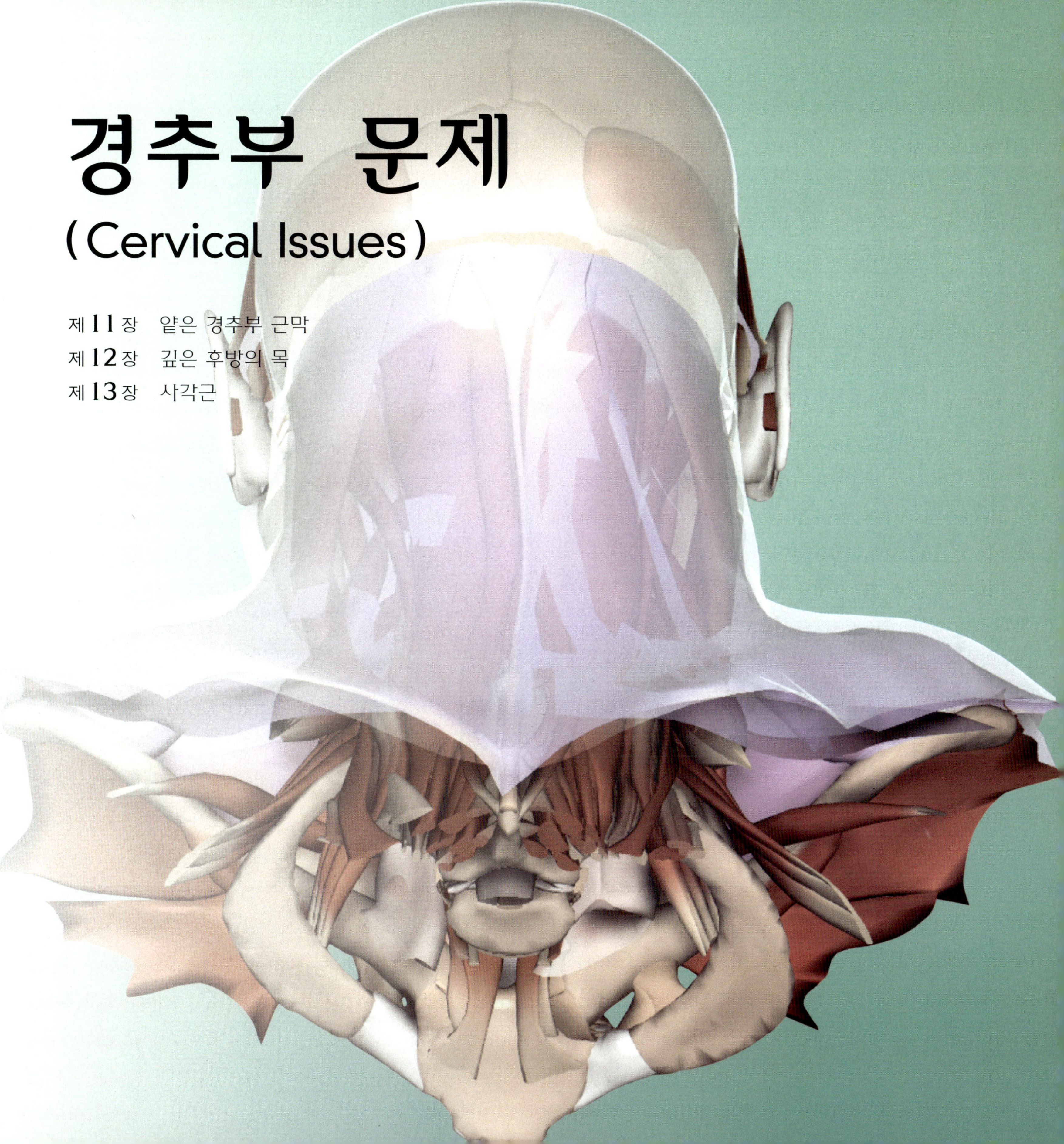

얕은 경추부 근막(투명한 바깥 층) 그리고 깊은 경추부 근막(보라색의 안쪽 층)은 전신을 둘러싸는 얕은 및 깊은 근막성 층들의 연속이 된다. 이러한 층이 둘러싸는 목의 보다 깊은 근육근막성 구조물도 역시 이러한 사진에서 보이며 목갈비근, 가로가시돌기근, 넓은목근 등을 포함한다.

프리말 픽쳐스, 허락 하에 사용됨.

얕은 경추부 근막 (The Superficial Cervical Fascia) 11

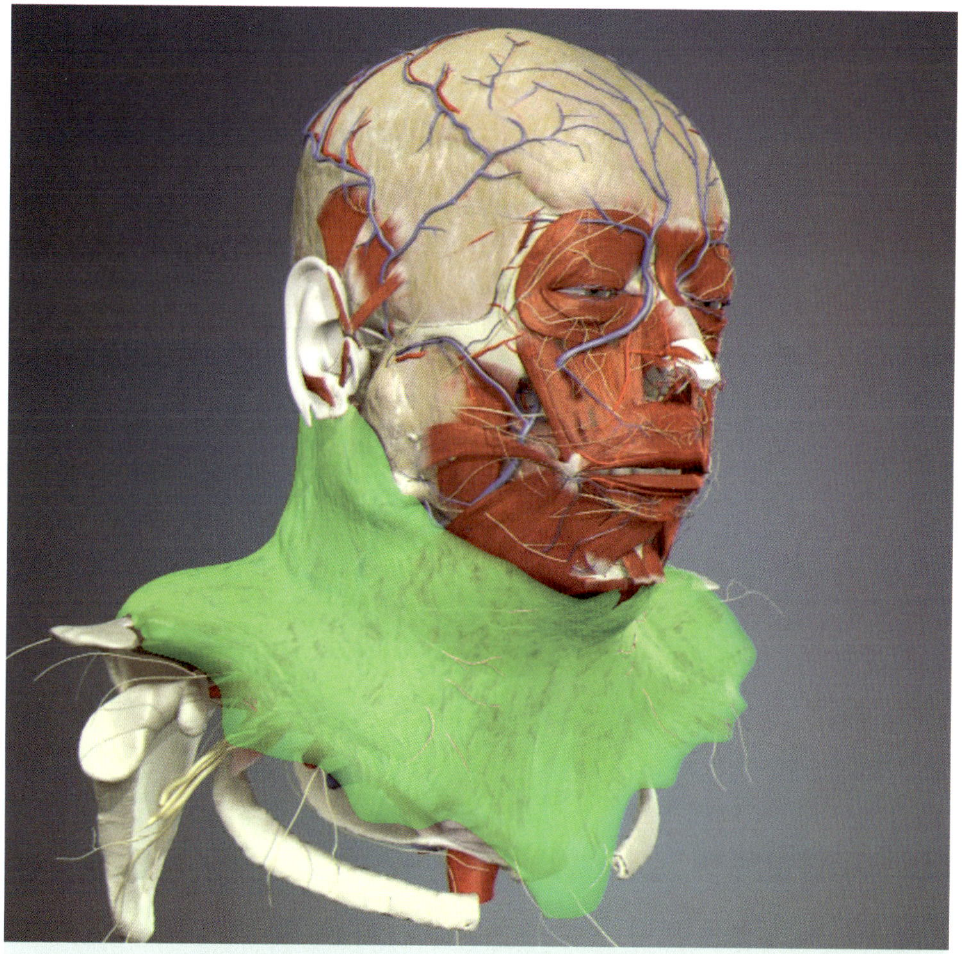

그림 11.1/11.2 (**뒤 페이지에**)
녹색으로 표현된 목의 얕은 근막은 소매나 수도사 복장의 고깔처럼 깊은 경추부 구조물을 둘러싼다. 그것은 안면, 머리 어깨, 등 그리고 가슴 안에서의 유사한 층들과 이어진다.

얕은 층들의 중요성

당신이 임상에서 보게 되는 가장 공통적인 환자의 문제가 무엇인가? 가능성은 목 통증과 불편함이 그 목록의 윗자리를 차지할 것이다. 비록 경추부 고통호소와 병변이 많은 원인을 보유할지라도, 당신이 목과 어깨의 얕은 층들 안에서 제한을 처리함에 의하여 이러한 지극히 공통적인 문제들과 당신의 치료를 시작한다면 당신은 거의 항상 더 좋은 결과를 보게 될 것이다. 깊은 관절성 고정, 자세, 오정렬, 습관, 스트레스, 손상 또는 기타 이유 등 그 무엇에 의해 유발되든, 목 문제는 바깥쪽 포장물질의 구분과 탄력성이 우선적으로 다루어질 때 신속하게 반응하며 오래 유지된다. 신체의 다른 부분들에서처럼, 많은 외견상으로 깊은 목의 문제들도 외부의 층들이 자유로워질 때 해소된다. 이 장에서 나는 이러한 얕은 그렇지만 중요한 층을 치료하는 방법을 설명할 것이며, 이것은 또한 목의 보다 깊은 구조물(다음 장에서 다루게 될)을 치료하기 위해 준비시킬 것이다.

상당히 큰 터틀넥 스웨터처럼 또는 수술용 칼라(깃)처럼(**그림 11.1과 11.2**) 목과 어깨를 둘러싸고 있는 목의 바깥 껍질은 근육근막의 다중의 층으로 이루어진다. 이러한 것들은 보다 바깥쪽 목 근육들(**그림 11.3** 등세모근, 목빗근, 목뿔아래근, 넓은목근 등과 같은)을 둘러싸고 있는 것 포장의 근막과 함께, 바로 피부 아래의 얕은 층들(등쪽에서는 경추 근막 그리고 앞쪽에서는 얕은 경추 근막등과 같은)을 포함한다. 함께 모아서, 이러한 수도사 복장의 고깔–비슷한 얕은 층들은 뒤통수능선 위의

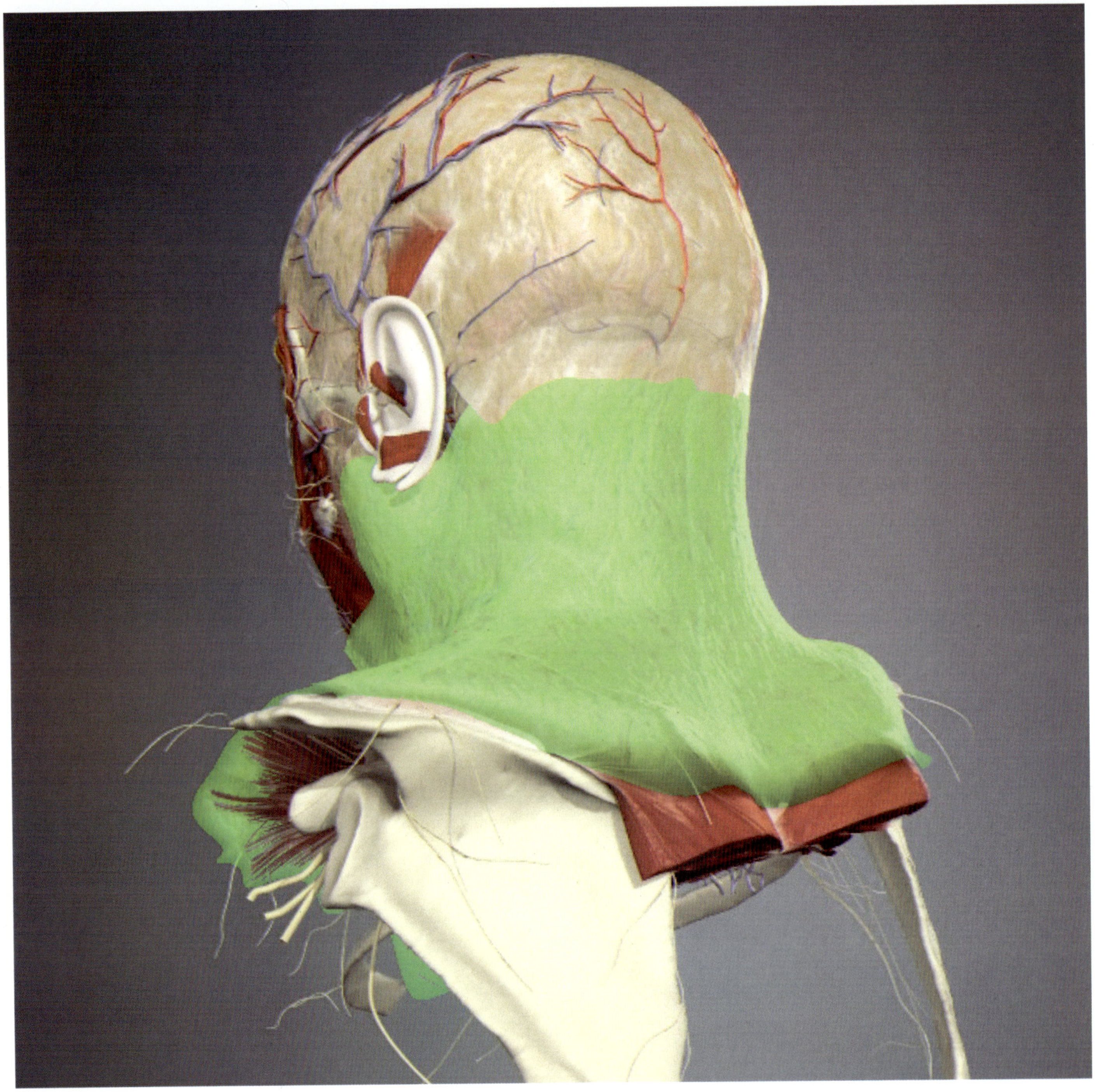

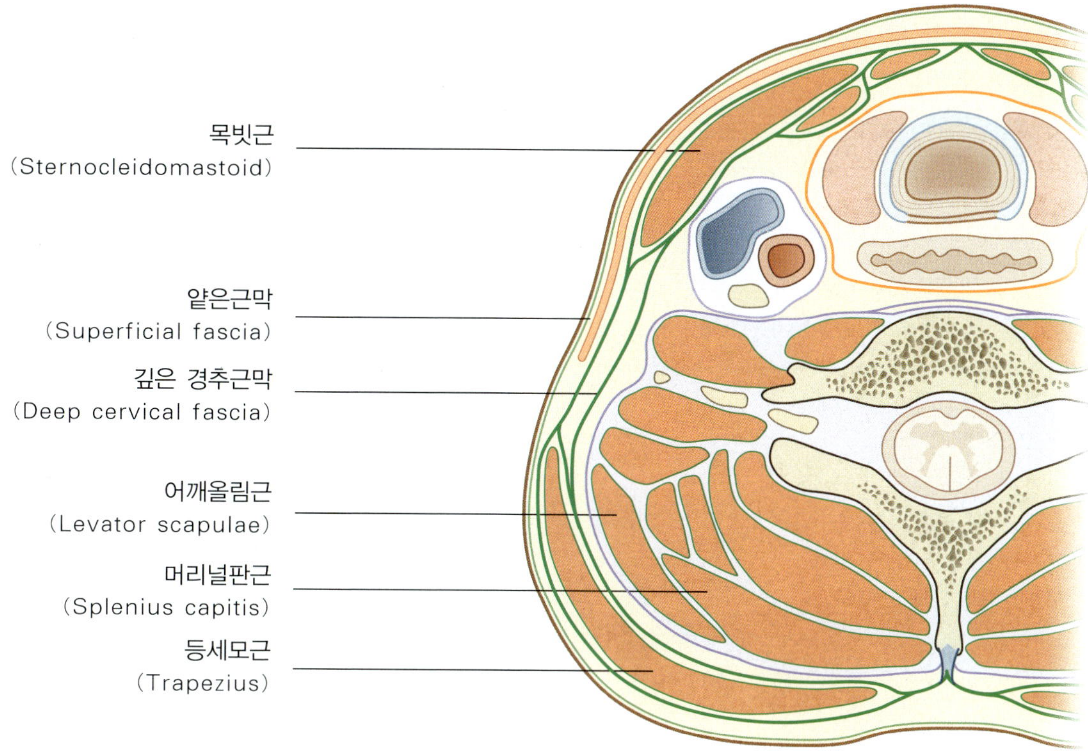

그림 11.3

단면모습을 보여주는 목의 얕은근막의 층들("인간 구조의 통합성"이란 Ida Rolf의 1979 저서로부터 그림설명을 실음).

자체의 얕은 부착부와 얼굴의 근막과 합쳐진 수렴부로부터 자체의 아래쪽 모서리에서 양 어깨, 가슴 그리고 위쪽 등의 바깥 층들과 함께 그것들의 합쳐진 부위까지 펼쳐진다(1). 소매처럼, 그것들은 목 코어의 보다 깊은 근육근막의, 골격의 그리고 내장의 구조물들을 둘러싼다.

목의 바깥 층들은 놀라운 두께와 탄력성을 보유한다. 그것들이 자체 유연성을 상실할 때나 다른 구조물로 들러붙거나 구분되지 않았을 때(손상, 자세적 스트레인, 또는 기타 이유 등으로 인해서), 바깥 층은 움직임 범위를 제한하는, 균형잡힌 정렬을 깨뜨리고 그것들이 둘러싸는 구조물을 묶어주는 능력을 보유한다. 지극히 작은 크기의 잠수용 고무옷 안에서 움직이려는 것을 연상해보라(**그림 11.4**) – 목의 바깥 층들은 그것과 동일한 방식에서 움직임을 속박하며, 왜곡시키며 한정시킬 것이다. 이러한 층들의 두께, 탄력성 그리고 활주작용은 통증과 직접적으로 연관될 수 있다. 살아있는 대상의 한 가지 초음파 연구에서, 목 통증은 경추부 근막 두께와 비례한다는 것을 보여주었으며, 이어서 그것은 손을 사용한 근막 치료법의 결과로서 측정할 수 있을만한 변화를 보여주었다(2).

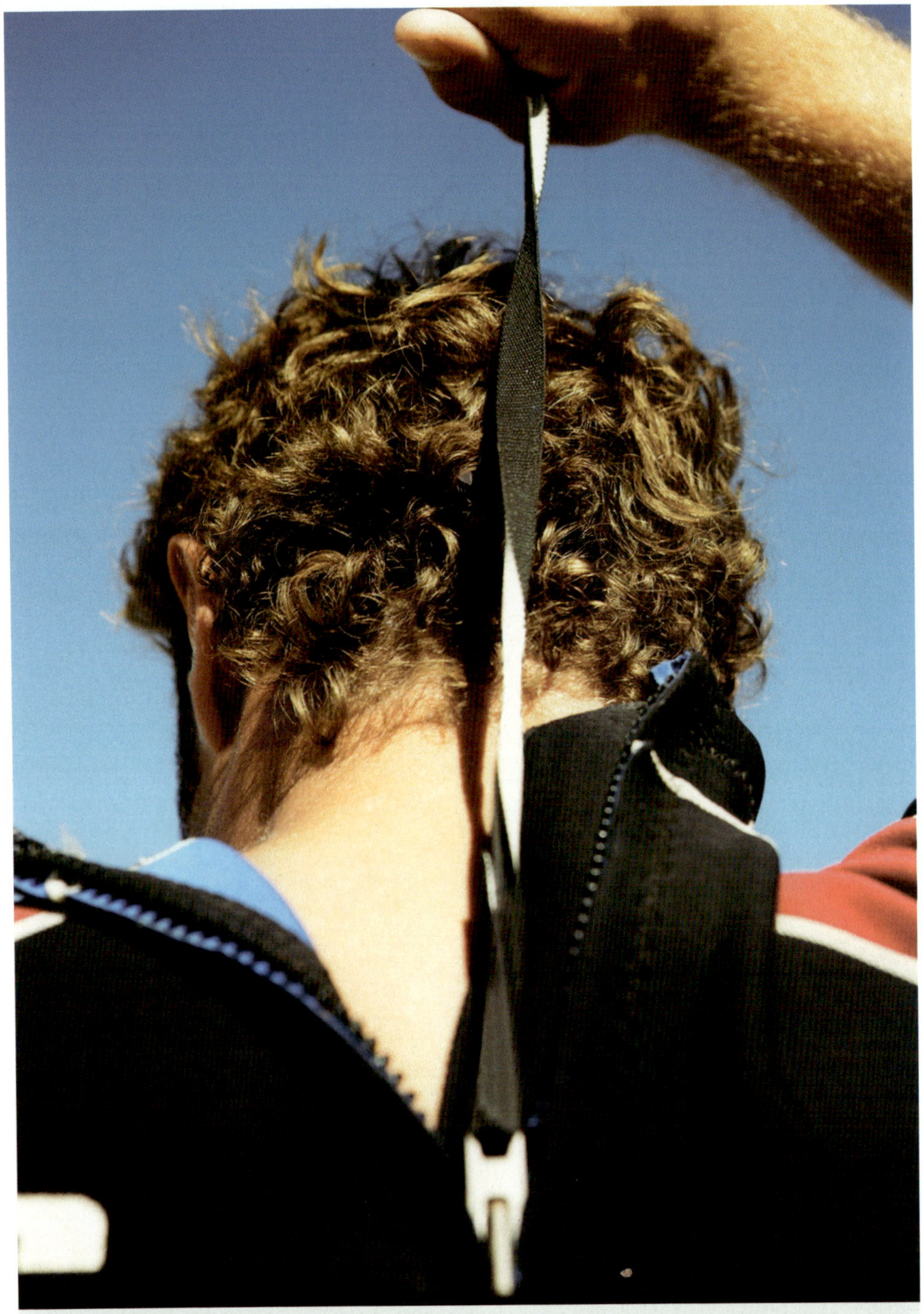

그림 11.4
목의 얕은근막은 지극히 꽉끼는 잠수복이 그러한 것과 상당히 유사하게, 목, 턱, 어깨 그리고 가슴 등의 동작을 제한할 수 있다.

또 다른 초음파 연구에서, 목 또는 등 통증을 보유한 사람들에서 근막성 층들 사이에서의 활주작용은 근육근막성 치료 이후 측정할 수 있는 호전을 보여주었다(3).

얕은근막의 제한을 평가하기

이것을 시도해본다: 서 있는 당신의 환자가 자신의 머리를 한 측면에서 다른 측면으로 돌리는 것을 관찰한다. 목, 어깨, 가슴 그리고 등의 얕은 층들에서 무슨 일이 발생하는가 살펴본다. 몸통 근막의 이러한 부위가 머리와 목을 따라서 함께 움직이는가? 아니면 당신은 피부와 바깥 층들 안에서 드러나는 긴장과 당김의 연결선을 볼 수 있는가? 빈번하게, 이러한 근막 비탄력성, 묶임 그리고 구분의 부족함에 대한 징후들은 그 움직임의 최종 범위나 끝부분에서 가장 잘 드러난다. **앞쪽과 뒤쪽 모두에서 살펴본다**: 모든 차이에 대하여 좌측과 우측 측면 모두를 비교한다. 이어서 환자가 천천히 위를 그리고 아래를 바라보면서 그들을 다시 살펴본다. 당신의 환자는 아마도 움직일 때 제한의 상이한 유형을 느낄 것이다; 보다 깊은 근육구조 안에서 당김 또는 목 관절 또는 위쪽 갈비뼈를 포함하는 걸림을 포함한다. 이제부터 우리는 이러한 것들을 한 옆으로 밀어두고 우선적으로 바깥 층들에 집중할 것이다.

때때로 얕은근막 긴장은 피부 안에서 직선형태의 "당김" 패턴으로서 볼 수 있다(**그림 11.5**). 다른 경우에 근막의 전체 껍질이 머리를 돌림이나 끄덕임과 함께 움직이거나 서서히 움직일 것이다. 직선적인 "당김" 패턴은 앞쪽 목과 가슴의 보다 얇은 층 안에서 더 일반적으로 보이는 반면, 전체 근막성 껍질의 "서서히 움직임"은 등의 보다 두꺼운 뒤쪽 층들

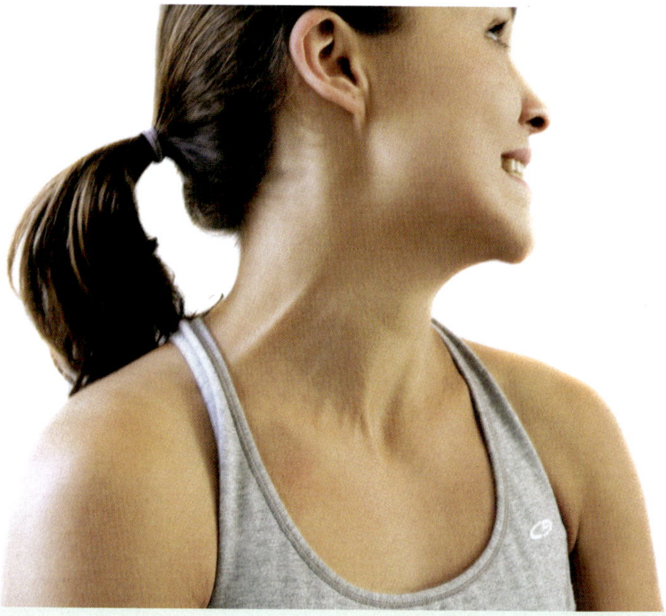

그림 11.5
얕은 제한을 평가하기: 머리의 회전과 함께 바깥 층들의 "끌림"으로서 가시적인 근막의 긴장.

을 살펴볼 때 더 빈번하게 보인다.

얕은근막 안에서 제한을 살펴보는 것이 어렵다면, 당신은 환자가 자신의 머리를 회전시키는 동안 바깥 층 안에서 끌림과 당김을 느껴보도록 자신의 양손을 사용할 수 있다. 바라보든 만져보든, 머리를 움직일 때 얕은근막과 진피의 매끄럽고, 균등한 늘어남을 보이지 않는 모든 부위를 주목한다.

능동적인 움직임으로 근막의 긴장에 대하여 평가할 때, 얕은근막 안에서 움직임에 대하여 보다 깊은 구조의 움직임을 혼동하지 말아라. 예를 들어, 당신은 때때로 머리를 따라서 돌아가는 갈비우리 또는 어깨의 앞으로 말림 등을 보게 될 것이다. 이러한 움직임들 가운데 일부는 정상적이며; 만약 당신이 갈비우리나 어깨의 과장된 또는 비대칭적인 움직임을 보게 된다면, 이것은 아마도 보다 깊은 또는 더 커다란 제한에서 기인할 수 있다. 나중에 이러한 패턴에 대하여 확인하며 치료하기 위한 기록을 남겨두지만, 이러한 보다 깊은 움직임들이 아마도 바깥 층 안에서 제한에 의하여도 유발될 수 있다는 것 때문에, 얕은 층을 풀어줌이 논리적으로 첫 번째 단계가 된다는 것을 기억해야 한다.

얕은 제한을 풀어주기

일단 당신이 당신 환자의 바깥 층이 머리와 목의 움직임과 함께 당겨지거나 느리게 움직이고 있는 장소를 보았거나 느꼈다면, 당신은 치료로 진행할 수 있다. **위쪽 몸통에서 당신의 얕은 치료를 순서화하기에 관한 한 가지 조언:** 대부분의 환자들은 위쪽 층의 뒤쪽 제한을 치료함으로 당신이 치료를 시작하고 앞쪽 제한을 치료함으로 마무리할 때 보다 균형잡힘을 느낄 것이다. 이것은 우리가 이 장에서 이용하고 있는 그 순서이다. 이러한 뒤쪽에서 앞쪽으로 진행하는 이유는 무엇인가? 우리들 대부분은 어느 정도 관상면 정중앙의 앞쪽으로 우리의 머리를 보유하는, 우리의 위쪽 등을 가로질러서 보다는 가슴의 전면을 가로질러서 보다 좁아지는 성향이 있기 때문에, 가슴과 어깨의 앞쪽 근막성 층들은 어깨와 등의 뒤쪽 층들보다 보다 좁은 것으로 생각될 수 있다. 앞쪽 제한을 치료함으로 종료하는 것은 신체의 뒤쪽면에서 앞선 치료를 대립균형 잡아주며, 그 환자에게 앞쪽 폭, 길이 그리고 자유도의 더 커진 느낌을 남겨주며, 그러므로 전반적인 자세적 균형과 편안함을 도와준다. **이러한 순서설정에 대한 가능한 예외:** 만약 당신 환자가 지극히 평편한 위쪽 흉추 커브를 보유한다면, 당신은 그 순서를 역으로 만들기 원할 수 있으며, 더 많은 척추 굽힘을 강화시키도록 등에서 치료로 마무리한다.

치료대 끝 너머 치료법

당신의 환자에게 치료대 위로 엎드리고, 양팔은 몸 옆에 놓으며, 환자의 머리와 목은 치료대의 위쪽 모서리 바로 위에서 내려뜨리도록 요청한다. 치료대의 모서리는 반드시 복장뼈의 상부에서부터 아래로 1, 2 인치 정도에 위치해야 한다. 당신의 환자는 아마도 그 모서리가 편안하기 위해서 약간 위나 아래로 조정할 필요가 있을 것이다. 당신은 자신의 환자가 이 자세로 오래 있기를 원치 않지만, 당신은 일반적으로 환자의 머리가 충분히 이완함을 느끼기 시작하도록 치료하기 전까지 최소한 2, 3분을 유지하게 될 것이다.

일단 당신의 환자가 편안해진다면, 당신이 그 바깥조직 층들을 다시 한번 관찰하거나 느껴보면서 능동적인 머리와 목 회전의 양 옆으로 움직임을 요청한다. 이것은 당신이 자신의 소견을 다시 확인하도록 그리고 이러한 패턴을 당신이 바로 선 자세에서 보았던 그 패턴에 비교해보도록 허용한다. 목의 폄과 함께 지나친 목 눌림을 피하도록 주의를 사용하면서 굽힘/폄(위로–그리고–아래로) 움직임 역시 살펴본다. 중력의 영향이 이러한 자세에서는 달라지기 때문에, 당신은 기립자세에선 분명하지 않았던 부가적인 분화되지 않은 부위를 보거나 느끼게 될 것이다. 빈번하게 이러한 엎드린자세는 얕은 제한을 훨씬 더 분명하게 만들 것이다.

우리가 이러한 덜 유연한 층을 분리시키도록 사용하게 될 도구는 우리 아래팔의 평편한 부분이며; 각별하게는 팔꿈치에 대하여 바로 아래 자뼈의 처음 몇 인치가 될 것이다(**그림 11.6**). 당신이 얕은 제한을 보았거나 느꼈던 장소인 그 부위의 아래쪽 모서리를 부드럽게 고정하도록 이러한 도구를 사용한다. 오일이나 크림을 사용하지 않으며; 우리는 우리가 이완시키도록 원하는 그 층에 접촉하기 위한 압박력보다는 마찰력을 이용할 것이다. 또한 우리는 수동적 "문지르기"로부터 다른 형태로 많이 미끄러지지 않을 것이며, 환자가 층 구분과 탄력성 증가를 위하여 필요한 그 움직임을 능동적으로 제공할 것이다.

일단 당신이 바깥 층을 자신의 아래팔로 부드럽지만 확고하게 고정하고 난 후, 환자에게 천천히 자신의 머리를 당신이 고정하고 있는 쪽에서부터 멀어지게 돌리도록 요청한다. 그러한 머리 움직임에 의하여 그 위에서 당겨지고 있는 얕은 층들을 부드럽게 늘려주는 당신의 압박력의 방향에 대하여 느껴본다. 당신은 얕은근막의 잠수복–비슷한 바깥 층의 내부에서 환자를 늘려주고 자유롭게 만들고 있는 당신 환자를 도와주고 있다는 것을 연상한다.

또 다르게 당신은 환자에게 당신이 등의 그 층들을 하방으로 늘려주면서 머리를 들어다가 내리도록(목과 척추를 펴고 굽혀주는) 요청할 수 있다. 당신은 이러한 기법이 그 동작의 원심적인 시기에서 즉, 환자가 자신의 머리를 내려주는 동안 가장 효과적이라는 것을 알게 될 것이다.

당신이 환자를 이 자세에서 몇 분 이상 유지시킨다면 불편할 수 있다는 것을 기억하라. 비록 비교적 안전할지라도, 머리–내린 자세는 아마도 조절되지 않는 고혈압, 녹내장, 뇌졸중의 병력이나 위험요소가 있는 사람, 현기증 또는 급성 부비동 문제 등에 대하여 금기가 된다.

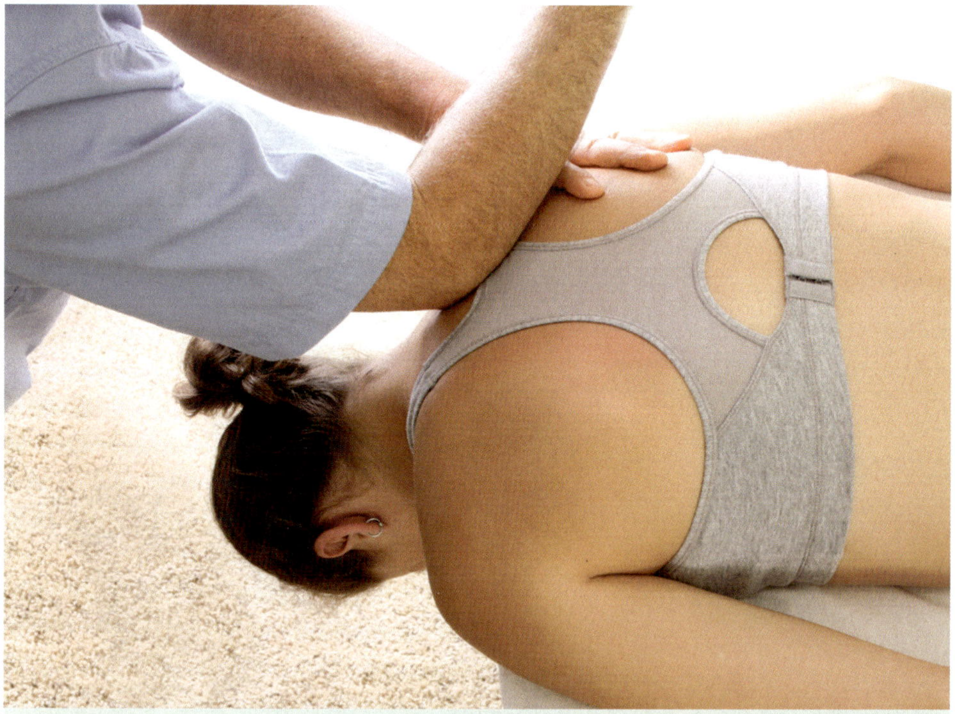

그림 11.6

상부 등과 어깨의 얕은 층들을 치료하기 위한 치료대–끝–너머 치료법. 비록 비교적 안전할지라도, 머리를 아래로 내린 자세는 일반적으로 조절되지 않는 고혈압, 녹내장, 뇌졸중의 병력이나 위험 환자, 현기증 또는 급성 부비동 문제 등을 보유한 환자에 대하여 금기가 된다.

핵심 정리: 치료대–끝–너머 치료법

적응증은 다음을 포함한다:

- 목, 어깨 또는 등의 통증
- 움직임 제한 또는 경직감
- 목 회전과 함께 관찰된 근막 층의 느린 움직임 또는 걸림

목적

- 근막성 층 구분, 탄력성 그리고 활주작용을 증가시킨다.
- 보다 깊은 치료를 위해 목과 어깨를 준비시킨다.

방법설명

1. 치료대 끝 밖으로 편안하게 머리와 목을 내민 채 환자를 엎드리게 위치시키며; 치료대의 끝 모서리는 반드시 복장뼈 아래에 위치해야 한다.
2. 그 층을 아래쪽으로 고정하기 위해서 당신 자뼈의 팔꿈치 바로 아래 넓고, 평편한 부위를 사용한다. 환자의 능동 움직임을 요청한다.

움직임

- 능동의 회전, 끄덕임 또는 목의 옆으로 굽히기

주의사항

- 목의 불편한 과신전을 피하며 – 머리를 드는 동안 목을 길게 유지하도록 설명한다.
- 조절되지 않은 고혈압; 녹내장; 뇌졸중의 병력이나 위험환자; 현기증; 급성 또는 불안정한 목의 손상(뜨거운 채찍질손상을 포함하는); 또는 급성 부비동 문제
- 환자의 편안함을 관찰하며, 최대한 2~3분으로 이러한 자세의 최대 시간을 한정한다.

www.a-t.tv/wb08 치료대 끝 너머 치료법의 비디오를 참조하세요

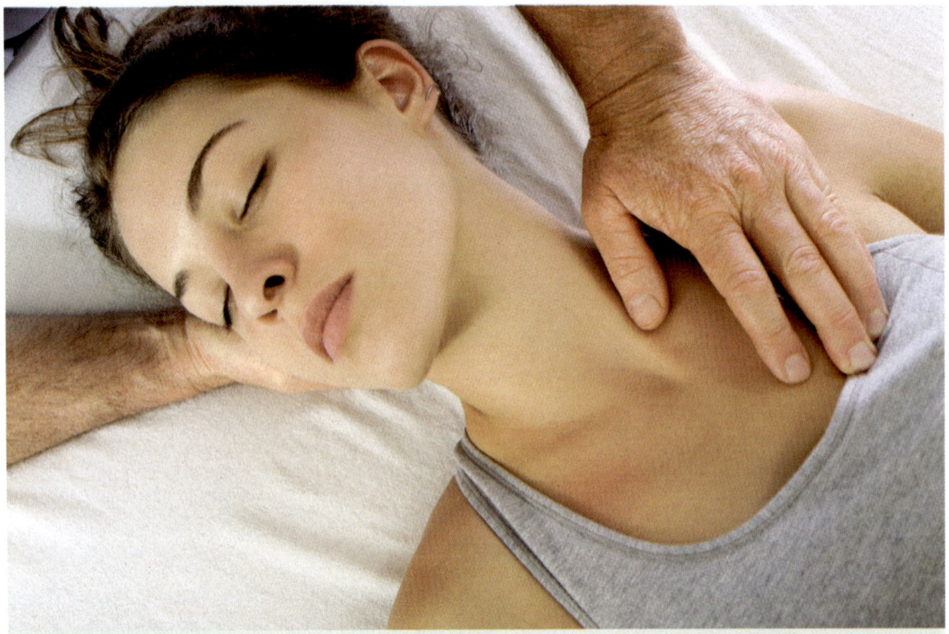

그림 11.7
벌린 손바닥 또는 굽힌 손가락의 끝부분은 경추/가슴근 근막 치료법에서 가슴근 근막을 고정하도록 사용될 것이다.

경추/가슴근 근막 치료법

등과 뒤쪽 어깨의 얕은 층들을 구분해준 후, 앞쪽 어깨와 상부 가슴에서 모든 표면의 제한을 해결함에 의하여 이러한 이완법을 넓혀가며 이어간다.

이러한 앞쪽 제한을 풀어주도록, 어깨, 가슴 그리고 앞쪽 목 등의 얕은근막을 부드럽게 고정하도록 손바닥이나 손끝을 사용한다(**그림 11.7**). 이어서 당신이 앞서 보았거나 느꼈던 그 제한을 풀어주도록 당신 환자의 능동적인 움직임을 이용한다. 손바닥은 일반적으로 머리 움직임과 함께 당신이 근막의 층 느린 이동을 보았던 장소에서 각별하게 유용하다. 당신이 손바닥을 사용할 때, 가슴근의 보다 깊은 층을 문지르고, 미끄러뜨리거나 마사지하려고 시도하지 않는다. 대신 당신 환자가 자신의 머리를 움직이는 동안, 가슴의 바깥 층을 잡고 부드럽게 고정하기 위해서 손바닥의 넓은 표면을 사용한다.

손바닥의 넓은 도구와 대비해서, 손끝을 사용하는 것은 당신이 지극히 특정 부위를 치료하도록 허용하므로 당신이 바깥 층 안에서 국소적인 끌림을 보았던 장소에서 유용하다. 손가락은 일직선이기보다는 약간 휘어지며, 당신이 머리 움직임과 함께 보거나 느꼈던 그 바깥 층으로 예민하게 "걸어잡을" 수 있다. 움직임의 방향에서부터 먼쪽으로 얕은 층 이완을 도와주도록, 마치 당신의 휘어진 손가락을 쭉 펴주듯이 당신의 손끝으로 밀어준다.

당신이 손바닥을 사용하든 또는 손끝을 사용하든, 그 표면을 따라서 미끄러지지 않으며, 가슴근, 갈비 또는 갈비사이근으로 아래로 파들어가지 않으며 – 당신은 피부의 실제적 표면과 아래쪽 근육 또는 뼈 사이에서 놓여있는 얕은근막과 진피의 층인 바깥 층 안에서 끌림을 느끼길 원한다.

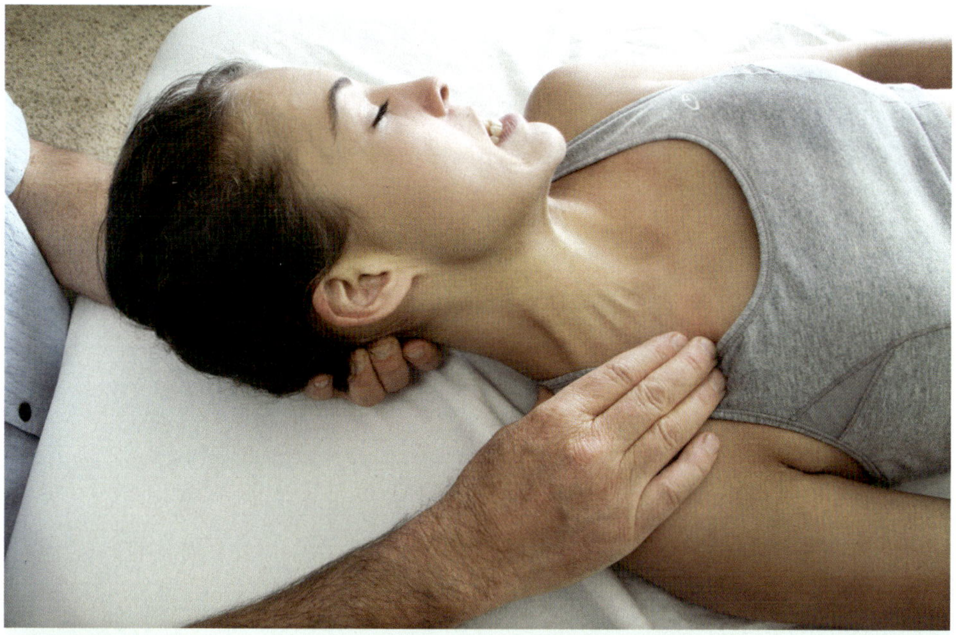

그림 11.8

얼굴 찡그리기에서처럼 넓은목근의 능동적인 수축은 앞쪽 목과 흉곽의 얕은근막의 탄력성과 구분상태를 증가시킴에서 도와줄 수 있다.

핵심 정리: 경추의/가슴근의 근막 치료법

적응증은 다음을 포함한다:

- 목, 턱, 얼굴 또는 어깨 통증
- 목, 턱, 얼굴, 가슴 또는 어깨의 움직임 제한
- TMJ 통증 또는 오정렬
- 사경 또는 자세적 문제
- 목 회전, 팔 움직임 또는 호흡 등과 함께 관찰된 근막 층의 느린 동작 또는 끌림

목적

- 근막 층의 구분, 탄력성 그리고 활주작용을 증가시킨다 – 목, 어깨, 얼굴 또는 가슴을 더 깊은 치료를 위해서 준비시킨다.

방법설명

1. 어깨, 가슴, 그리고 앞쪽 목의 얕은근막을 고정하도록 넓은 손바닥을 사용한다.
2. 보다 특정한 부위를 걸어주고 치료하도록 굽힌 손가락 손끝을 사용한다.
3. 느린 능동적인 움직임을 요청한다. 당신이 근막성 제한을 느낄 때마다, 이완을 위해서 속도를 늦추거나 멈추고 이완하길 기다리도록 환자에게 지시한다.

움직임

- 느린, 능동의 목 회전
- 근막성 비탄력적인 부위로 이러한 움직임의 이어짐을 느끼면서 얼굴 찡그리기, 화난 얼굴하기, 구각을 내리기에서처럼 넓은목근의 능동적인 수축

움직임: 치료대–끝–너머 치료법에서 그러하듯, 당신 환자에게 머리를 천천히 당신이 고정하고 있는 쪽에서 먼쪽으로 돌리도록 요청한다. 머리 움직임에 의해 당겨지고 있는 얕은 층들을 서서히 이완시키는 당신의 압박에 대한 방향을 찾아본다. 당신은 얕은근막의 잠수복–비슷한 바깥 층 안쪽에서 자신들을 늘려주고 자유롭게 만들려는 당신 환자를 도와주고 있다는 것을 연상한다.

더 많은 선택사항은 환자에게 넓은목근을 팽팽하게 만들도록 하는 것이며, 이 근육은 당신이 치료하고 있는 그 얕은근막 안에 놓여있다. 당신이 이 내용을 읽으면서 그 방법을 스스로 시도해본다 – 당신의 머리를 돌리며 이어서 당신이 자기 가슴의 가슴근 근막 안으로 아랫입술로부터 끌림을 느낄 때까지 얼굴을 찡그리거나 구각을 끌어내린다.

가슴 안에서 이러한 끌림의 아래쪽 끝부분을 고정하도록 당신 손을 사용함으로, 당신은 전방 경추의 그리고 가슴근의 근막 안에서 모든 비탄력성을 풀어주도록 반복적으로 구각을 내렸다 이완했다 할 수 있다(**그림 11.8**). 당신이 그 근육의 하부 부착부를 고정하는 동안 환자에게 이러한 방식에

서 넓은목근을 팽팽하게 만들고 이완하도록 요청함은 그들이 가장 제한된 부위 안으로 그 치료를 집중하도록 도와줄 것이다.

끝내기

일단 당신이 뒤쪽과 앞쪽 모두에서부터 목과 몸통의 바깥층을 치료한 후, 다시 당신 환자가 양옆으로 자신의 머리를 돌리는 것을 살펴본다. 만약 당신이 참을성 있고 철저했다면, 당신은 바깥 층에서 보다 적은 당김과 끌림을 보게 될 것이며 그 이상으로 매끄럽고 더 커진 범위를 보게 될 것이다. 환자들은 종종 자신들의 움직임이 더 편안하고, 자유로운 것 또는 그들의 머리가 더 가볍고 보다 바로 놓인 것을 보고할 것이다.

이제 당신은 바깥 층을 치료했으며, 다음 단계는 같은 치료시기에서든 또는 다음 치료에서든 목, 갈비우리, 또는 척추 등과 함께 보다 깊게 치료할 것이다. 보다 깊은 치료는 이제 더 쉬우며 보다 효과적이고 오래 지속될 것이다. 또는 보다 깊게 즉시 치료하는 대신, 당신은 아마도 요추, 사지 또는 엉덩관절과 같은 신체의 다른 부위로 우리가 여기에서 시행했던 그 방법을 적용함에 의하여 먼저 얕은 이완의 주제를 이어가길 원할 것이다. 당신은 이 책의 다른 장에서 이러한 부위들에 대한 치료법을 찾아볼 수 있다. 한편으로, 당신이 신체의 바깥 층을 풀어주도록 시간을 할애할 때 무엇이 발생하는가 지속적으로 조사해간다.

참고문헌 (References)

[1] Breul, R. (2012) The deeper fasciae of the neck and ventral torso. In: Robert Schleip et al. (eds). *Fascia: The Tensional Network of the Human Body.* Elsevier. p. 46.

[2] Stecco, A., Meneghini, A., Stern, R., Stecco, C., and Imamura, M. (2013) Ultrasonography in myofascial neck pain: Randomized clinical trial for diagnosis and follow-up. *Surgical and Radiologic Anatomy.* Aug 23.

[3] Tozzi, P., Bongiorno, D., and Vitturini, C. (2011) Fascial release effects on patients with non-specific cervical or lumbar pain. *Journal of Bodywork and Movement Therapies.* 15(4): 405–416.

그림 저작권 표시 (Picture credits)

Figures 11.1 and 11.2 courtesy Primal Pictures, used by permission.
Figure 11.3 courtesy estate of John Lodge, used by permission.
Figure 11.4 Thinkstock.
Figures 11.5 – 11.8 courtesy Advanced-Trainings.com.

학습지침

얕은 경추부 근막

1 교재는 머리를 돌릴 때 직선적인 피부 "끌림" 패턴이 가장 일반적으로 보이는 장소는 어디라고 말하는가?

a 뒤쪽 목
b 뒤쪽 상부 등
c 앞쪽 목과 가슴
d 앞쪽 하부 턱관절

2 앞쪽 신체 vs. 뒤쪽 몸 위에서 얕은 치료를 마무리하기 위하여 어떤 이유가 제공되었는가?

a 이러한 방식에서 마무리는 환자에게 근력의 감각을 남겨두며, 이것은 대부분을 사람들에게서 안정적이다.
b 이러한 방식으로 마무리는 환자에게 넓어짐의 느낌을 남겨두며, 그것은 대부분의 사람들에게서 균형잡힘이 된다.
c 이러한 방식으로 마무리는 Ida Rolf가 그렇게 했던 방식이다.
d 가슴에서 얕은 치료로 마무리하기에 대한 아무런 이유도 제시되지 않았다.

3 이 장은 어느 정도의 시간 이상으로 치료대-끝-너머 치료법에서 환자의 얼굴을 아래로 유지하지 않을 것을 권장하는가?

a 20에서 60초
b 2에서 3분
c 3에서 6분
d 두 번째에서 세 번째 치료시기

4 치료대-끝-너머 치료법에서 치료사의 자뼈 느낌은 무엇인가?

a 위쪽 등의 근막성 늘어남
b 앞쪽 목의 근막성 구분 증가
c 신체의 앞쪽에서 근막성 구분
d 아래턱의 근막성 구분

5 경추의/가슴근의 근막 치료법에 대하여 어떠한 환자 움직임이 언급되었는가?

a 골반 기울이기
b 팔 회전
c 눈썹을 들기
d 구각을 내리기 또는 찡그리기

정답에 대하여, www.Advanced-Trainings.com/v2key/를 방문한다.

깊은 뒤쪽 목 (The Deep Posterior Neck) 12

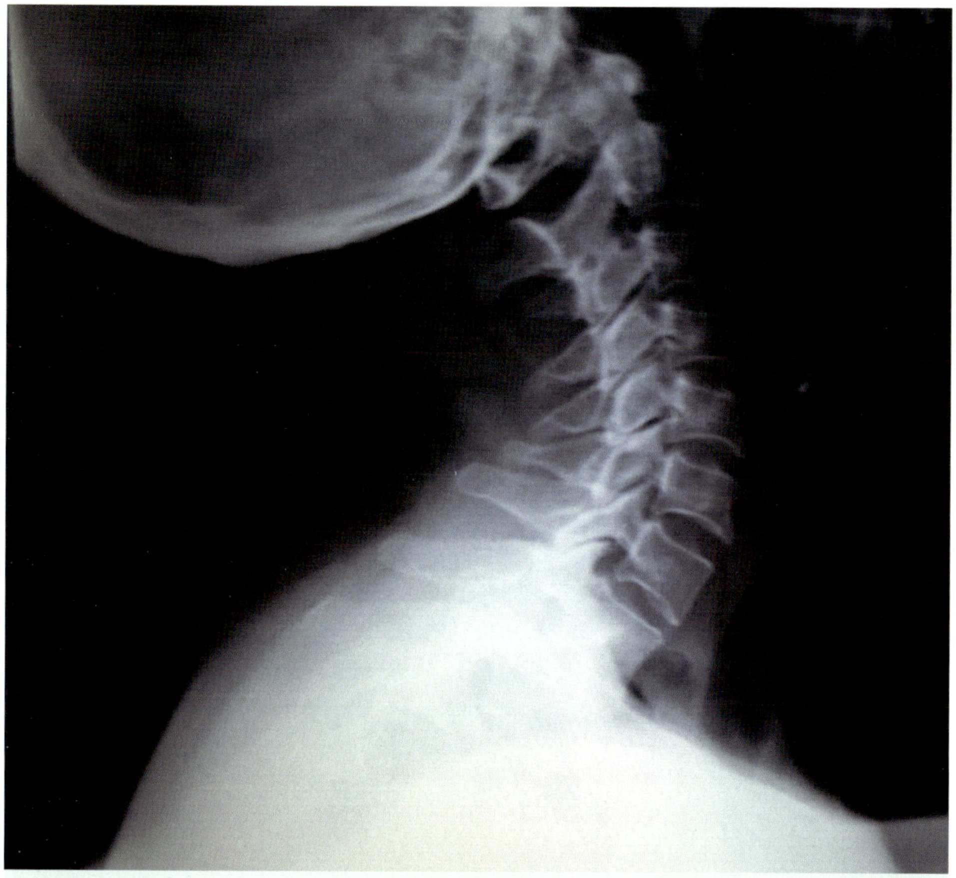

그림 12.1

경추부 과신전(젖힘).

끈질긴 목의 통증을 치료하든, 자세적인 문제든 또는 식은 채찍질손상을 치료하든(10장), 목 안에서 가장 깊이 위치한 구조물을 치료하기는 빈번하게 다른 어떤 것도 만들 수 없는 결과를 만들어 낼 것이다. 이전 장인 **얕은 경추부 근막**에서, 나는 보다 깊은 구조를 치료하기에 앞서 얕은 제한을 풀어주도록 시간을 할애하기가 당신의 효과를 증대시키고 오래-지속하는 결과를 제공하는 방법을 설명했다. 이 장에서 우리는 보다 깊은 목 제한을 평가하고 풀어주기 위한 방법을 살펴볼 것이다. 이것이 앞선 장의 필수적인 Ⅱ부가 될 것이기 때문에, 나는 당신이 여기에서 치료법들을 시도하기에 앞서 얕은근막 층들을 풀어주고 준비시키도록 약간의 치료를 시행했다는 것을 가정할 것이다.

끄덕임 검사

www.a-t.tv/nb02 끄덕임 검사의 비디오를 참조하세요

끄덕임 검사는 우리가 세 가지 중요한 것들을 평가하도록 허용한다:

1. 고리-뒤통수(A/O)관절에서 자유도;
2. 목의 후방구획이 늘어날 수 있는 능력;
3. 경추의 전면을 따라서 "척추앞의" 근육들의 참여 정도

이러한 것들 각각은 각별하게 "앞으로-내민 머리" 자세(경추의 전만 또는 만성적인 과신전, **그림 12.1**)를 치료할 때, 목의 정렬상태, 유연성 그리고 안정성에 기여할 것이다.[1]

1 나의 경험에서, 가장 목 정렬에 대한 가장 일반적인 어려움은 목의 뒤쪽에서 짧아진 구조물들, 그리고 앞쪽에서는 깊은 척추앞의 근육들의 참여에서 연관된 부족함을 포함한다. 함께해서 이러한 것들은 목이 젖혀진(신전된) "앞으로-내민 머리" 또는 전만적인 자세에서 놓이는 원인이 된다. "군인의 목"과 같은 반대의 패턴에선, 감소된 경추 신전(펌) 그리고 곧아진 목이 존재한다. 비록 "군인의 목"이 나의 경험에서 일반적인 진단이 될지라도, 과도하게-곧은 목으로부터 생겨나는 문제는 전만적인 목 패턴과 연관된 문제들보다 흔하지 않으며, 그러므로 전만적인 패턴을 치료하기가 이 장에서 강조된다.

앉거나 선 당신의 환자에서 시작한다. 그들의 옆모습을 살펴보는 동안, 작은 끄덕임 동작을 요청한다. 우리는 그저 아주 작은 움직임만을 원하며 – 지나치게 많은 움직임은 움직임의 시작을 볼 수 없게 만들 것이다. 당신이 이러한 작은 움직임을 살펴보면서, 스스로에게 다음을 묻는다:

- 어떤 목 관절이 먼저 움직이는가?
- 어떤 관절이나 관절들이 굽혀지지 않고 펴지지 않는가?

이러한 것들을 살펴보는 것이 어렵다면, 당신이 움직이는 그 첫 번째 관절에 대하여 그리고 움직이지 않는 관절들을 살펴보는 동안, 환자에게 조금 더 작은 동작을 만들도록 요청한다. 시각적인 평가를 통해서 그것이 분명하지 않다면, 당신은 또한 이러한 시작에 대하여 느껴보도록 자신의 손을 사용할 수 있다.

이러한 단순한 작은–끄덕임 검사는 당신이 환자의 경추부 굽힘과 폄의 대부분이 전형적으로 발생하는 그 장소들과 그것이 움직이지 않는 장소 모두를 찾아내도록 도와줄 것이다. 함축적으로, 당신은 고리–뒤통수관절(A/O)이라는 목의 가장 위쪽 관절에서 자유로움이 있는가 결정할 수 있다. A/O 관절 주위에서 연부조직 구조물들이 자유로울 때, 작은 끄덕임 동작은 주로 여기에서 발생할 것이며, 머리가 시소와 비슷하게 고리뼈 위에서 균형 잡히며 흔들리는 것을 허용한다(**그림 12.2**). 그것이 존재할 때, 이러한 목의 맨 위쪽 자유도는 가벼움과 평형상태를 제공한다. 만약 그 동작이 A/O 대신에 목 안의 보다 아래쪽에서 발생하는 것으로 보인다면, 그것은 뒤통수밑근 또는 가로가시돌기근 근육 근막에서 제한을 지적할 수 있다.

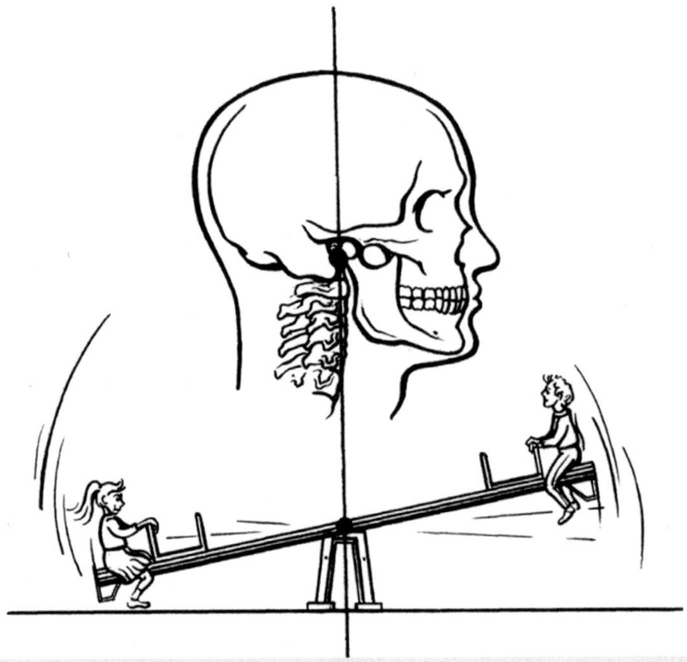

그림 12.2

고리–뒤통수관절 주위에서 연부조직들이 자유로울 때, 작은 끄덕임 동작은 일차적으로 목의 위쪽에서 생길 것이며, 뒤통수뼈가 마치 시소처럼 고리뼈 위에서 움직이며 균형을 잡도록 허용한다.

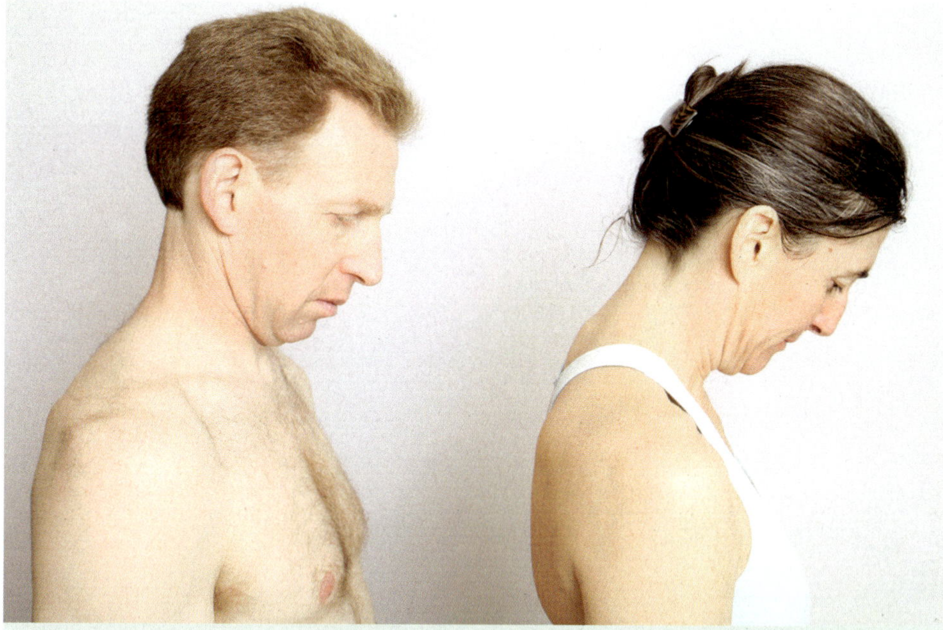

그림 12.3

끄덕임 검사. 뒤쪽 목의 깊은 구조물이 경추부 굽힘의 보다 큰 동작에서 길어지는 것이 가능할 때, 끄덕임은 주로 목의 위쪽에서 발생한다(좌측에서처럼). 뒤쪽 구획이 늘어나지 않을 때, 경추부 굽힘은 제한되며, 끄덕임의 동작은 목의 기저면 안으로 밀려든다(우측에서처럼).

일단 당신이 A/O 자유도를 작은 동작을 통해서 평가했다면, 당신 환자에게 위로 및 아래로 바라보기처럼 조금 더 큰 끄덕임을 요청한다(**그림 12.3**). 이러한 조금 더 큰 동작으로, 굽힘에서 목의 후방 구획의 길어지는 능력을 살펴본다. 이것을 살펴보는 한 가지 방법은 경추기둥 전반에 걸쳐서 굽힘과 폄의 균등함에 대하여 살펴보는 것이다. 뒤쪽 구조물들이 늘어나지 않을 때, 보다 큰 끄덕임 동작은 목에서 아래 부분에서 생겨나며, 중간과 상부 경추 관절들은 전형적으로 적은 굽힘을 보유한다.

가로가시돌기근 치료법

그림 12.3에서 우측의 사람처럼 제한된 목 굽힘을 보유한 환자에게서, 가로가시돌기근 치료법은 가쪽 널판근, 등세모근, 중앙의 목덜미인대 그리고 보다 깊은 가로가시돌기근 그룹 등을 포함하는 강하고, 중간에 위치한 종방향의 구조물의 탄력성과 구분을 증가시키기 위한 효과적인 방법이다(**그림 12.4**).

우리는 이러한 깊은 층들을 고정하고 늘려주기 위해서 첫 번째 관절마디(근위부 지절골간 또는 PIP 관절)를 사용할 것이다(**그림 12.5**). 환자의 머리 쪽에 편안하게 앉으며, 안정성을 위해서 당신의 우측 아래팔과 손목을 치료대 위로 올려놓는다. 당신의 처음 두 관절의 PIP 관절마디와 함께, 처음에 목의 우측에서, 보다 깊은 목 구조물의 다양한 층들 안에서 종방향의 짧아짐에 대하여 부드럽게 느껴본다. 이러한 짧아진 조직을 아래쪽 또는 발 쪽 방향으로 고정한다.

일단 당신이 자신의 우측 손을 편안하게 위치시킨 후, 당신은 천천히 환자의 목을 약간의 굽힘으로 가져갈 수 있다. 안정성을 위해서 치료대의 모서리에 대고 받쳐진 좌측 아래팔로, 목을 약간 더 굽히도록 머리를 들어준다. 당신이 자신의 자세와 각도를 바르게 잡았을 때, 환자가 당신보다 더 클지라도 머리를 들기는 비교적 쉬울 것이다. 만약 머리를 들기가 힘들게 느껴진다면, 당신이 편안한 방법을 찾을 때까지 자세를 바꿔본다. 비록 당신의 우측 손이 치료대 위에서 고정되어 위치할지라도, 머리를 들기는 당신의 관절마디 아래로부터 바깥으로 그 조직을 끌어당김의 효과를 보유한다. 당신의 치료 속도를 느리고 지속적으로 유지하며, 목의 뒤쪽 구획에서 제한에 대하여 느껴보며, 풀어지도록 밀어주기보다는 그대로 기다린다.

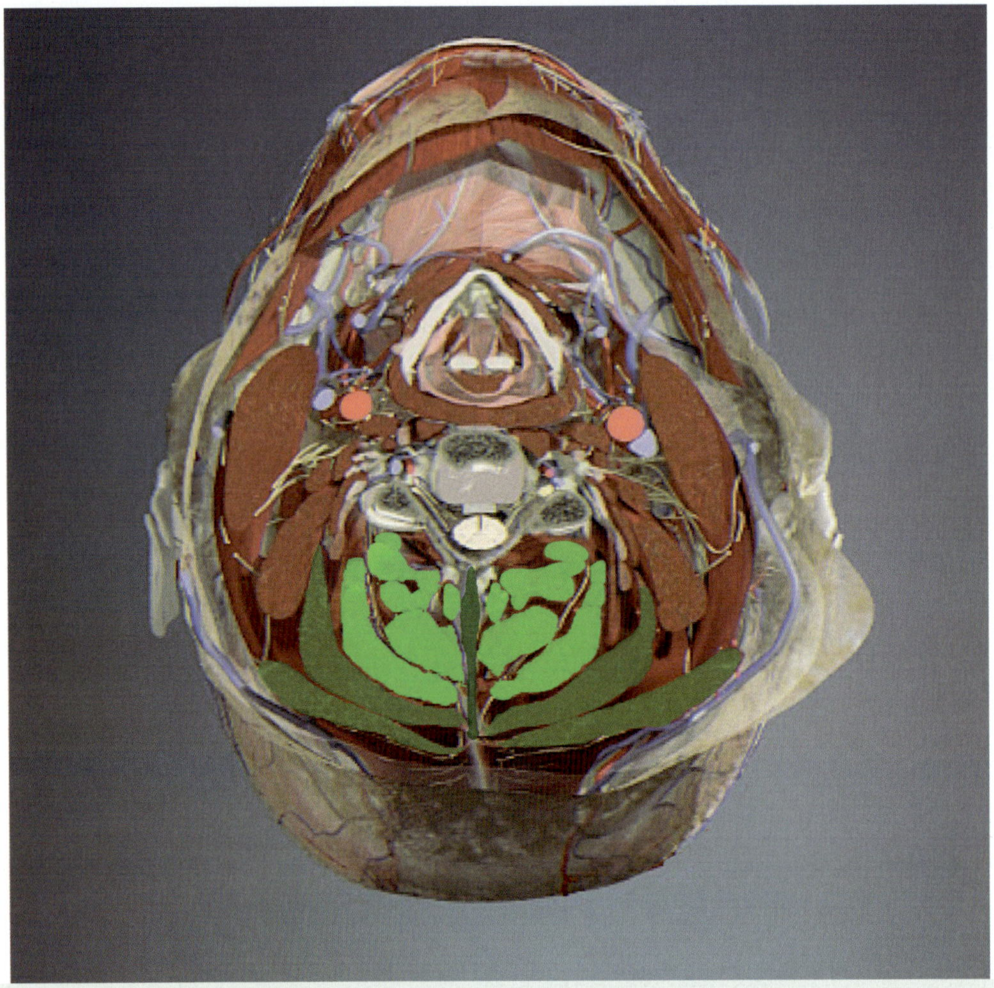

그림 12.4
아래에서부터 본 C5에서 목의 횡단모습. 여기에서 녹색으로 표시된 뒤쪽 목의 짧아진 연부조직 구조물은 제한된 굽힘과 증가된 목 전만에 기여할 수 있다. 이러한 구조물들은 가쪽 널판근과 등세모근(중간 녹색), 중앙의 목덜미인대(짙은 녹색), 그리고 보다 깊은 가로가시돌기근 그룹(밝은 녹색).

일단 당신이 처음 한, 두 차례 치료를 만든 후, 당신은 계속해서 목의 뒤쪽에서 위쪽 길이를 강화시키는 동안, 접촉의 그 지점 주위에서 목을 점점 더 들어주고, 돌려주며, 굽혀주고 펴주는 것에 의하여 각별하게 팽팽하거나 짧아진 구조물로 지극히 세밀한 치료를 집중해갈 수 있다. 뒤통수능선으로부터 어깨로 그리고 목의 기저면으로 전체 경로를 따라서, 당신이 만나게 되는 다양한 층들을 통해서 보다 깊게, 철저하게 치료해간다. 당신의 손 위치를 바꿔줌으로, 당신은 중앙의 목덜미인대와 함께 (가시돌기로 직접적으로 불편한 압박력의 수준을 적용하지 않도록 주의를 기울인다.) 왼쪽 그리고 오른쪽을 치료할 수 있다.

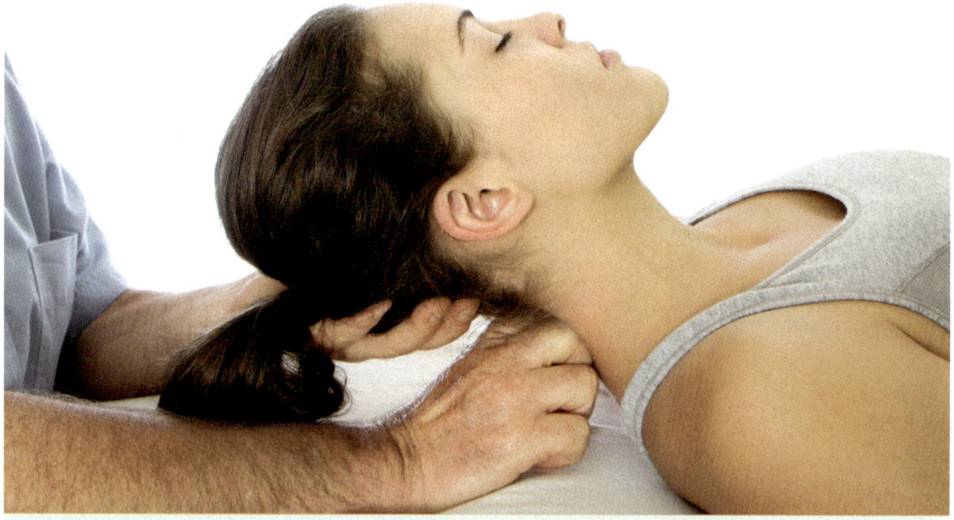

그림 12.5

가로가시돌기근 치료법에서, 뒤쪽 목의 짧아진 구조물을 부드럽게 고정하는 동안 당신은 환자 머리를 천천히 들어올린다. 그 관절마디는 강하고, 민감하며, 안정적인 도구를 제공한다. 당신의 손목이 가능한 한 곧게 유지되는 것을 확인한다.

핵심 정리: 가로가시돌기근 치료법

적응증은 다음을 포함한다:

- 끄덕임 검사의 커다란 굽힘 동작과 함께 뒤쪽 경추부 구획 길어짐의 부족
- 앞으로-내민 머리 자세와 경추부 전만
- 식은 채찍질손상과 연관된 고정(10장)
- 긴장 및 근육근막의 두통(16장)

목적

- 목의 뒤쪽 구획을 늘려줌에 의하여 경추 굽힘의 균등함을 증가시킨다.

방법설명

당신이 좌측 손으로 받치며 바로 누운 환자의 머리를 굽힘으로 들어주는 동안:

1. 자기 우측 손의 첫 번째 관절마디(PIP 관절)를 사용하며, 치료대의 모서리에 당신의 팔을 고정시킨다.
2. 당신의 정적인 우측 팔을 지나가도록 그것들 끌어줌에 의하여 아래쪽으로 조직을 늘려 주도록 머리를 천천히 들어준다(목을 굽힌다).
3. 부드럽게 중앙의 목덜미인대 위에서와 함께 뒷목의 우측과 좌측면 모두를 치료한다(가시돌기 위에서 불편한 압박을 피하며).

경추의 쐐기받침 치료법

제한된 조직을 풀어주는 것은 한 가지 치료법이며 우리의 환자가 제한이 다시 나오는 것을 막아주는 움직임의 새로운 방식을 찾아내도록 도와주는 것은 또 다른 것이다. 이러한 치료법은 그것이 경추부 척추기둥의 가장 깊은 관절에 대하여 바로 아래 놓인 깊은 연부조직 제한을 풀어주는 효과적인 방법이며; 능동적인 동작 방식에서 그것은 환자가 일단 치료가 끝난 후 구조적인 치료를 뒷받침해주게 될 새로운 움직임의 가능성을 찾아내도록 도와주는 것 두 가지 모두를 할 수 있다.

두 추골의 가시돌기들 사이와 옆쪽에서 공간과 조직질감에 대해 느껴보도록 양손의 손끝을 사용한다; C6와 C7에서 목의 아래쪽으로부터 시작한다. 머리 쪽으로 치료해가며, 당신이 촉진할 수 있는 개별 관절들을 확인한다. 가시돌기 사이에서 모든 제한된 공간 안으로 향한 당신의 손끝과 함께 부드럽게 들어 올린다(**그림 12.6과 12.7**). 당신의 양손은 손상을 피하도록 치료대 위로 이완한 채 유지한다; 단지 손가락끝부분으로만 들어준다.

목이 굽혀질 때, 이러한 경추부 가시돌기 사이의 공간이 벌어진다. 우리가 **그림 12.3**에서 우측 사진(끄덕임 검사)에서 보았던 것과 비슷하게 굽힘을 상실한 목 안에서는, 가시돌기 사이의 그 공간의 어느 정도가 모여들고 팽팽할 것이다(가장 빈번하게는 3번째와 4번째 경추 추골 사이에서). 당신의 손끝은 개별 관절들에서 더 많은 공간을 초대하도록 도와줄 수 있는 쐐기받침이다. 그렇지만 마치 나무조각을 갈라내듯이, 그 쐐기받침을 안으로 밀어 넣지 않는다. 관절이 벌어지도록 강요하기보다는, 당신의 환자에게 어디에서 새로운 공간과 길이가

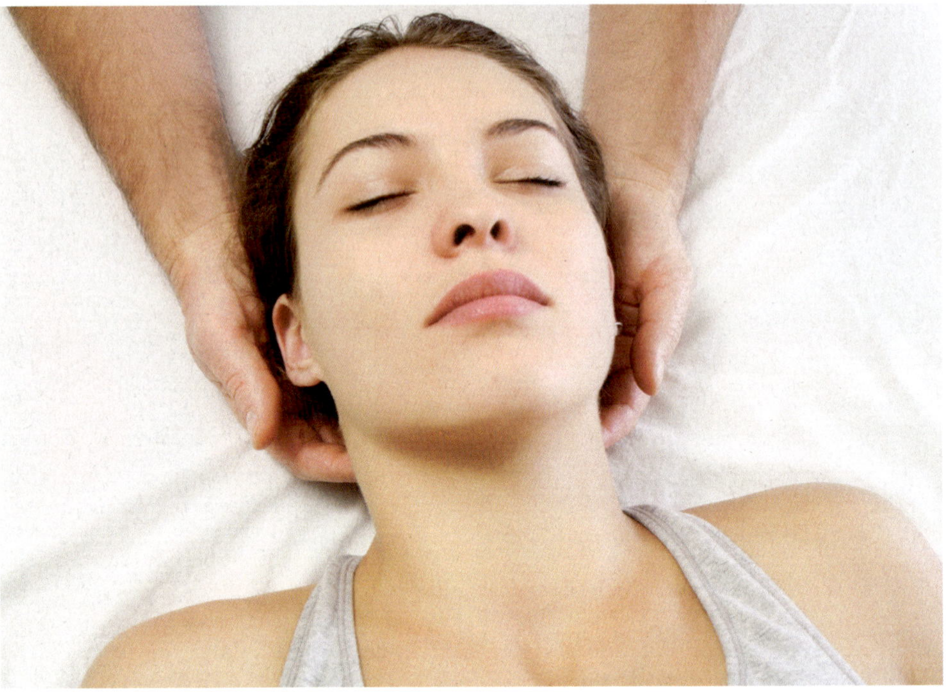

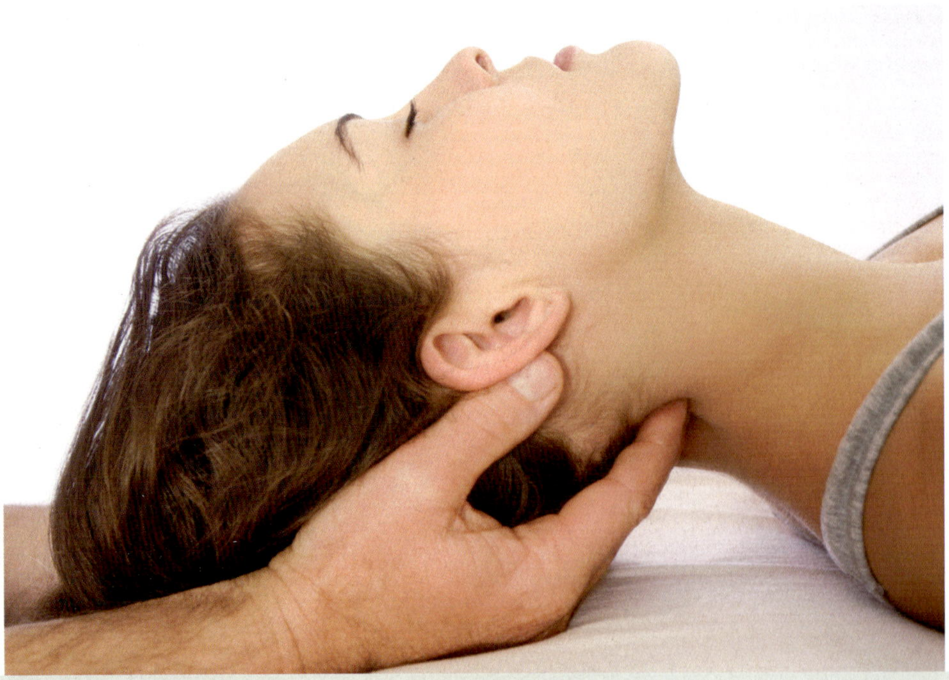

그림 12.6/12.7

경추부 쐐기받침 치료법에서, 개별 경추 추골의 가시돌기들 사이와 옆에서 모든 모여진 또는 고정된 공간들에 대하여 느껴보도록 양쪽 손의 손끝을 사용한다. 개별 관절들에 대하여 당신 손가락이란 쐐기받침으로 안으로 "밀고들어 가려고" 시도하기보다는 당신의 압박력에 대한 반응에서 벌어지도록 기다린다. 굽힘과 폄의 고유감각수용의 인식력을 개선시키도록 유도된 능동의 움직임을 사용한다.

가능한 것인가 보여주는 손전등과 비슷하게 당신의 손끝 압박력을 위치시킨다. 각각의 긴장된 공간에서, 당신의 접촉에 대해 환자의 조직과 신경계가 반응하도록 기다린다. 각별하게 당신의 작은 끄덕임 검사가 거기에서 제한을 보여주었다면, 목의 가장 위쪽 관절인 A/O 관절에서 충분한 시간을 할애한다.

이러한 치료법의 수동적인 방식에서, 단순하게 당신 손끝으로 목의 가시돌기 사이의 단축된 공간을 확인하며, 각각의 장소에서 당신의 손끝이란 쐐기받침 주위에서 경추 관절들이 벌어지도록 기다린다. 능동적인 방법에서, 일단 당신이 두 개의 경추골 사이에서 짧아진 공간을 찾은 후, 작고, 섬세한 끄덕임 동작을 요청한다. 당신 둘 모두가 문제의 관절 공간에서 올바르게 발생하고 있는 끄덕임의 첫 움직임을 느낄 때까지 환자를 동작하도록 지도한다. 짧아진 조직을 풀어줌에 더해서, 당신 환자는 다른 것들만큼 벌어져 있지 않는 그 관절들로 향한 고유감각수용의 접근을 얻게 된다.

처음에 당신 환자가 움직이는 것에 익숙하지 않은 그 관절에서 자신들의 끄덕임 동작에 집중하는 것은 아마도 어려울 것이다. 당신이 사용할 수 있는 몇 가지 언어적 지시는 다음을 포함할 것이다:

- "이 공간이 벌어지도록 지극히 작은 움직임을 사용하세요."
- "머리를 치료대 위에 그대로 놓아두세요. 움직임은 바로 여기서만 시작합니다."
- "당신의 머리 뒤쪽은 이 공간을 부드럽게 열어 주도록 치료대 위에서 위로 올라가게 놔두세요."

당신은 아마도 거기에서 이미 끄덕임과 함께 분명한 굽힘과 폄이 존재하는 다른 관절에서 시작할 필요가 있을 것이다; 일단 당신과 당신 환자 모두가 하나의 가동적인 관절에서 그 동작을 느낄 수 있다면, 당신은 보다 제한된 관절로 향해서 위나 아래로 이동할 수 있다.

- 또 다른 조언: 빈번하게 치료사와 환자는 필요한 그 특수성을 허용하도록 지나치게 큰 움직임으로 시작한다. 우리는 특정한 경추 관절에서 굽힘과 폄을 시작하기 위한 그 능력을 가르치고 있는 것이며 이것은 거의 항상 우리 환자에게 천천히 시행하는 것 그리고 그들이 익숙해져 있는 것보다 훨씬 더 적은 동작을 만드는 것을 포함한다. 참을성이 있어야 하며, 환자와 대화를 유지하며 당신이 언제든 그 제한된 관절에서 움직임을 느낄 때마다 그들을 격려한다; 비록 미묘할지라도, 그 움직임은 당신 둘이 그것을 확립했을 때 당신 둘 모두에게 분명해지고 만져질 수 있을 것이다.

우연하게도, 우리가 추구하고 있는 목-뒤쪽의 길어짐은 뒤쪽 관절 공간만의 풀어짐 이상을 포함하며 – 그것은 또한 척추의 앞쪽을 따라서 **척추앞의 근육들**을 치료하도록 포함한다: 긴머리근, 앞머리곧은근 그리고 긴목근(**그림 12.8**). 뒤쪽 목 폄근들에 대한 이러한 깊은 전방 길항근들은 경추 굽힘과 폄을 균형잡고 협동시키도록 도와준다. 경추부 전만 패턴에서, 그것들은 전형적으로 적게-사용된다. "쐐기받침" 치료법의 능동적인 방법은 이러한 척추앞의 근육들을 자동적으로 포함시킨다; 당신이 당신 환자가 각각의 제한된 관절에서 굽힘을 찾아보도록 도와줄 때 당신은 움직임과 자세에서 그 근육들의 참여를 증대시키게 될 것이다.

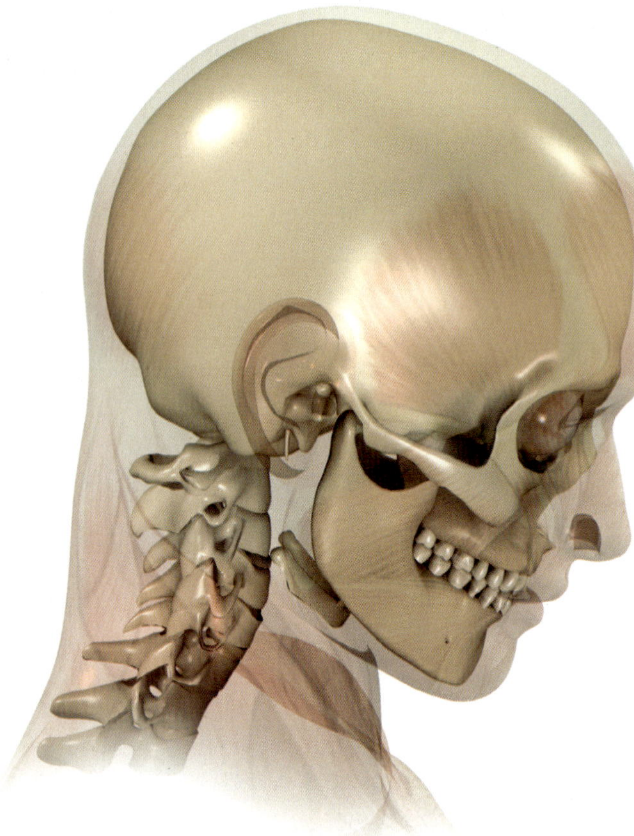

그림 12.8

경추부 쐐기받침 치료법은 후방 가시돌기들 사이에서 모든 좁아진 공간을 벌어지도록 도와주기 위해서 척추의 전면을 따라서 척추앞의 근육들을(화살표) 치료한다. 과도하게-곧은 또는 "군인의 목" 패턴 등에서, 쐐기받침 치료법은 경추 추골들 사이에서 더 많은 폄(후방 닫힘)을 도와주기 위해서 역으로 사용될 수 있다.

핵심 정리: 경추부 쐐기받침 치료법

적응증은 다음을 포함한다:

- 끄덕임 검사의 작은 및 큰 움직임과 함께 경추 및 뒤통수밑 굽힘의 부족
- 앞으로-내민 머리 자세 그리고 경추의 전만증
- 평편한 또는 뒤집힌 경추 커브("군인의 목")
- 식은 채찍질손상과 연관된 고정(10장)
- 긴장성 및 근육근막성 두통(16장)

목적

- 굽힘과 폄에서 모든 경추 관절들의 가동성, 참여상태, 고유감각수용을 증가시킨다.
- 굽힘에서 척추앞의(전방 목의) 근육들의 참여를 증대시킨다.

방법설명

1. 끄덕임 검사를 사용해서 제한된 굽힘 또는 폄을 갖는 모든 경추 관절을 시각적 또는 촉각적으로 확인한다.
2. 환자의 고유감각수용의 인식을 증대시키도록 두 개의 고정된 추골 사이에서 그 공간 안으로 손가락으로 들어준다.
3. 그 조직이 풀어지도록 기다리며, 이어서 탐색적인 능동의 움직임을 지시한다.

움직임

- 당신 손끝에서 각각의 관절이 벌어지며 환자가 고정된 관절들에서 약간의 목 굽힘을 시작하도록 유도하며 작고, 탐색적인 움직임을 도와준다.
- "군인의 목" 패턴에서, 당신의 손끝 주위에서 각각의 관절을 닫아주며 고정된 관절에서 약간의 목 폄동작을 시작하도록 당신 환자를 유도함에 의하여 그 움직임을 역으로 시행한다.

과도하게-곧은 또는 "군인의 목" 패턴에서, 능동적인 쐐기받침 치료법을 반대로 사용하며, 즉 경추 추골들 사이에서 더 많은 폄(뒤쪽으로 닫힘)을 격려한다. 가장 열린 또는 굽혀있는 추골 공간을 찾아본다. 이어서 당신이 환자에게 이러한 공간을 지적해주도록 자신의 쐐기받침을 사용하면서, 그들에게 당신의 손가락 주위에서 부드러운 꼬집힘 또는 닫히도록 지도한다. 문제의 관절에서 바르게 폄 동작을 시작하는 능력, 특정성 그리고 섬세함을 찾아간다. 물론 특정한 관절들에서 국소적인

폄 동작에 집중을 유지하도록 목을 과도하게 펴는 것을 피하는 것이 중요하다.

큰 그림을 기억하라

이러한 치료법들은 상당히 효과적이며, 당신은 그 방법을 사용함에 의하여 만족스러운 결과를 보게 될 것이다. 물론 목 패턴에서 지속적인 변화는 국조적인 제한을 풀어줌 이상을 포함한다. 어딘가 다른 곳 이상으로, 목은 신체의 나머지 부분 안에서 지지나 가동성 문제를 반영한다. 눈의 긴장(1), 턱 문제(2),(3), 어깨 통증(4), 위쪽 갈비 또는 가슴막 제한(5), 추골의 고정상태(1장), 엉덩관절 또는 골반 비대칭 문제들 또는 하지를 포함하는 받침의 문제도 목 자세 및 가동성 문제를 생각해보면 유발하거나 강화시킬 수 있다. 각별하게 목갈비근(13장, *목갈비근*) 및 목빗근처럼 기타 목의 구조물들은 마찬가지로 다루어야 할 중요성이 있을 것이다.

자세와 신체 사용의 습관은 천천히 변화할 것이다. 그러므로 당신이 처음에 반응하는 것으로 보이지 않는 목의 문제를 찾았을 때 실망하지 말아라. 더 크게 생각하고; 더 많이 배우고; 더 큰 그림의, 통합적인 치료에서 또는 움직임과 자세의 재교육에서 전문화된 롤퍼나 기타 보완적인 치료사들을 참조한다. 그리고 이러한 착상과 치료법에서 실험하는 것을 두려워하지 말고 그 방법들을 자신의 것으로 만들어라 – 당신의 환자는 당연하게 이로워질 것이며 당신 자신의 만족도는 증가할 것이다.

참고문헌 (References)

[1] Mohandoss, M. et al. (2014) Comorbidities of myofascial neck pain among Information Technology professionals. *Annals of Occupational and Environmental Medicine*. 26(21). http://www.aoemj.com/content/26/1/21. [Accessed December 2015]

[2] Matheus, R.A. et al. (2009) The relationship between temporomandibular dysfunction and head and cervical posture. *Journal of Applied Oral Science.* 17(3). p. 204–208.

[3] Walczyńska-Dragon, K. et al. (2014) Correlation between TMD and cervical spine pain and mobility: Is the whole body balance TMJ related? *BioMed Research International.* Article ID 582414, 7 pages. http://doi:10.1155/2014/582414 [Accessed August 2015]

[4] Mohandoss, M. (2014) ibid.

[5] Charalampidis, C. et al. Pleura space anatomy. *Journal of Thoracic Disease 7*. Suppl 1: S27–S32. PMC.

그림 저작권 표시 (Picture credits)

12.1 Thinkstock.

Figure 12.2 courtesy Eric Franklin, originator of the Franklin Method (www.franklin-method.com), from his book *Dynamic Alignment through Imagery*, used by permission.

Figures 12.3, 12.5, 12.6, and 12.7 Advanced-Trainings.com

12.4 courtesy of Primal Pictures, used by permission.

Figure 12.8 from Kapandji, *Physiology of the Joints,* Volume III. All rights owned by Elsevier, Inc., used by permission.

학습지침

깊은 뒤쪽 목

1 교재에 따르면, 연부조직이 자유로울 때, 끄덕임 검사의 작은 움직임이 어떤 관절에서 주로 발생하는가?

a 고리-뒤통수(A/O) 관절
b C2 - C3
c C7 - T1
d 모든 경추 관절에서 균등하게

2 치료사는 끄덕임 검사의 커다란 움직임에서 무엇을 찾아야 하는가?

a 전방 목의 길어짐
b 후방 목의 길어짐
c A/O 관절에서 시소 동작
d 측방 목의 길어짐

3 치료사는 후방 쐐기받침 치료법에서 자신의 손가락을 어디에 위치하는가?

a 가시돌기 위에
b 가시돌기들 사이에
c 가로돌기 위에
d 가로돌기들 사이에

4 교재에서 언급한 것처럼, 어떤 근육이 후방 쐐기받침 치료법의 능동적인 방식에서 관여되는가?

a 뒤통수밑 폄근들
b 경추의 폄근들
c 척추앞의 굽힘근들
d 등세모근과 어깨올림근

5 후방 쐐기받침 치료법에서 과도하게-곧은 또는 "군인의 목"을 치료하기 위해서 어떠한 능동적인 경추 움직임이 제안되는가?

a 폄
b 굽힘
c 회전
d 옆으로굽힘

정답에 대하여, www.Advanced-Trainings.com/v2key/를 방문한다.

목갈비근 (The Scalenes) 13

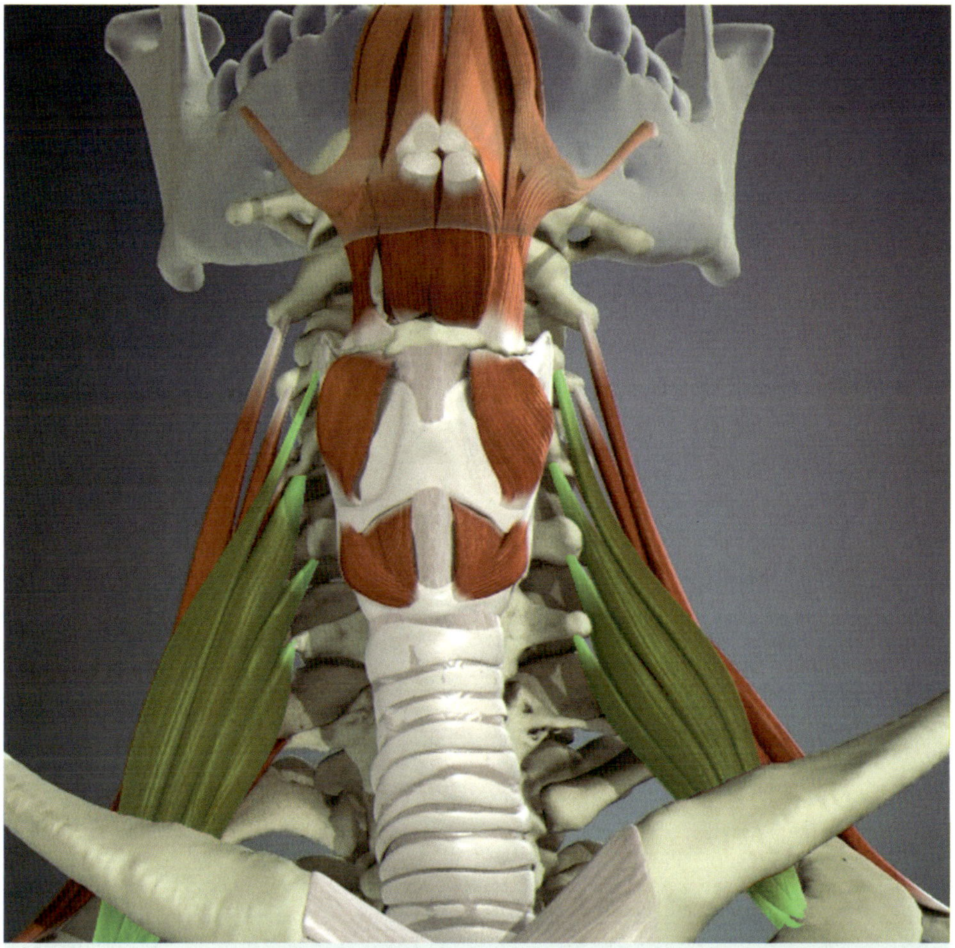

그림 13.1

목갈비근의 각을 이룬 배열은 그 근육들이 다수의 목, 팔, 그리고 갈비의 병변에서 일종의 통합적인 부분으로서 역할하도록 허용한다. 이러한 그림에서, 앞쪽 목갈비근은 녹색, 중간과 뒤쪽 목갈비근은 적색으로 표시된다. (또한 같은 적색에서 앞쪽 후두와 잎의 바닥 근육들도 표시된다.)

그 근육들의 명칭을 제공하는 것은 목갈비근의 치우치고, 기울어진 그리고 경사진 배열인 것이다. "Scalene"은 "비스듬하다(skew)"를 의미하는 그리스어인 σκαληνός의 번역인 것이며: 평행하지도 직각인 것도 아닌 것이다(1). 목갈비근을 목의 강력한 굽히는 장치이며, 회전근을 만들어주는 것에 더해서, 이러한 깊은 경추부 구조물의 각을 이룬 배열(**그림 13.1**)은 그 근육들을 일종의 배의 돛대 각을 이룬 삭구장치와 상당히 비슷하게 곧게 선 경추기둥을 정렬시켜 주며 안정화시키기 위한 위치로 경추를 놓아준다(**그림 13.2**).

최소한 그것은 그 근육들이 균형을 이룰 때 목갈비근들이 작용하는 방법인 것이다. 그것들이 한쪽에서 짧거나 팽팽해질 때, 그 근육들의 각을 이룬 좌측/우측 그리고 전방/후방 배열은 그 근육들에 말 그대로 목과 위쪽 갈비뼈들을 비스듬하게 만드는 원인이 될 수 있다. 이것은 목갈비근이 아래와 같은 다수의 자세적인 그리고 위치상의 문제에 포함될 수 있다는 것을 의미한다:

- 사경(기울어진 목)은 전형적으로 비대칭적인 목갈비근 경련 및 경직상태를 동반하는 목의 끈질기고 종종 통증성의 비틀림이다(2).
- "미망인의 혹"과 마찬가지로 앞으로–내민 머리자세 모두에서, 앞쪽 목갈비근은 종종 딱딱하고, 팽팽하며 짧아져 있고, 딱딱하게 굽혀진 자세로 아래쪽 경추 추골을 앞으로 당기고 있다.

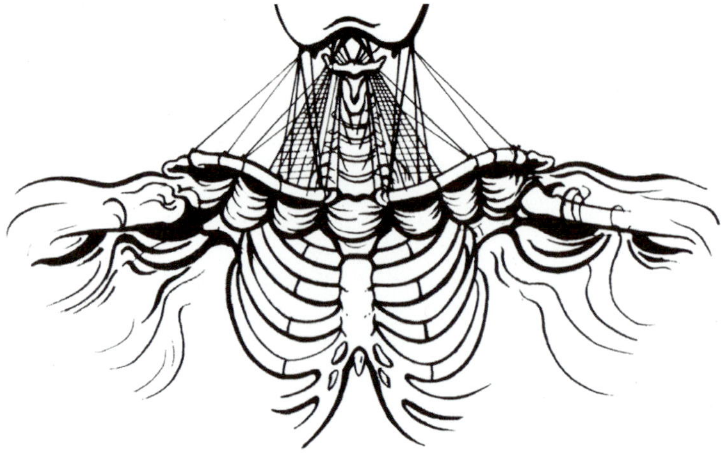

그림 13.2
배에서의 각을 이룬 삭구장치와 곧게 솟은 돛대에 비교된, 목에서의 연부조직과 뼈.

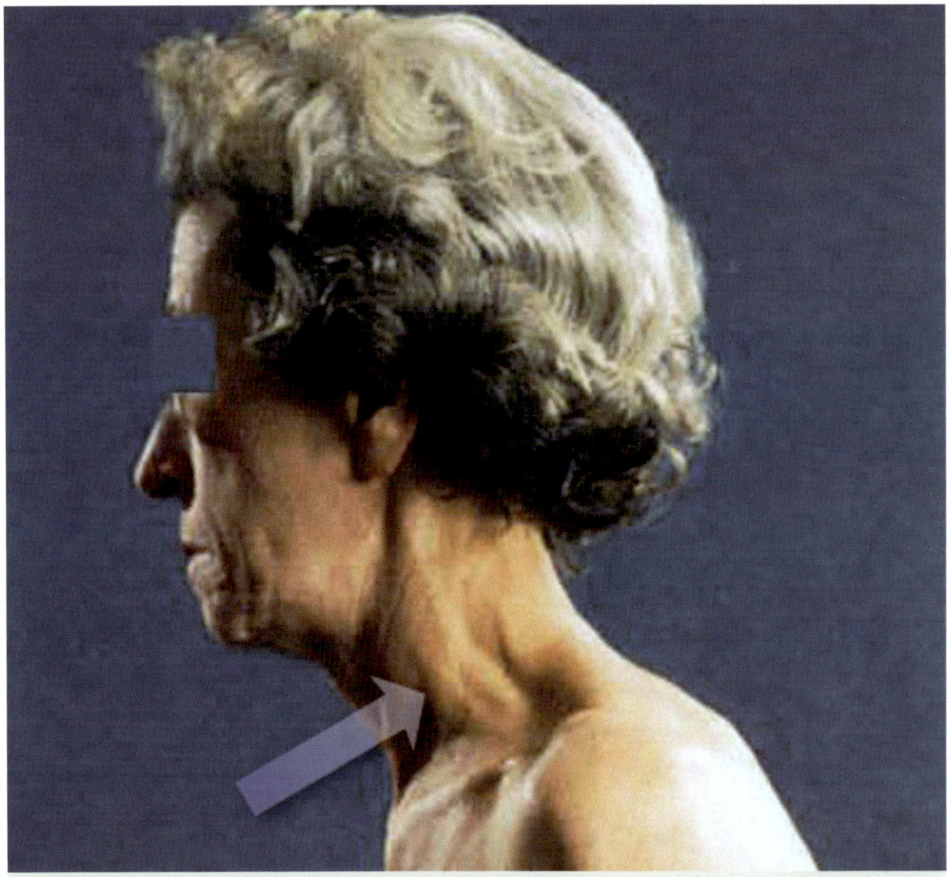

그림 13.3
앞으로-내민 머리자세에서 목갈비근(화살표)은 종종 수축되어 있고 비탄력적이다.

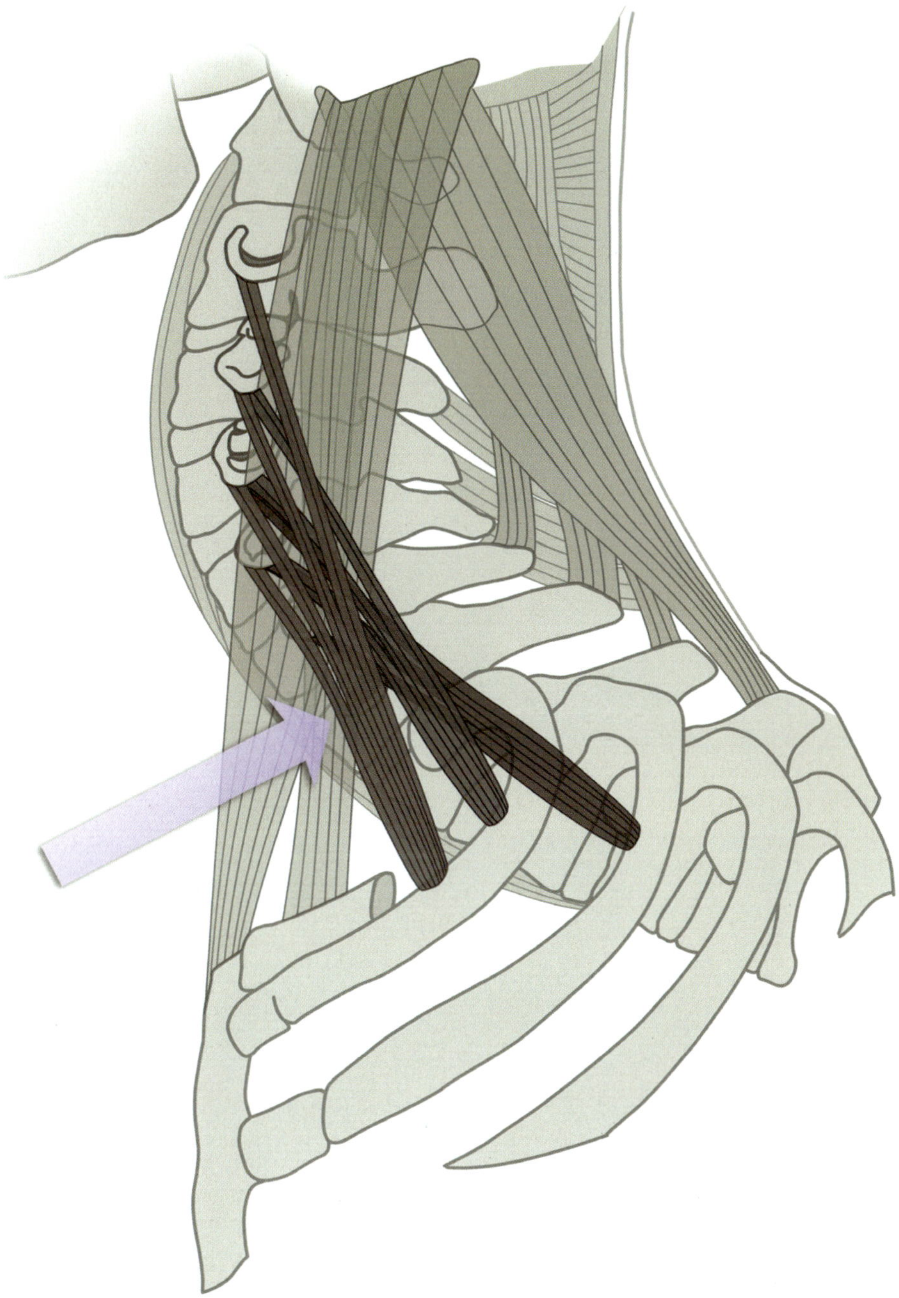

그림 13.4

비록 앞쪽 목갈비근(화살표)이 일반적으로 경추부 굽힘근일지라도, 목이 신전 돼 있거나 전만적일 때, 그 근육들의 부착부는 추체에 대하여 뒤쪽으로 이동하며, 목 폄근으로서 작용하게 만드는 원인이 되며, 짧아져 있을 땐 전만을 더욱 영속화시킨다.

- 비록 일반적으로 경추부 굽힘근으로서 간주될지라도, 일단 목이 펴진 후(종종 앞으로-내민 머리 자세를 동반하는 경추부 전만증에서처럼), 앞쪽 목갈비근은 경추부 폄근이 된다. 기능에서 이러한 변화는 그것들의 상부 및 하부 부착부가 이제는 그 근육들이 작용하는 그 관절들에 대하여 두 지점 모두가 뒤에 위치함의 결과이며, 목갈비근이 뒤쪽 목 안에서 길어짐의 부족함에 대하여 대립균형 이루는 것을 불가능하게 만든다(**그림 13.4**). 목갈비근 안에서 짧아짐은 그러므로 영속화되며 경추부의 전만을 강화시킬 것이다.

목갈비근은 다음처럼 다른 병변에도 포함된다:

- 각별하게 측방에서의 힘이 포함될 때, 목갈비근은 종종 채찍질손상에서 손상받는다. (비록 목갈비근을 치료하는 것이 채찍질손상으로부터 회복을 극적으로 도와줄 수 있을지라도, 이러한 치료는 고정되고, 만성적이며 보다 오래된 손상인 "식은" 채찍질손상에서 가장 적합할 것이다. 손상 이후 지나치게 일찍 적용될 때; 지나치게 강하게 또는 근육성 경련, 자율신경 작동, 불안정성 또는 보호작용 등의 "뜨거운" 채찍질손상 징후의 존재에서 치료가 이루어질 때 목갈비근에서 직접적인 치료는 채찍질손상 증상을 악화시킬 수 있다(뜨거운 채찍질손상과 식은 채찍질손상에 대한 세부 내용은 9장과 10장을 참조).
- 목갈비근도 역시 처음 두 개의 갈비뼈를 들어줌에 의하여 강제된 들숨에서 도움을 주기 때문에, 그것들은 종종 폐기종이나 천식과 같은 호흡성 문제가 존재할 때도 역시 만성적으로 짧아진다.

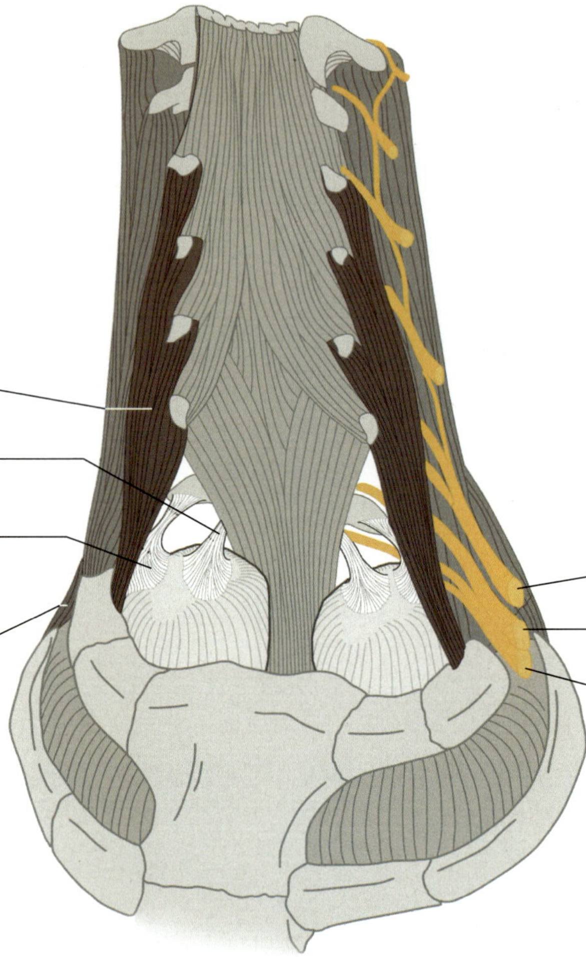

그림 13.5
팔신경얼기의 신경들(노란색)은 앞쪽과 중간 목갈비근 사이에서 지나간다.

- 목갈비근이 오른손잡이나 왼손잡이 등의 비대칭적인 힘에 대항해서 목의 아래쪽을 안정시킨다. 이러한 이유에서 습관적으로 자신들의 우세손으로 힘을 쓰도록 사용하는 사람들에게서(도수치료사와 같은), 목갈비근은 종종 우세손의 반대쪽에서 현저하게 경직되거나 훨씬 더 발달된다.
- 깊은 가슴막인대(**그림 13.5**: 가로가슴막의, 추골가슴막의, 그림에는 없는 갈비가슴막의 인대들)는 폐 주변의 가슴안쪽 근막을 C7, T1 그리고 첫 번째 갈비뼈로 부착시켜 주는 섬유성 띠이다. 목갈비근에 대해 더 깊어 그리고 대체로 그 근육들의 비스듬한 배열에 평행하게 놓여 있음으로, 가슴막인대들은 목의 기저부

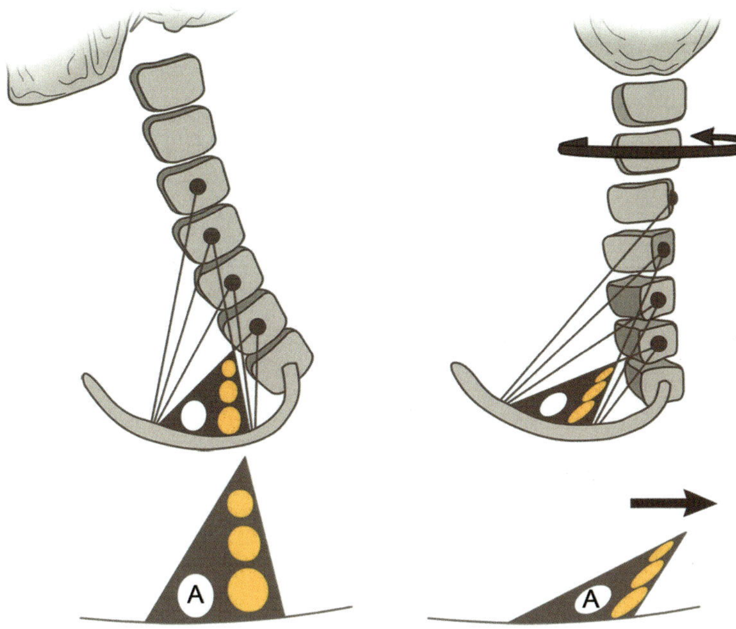

그림 13.6
목의 회전은 목갈비근 사이에서 공간을 좁혀줌으로 팔신경얼기와 동맥을 "가위로 자르듯" 자극할 수 있다.

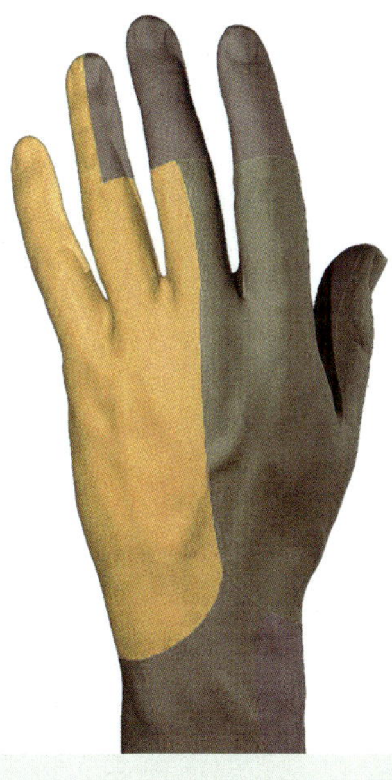

그림 13.7
목갈비근 또는 기타 구조물에 의하여 팔신경얼기의 압박은 자신경 분포 영역(노란색) 안에서 찌릿함, 감각둔화, 또는 약화 등으로 결과할 수 있다.

의 정렬과 가동성에서 목갈비근에 유사한 영향을 보유할 수 있다.(4)

팔신경얼기의 신경들이 앞쪽과 중간 목갈비근 사이에서 지나가기 때문에, 여기에서 혼잡함은 신경혈관성 압박의 증상(흉곽출구 증후군과 같은)을 악화시킬 수 있다. 목갈비근을 치료함은 거기에서 자신경 분포(새끼손가락과 반지손가락 그리고 손의 안쪽, **그림 13.7**)에서 감각둔화나 찌릿함이 존재할 때, 각별하게 그 증상들이 강제된 들숨(이것이 목갈비근을 포함시키는) 또는 목 회전(이것은 앞쪽과 중간 목갈비근 사이에서 가위로 오려내는 듯한, **그림 13.6**) 등과 함께 심해질 때 적합할 것이다.

앞쪽 목갈비근 치료법

이러한 것들은 모두가 당신이 목을 치료할 때마다 목갈비근을 포함시켜야 할 적합한 이유들이다. 그렇지만 그 근육들을 직접적으로 치료하기는 쉽지 않을 수 있다. 목갈비근은 종종 그것들 주변의 조직들보다 더 수축되어 있으며 치밀할 것이다. Janda는 목갈비근을 "긴장성" 근육으로서 분류했으며, 스트레스 받을 때 그 근육들이 약화보다는 팽팽해지기 쉬운 것을 의미하며, 이것은 어째서 그 근육들이 그리도 빈번하게 수축되어 있는지 설명하도록 도와줄 것이다(5). 목갈비근은 또한 팔신경얼기의 민감한 신경들에 가깝게 놓여있다(**그림 13.5**). 딱딱함과 신경에 가깝게 위치함이란 이러한 조합은 전이된 신경통증을 유발하지 않은 채 압박이나 활주작용의 어떠한 정도든 이용하는 것을 어렵게 만든다.

www.a-t.tv/wb04
앞쪽 목갈비근 치료법의 비디오를 참조하세요

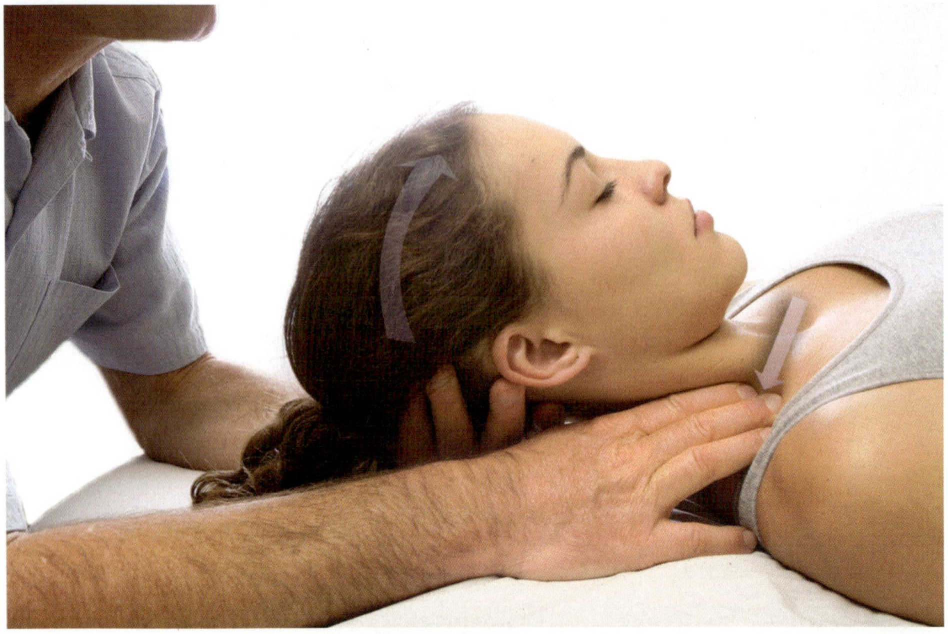

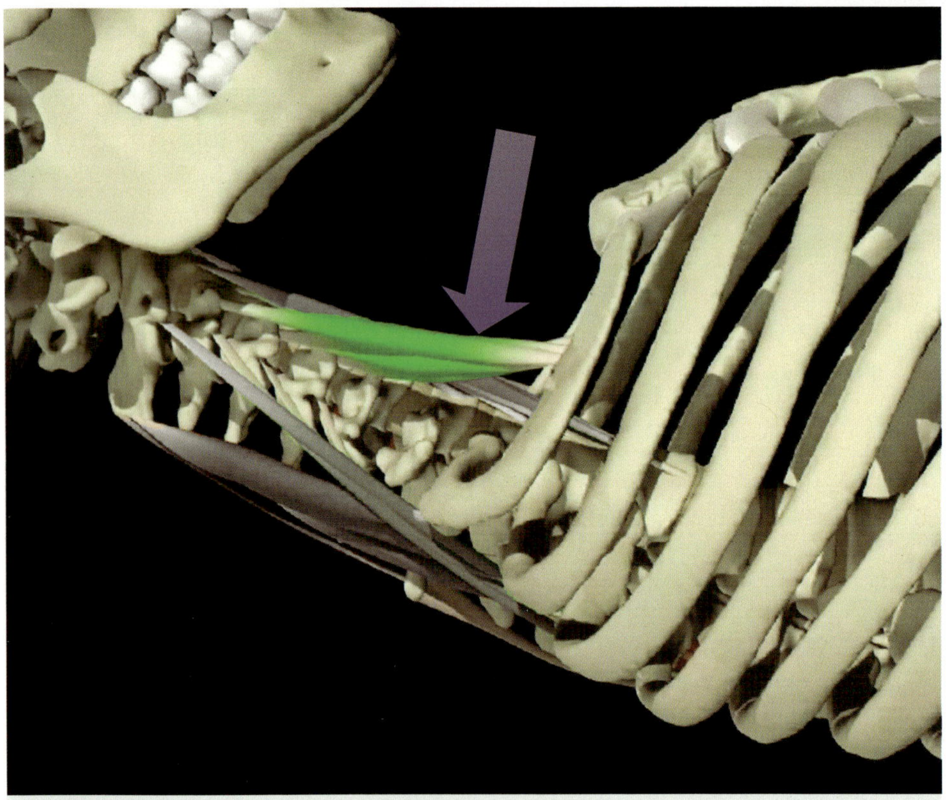

그림 13.8/13.9
앞쪽 목갈비근 치료법에서, 당신이 목갈비근을 느슨하게 만들기 위해서 목을 굽혀주면서, 목갈비근과 하부 경추근이 후방으로 내려가도록 도와주기 위해서 넓고, 부드러운 접촉을 사용한다.

그렇지만 우리가 목갈비근 위에서 직접적으로 활주작용을 피하고 그 대신 그 근육들의 부착부 근처에서 접근함에 의하여 그 근육들을 먼저 느슨하게 만든다면, 우리는 보다 편안하고 보다 깊은 수준에서 목갈비근을 치료할 수 있다. 이것을 성취하기 위해서, 당신 환자의 머리를 한 손으로 감싸 잡기로 시작한다(**그림 13.8**). 다른 손으로 빗장뼈 바로 위에서 그리고 목빗근에 대하여 더 깊은 곳에서 앞쪽과 중간 목갈비근의 그 단단하고, 종방향으로 각을 이룬 근육힘살에 대하여 느껴보도록 여러 손가락 끝부분의 넓은 접촉을 함께 사용한다. 여기에서 당신이 느끼는 뼈가 아닌 가장 단단한 구조물은 일반적으로 앞쪽 목갈비근이다.

이제 머리를 들어올리며, 당신의 넓은 손가락끝살부분의 정적인 지렛대받침 주위에서 목을 천천히 굽혀준다. 당신은 자신이 이렇게 하면서 목갈비근의 근육힘살이 당신의 손가락을 압박하는 것을 느낄 것이며; 목갈비근들과 하부 경추근들의 전방 움직임에 저항하도록 충분한 후방 압박력을 적용한다. 이러한 벡터들의 조합은 당신의 지렛대받침 손 주위에서 앞쪽 목갈비근을 굽혀주며, 경추부 근육들이 후방으로 내려감을 도와주고, 앞쪽으로 향하는 그 근육들의 성향을 줄여준다(**그림 13.9**).

이것이 당신 환자에게 "불안하게" 느껴진다거나 각별하게 당신이 압박력을 적용할 때 손에서 찌릿함을 느낀다면, 통상적으로 약간 안쪽으로 이동함으로써 그것이 편안할 수 있도록 당신의 접촉을 재위치시켜 본다. 지나치게 안쪽으로 또는 지나치게 높게 이동한다면, 당신은 목동맥, 목정맥 또는 미주신경 등의 근처에 있게 될 것이며, 이것들의 어느 것도 직접적인 압박력을 좋아하지 않는다. 당신의 접촉을 넓게, 부드럽게 그리고 예민하게

핵심 정리: 앞쪽 목갈비근 치료법

적응증은 다음을 포함한다:

- 사경을 포함한 목 가동성 또는 자세적 비대칭
- 앞으로-내민 머리 또는 "과부의 혹" 자세
- "식은" 채찍질손상 (10장)
- 폐기종 또는 천식같은 호흡적 문제
- 흉곽출구증후군과 같은 신경혈관의 압박 증후군

목적

- 하부 경추 추골과 목의 기저면의 후방 가동성을 증가시킨다.
- 목갈비근의 안정시 긴장도를 줄여주며 구분해준다.
- 앞쪽과 중간 목갈비근 사이에서 신경혈관의 경로 압박을 풀어준다.

방법설명

목의 바깥 층들을 준비한 후:

1. 다른 손으로 이러한 접촉이 제공하는 지렛대받침 주위에서 목을 수동적으로 굽혀주는 동안, 앞쪽 목갈비근을 뒤쪽으로 부드럽게 압박하도록 넓은 접촉을 사용한다.
2. 3-6회 환자 호흡 동안 기다리며, 조직에서 부드러워짐에 대하여 그리고 하부 경추근들이 뒤쪽으로 이동하는 것을 느껴본다.
3. 목을 중립자세로 되돌려주며, 손가락을 앞쪽 목갈비근 위에서 새로운 장소로 이동하며 반복한다.
4. 변형방법: 부드러운 옆으로 굽힘을 사용하며 중간 및 뒤쪽 목갈비근을 치료하도록 당신의 손가락을 측방으로 이동시킨다.

고려사항

- 비록 식은 채찍질손상에 대하여 지극히 유용하지라도, 뜨거운 채찍질손상 징후들이 존재한다면 증상의 악화를 피하도록 직접적인 목갈비근 치료에서 주의를 기울인다.
- 신경이나 혈관 압박을 피한다. 환자와 편안함을 확인하며 의사소통한다.

유지한다. 그것은 결코 당신의 환자에게 불편하지 말아야 한다.

일단 당신이 목 굽힘의 대립-힘을 그리고 후방 압박력을 제자리에서 편안하게 제공했다면, 당신의 손가락을 그 민감한 목갈비근 위에서 미끄러뜨리며, 찌르거나 그렇지 않으면 움직이고 싶은 그 유혹에 저항한다. 그 대신에 신체가 반응하도록 기다린다. 세 차례에서 여섯 차례의 호흡 후, 당신은 전형적으로 목갈비근과 하부 경추근에서 풀어짐을 그리고 그 조직이 부드러워지며 신경계가 적응하면서 후방으로 내려감 느낄 것이다. 이것은 새로운 자세로 움직여도 괜찮다는 징후이다.

당신의 지렛대받침 위치를 풀어주고 이동함으로(미끄러뜨리기보다는), 당신은 그때 목갈비근의 보다 상부나 하부를 치료할 수 있다. 일단 목갈비근의 긴장도가 감소된 후 목갈비근 안에서 그리고 보다 깊은 가슴막인대들에서 왼쪽/오른쪽 비대칭(**그림 13.5**)을 느껴본다. 또 다르게 당신은 자신의 지렛대받침을 약간 외측으로 이동할 수 있으며, 중간과 뒤쪽 목갈비근에 접근하도록 당신의 손가락끝 살부분 주위에서 약간의 경추부 옆으로굽힘을 더해준다(**그림 13.10**). 각각의 장소에서 풀어짐과 부드러워짐을 기다린다. 당신은 환자와 모든 전이된 신경통증에 관하여 언어적인 접촉을 유지한다. 참을성 있게 풀어짐을 기다린다.

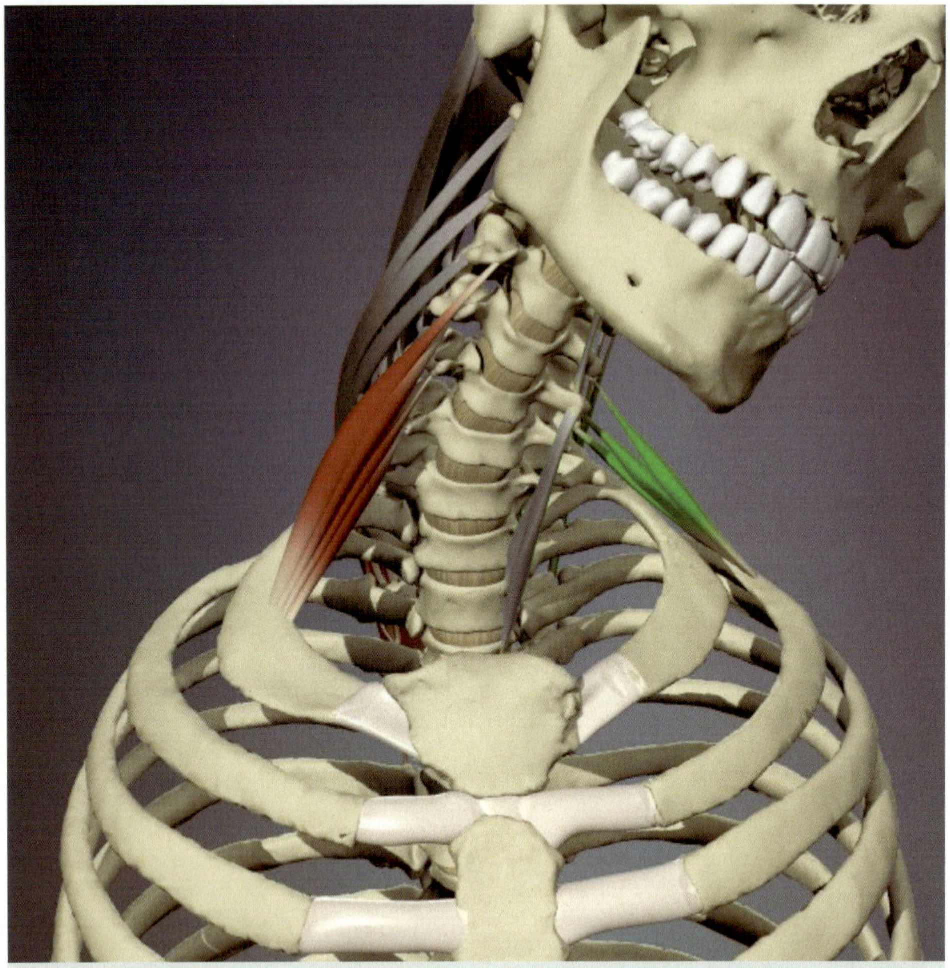

그림 13.10

앞쪽 목갈비근 치료법의 변형법에서, 경추부 옆으로굽힘은 중간(적색)과 뒤쪽(녹색) 목갈비근으로 향한 접근을 허용한다.

물론 당신은 목의 바깥 층들을 준비시키도록 그리고 당신 환자가 당신의 접촉에 익숙해지도록 기타의 준비적인 치료가(11장) 이루어진 이후에만 당신은 목갈비근을 치료하길 원할 것이다. 당신이 끝내기 전에, 양쪽 모두에서 목갈비근을 치료한 것을 확인하며; 아무튼 당신이 비대칭적인 패턴을 확인했다면 당신이 각 측면을 치료하는 시간은 달라야 할 것이다. 당신의 목갈비근 치료를 통합적이며, 균형을 이루고 완화시키는 방법으로 마무리하며; 비록 당신이 팔신경얼기의 신경들에서 직접적인 압박을 피했을지라도, 긴장된 목갈비근을 치료하기는 부교감신경적으로 평온함보다는 교감신경적인 활성화가 될 것이다.

"엄마 고양이" 치료법이 평온함과 안정적이기 때문에 그리고 그것이 한번에 한쪽 보다는 신체의 양쪽 모두를 치료하기 때문에, 그것은 목갈비근 치료에 대한 이상적인 완결방법이 된다.

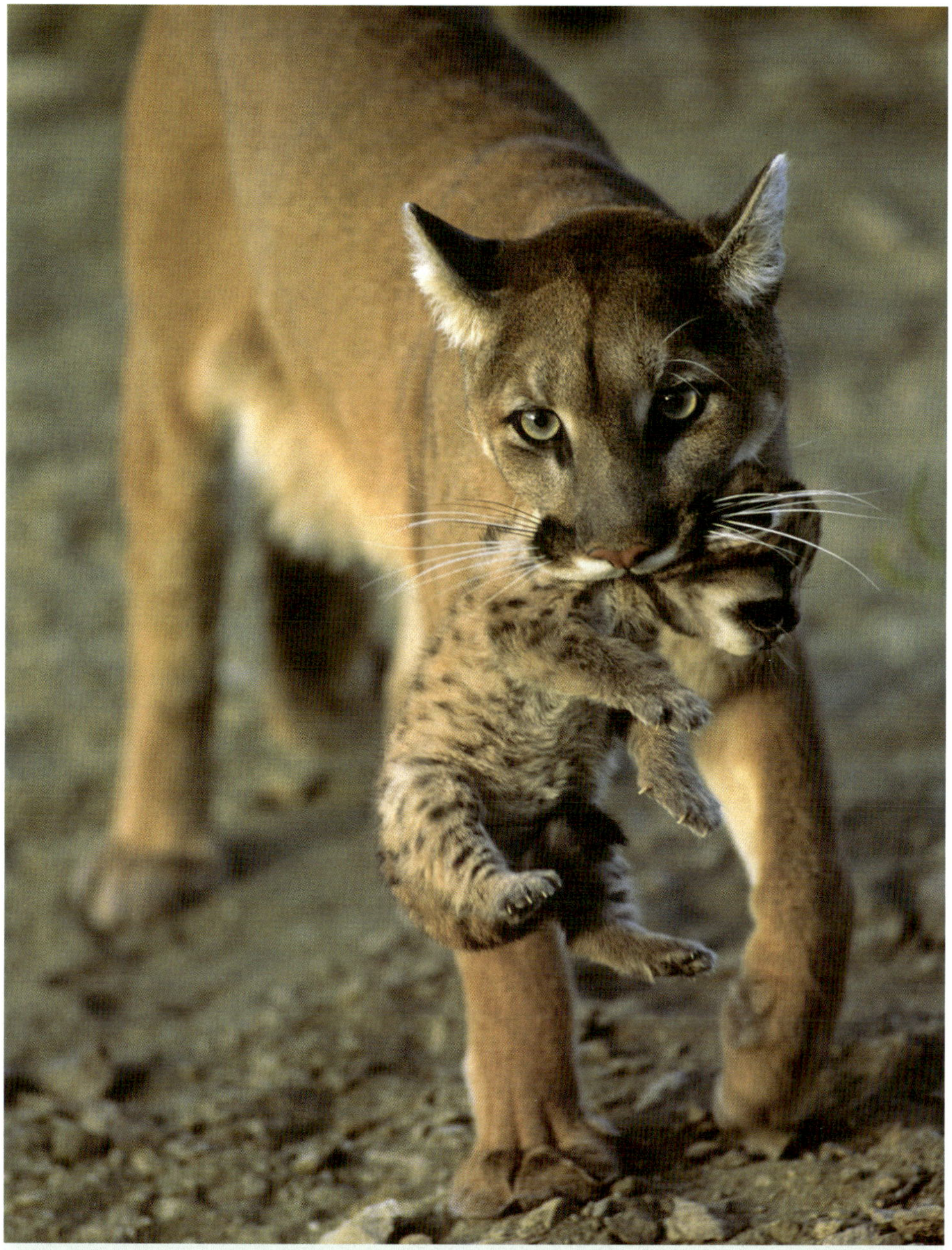

그림 13.11
목의 얕은 그리고 깊은근막, 피부를 물고 자신의 새끼를 옮기고 있는 암컷 퓨마.

"엄마고양이" 치료법

당신은 엄마고양이가 새끼고양이의 목덜미를 물고 새끼를 들어올릴 때 무슨 일이 발생하는지 보았을 것이며 – 그 새끼 고양이는 축 늘어진다(**그림 13.11**). 인간 역시 자신들의 목 근막에서 뒤쪽 당김으로 축늘어지며, 이완하고 항복하는 것을 보여주기 때문에, 이러한 반사는 우리가 이러한 방법에 제공한 그 명칭의 기원이다. 엄마에 의하여 옮겨지고 있는 새끼고양이와 비슷하게, 사람들은 그들의 경추 근막이 편안할 때 이완한다.

핵심 정리: "엄마고양이" 치료법

적응증은 다음을 포함한다:

- 경추의 가동성 제한 또는 통증
- 자율신경의 교감신경적 각성
- 보다 깊고, 보다 집중된 목 치료 전 또는 후에 유용함

목적

- 보다 깊고, 집중된 치료 전에 목을 준비시킨다.
- 목의 바깥 층들의 탄력성과 구분상태를 증가시킨다.
- 부교감신경의 반응을 증가시킴에 의하여 자율신경의 작용을 조절한다.
- 깊은 경추부 치료 후 통합과 종료

방법설명

1. 부드럽게 뒤쪽 목의 양측면의 바깥 층들을 모아준다.
2. 후방으로(바닥쪽으로) 느리고, 부드러운 당김을 적용한다. 목구멍의 앞을 가로지르는 졸림이나 불편한 긴장감의 어떠한 느낌도 피한다.
3. 그 조직들이 당신의 손 아래로부터 천천히 미끄러지도록 허용한다.
4. 위치를 바꾸고 반복하며, 뒤쪽 목 전체를 시행한다.

엄마고양이 치료법을 시행하기 위해서, 당신의 바로 누운 환자 목의 뒤쪽 주변을 부드러운 손으로 감싸잡으며, 가능한 한 양쪽 모두에서 충분하게 많이 둘러싼다(**그림 13.12-13.14**). 당신 전체 손의 손가락과 손바닥으로, 뒤쪽 정중선을 향해서 곧바로 뒤쪽에서 목덜미의 바깥 층을 잡고 모아가며(즉, 바닥쪽을 향해서), 얕은근막과 깊은근막(**그림 13.15**) 그리고 각별하게 등세모근과 같이 이러한 바깥 층들 내부의 근육들처럼 목의 바깥 층들로 부드러운 후방 당김을 적용한다. 그 조직 층들이 당신의 손 아래로부터 부드럽게 천천히 조금 미끄러져 나가는 것을 허용한다. 당신이 원한다면 손을 바꾸며 여러 차례 치료하고, 비록 우리가 동시에 목의 양쪽 모두를 치료하고 있을지라도, 왼쪽과 오른쪽 손의 상이한 모습은 그 각 손과 함께 상이한 측면에 접근하도록 허용할 것이다.

우리의 목적은 목의 바깥 조직들을 풀어주며 구분해주는 것 둘 다이며 우리 환자의 신경계에서 자율적인 긴장도를 변화시키는 것이다. 따라서 당신이 이러한 치료법을 반복하면서 당신의 치료속도를 천천히, 지속적이며 참을성 있게 시행하며, 양쪽 조직제한 모두에 대하여 그리고 당신 환자의 교감신경성 이완 반응에 대하여 느껴본다.

비록 이러한 치료법의 평온한 효과가 그것을 앞서 설명한 목갈비근 치료에 이상적인 후속 치료로 만들어줄지라도, 이러한 동일한 속성은 깊은 치료를 위해서 환자를 준비시킴에도 역시 효과적인 방법이 된다. 나는 본래 이러한 치료법을 그 방법의 효과를 제공하는 반복적이며, 최면적인 동작을 암시하는 그 명칭인 "목덜미를 녹이기"라고 불렀던 "Dub" Leigh로부터 배웠다. 이어서 Dub는 자신이(그에 따르면) 자신의 손을 – 사용한 기능적인 통합 치료시기의 처음 10분 동안 끈기있게 "목을 녹여주곤 했던" 전설적인 신체치료의 개척자인 Moshe Feldenkrais로부터 배웠다고 말했다. 공격적인 우크라이나-이스라엘계 물리학자이며 유도 챔피언인 Feldenkrais는(그가 우연하게 이사라엘 총리인 Ben-Gurion에게 물구나무 서는 법을 가르쳤던) 알려진 바에 따르면 그저 이러한 치료법과 충분한 시간만으로, 그가 "어느 누구도 자신이 바라는대로 만들 수 있다고" 주장했다. 당신이 이러한 실험을 시도하고 싶다면, 내게 그 결과를 알려주길 바라지만, 반드시 큰 힘에는 큰 책임이 따른다는 것을 기억해야 한다.

참고문헌 (References)

[1] Anaritius, Anthony Lo Bello (2009) *The Commentary of Al-Nayrizi on Books II-IV of Euclid's Elements of Geometry.* Leiden: Brill. Xvi.

[2] Ivanichev, G.A. (1979) Anterior scalene muscle syndrome in spastic torticollis. *Klinicheskaia meditsina.* 57(9). p. 74–76.

[3] Goodman, C. and Snyder T. (2013) *Differential Diagnosis for Physical Therapists: Screening for Referral.* Elsevier Health Sciences.

[4] O'Rahilly, R. et al. (2008) *Basic Human Anatomy.* Dartmouth Medical School. 22(1).

[5] Janda, V. (1988) Muscles and cervicogenic pain syndromes. In: Ruth Grant, (ed). *Physical Therapy of the Cervical and Thoracic Spine.* New York: Churchill Livingstone.

[6] Leigh, W. (1984) Author's training notes.

그림 저작권 표시 (Picture credits)

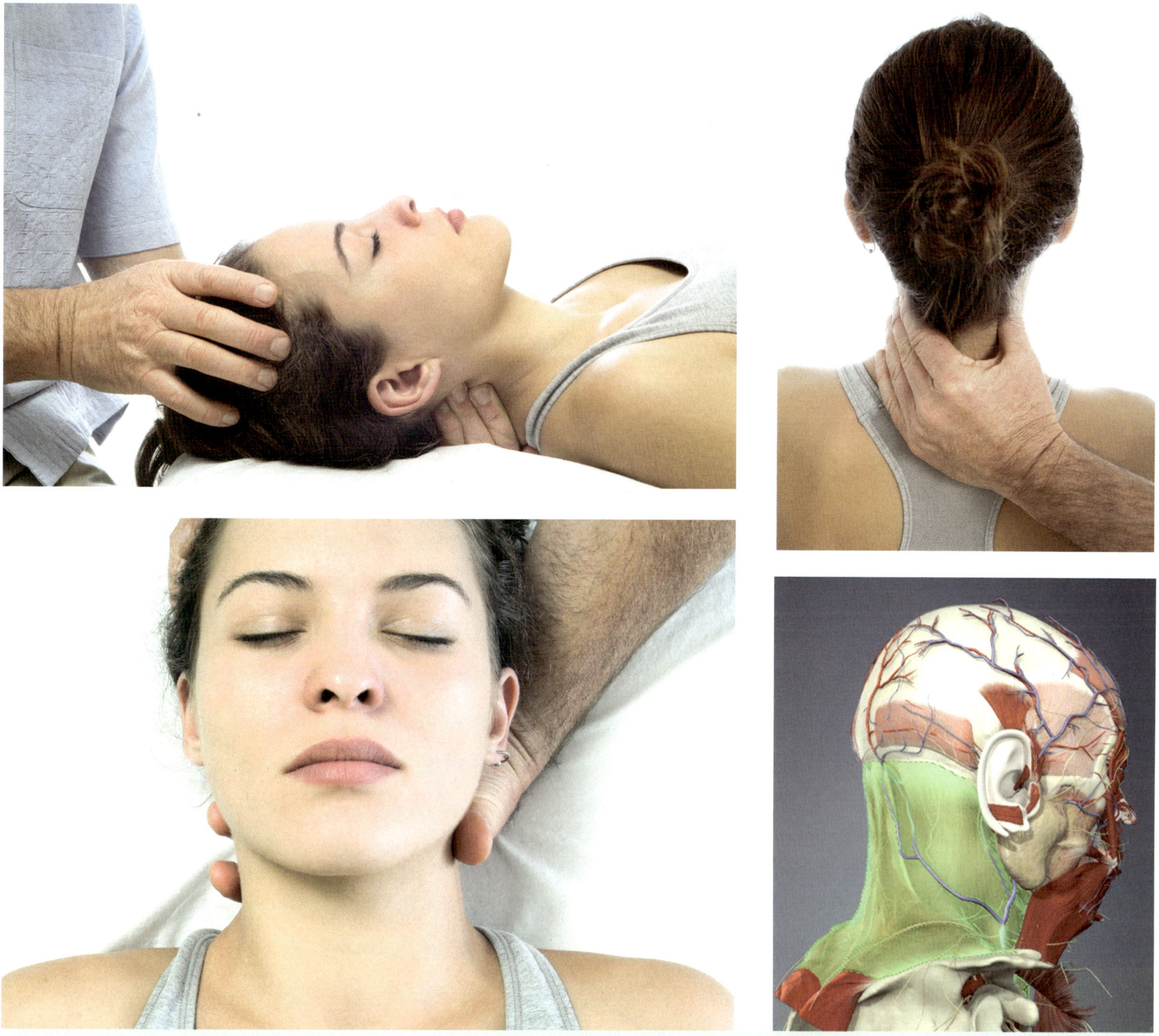

그림 13.12 / 13.13 / 13.14 / 13.15

"엄마고양이" 치료법은 그것이 양측성의, 후방의, 넓은, 표면적이며 평온하기 때문에, 목갈비근 치료에 대한 효과적인 완결법이 된다(목갈비근 치료법의 한쪽씩, 집중된, 깊은 그리고 자극적인 특성에 비교해서). 당신의 치료하는 손으로, 부드럽게 후방으로 얕은 그리고 깊은 경추부 근막(그림 13.15, 녹색)을 모아가며; 당신의 다른 손은 단순하게 관찰하고 받쳐준다.

학습지침

목갈비근

1 목갈비근에서 치료하기는 거기에서 어느 쪽 두 개의 손가락에서 감각둔화와 쩌릿함이 존재할 때 적합한가?

a 집게손가락과 가운데손가락 (“평화 증상[Peace Sign]” 징후)
b 새끼손가락과 반지손가락
c 엄지손가락, 집게손가락 그리고 가운데손가락
d 집게손가락 그리고 새끼손가락 (“뿔 증상[Horns Sign]” 징후)

2 교재에 따르면, 이러한 사례의 어떤 것에서 그 목갈비근에서 깊은 치료가 적합한 것인가?

a 준비와 통합하기로서
b 만성의, 오래된 손상
c 뜨거운 채찍질손상
d 교감신경적 ANS 작용 (대항하거나 달아나기)

3 앞쪽 목갈비근 치료법에서 손가락 압박의 제안된 방향은 무엇인가?

a 위쪽
b 아래쪽
c 뒤쪽
d 치료사로부터 먼쪽

4 앞쪽 목갈비근 치료법에서 치료사의 지렛대받침 손의 작용을 가장 잘 묘사하는 것은 어떤 단어인가?

a 정적인
b 활주의
c 구분하기의
d 벗겨내기의

5 교재에 따르면 왼쪽 목갈비근은 다음의 어떤 사람에게서 보다 경직될 것인가?

a 왼손잡이
b 오른손잡이
c 식은 채찍질손상
d 뜨거운 채찍질손상

정답에 대하여 www.Advanced-Trainings.com/v2key/를 방문한다.

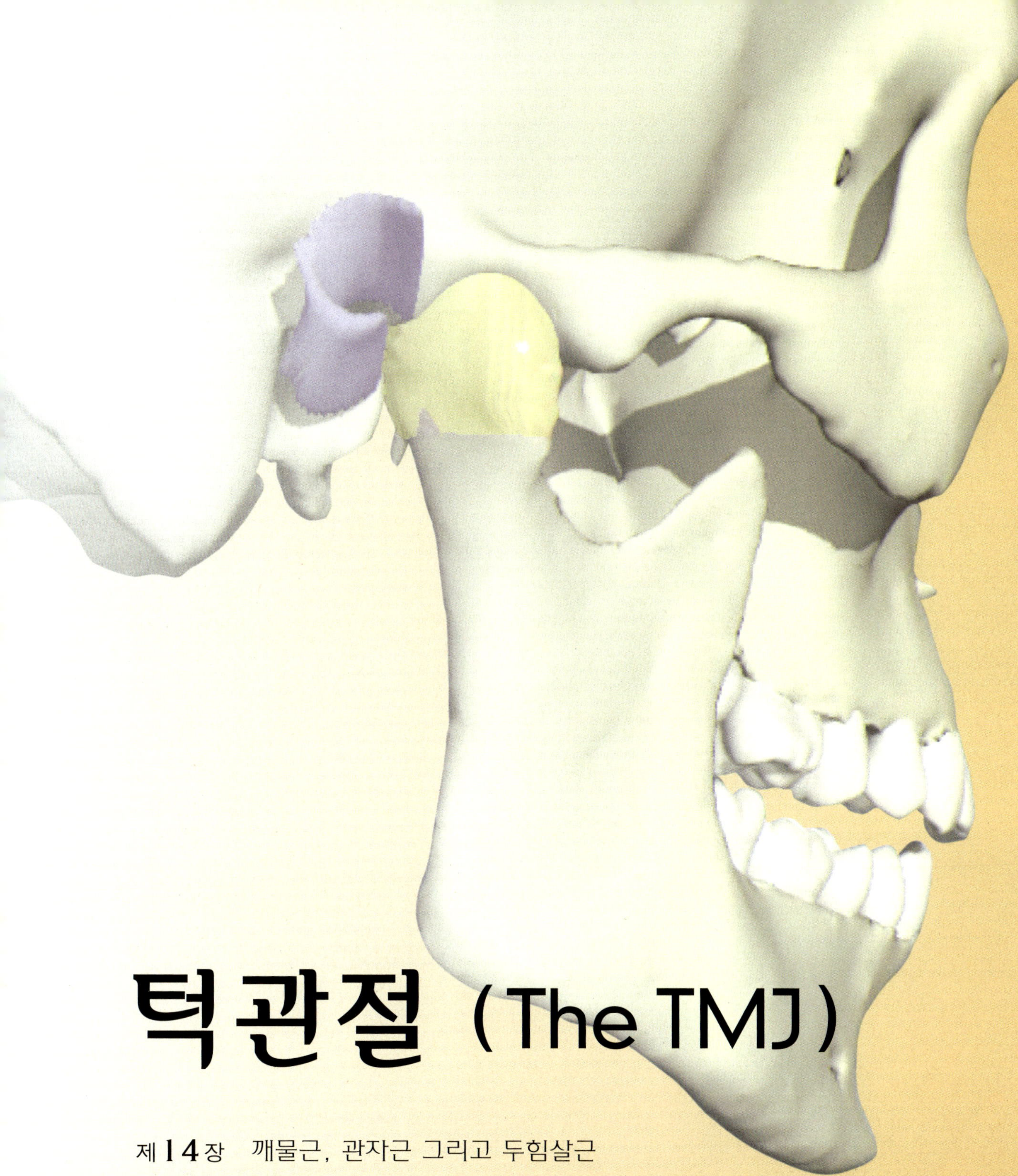

턱관절 (The TMJ)

턱관절의 관절주머니(노란색) 그리고 바깥귀길(보라색)에 대한 그것의 연관성

프리말 픽쳐스, 허락 하에 사용됨.

깨물근, 관자근 그리고 두힘살근 14

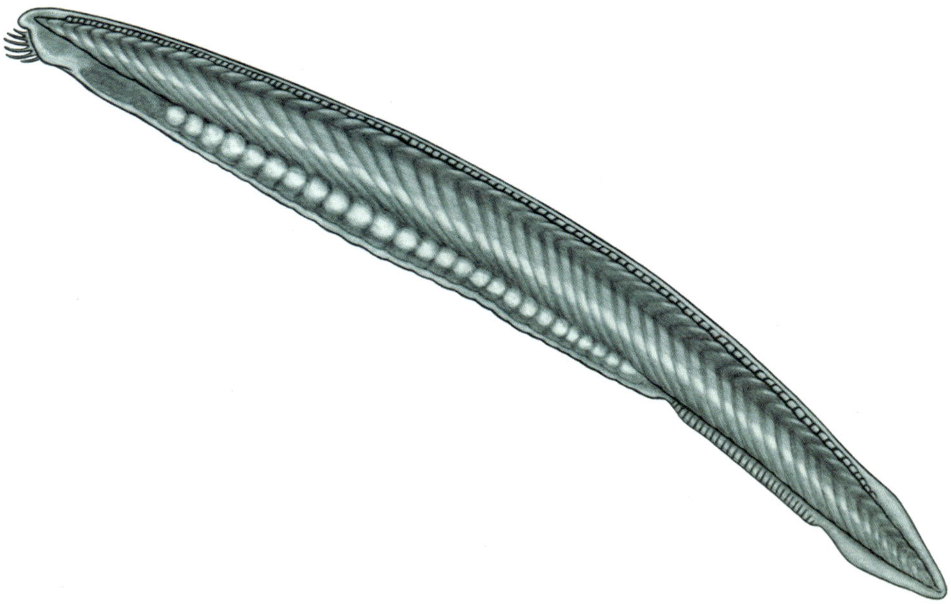

그림 14.1

척추동물의 가장 가까운 살아있는 친척이 되는 작은 턱이 없는 물고기-비슷한 무척추동물인, 활유어 또는 창고기.

서론: 턱과 턱관절(Jaw & TMJ)

우리의 턱이 없다면 우리는 어디에 위치할 것인가? 우리의 창조 이야기의 진화론적인 견해에서, 동물들이 턱을 보유하지 않은 시기는 오랜 기간이었다. 활유어와 같은 고대의 동물은 입을 보유했지만, 아래턱은 없었다(**그림 14.1**). 그렇지만 일단 턱이 나타난 후, 지금 모든 척추동물들(칠성장어와 먹장어를 제외하고)이 아래턱을 보유하듯이, 턱은 지극히 일반적인 것이 되었다.

턱이 지극히 유용한 것처럼, 턱은 합병증을 달고산다. 현대의 인간들에게서 이러한 것들 가운데서 주된 것은 턱관절과 근육장애(TMJMD 또는 TMD) 또는 턱관절 증후군이 된다. 이러한 포괄적인 용어는 다른 것들 가운데서 깨물기 불편함, 턱 염발음, 안면 및 턱의 통증, 귀통증, 두통, 위장장애 그리고 제한된 턱의 동작 등에 의하여 특징지어진 병변을 묘사한다. 비록 TMD 유병률의 추정치가 인구의 대략 5%(1과 2)에서 18%(3)에 이를지라도, 자신의 삶의 어느 시점에 TMD-비슷한 증상을 경험한 사람들의 비율은 아마도 훨씬 더 높을 것이다. 여성은 치료를 찾게 되는 남성들보다 9배 정도 더 높게 TMD에 걸리기 쉬울 것이다(3).

이러한 세 개의 장의 부분은 근육근막성 치료가 TMD와 같은 턱의 문제를 도와줄 수 있는 여러 가지 방식을 찾아볼 것이다. 이러한 도입 장은 각별하게 깨물근, 관자근 그리고 두힘살근과 같이 턱관절(TMJs)에서 작용힘의 섬세한 균형에 영향을 주는 중대한 구조물들을 평가하고 치료하는 방법을 제공할 것이다. 15장에서는 종종 TMJs 증상을

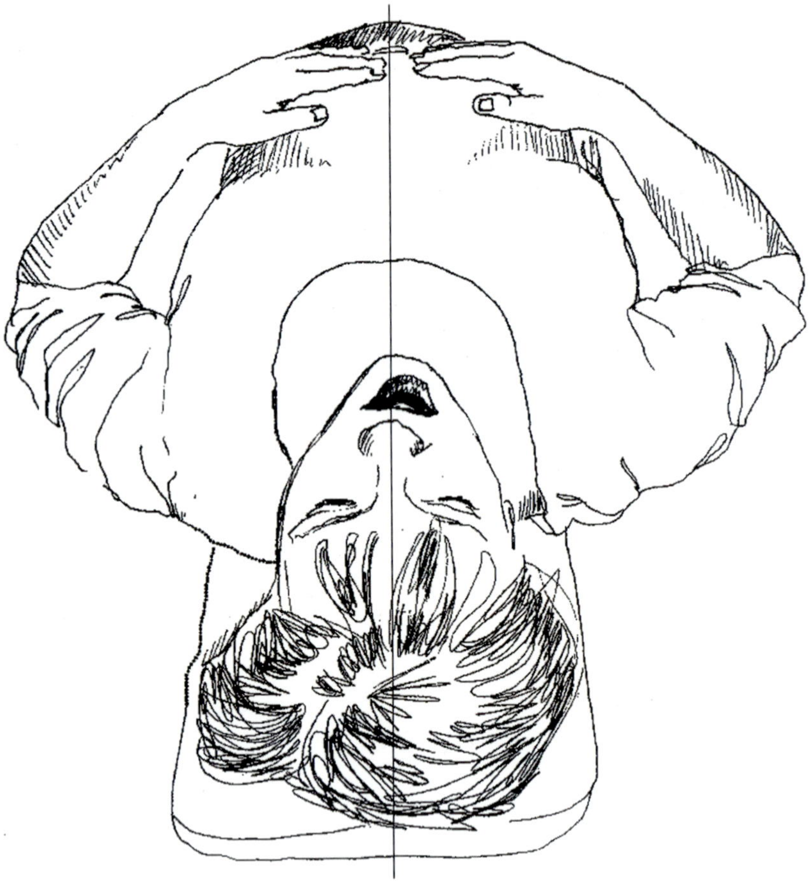

그림 14.2
양측면에서 턱 정렬을 평가하기. 턱의 올림/내림의 동작에서 어느 장소에서든 측방 벗어남을 찾아본다.

완화시키기에서 중요한 날개근에 대한 입 안에서 치료법을 설명할 것이다. 16장은 깨물근에서 치료하기 위한 더 많은 방법과 이러한 단락에서 턱 치료를 마무리하며 통합하는 방식을 설명할 것이다. 우리가 이 책의 나머지 부분에서처럼, 이러한 치료법은 순차적으로 당신의 치료로 참여할 수 있게 되거나 이러한 전체 부분이 포괄적인 턱 치료과정을 위한 하나의 기본틀로서 사용될 수 있을 것이다.

정렬, 협조성 그리고 근육근막

다음에 관해 생각해보자: 턱은 연부조직에 의해 머리에 매달려 있다. 이것이 우리가 씹고, 말하고 삼키기 위해서 필요한 가동성을 허용하는 한, 그것은 또한 턱을 오정렬에 대하여 취약하게 만들게 된다. 만약 주변의 근육근막성 구조물(159쪽 **표 14.1**에서 개략된)이 조화로운 기능을 허용하도록 충분하게 탄력적이지 못하거나 구분되지 못했다면, 가동적인 턱은 쉽게 중심선을 벗어나게 당겨질 수 있다. 씹기 압력의 강력한 힘은 이러한 턱의 오정렬의 영향을 복잡하게 만들며, 그것은 관절판과 주변의 조직에서 증가된 마찰력, 눌림 또는 속박을 유발할 수 있다(**그림 14.3과 14.4**). 그 결과는 조직 자극성, 통증이 될 수 있으며 교정되지 않는다면 시간 경과와 함께 가능한 관절손상과 퇴행변화가 될 수 있다.

비록 턱의 오정렬과 연관된 그 압박력(**그림 14.5와 14.6**)이 턱관절 통증과 불편함에 대한 원인될 수 있는 많은 문제들의 하나에 지나지 않을지라도 (4), 그것은 우리의 손을 사용한 치료법으로 쉽게 해결할 수 있는 한 가지 요인이며, 우리의 경험에서 TMD로부터 고통받는 사람들에게서 현저한 차이를 만들 수 있는 것이다.

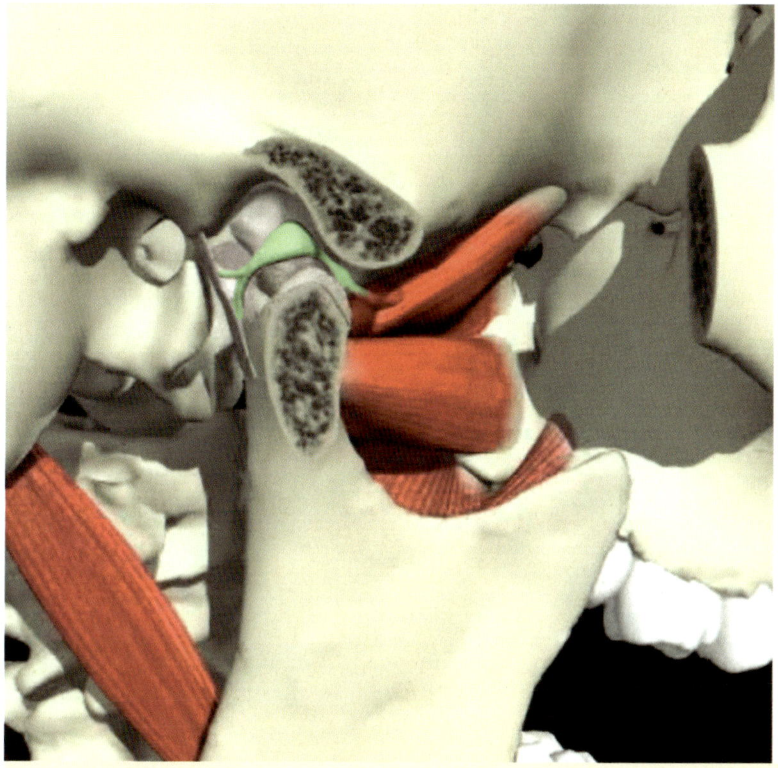

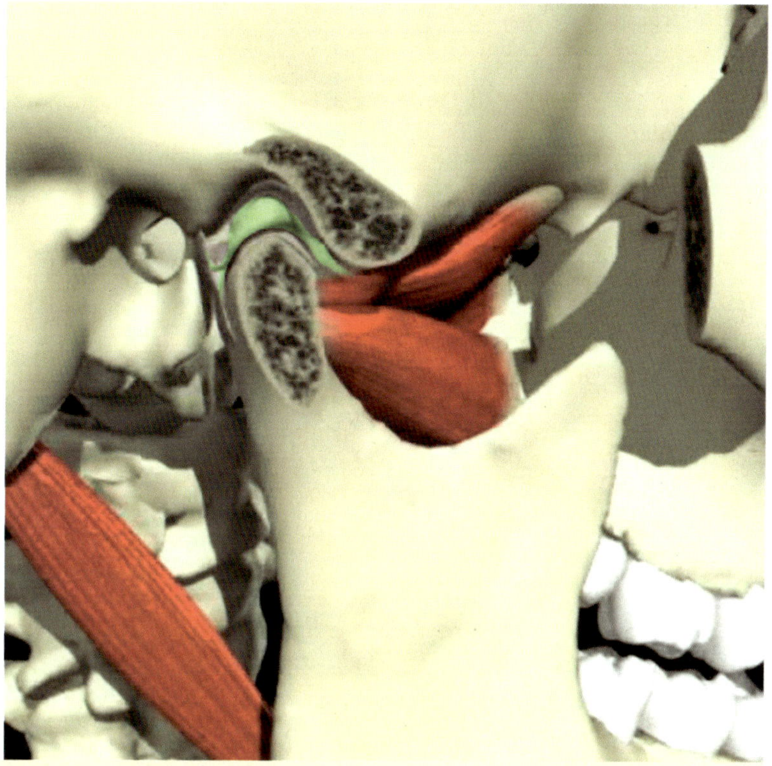

그림 14.3/14.4

턱관절(TMJ)에서 턱 벌림(아래턱 내리기)의 단계. 입을 벌릴 때 아래턱이 자체의 돌기의 전방과 바깥으로 얼마나 많이 내려가는가 주목해본다. 관절원판(녹색)의 가동성에도 주목한다. 관절원판은 관절주머니 내부에서 떠 있으며 앞쪽에서는 가쪽 날개근과 이어지는 관절막에 그리고 뒤쪽으로는 그 관절의 막에 의하여 위치를 정한다.

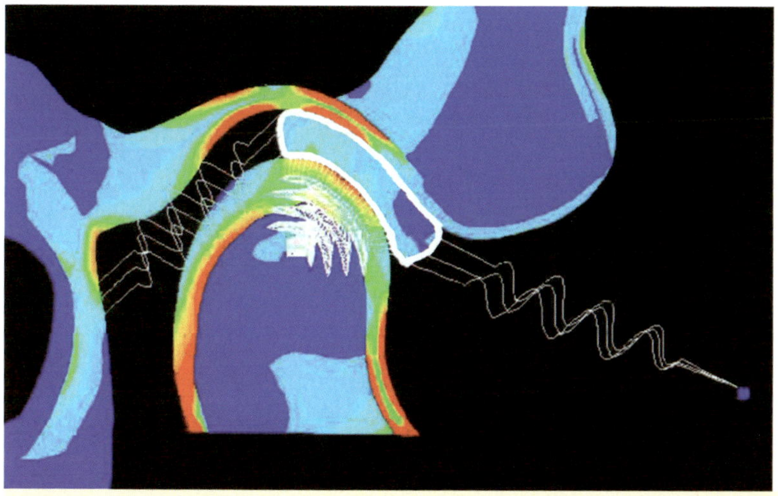

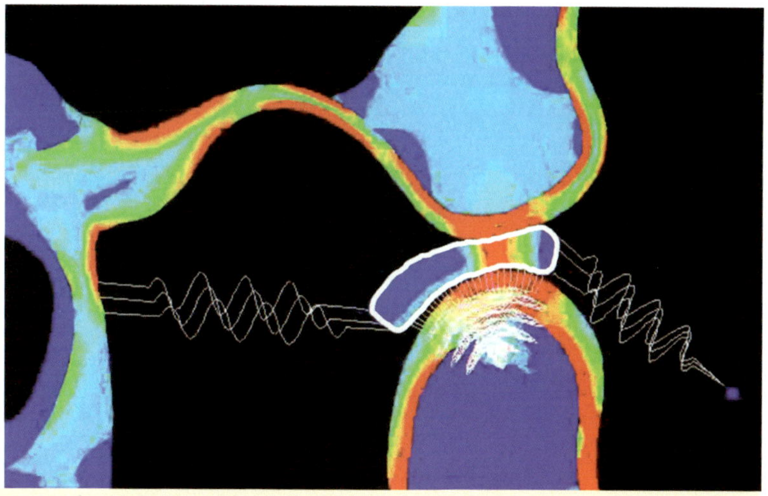

그림 14.5/14.6

아래턱이 내려감에서 앞쪽으로 미끄러지면서, 관절원판(백색 윤곽선)은 관절막(지그재그 연결선)에 의하여 바른 위치로 당겨진다. 이러한 컴퓨터-작성의 영상에서 붉은색은 가장 높은 압박의 부위(그것이 오정렬이나 긴장력에 의하여 심해질 수 있는)를 나타낸다.

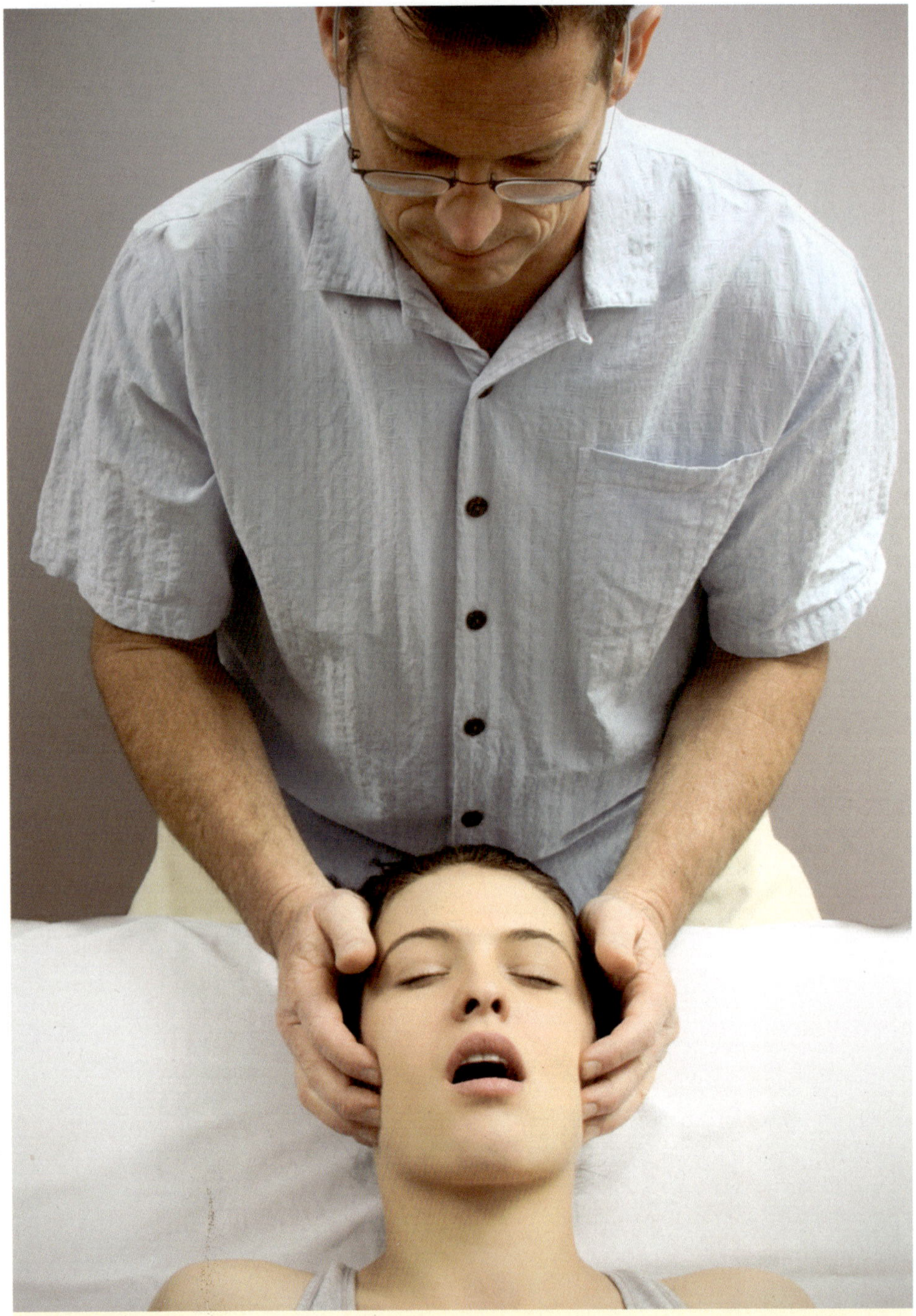

그림 14.7

TMJ 경로추적 치료법의 깨물근 부위 안에서, 당신의 환자가 턱을 벌리면서(아래로 내리므로) 그 깨물근의 근육근막과 근육섬유 안에서 어떠한 비대칭적인 수축이나 짧아짐에 대하여도 느껴보고 풀어준다.

TMJ 경로추적 치료법

평가

당신 환자의 머리 바로 위에서부터, 부드럽게 입을 벌리고 다물기와 함께 턱의 양 옆으로 벗어남에 대하여 살펴본다(**그림 14.2**). 당신 환자에게 자신의 편안함을 넘어서 벌리도록 요청하지 않는다. 만약 그 환자가 턱의 통증, 관절 소음 또는 턱관절 기능장애(TMD)의 병력을 보유한다면, 벌리기와 횟수를 최소한으로 유지한다. 위턱과 아래턱 모두에서 치열의 중심 사이의 틈에 끼워진 이쑤시개는 모든 오정렬을 보다 분명하게 만들 줄 수 있을 것이다.

깨물근

당신의 환자가 턱을 벌리고 다물면서, 왼쪽과 오른쪽의 조직 동작을 비교하면서 깨물근과 그것들의 둘러싸는 근막을 살펴보도록 당신의 손끝이나 손바닥을 사용한다. 턱의 벌림 동안 원심적으로 길어지지 않거나 아래로(하방으로) 움직이지 않는 모든 조직에 대하여 느껴본다. 턱이 움직이면서 각별하게 깨물근의 근육근막과 근육섬유 안에서 모든 비대칭적인 수축이나 단축에 대하여 느껴본다(**그림 14.7과 14.8**).

벌리기 동안 아래쪽(하방) 방향에서 조직 뭉침이나 지속적인 수축이 풀어지도록 어느 한쪽 부위를 잘 달래준다; 다르게 말하자면 당신의 접촉이 턱의 내리기 동안 원심적인 길어짐에서 양측면의 균형을 도와주도록 사용한다. 어느 한쪽으로 당기고 있는 말의 고삐를 풀어주는 것을 연상한다(**그림 14.9**):

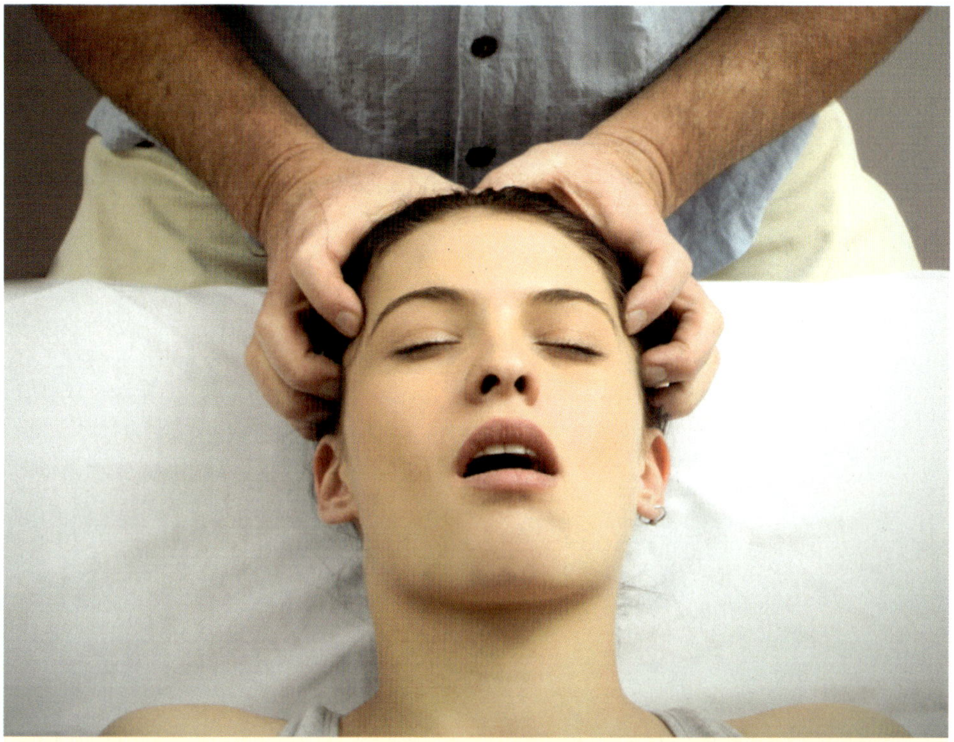

그림 14.8

TMJ 경로추적 치료법의 관자근 부위에 대하여, 당신 환자가 턱을 벌리고 다물면서, 관자근과 그것의 근막으로 느껴보도록 당신의 손끝을 사용한다. 벌림과 다물기의 상이한 단계들에서 관자근의 수축의 다양한 부분에 대하여 느껴본다. 모든 비대칭적인 수축을 풀어주며 균형잡아 주도록 당신의 부드러운 압박을 사용한다.

표 14.1 턱의 벗어남에 대한 근육근막의 기여도

올리기와 내리기에서 턱의 가쪽 벗어남에 대하여, 다음을 평가하고 치료한다:

- 동측의 깨물근, 관자근, 얕은근막 그리고/또는 두힘살근
- 반대쪽의 안쪽 날개근; 가쪽 날개근(각별하게 벗어남이 내리기의 시작에서 보이면). 15장을 참조.

앞으로-내밀기나 뒤로-당기기에서 턱의 가쪽 벗어남에 대하여 다음을 평가하고 치료한다:

- 각별하게 위의 전부/어떤 것:
  동측의 두힘살근과 뒤쪽 관자근(거기에서 수평 섬유들이 턱을 뒤로 당기도록 도와주기 때문에, 그림 14.17)

핵심 정리: TMJ 경로추적 치료법 (깨물근과 관자근)

적응증은 다음을 포함한다:

- 내리기와 올리기에서 턱의 가쪽 벗어남
- TMJD, TMJ, 턱의 긴장, 이갈기
- 채찍질손상
- 긴장-형태 및 편두통의 두통

목적

- 깨물근 또는 관자근에서 비대칭적인 원심적인 길어짐을 평가하고 풀어준다.
- 내리기와 올리기 턱 움직임을 조정하며 정렬해준다.

방법설명

1. 환자의 머리 위쪽에 앉으며, 턱의 벌림과 다물기와 함께 양옆으로 벗어남을 살펴본다. (요령: 미세한 오정렬을 드러내도록 윗니와 아랫니 사이에서 이쑤시개를 사용한다.)
2. 깨물근과 관자근의 근육근막과 근육섬유에서 모든 비대칭적 원심성 길어짐에 대해 느껴본다.
3. 턱의 벌리기 동안 아래쪽으로(하방으로) 움직이는 원심적 길어짐이 부족한 모든 부위를 풀어준다.

움직임

- 능동적인 턱의 내리기와 올리기

말의 머리를 중앙으로 직선 경로로 되돌아오도록 허용하는 것은 보다 짧은 쪽 고삐를 늘려주는 것이다.

표 14.1에서 보여준 것처럼 깨물근이 턱의 벗어남에 관여된다면, 당신은 일반적으로 벗어남의 동일한 쪽에서 보다 긴장되거나 덜 가동적인 조직을 느낄 것이지만(예: **그림 14.2**에서 우측 깨물근에서), 당신의 손이 찾아낸 어떠한 조직이나 움직임 제한도 치료한다.

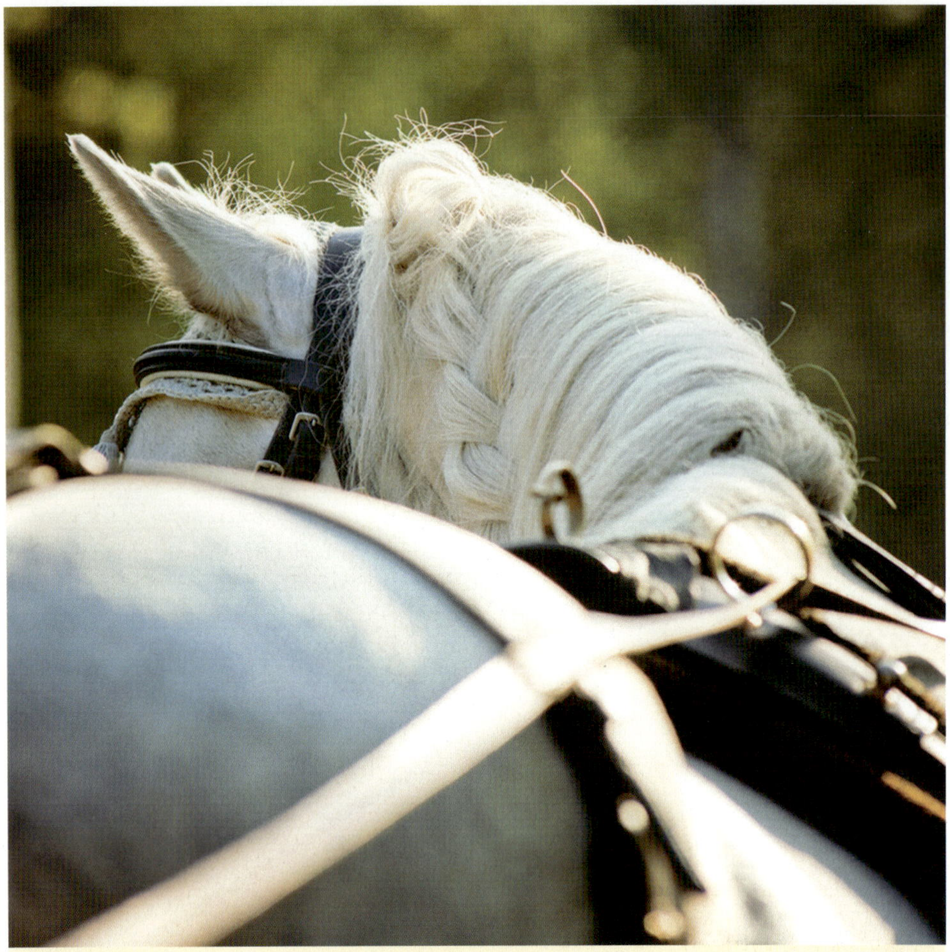

그림 14.9
한쪽으로 당기고 있는 말에서 고삐를 풀어주는 것과 비슷하게, 그 치료법이 말의 머리를 중심으로 올바른 경로로 되돌리도록 허용하도록 보다 짧은 고삐를 늘려주는 것이기 때문에, TMJ 경로추적 치료법에서 당신의 압력의 방향은 아래쪽 또는 하방이 될 것이다.

관자근

만약 당신이 깨물근을 치료한 후 여전히 턱의 벗어남을 보게 된다면, 다음 단계는 당신이 깨물근에서 사용한 동일한 방식에서 관자근(temporalis)과 그것의 넓은 근막을 평가하고 치료하도록 당신의 손끝을 사용하는 것이 될 것이다(166쪽에서 **그림 14.17**). 원심적인, 다리 쪽 방향에서 모든 두꺼워진 또는 분화되지 않은 관자근 조직을 늘려주도록 도와주기 위해서 환자의 능동적인 벌림(내리기)을 사용한다. 자체의 경로에 대하여 턱을 지속적으로 관찰하며 벌림과 다물기의 상이한 단계들에서 관자근 수축의 다양한 부위에 대하여 느껴본다(**그림 14.8**)

가쪽 벗어남 이외에, 위에서 설명된 깨물근과 관자근을 치료하기는 또한 채찍질손상(9장과 10장); 턱의 긴장과 이갈기(15장); 또는 긴장성 두통(17장) 그리고 편두통(18장)과 같은 기타 통증 호소와 함께 치료하기에서 유용할 것이다.

우리의 턱 통증 치료과정에서 다음 단계는 턱 앞으로-내밀기과 뒤로-당기기에 대해 올리기와 내리기에서 우리가 사용한 그 원리를 적용하는 것이다.

두힘살근

다음으로 우리는 턱의 통증, 정렬상태, 균형잡힌 동작에서 똑같이 중요한 역할을 담당하는 두힘살근("두 개의-근육힘살")에 초점을 맞출 것이다. 두힘살근이 턱을 아래로 내려주며(벌려주며) 뒤로 당겨주기 때문에, 어느 한쪽 두힘살근이 경직되고, 덜 구분되며, 또는 다른 쪽보다 덜 탄력적이라면,

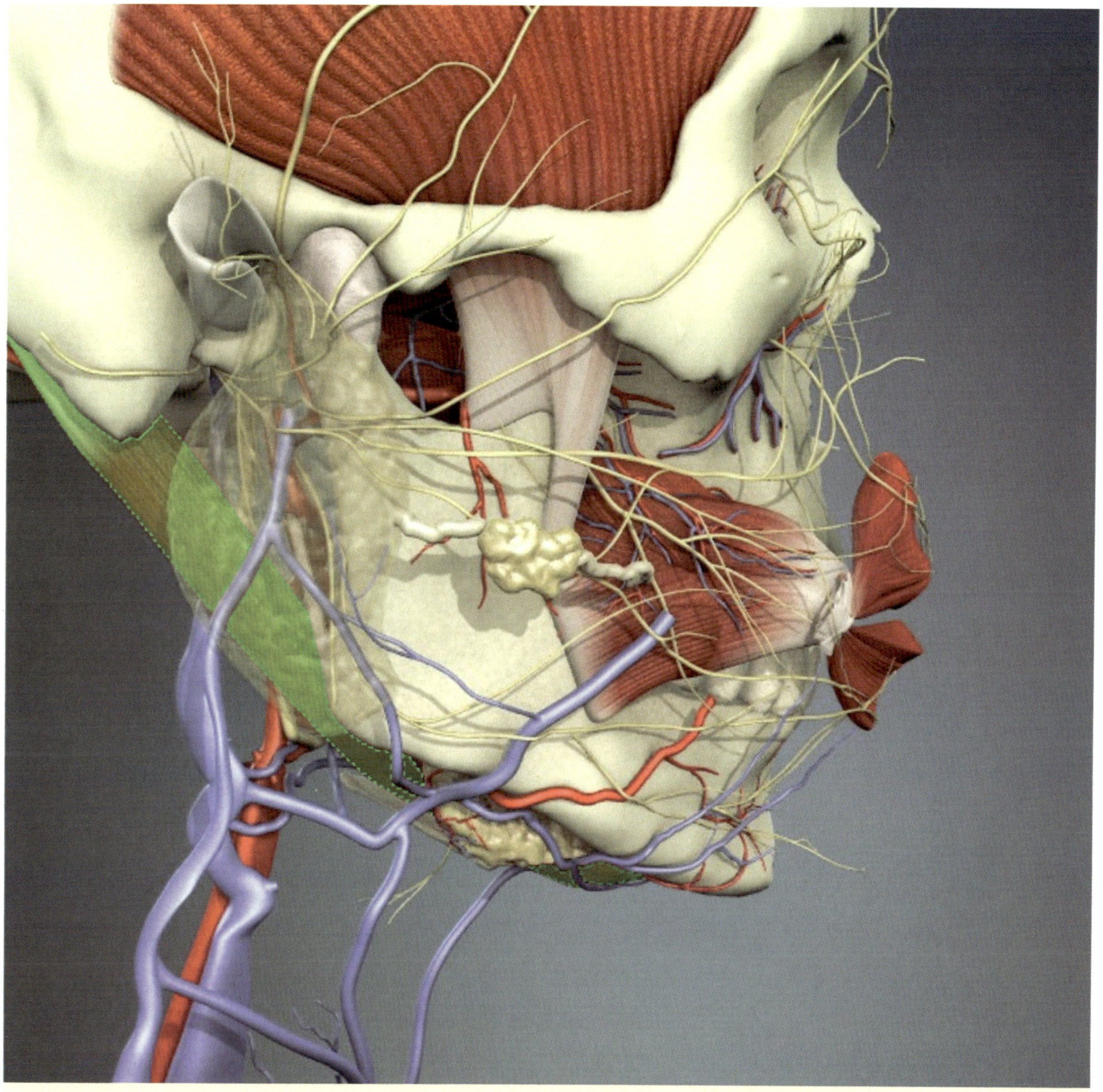

그림 14.10

분비샘, 신경, 림프절, 혈관 그리고 기타의 섬세한 구조물들은 뒤쪽 두힘살근 힘살을 둘러싸며, 그러므로 우리는 그것들을 꼭지돌기 위에서 보다 접근할 수 있는 뒤쪽 부착부를 통해서 치료한다.

턱이 움직일 때 그것은 턱을 동측(같은 쪽)으로 당기게 될 것이다. 양측으로 긴장된 두힘살근은 또한 TMJ 안에서 아래턱을 후방으로 밀어줄 수 있으며, TMJ 통증의 빈번한 장소인 그 관절의 후방쪽에서 눌림과 압박을 유발한다.

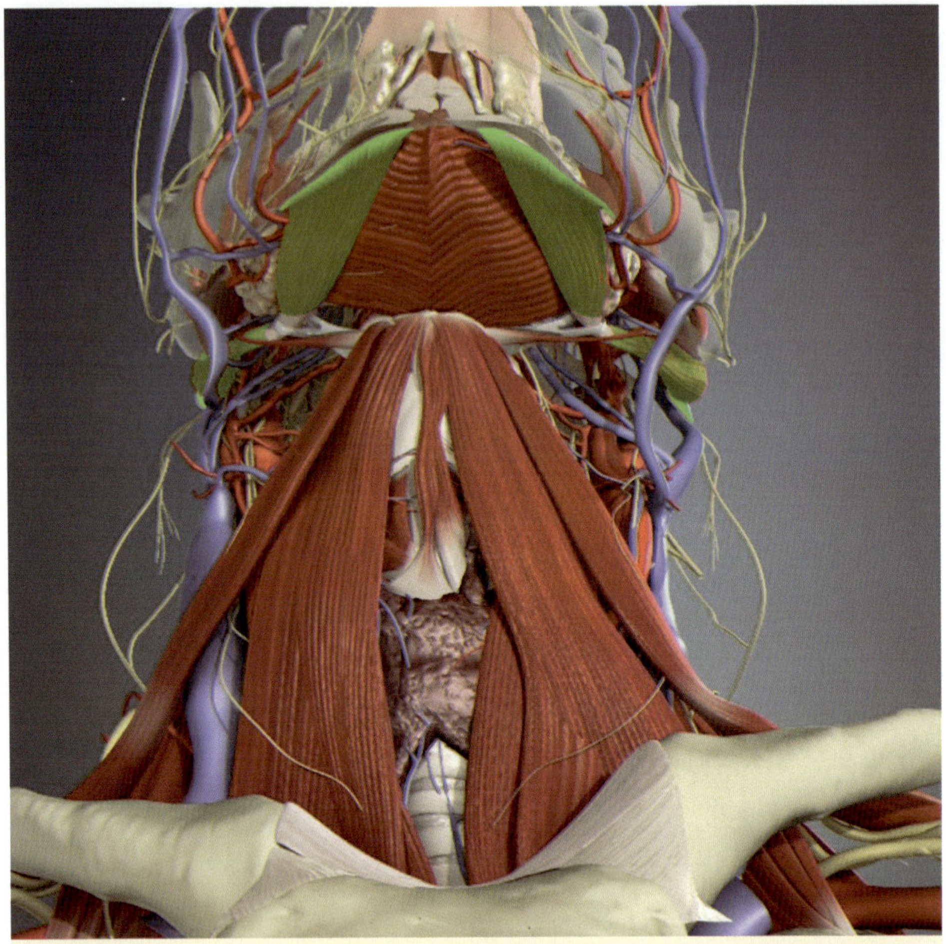

그림 14.11

두힘살근의 왼쪽과 오른쪽 앞쪽 힘살(녹색)은 입의 바닥 대부분을 형성한다. 중심힘줄을 통해서 목뿔뼈로 향한 멜빵-비슷한 연결 이후, 그 근육은 두 번째 힘살로 뒤쪽으로 이어진다. 아래턱은 이러한 그림에서 투명하게 그려졌다.

먼저 간략한 해부학적 고찰: 두힘살근의 좌측과 우측 앞쪽 힘살은 입의 바닥 대부분을 형성한다. 그것들은 중심힘줄을 경유해서 목뿔뼈로 멜빵-비슷한 연결을 보유하며, 두 번째 힘살과 뒤쪽으로 이어지며 이어서 귀의 바로 뒤쪽에서 꼭지돌기의 안쪽면으로 부착한다(**그림 14.11**).

앞쪽 두힘살근 치료법

당신 환자의 턱 정렬을 다시 평가함으로 시작하며, 이번에 당신 환자는 능동적으로 턱을 앞으로 내밀고 뒤로 당긴다. 이전의 평가와 마찬가지로 위에서부터 살펴보는 동안, 당신 환자에게 불독처럼 '부드럽게 당신 턱을 앞으로 내미세요'라고 요청한다. 당신은 턱이 곧게 앞으로 미끄러지는지 vs. 왼쪽이나 오른쪽으로 당겨지고 있는지 살펴봐야 한다. 만약 당신이 측방 벗어남의 징후를 본다면, 동측에서 두힘살근이 가능한 요인이 될 것이다.

턱 아래쪽 모서리 주위에서 당신의 손끝으로 감싸잡기에 의해(**그림 14.12**), 뒤쪽 방향에서 치료함에 의해 입의 바닥과 두힘살근의 앞쪽 힘살을 부드럽게 늘려준다. 당신의 미끄러뜨리는 접촉보다는 당신의 손을 지나서 두 힘살근이 미끄러지도록 당신 환자의 느린, 능동의 내밀기와 양 옆으로 움직임을 사용한다. 이것은 능동적인 움직임으로부터 약간의 신경근육성 재교육을 제공함과 함께 당신의 환자가 그 감각의 강도와 속도를 조절하도록 허용할 것이다.

모든 턱의 벗어남의 동측에서 모든 조직 제한에 대해 느껴본다. 선택적으로 능동적인 벌리기(아래턱 내리기)를 더해준다. 목뿔뼈까지(거기에서 전방 목의 구조물들이 구강의 바닥을 만나는 장소인) 최대한 멀리 뒤쪽으로 치료를 이어간다. 세밀하고 철저해야 하지만, 이러한 부위 안에서 분비샘들 주위에서 주의를 기울인다: 근막, 근육 그리고 뼈에 위치한다.

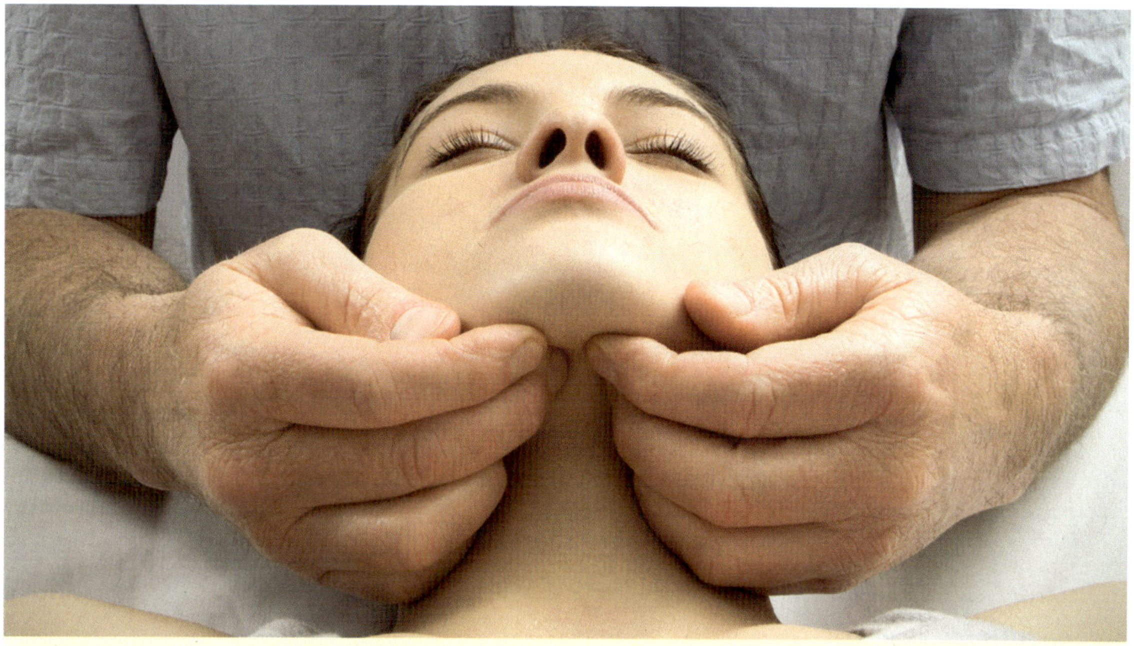

그림 14.12

앞쪽 두힘살근 치료법. 당신의 손가락을 지나서 두힘살근이 부드럽게 미끄러지도록, 당신 환자의 느린, 능동적인 앞으로 내밀기와 양 옆으로 움직임을 사용한다. 모든 턱 벗어남의 같은 쪽에서 조직 비탄력성에 대하여 느껴보라. 이러한 부위 안에서 분비샘들 주위에서는 예방조치를 사용한다.

핵심 정리: 앞쪽 두힘살근 치료법

적응증은 다음을 포함한다:

- 뒤쪽 TMJ 통증
- 벌리기에서 턱의 동측으로 벗어남
- 내밀기와 당기기에서 턱의 가쪽 움직임

목적

- 내밀기와 당기기에서 턱의 동작을 정렬한다.

방법설명

1. 손가락으로 두힘살근의 앞쪽 힘살 안으로 턱의 아래쪽 모서리 주변을 감싸 잡는다.
2. 환자에게 느린, 능동적인 움직임을 지시한다.

움직임

- 치료사의 정적인, 예민한 접촉을 지나 두힘살근이 미끄러지도록 느린, 능동적 내밀기 또는 내리기

예방조치

- 이러한 부위 안에서 섬세한 분비샘을 피하며 – 근육, 뼈 그리고 근막에 위치한다.

www.a-t.tv/ta07
뒤쪽 두힘살근
치료법의
비디오를
참조하세요

뒤쪽 두힘살근 치료법

분비샘, 신경 그리고 기타 섬세한 구조물들이 뒤쪽 두힘살근을 둘러싸기 때문에(**그림 14.10** 참조), 우리는 직접적인 압박으로 그 근육의 뒤쪽 힘살을 치료하려고 시도하지 않을 것이다. 대신 우리는 골지반사 반응을 통해서 그 근육의 안정시 긴장도를 전환시킬 것이다. 확고하지만 예민한 접촉으로 꼭지돌기의 전내측면에서 뒤쪽 두힘살근의 부착부 안으로 압박한다(**그림 14.13**). 당신 환자에게 턱을 앞으로 내밀도록 지시한다〔앞으로 내밀기(protrustion), **그림 14.14**〕; 이것은 당신에게 두힘살근의 부착부를 보다 정확하게 위치 확인하도록 허용할 것이다. 당신 스스로가 필요한 압력과 정확한 각도에 익숙하기 위해서, 환자에게서 시도하기에 앞서 당신 스스로에게 이러한 치료법을 시도한다.

일단 꼭지돌기 위에서 뒤쪽 두힘살근 둘다의 부착지점을 확인한 후, 환자가 번갈아서 능동적인 앞으로 내밀기와 능동적인 턱 뒤로 당김(jaw retraction)을 반복 시행하도록 만든다(**그림 14.15**). 부채-모양의 관자근의 이러한 부위도 역시 턱의 뒤로 당기기에 관여되기 때문에, 뒤쪽 관자근에서 치료와 함께 뒤로 당기기를 조합하는 것이 도움이 될 수 있다. 턱 내리기(jaw depression)(벌리기, **그림 14.16**)도 역시 두힘살근을 작동시키기 위한 또 다른 방법으로 유용할 것이다.

핵심 정리: 뒤쪽 두힘살근 치료법

적응증은 다음을 포함한다:

- 뒤쪽 TMJ 통증
- 벌리기와 함께 턱의 동측면 벗어남
- 내밀기 및 당기기와 함께 가쪽 턱 움직임

목적

- 내밀기와 당기기에서 턱 동작을 정렬한다.

방법설명

1. 능동적인 턱 내밀기와 당기기를 지시함에 의하여 꼭지돌기의 전내측면 위에서 뒤쪽 두힘살근 부착지점을 위치 확인한다.
2. 양측으로 치료하며, 능동의 내밀기, 당기기 그리고 내리기 등과 조합해서 뒤쪽 두힘살근의 부착지점에서 부드러운 압박력을 사용한다.
3. 반복하며, 골지힘줄기관의 반응을 나타내는 미세한 부드러워짐과 긴장도 전화에 대하여 느껴본다.

움직임

- 느린, 집중된 능동의 턱 내밀기, 당기기 그리고 내리기

압박과 능동 움직임의 조합으로 자극받게 될 때, 골지힘줄기관(그것이 근육의 힘줄성 부착부 주위에서 집중되어 있는)은 근육의 활성수준을 감소시키도록 두힘살근의 알파 운동신경원에 신호를 보낸다. 이것은 전체 근육 안에서 긴장도 감소로(**그림 14.16**) 그리고 전반적인 보다 섬세한 움직임 협조성으로 결과한다(5).

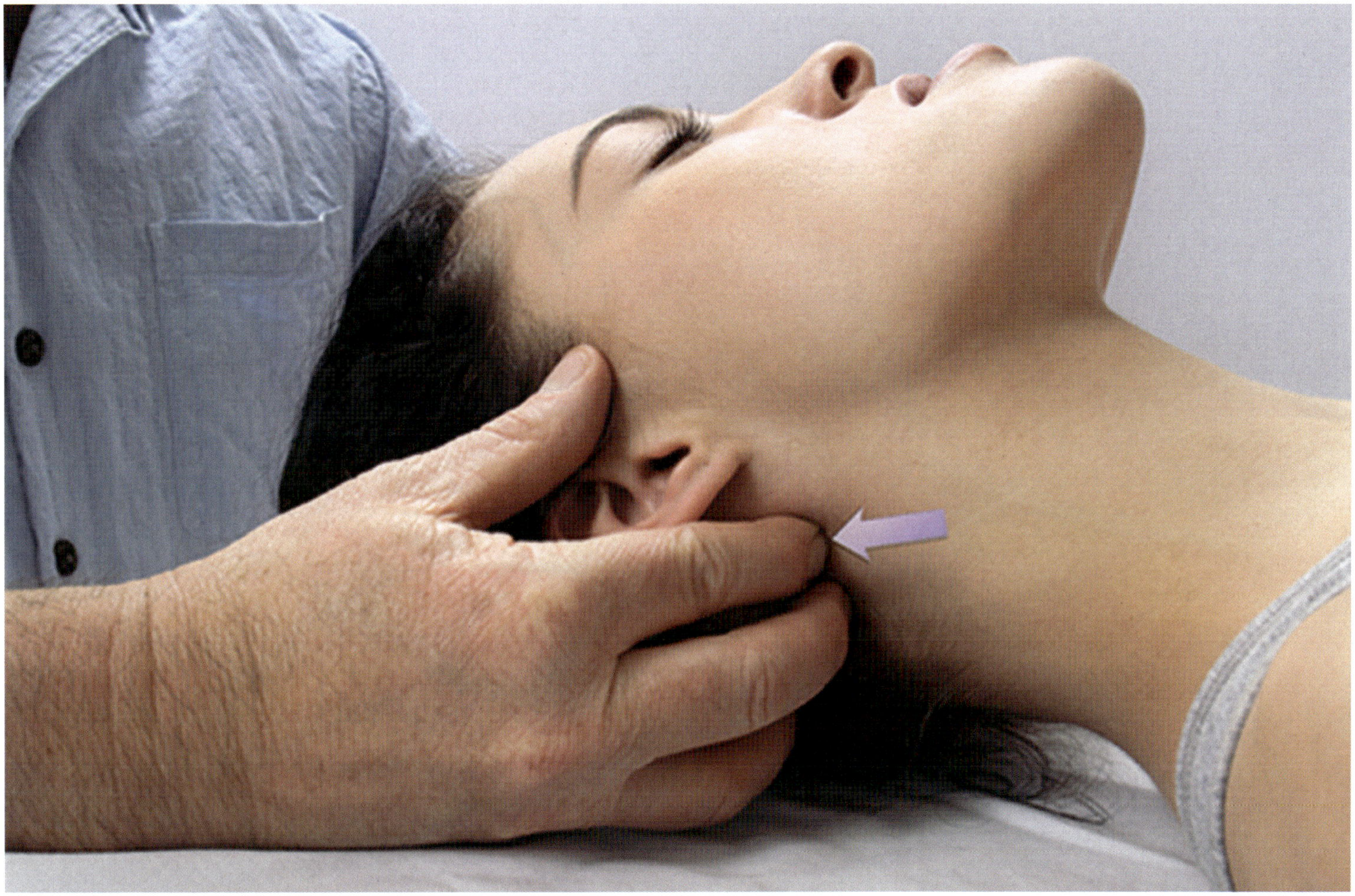

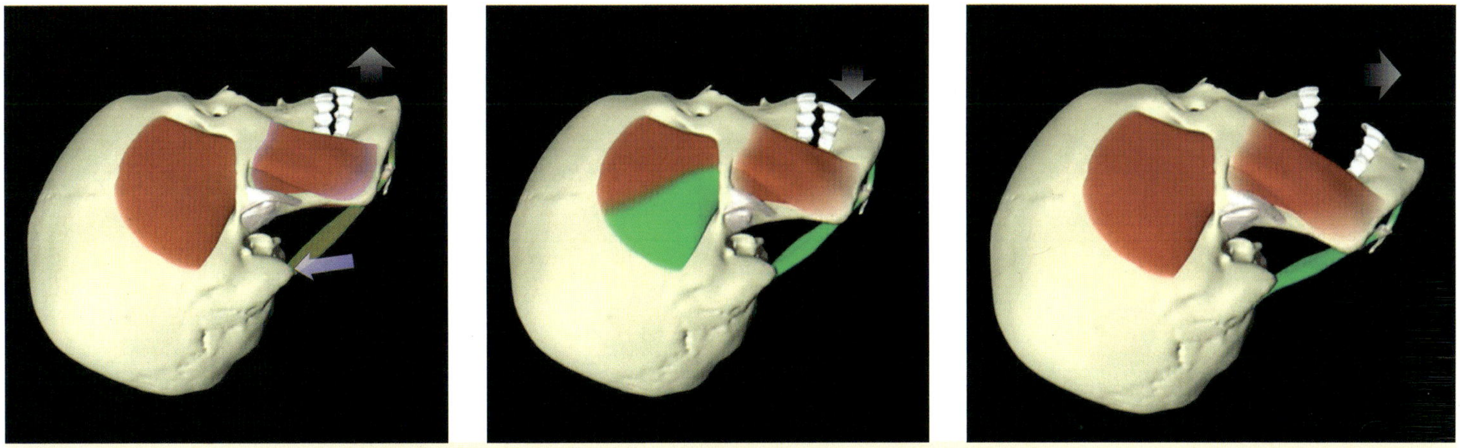

그림 14.13/14.14/14.15/14.16

뒤쪽 두힘살근 치료법. 능동의 턱 내밀기(그림 14.16), 당기기(그림 14.17) 그리고 내리기(그림 14.18)와 조합해서 두힘살근의 뒤쪽 부착부 위에서(꼭지돌기의 안쪽면 위에서; 보라색 화살표) 부드럽지만 확고한 정적인 압박력은 골지힘줄기관 반응을 통해서 두힘살근의 안정시 긴장도를 변화시킨다.

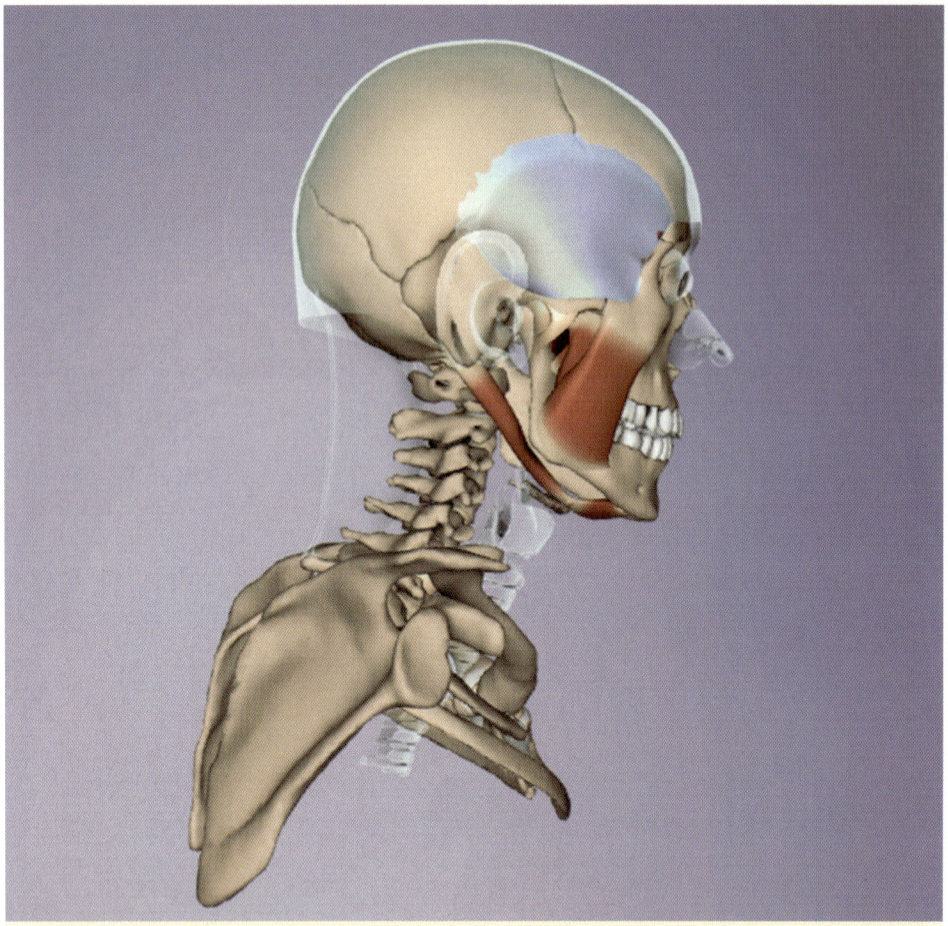

그림 14.17

관자근과 깨물근이 TMJ를 가로지르는 일단의 보다 크고, 보다 강하며 더 표면의 구조물이기 때문에, 우리는 턱 오정렬을 치료할 때 먼저 이러한 것들을 다룬다. 관자근은 튼튼한 관자근 근막(청색)에 의하여 덮혀있다. 두힘살근과 목뿔뼈도 역시 그려진다.

적응증

각별히 당신이 턱의 당겨짐, 오정렬을 보거나 당신 환자가 뒤쪽 TMJ 주위에서 통증을 호소할 때, TMJ와 턱의 문제를 치료할 때마다 두힘살근을 평가하고 균형 잡아준다. 물론 거기에서 앞으로 내민-머리 자세, 혀와 목구멍 수축, 얕은근막의 제한 그리고 신체의 나머지 부분들로부터 자세적 영향 등과 같이 만성적인 아래턱 당겨짐과 후방의 TMJ 통증 등의 부가적인 원인이 존재할 수 있으며; 그렇지만 당신은 두힘살근에서 치료하기가 자신의 TMJ 도구상자 안에 보유해야 할 필수적인 치료법인 것을 알게 될 것이다.

TMJ 통증은 많은 원인의 요인들을 보유할 수 있다. TMD는 모든 기여하는 심리-신체, 스트레스, 통증 인지 그리고 기타의 복합적인 요인들과 함께 빈번하게 복합적-요인이 될 수 있다. 신체적으로 앞으로 내민-머리 자세(6), 치과적 문제 그리고 등과 골반의 패턴(7) 등은 TMJ 통증에 연관되었다.

그렇지만 이러한 복잡함에도 불구하고 당신 환자들은 빈번하게 이러한 단순한 경로추적 치료법으로부터 긍정적인 변화를 보고할 것이다. 만약 당신이 호전을 보게 된다면, 턱의 움직임과 함께 당신 환자의 고유감각수용의, 감각의 안팎으로의 경험을 살펴본다. 포함된 고유감각수용의 학습은 통증이나 긴장이 다시 나온다면 당신 환자에게 더 많은 선택사항을 제공하도록 도와줄 수 있다.

다른 한편으로 당신이 여전히 깨물근과 관자근 경로추적 치료 후에도 여전히 양옆으로 벗어남을 보게되거나 당신 환자가 지속적인 TMJ 통증을 보유한다고 할지라도, 실망할 필요는 없다. 당신

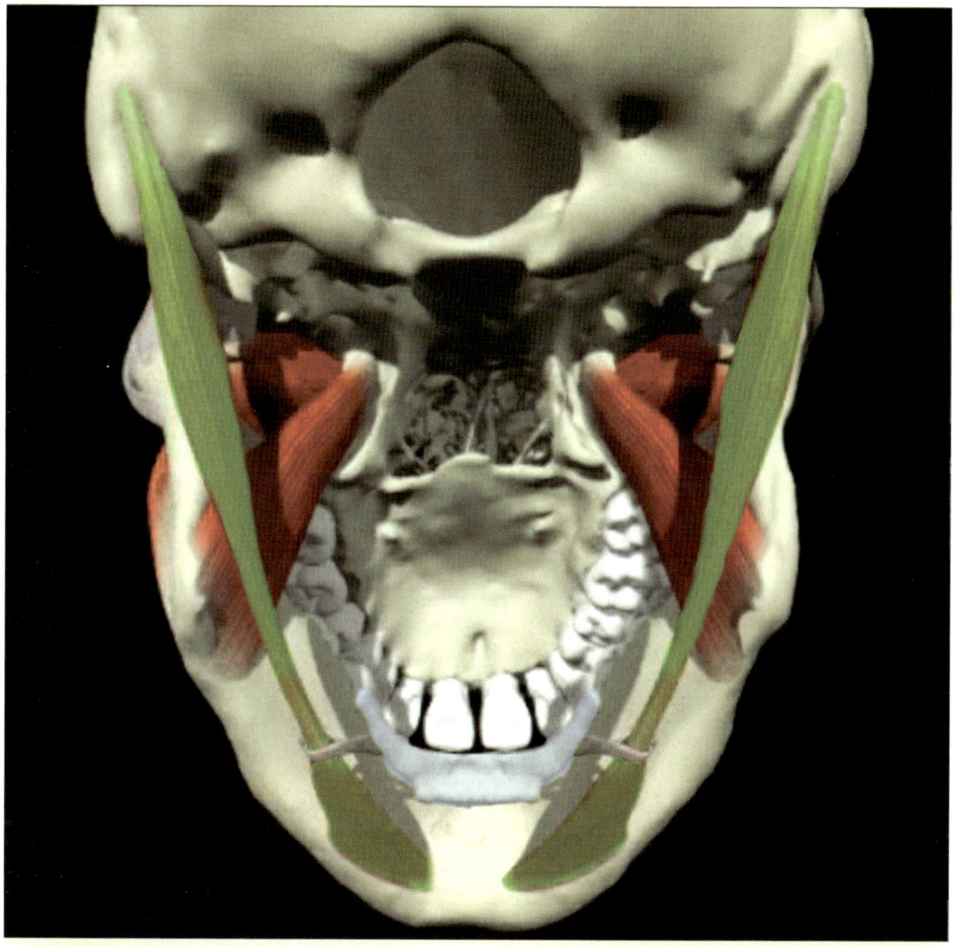

그림 14.18

아래에서 본 두힘살근. 그 근육들의 양측성 배열은 그것들이 턱의 정렬과 균형잡힌 동작에서 중요한 역할을 수행한다는 것을 의미한다. 당신이 앞으로 내밀기나 내리기에서 측방으로 벗어남을 보게 될 때, 앞쪽과 뒤쪽 두힘살근 치료법을 사용한다.

의 다음 단계가 TMJ를 건너가는 다른 보다 깊은 구조물(**그림 14.1**)을 치료하게 될 것이다. 이어지는 장에서 이것을 위한 몇 가지 치료법을 제공할 것이다.

참고문헌 (References)

[1] Isong, U., Gansky, S.A., and Plesh, O. (2008) Temporomandibular joint and muscle disorder-type pain in U.S. adults: The National Health Interview Survey. *Journal of Orofacial Pain*. Fall, 22(4). p. 317–322.

[2] Deng, Y.M., Fu, M.K., and Hägg, U. (1995) Prevalence of temporomandibular joint dysfunction (TMJD) in Chinese children and adolescents: A cross-sectional epidemiological study. *European Journal of Orthodontics*.17(4). p. 305–309. Review. PubMed PMID: 8521924.

[3] Levitt, S.R. and McKinney, M.W. (1994) Validating the TMJ scale in a national sample of 10,000 patients: Demographic and epidemiologic characteristics. *Journal of Orofacial Pain*. 8 p. 25–35.

[4] Scrivani, S.J., Keith, D.A., and Kaban, L.B. (2008) Temporomandibular disorders. *The New England Journal of Medicine*. p. 2693–2705.

[5] Schleip, R. (2003) Fascial plasticity: A new neurobiological explanation, Part I. *Journal of Bodywork and Movement Therapies*. 7(1). p. 14.

[6] Andrade, A.V., Gomes, P.F., and Teixeira-Salmela, L.F. (2007) Cervical spine alignment and hyoid bone positioning with temporomandibular disorders. *Journal of Oral Rehabilitation*. 34. p. 767–772.

[7] Cuccia, A. and Caradonna, C. (2009) The relationship between the stomatognathic system and body posture. *Clinics (Sao Paulo)*. 64(1). p. 61–66. http://www.scielo.br/pdf/clin/v64n1/a11v64n1.pdf. [Accessed December 2015]

그림 저작권 표시 (Picture credits)

Figure 14.1 Artist: Giovanni Maki. Used under the terms of the Creative Commons Attribution License.

Figure 14.2 is from the copyrighted “Range-of-Motion Testing” charts by R. Finn and C.M. Shiffett, used by permission.

Figures 14.3, 14.4, 14.10, 14.11, and 14.14–18 courtesy Primal Pictures, used by permission.

Figures 14.5 and 14.6 courtesy Dr. J.W. DeVocht, used by permission.

Figures 14.7, 14.8, 14.12, and 14.13 courtesy Advanced-Trainings.com.

Figure 14.9 Thinkstock.

학습지침

깨물근, 관자근 그리고 두힘살근

1 두힘살근의 작용은 무엇인가?

a 턱을 옆으로 움직이며 뒤로 당긴다.
b 턱을 내리고 앞으로 당긴다.
c 턱을 올려주고 앞으로 내민다.
d 턱을 내려주고 뒤로 당긴다.

2 깨물근과 관자근을 먼저 치료하기 위한 주장된 근거는 무엇인가?

a 깨물근과 관자근을 먼저 치료하기 위한 아무런 근거도 제공된 바 없다.
b 대부분의 통증유발들이 전형적으로 이러한 근육들 안에서 확인된다.
c 그 근육들이 다른 근육들보다 더 턱 정렬에서 중요하다.
d 그 근육들이 다른 근육들보다 더 크고 보다 표면에 위치한다.

3 골지힘줄 반응은 무엇인가?

a 힘줄을 자극할 때 부교감신경의 반응이다.
b 운동 신경원 연접부를 촉진시키는 척추의 반사이다.
c 근육의 활성비율을 낮춰주는 척추의 반사이다.
d 힘줄의 근육섬유의 보호적인 팽팽해짐이다.

4 교재에 따르면, 골지힘줄기관이 뒤쪽 두힘살근을 치료하도록 사용된 이유는 무엇인가?

a 사용된 치료법에 다양성을 더해주도록
b 분비샘, 림프절, 그리고 신경 등에서 압박을 피하도록
c 앞쪽 두힘살근은 골지 반사에 쉽게 반응하지 않지만, 뒤쪽 두힘살근은 쉽게 반응하므로
d 아무런 이유도 제시되지 않았다.

5 우측 두힘살근이 왼쪽보다 더 팽팽할 때 무슨 일이 발생하는가?

a 턱은 왼쪽에서 먼저 닫힐 수 있다.
b 턱이 왼쪽으로 당겨질 수 있다.
c 턱이 우측에서 먼저 닫힐 수 있다.
d 턱이 우측으로 당겨질 수 있다.

정답에 대하여, www.Advanced-Training.com/v2key/를 방문한다.

날개근 (The Pterygoids) 15

턱의 통증이나 턱관절 기능장애(TMD)를 치료할 때 중요한 첫 단계는 앞의 장에서도 설명한 것처럼 턱에 영향을 주는 보다 크고, 더 표면에 놓인 구조물의 구분과 협조성을 개선시키는 것이다. 만약 턱의 통증이나 정렬이 깨진 움직임이 이러한 치료법을 철저하게 시행한 후에도 지속된다면, 그 다음 단계는 아마도 그 오정렬에 기여하고 있을 구강안쪽의 구조물들(입안에 있는 근육들)을 다루는 것이 될 것이다. 비록 그 각각이 우리가 살펴보게 될 상이한 이유에서일지라도, 나는 두 근육 모두가 턱의 건강에서 중요한 요소가 될 안쪽과 가쪽 날개근을 치료하기 위한 방법을 설명할 것이다.

안쪽과 가쪽 날개근 모두는 깊은 구조물이며, 비록 거기에 입의 외부에서부터 그 근육들로 접근하기 위한 방법이 존재할지라도, 우리의 경험에서 구강 안으로 치료하는 것(환자의 허락과 함께)이 그 두 가지 근육 모두를 치료하기 위한 가장 효과적인 방법이다. 구강 안쪽에서 치료하기에 앞서, 그 치료의 목적과 의도를 확실하게 설명하며 당신 환자의 입 안에서 치료하기 위해서 그들로부터 확실한 허락을 얻는다.[1] 대부분의 환자는 그들이 그 방법이 무엇을 수반하는지 그리고 그 방법이 제안된 이유가 무엇인지 이해할 때 구강안으로 치료하기에 대하여 지극히 수용적이다.

안쪽 날개근

안쪽 날개근은 강력한 근육이며, TMJ 건강이 그 관절의 받쳐주는 연부조직의 조화로운 기능에 의존하기 때문에, 이러한 구조물을 치료하는 것은 언제든 당신이 TMD 증상을 볼 때마다 적합할 것이다.

안쪽 날개근을 입의 “내부 깨물근”으로 생각하는 것이 유용하다. 깨물근처럼, 안쪽 날개근은 턱의 강력한 올림근(닫기근)이다. 안쪽 날개근과 깨물근은 함께 턱을 받쳐주며, 정렬시키고 올려주는 입의 양 측면에서의 V-자 모양의 멜빵(**그림 15.1**)의 한 쌍을 만들어주게 된다. 여기에서 습관적인 긴장 또는 왼쪽/오른쪽 불균형 등은 TMJ로 부적절한 힘을 주게 될 수 있으며, 자극성과 기능장애에 일조한다. 날개뼈 위에서 안쪽 날개근의 가장 위쪽 부착부는 직접적으로 접촉검사하는 것이 불가능할 것이다(**그림 15.2**). 아무튼 거기에서 그것들이 바깥쪽 깨물근의 위치를 반사한-모습과 비슷하게 턱의 안쪽을 덮어주고 있는 그 근육의 아래쪽 부착부와 근육힘살은 쉽게 접근될 수 있다(**그림 15.1**).

1 일부 주의 또는 정부 기관들에서는 필요한 특정한 트레이닝이나 보증서와 같이, 입 안쪽에서 도수 치료사들의 치료에 대하여 규정이나 제약을 두고 있으며, 아주 드물게는 구강 안에서 치료를 완전하게 금지한다. 당신 환자의 분명한 동의를 얻는 것에 더해서, 당신의 지역 치료 규정과 요구조건의 범위에 반드시 익숙해야 한다.

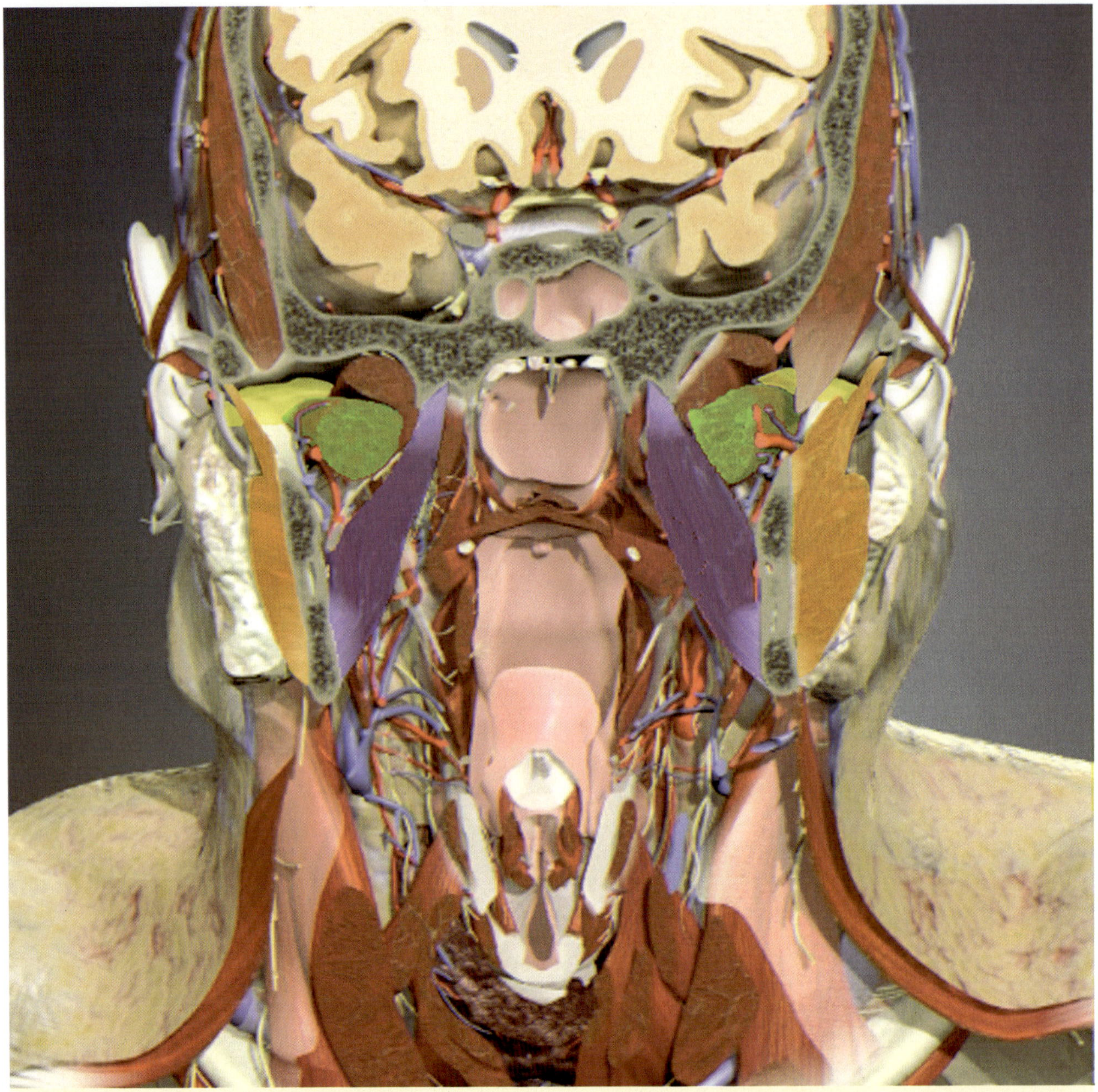

그림 15.1

날개근을 보여주는 시상 단면. 깨물근(오렌지색)과 함께 안쪽 날개근(보라색)은 아래턱을 바르게 정렬하도록 도와주며, 받쳐주고 닫아주는 V-자 모양의 "멜빵"을 형성한다. 또한 가쪽 날개근(녹색)의 아래쪽 기시부와 TMJ의 관절표면(노란색)도 보여준다.

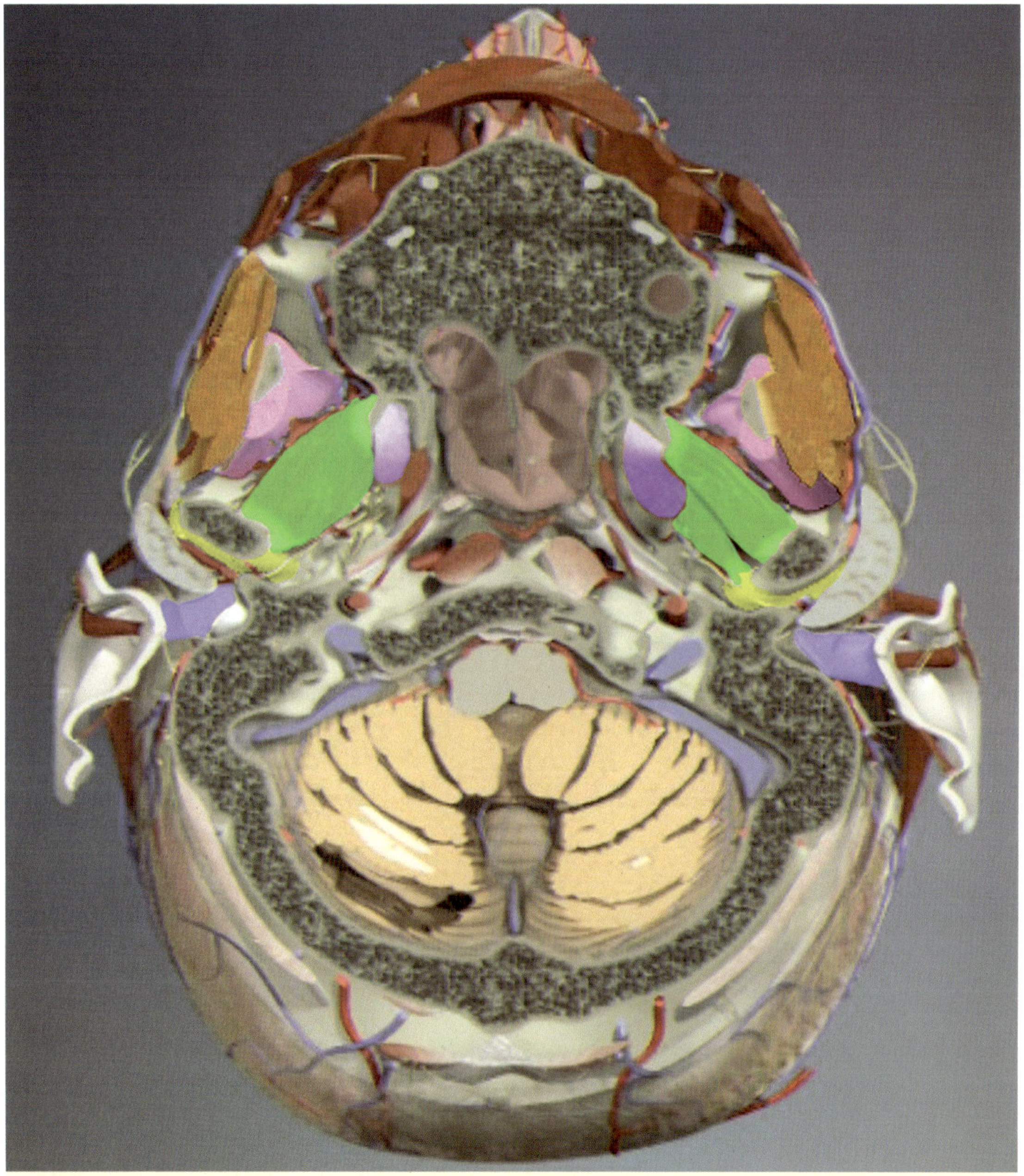

그림 15.2

가쪽 날개근의 아래쪽 정지부(녹색), 안쪽 날개근의 상부 부착부(보라색), 깨물근(오렌지색) 그리고 TMJ의 관절표면(노란색)을 보여주고 있는, 수평 단면.

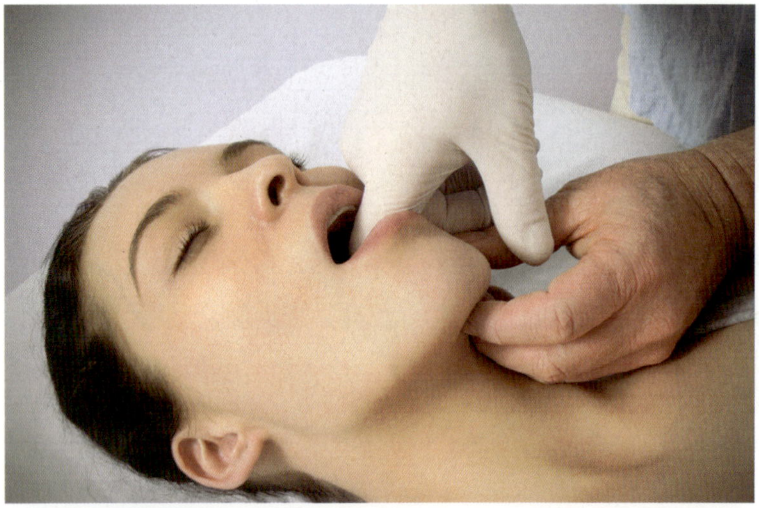

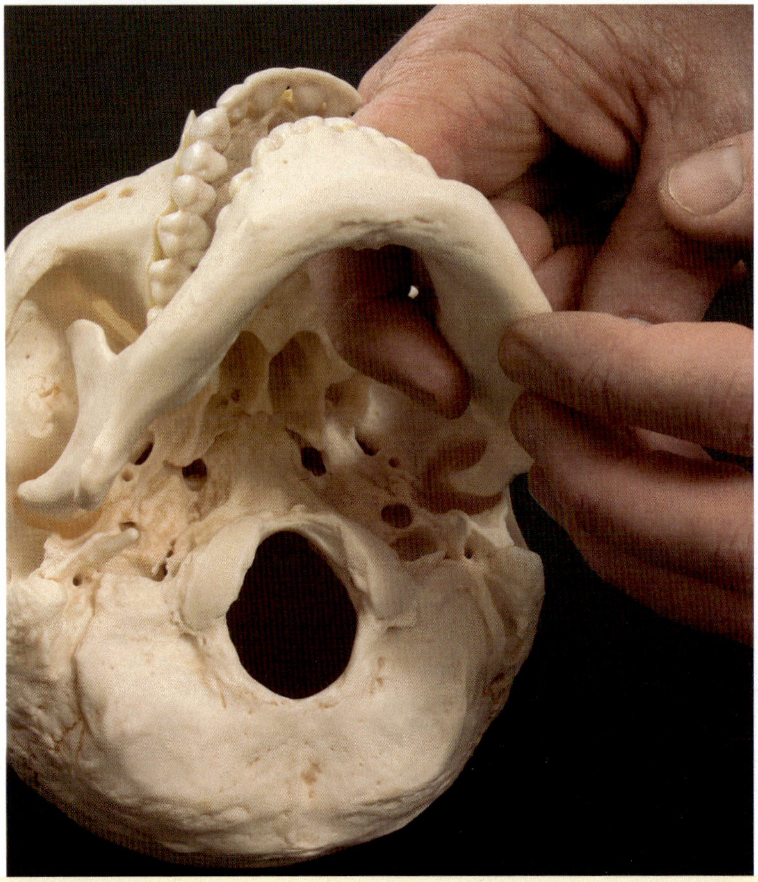

그림 15.3/15.4

안쪽 날개근을 치료하기 위해서, 구강의 바깥쪽과 안쪽 모두에서부터 턱 안쪽면 상에서의 그 근육들의 아래쪽 부착부로 부드럽게 압박한다. 예민하고, 정적 압박력을 사용하며, 당신이 그 부착지점을 위치 확인하고 풀어짐을 도와주도록 환자에게 작고, 느린 턱의 움직임을 만들도록 요청한다.

안쪽 날개근 치료법

안쪽 날개근을 치료하기 위해, 부드럽게 턱의 안쪽(내부)면 상에서 그 근육의 힘살을 부드럽게 접촉검사하며, 동시에 턱의 아래쪽 모서리 바로 안쪽에서 입의 바깥쪽에서 그 근육의 하부 부착부를 느껴본다(**그림 15.3 그리고 15.4**). 그 근육힘살 내부에서 그리고 각별하게는 아래쪽 부착부에서 근막성 비탄력성이나 높은 근육근막 밀도의 부위에 대하여 느껴본다. 여기에서 근육근막성 밀도와 긴장의 부위 대신에 분비샘이나 기타 섬세한 구조물들을 잘못 잡지 않도록 주의한다(**그림 15.5**). 일부 환자들은 이러한 부위에서 가벼운 구역반사(gag reflex)를 보유할 수 있으며, 그러므로 천천히 그리고 주의깊게 치료한다. 골지힘줄기관들이 가장 집중된 장소가 그 근육의 부착부에 놓여있으므로, 당신이 아래턱의 각 바로 안쪽에서 아래쪽 부착부를 구분하도록 도아주기 위해서 당신 환자에게 작고, 느린 턱 움직임을 요청한다(내밀기가 안쪽 날개근의 기능 중 하나가 되므로, 앞으로 내밀기도 포함한다). 어딘가에서 언급했듯이 능동적인 움직임과 조합된 골지힘줄기관에서의 지속적인 압박은 전체 근육군의 안정시 긴장도를 지배하는 자세적 반사에 영향을 줄 수 있다. 우리의 의도는 근육 긴장도를 내려주는 것, 양측성의 협조성 그리고 더 많은 근육근막성 적응성이 되므로, 당신이 자신의 지속적이며, 느리고 반복적인 압박을 유지하는 동안 당신 환자가 턱, 얼굴 그리고 목을 이완하도록 그리고 호흡하도록 격려하고 도와준다.

왼쪽과 오른쪽 안쪽 날개근들 모두를 치료하며, 보다 치밀하거나 덜 탄력적인 쪽에서 좀 더 많은 시간을 할애한다.

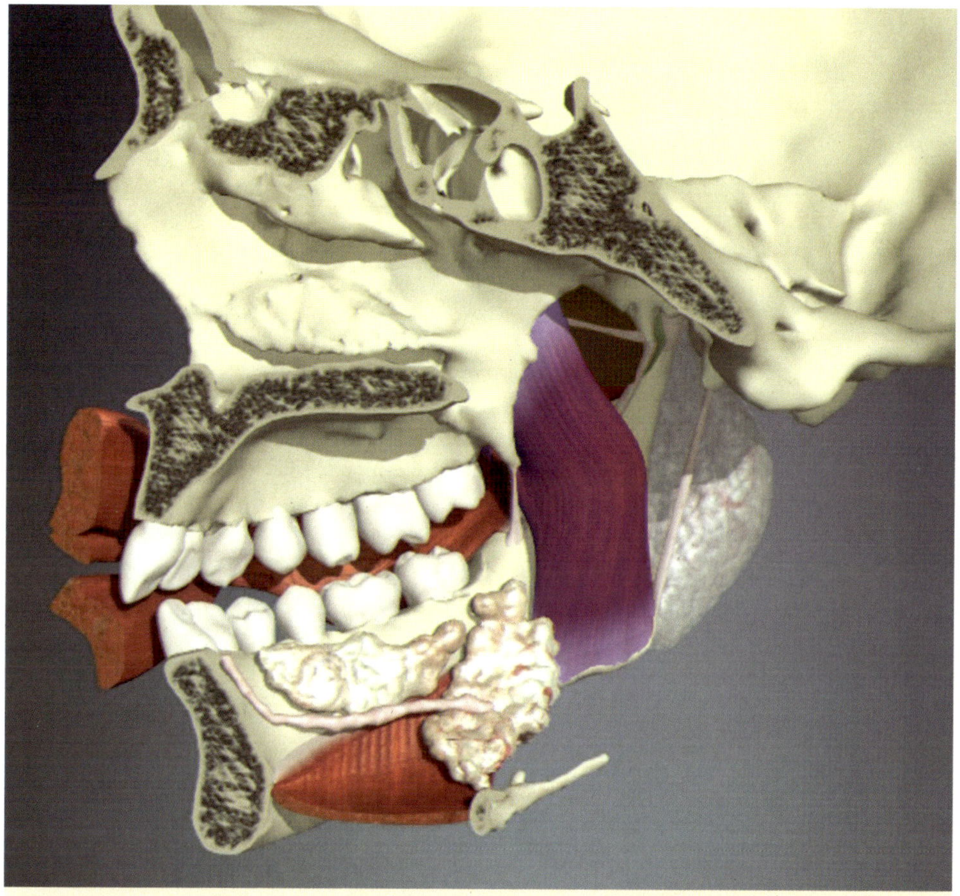

그림 15.5

안쪽 날개근(보라색)을 치료할 때, 그 근육이 신경, 침샘과 귀밑샘 그리고 혀 아래에에서 섬세한 점막성 막 등에 의하여 둘러싸인다는 것을 반드시 기억해야 한다.

핵심 정리: 안쪽 날개근 치료법

적응증은 다음을 포함한다:

- 내리기, 올리기 또는 앞으로 내밀기에서 가쪽의 턱 벗어남
- TMJD, TMJ 통증, 턱 긴장, 이갈기
- 채찍질손상
- 긴장-형태 및 편두통의 두통

목적

- 안쪽 날개근 안정시 긴장도를 변화시킴, 그것들의 양측성의 기능을 조절함과 근육근막성 적응성을 증가시킴에 의하여 TMJ 압박과 오정렬에 대한 안쪽 날개근의 모든 기여도를 줄여준다.

방법설명

1. 입의 안쪽과 바깥쪽에서부터 한쪽에서 안쪽 날개근에 대하여 부드러운 압박을 사용한다. 바깥쪽 손으로 아래쪽 부착부를 그리고 안쪽 손으로는 근육힘살을 위치확인하도록 능동적인 움직임을 요청한다.
2. 환자가 천천히, 능동의 움직임을 이어가면서 이러한 위치잡기를 유지한다. 근육근막성 긴장도에서 미세한 전환을 느껴본다.

움직임

- 느린, 능동의 턱 내리기, 올리기, 내밀기 그리고 뒤로 당기기

부수적으로, 두뇌는 그것이 우리의 손에 헌신하는 것보다, 입으로 자체의 체성감각의 피질의 더 많은 것을 헌신한다. 이것은 입이 거기에서 당신이 그것들의 조직을 느끼는 것보다 훨씬 더 정확하게 당신의 접촉을 느낄 수 있는 우리가 치료하는 유일한 장소일 수 있다는 것을 의미한다. 구강안으로 치료할 때 극도로 예민하고 참을성을 갖어야 한다. 필요한 접촉의 유형의 느낌을 알기 위해서 그리고 치료 후의 벌어짐과 편안함에 대한 느낌을 경험하도록 먼저 자기 자신에게서 구강안에서 치료법을 연습하는 것은 절대적으로 중요하다.

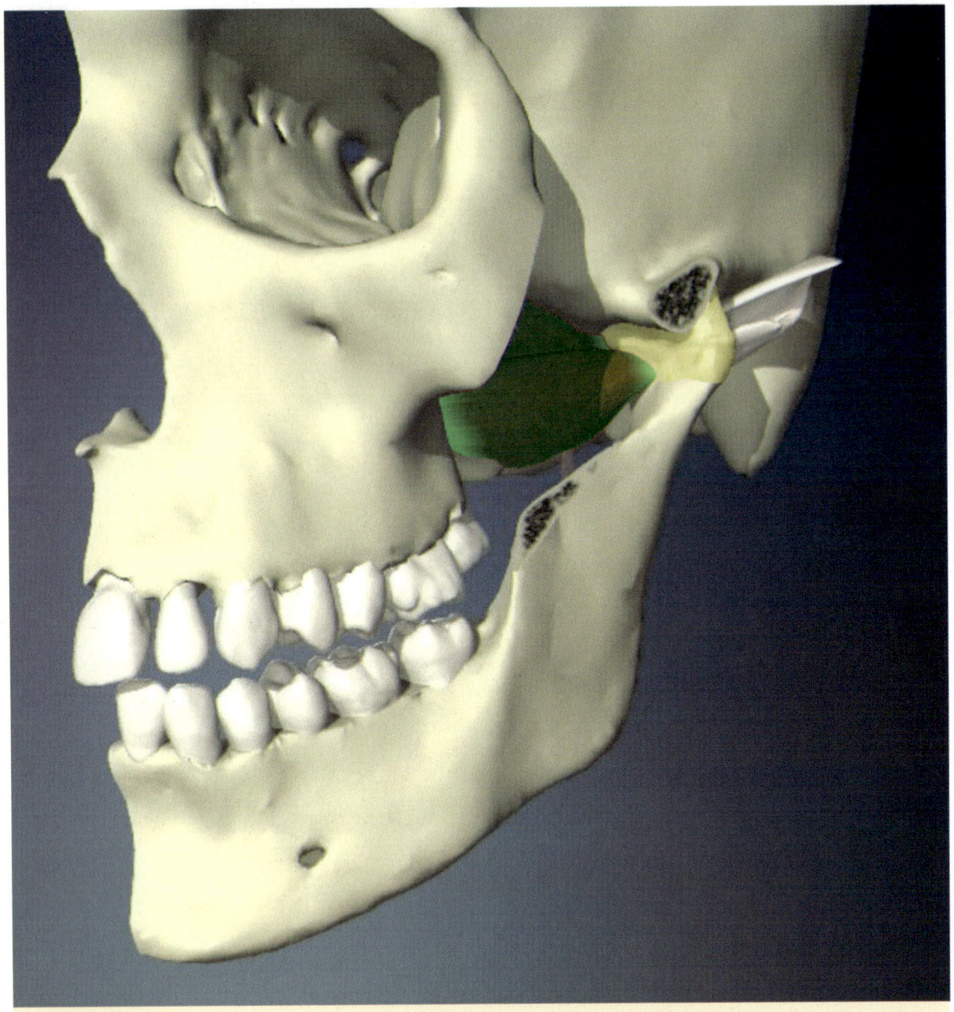

그림 15.6

그 근육의 위쪽 기시부가 TMJ 관절주머니(노란색)로 그리고 내부에선 관절원판으로 부착하므로, 가쪽 날개근(녹색)은 턱을 앞으로 당기고 TMJ 관절원판의 위치에 영향을 주는 것 모두를 위해서 독특한 위치에 놓여있다. 광대활과 아래턱의 갈고리돌기는 가쪽 날개근을 더 잘 보여주도록 이러한 그림에서는 제거되었다.

가쪽 날개근

가쪽 날개근은 최소한 세 가지 중요한 방식에서 TMJ의 건강에 영향을 준다. 첫 번째로, 이러한 쌍을 이룬 근육은 턱 벌리기를 착수한다. 그것들의 아래쪽 머리가 아래턱 관절융기로 부착하므로 (**그림 15.6과 15.7**), 그 근육들은 턱 내리기 움직임을 시작하도록 앞쪽으로 턱을 당겨준다. 만약 어느 한쪽의 가쪽 날개근이 다른 쪽보다 더 팽팽하다면(더 높은 안정시 긴장도를 보유한다면), 이것은 비대칭적인 활성상태로 결과할 수 있으며, 벌리기의 시작에서 턱의 움직임을 벗어나게 만들 것이다.

가쪽 날개근도 역시 두 번째 방식에서 TMJ에 영향을 준다. 당신이 자신의 입을 벌리고 다물면서, TMJ의 관절원판은 자체의 걸이인대에 의하여 위치를 정하며, 그 인대는 가쪽 날개근의 위쪽 머리로 이어지는(직접적으로 부착된) 섬유들을 보유한다 (**그림 15.6과 15.7**). 건강한 관절에서, 이것은 그 관절원판이 벌리기와 다물기 중 아래턱 관절융기와 관자뼈 사이에서의 접촉 지점을 완충시켜 주기 위한 위치로 유지하도록 도와준다. 그렇지만 가쪽 날개근에서 긴장상태는 TMD에서 가장 일반적인 벗어남의 방향인 관절원판을 앞쪽으로 벗어나게 만들 수 있다(4). 이것이 발생할 때, 또는 거기에서 그 원판으로 지나친 압박이 존재할 때, 관절융기는 턱 움직임 동안 위로 그리고 벗어나서 미끄러질 수 있으며, 빈번하게 TMD와 연관된 덜컥소리나 염발음을 만들게 된다. 보다 심한 사례에서, 그 원판은 관절융기 쪽으로 앞쪽에서 위치하며; 전설적인 덜컥소리는 없겠지만, 턱 벌리기는 고통스럽고 제한된다.

가쪽 날개근이 TMJ 건강상태에 영향을 주는 그 세 번째는(그렇지만 아마도 가장 중요한 방식일)

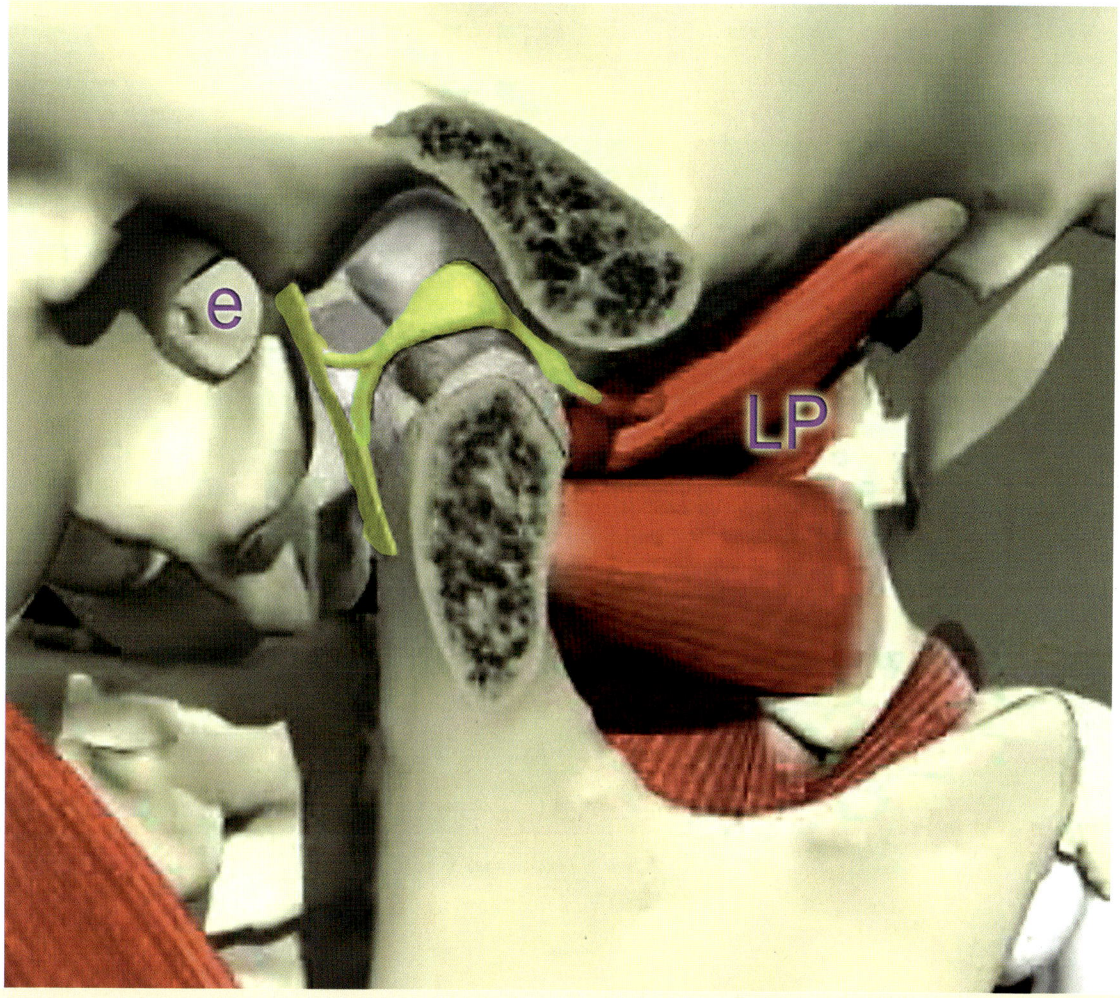

그림 15.7

턱이 벌어지면서(내려지면서), TMJ 관절주머니와 이어진 막 그리고 가쪽 날개근의 위쪽 기시부("LP")는 그 관절 내부에서 관절원판의 위치잡기를 도와준다. 턱의 긴장, 오정렬 또는 지나친 압박이 존재할 때, 그 원판은 제위치를 벗어날 수 있다(가장 빈번하게 전방으로, 가쪽 날개근 당김의 방향에서). 바깥귀길("e")의 앞쪽면이 TMJ 관절주머니의 뒤쪽부분을 형성한다.

턱의 기능에서 고유감각수용기로서 그것들의 역할일 것이다. 당신이 그 치료법을 자기 자신에게서 시도할 때 경험하게 되듯이, 가쪽 날개근은 지극히 민감하다. 이러한 민감성은 턱의 위치, 움직임, 긴장상태 그리고 감각(통증을 포함한)을 지속적으로 지켜보고 있는 역학수용기들의 그 근육에서의 풍부한 집중도를 반영한다. 이러한 작고, 깊이 놓인, 지극히 민감한 근육들은 아마도 쌍을 이룬 감각의 장기로서 간주될 수 있을 것이며 턱의 움직임과 TMJ 주위에서 근육근막성 긴장상태를 조절하도록 도와줄 것이다.

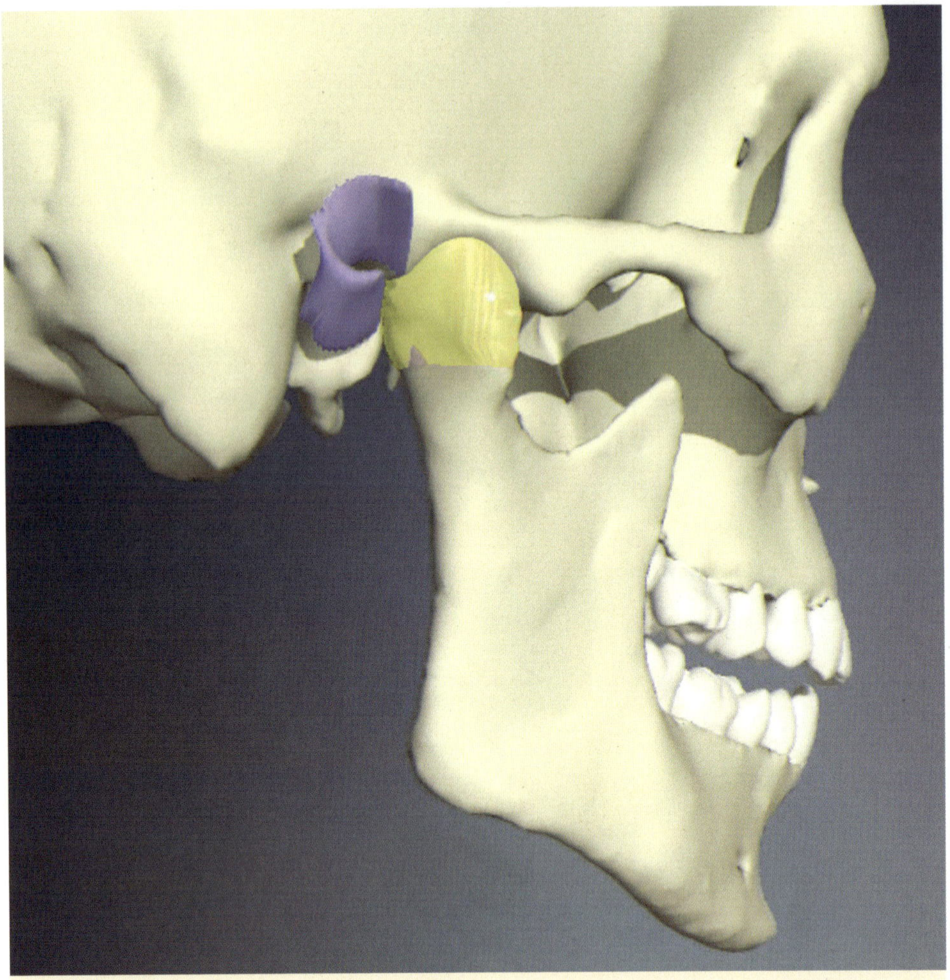

그림 15.8

바깥귀길(보라색)의 앞쪽 벽은 TMJ 관절주머니(노란색)의 뒤쪽면과 이어진다. 바깥귀길 관 바로 안쪽에서 관절융기의 움직임을 접촉검사하는 것은 가쪽 날개근 긴장상태와 양측면으로 균형잡힌 기능상태를 평가하기 위한 한 가지 효과적인 방법이다.

가쪽 날개근 치료법

평가

귀관의 앞쪽 벽이 TMJ 관절주머니의 뒤쪽 면과 이어져 있기 때문에(**그림 15.7과 15.8**), 우리는 여기에서 앞쪽 아래턱 관절융기 움직임을 쉽게 평가할 수 있다. 당신 환자의 허락과 함께, 당신의 새끼손가락 손끝을 귓구멍의 바로 안쪽에 위치시킨다(**그림 15.9와 15.10**). 당신의 손끝부분으로, 귓구멍의 앞쪽 벽에서 만져질 수 있는 아래턱 관절융기에 대하여 느껴본다. 당신의 환자에게 천천히 자신의 턱을 벌려주기 시작하도록 요청하고 그러면 당신은 그 관절융기가 앞쪽으로 미끄러지는 것을 느끼게 될 것이다. 턱이 벌려지기 시작하면서, 어느쪽 관절융기가 먼저 전방으로 미끄러지는가(당신의 손끝에서부터 멀어지는가)? 그쪽에서의 가쪽 날개근이 더 높은 안정시 긴장도를 보유하기 쉬울 것이며, 그러므로 다른 쪽보다 훨씬 더 빠르고 강하게 활성화된다. 아래에서 설명한 것처럼 그쪽의 보다 팽팽한 쪽을 치료함으로 시작하며, 이어서 다시 확인한다.

치료법

가쪽 날개근이 접촉검사하기 어려울 수 있기 때문에(5), 환자에게서 이러한 치료를 시도하기에 앞서 자신의 입 안에서 이러한 부위를 찾아본다. 당신의 새끼손가락을 사용해서, 마지막 어금니의 뒤쪽 끝부분에 도달할 때까지 자신의 윗니 바깥쪽을 따라서 미끄러져 들어간다. 가쪽에서, 자신의 뺨 안쪽에서 수직방향 뼈모양의 수직 돌기를 느껴보며–이것은 아래턱의 갈고리돌기와 강력한 관자근의 힘줄이다. 당신은 그 돌기가 확실하게 움직이게 될 자신의 턱을 약간 벌리고 다물어줌에 의하여 자신이 갈고리돌기 위에 놓여있음을 확신할 수 있다. 이제 어금니와 갈고리돌기 사이에서

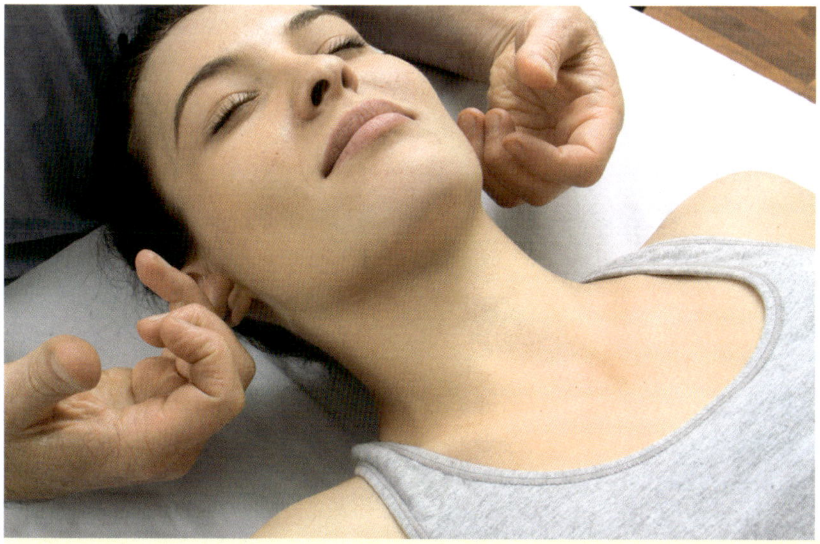

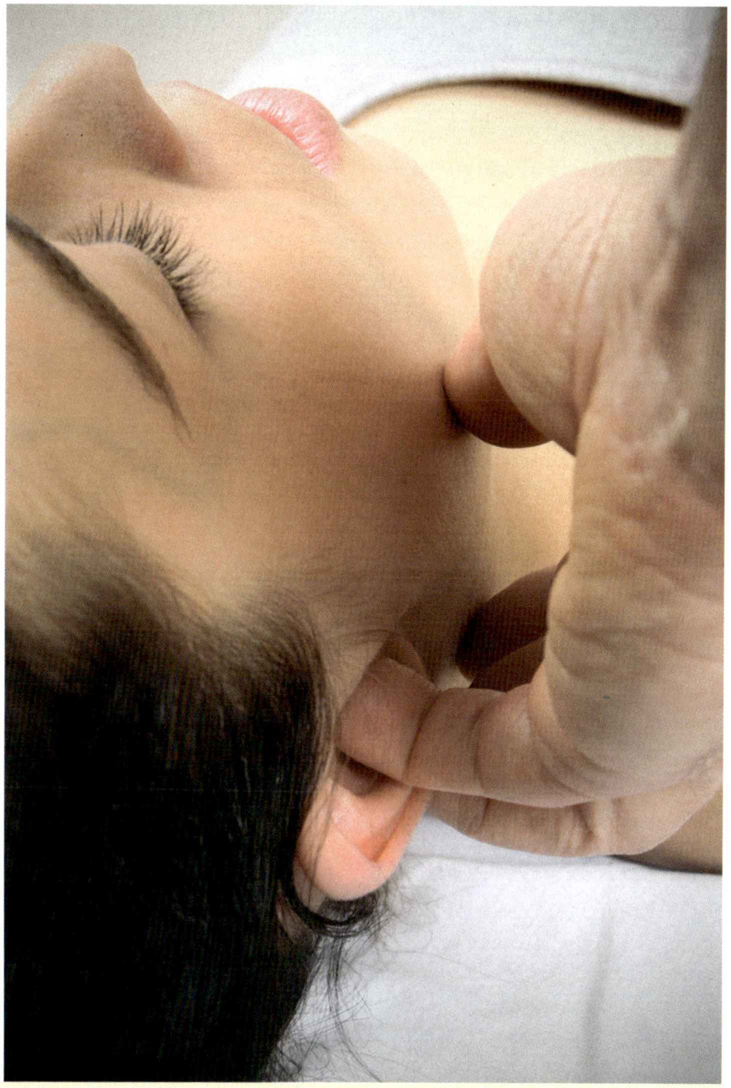

그림 15.9/15.10

가쪽 날개근의 왼쪽과 오른쪽 균형상태를 평가하도록, 바깥귀길의 앞쪽 벽을 접촉검사하도록 자신의 손가락 끝부분을 사용한다. 턱이 벌어지면서 아래턱 관절융기의 전방 움직임에서 모든 왼쪽/오른쪽 차이에 대하여 느껴본다. 보다 긴장된 가쪽 날개근은 전형적으로 보다 빠르거 더 많이 움직이는 쪽에서 존재할 것이다.

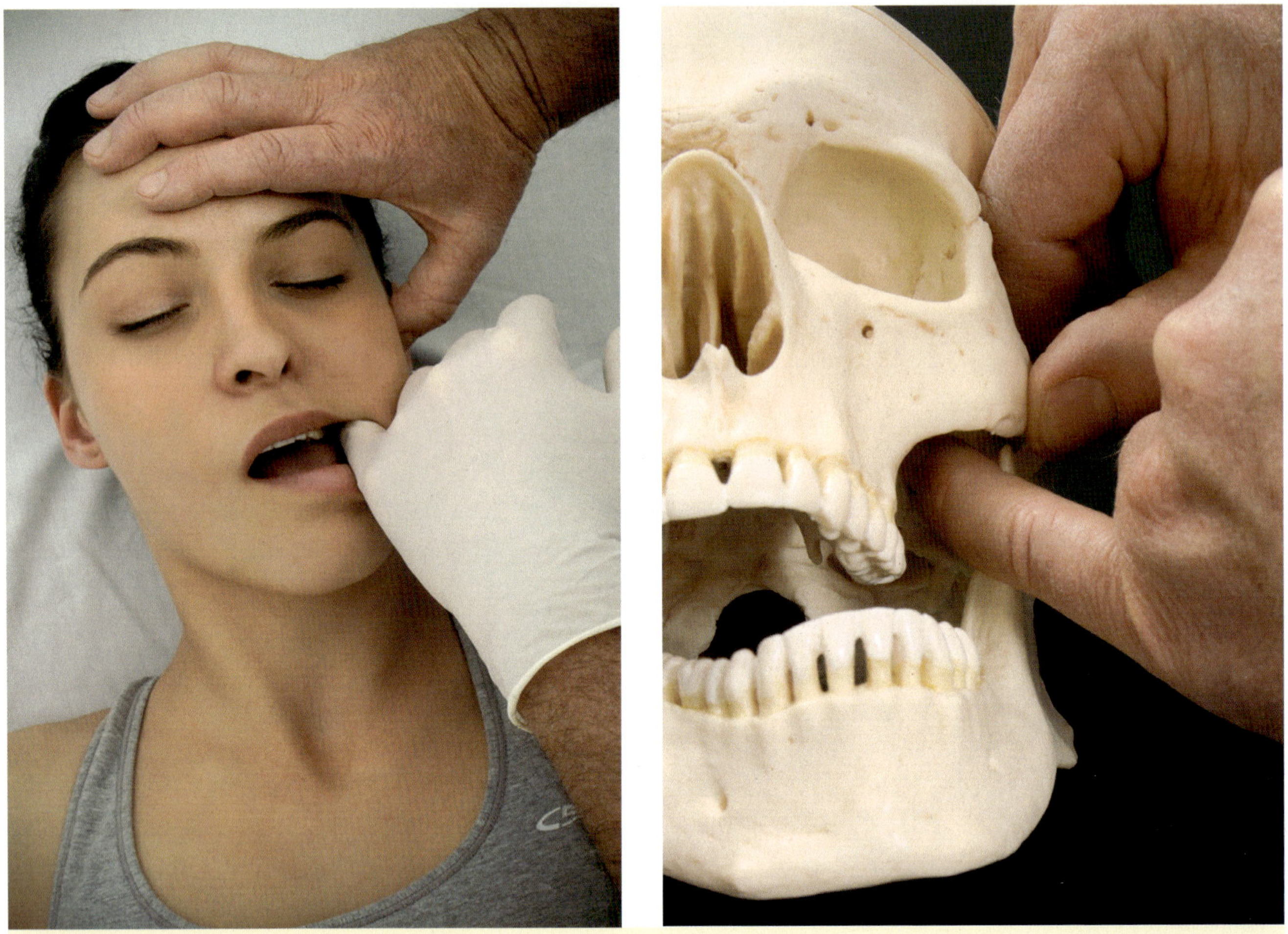

그림 15.11/15.12

민감한 가쪽 날개근을 평가하도록, 당신 환자에게 그들의 아래턱을 당신이 치료하고 있는 쪽으로 약간 이동하도록 요청하며, 당신의 손가락을 뒤쪽으로 그리고 약간 안쪽으로 미끄러뜨린다. 가쪽 날개근이 TMJ 관절주머니와 관절원판의 걸이인대로 삽입되기 때문에 여기에서 치료는 TMD의 특징적인 전방의 관절원판 벗어남에 원인이 될 긴장력을 줄여줄 수 있다.

더 많은 공간을 열어주도록 자신의 턱을 동측으로 이동시킨다(**그림 15.11**). 마지막 어금니 뒤쪽에서 작은 주머니모양이 벌어지는 것을 살펴본다(**그림 15.12**).

당신은 이것을 느끼기 위해서 자신의 입을 조금 더 벌려야 할 것이지만, 당신이 새끼손가락을 조금 더 뒤쪽으로 그리고 약간 안쪽으로 움직이면서 자신의 손가락을 집어넣도록 충분하게끔만 그렇게 할 수 있을 것이다. 당신 손가락의 손끝은 이제 가쪽 날개근 위에 위치하며, 그 근육은 종종 더욱 부드럽거나 그 근육의 주변 구조물들보다 훨씬 더 민감할 것이다. 자신의 턱을 약간 벌려주며 그 근육이 수축하는 것을 느껴봄으로써 당신의 위치확인을 살펴보며 다듬어준다.

핵심 정리: 가쪽 날개근 치료법

적응증은 다음을 포함한다:

- 가쪽 아래턱 벗어남 또는 바깥귀길에서 평가된 것처럼 아래턱 내리기의 불균등한 시작
- TMJD, TMJ 통증, 아래턱 긴장, 이갈기

목적

- 날개근 고유감각수용작용을 개선시킴과 모든 비대칭적인 안정시 긴장도를 균형 잡아줌으로써 턱 벌리기의 착수를 조율하고 정렬시킨다.
- 아마도 그것이 TMJ의 관절원판에서 전방 벗어남에 원인이 될 수 있는 모든 지나친 가쪽 날개근 긴장도를 감소시킨다.

방법설명

1. 환자의 동의를 얻은 후, 바깥귀길의 바로 안쪽에서 왼쪽/오른쪽 아래턱 관절융기 동작의 협조성을 평가한다.
2. 먼저 움직인 쪽에서 치료를 시작한다(그것이 보다 이른 가쪽 날개근 활성작용이나 더 높은 안정시 긴장도를 보유할 수 있기 때문에).
3. 가쪽 날개근으로 향한 접근을 도와줄 수 있는 공간을 확보하도록 환자에게 같은 쪽으로 턱을 이동하도록 요청한다.
4. 새끼손가락을 사용하며, 마지막 어금니에 대하여 바로 뒤쪽으로 가쪽 날개근까지 윗니의 바깥쪽을 따라간다.
5. 선택적으로, 능동적 아래턱 내리기의 작은 움직임을 요청한다.
6. 관절융기 동작을 다시 평가하며; 아래턱 내리기 시작의 대칭성을 증대시키기 위해서 필요한 만큼 다른 쪽을 치료하거나 같은 쪽을 반복한다.

움직임

- 가쪽 날개근으로 접근을 허용하도록 동측에서 옆으로 벗어남
- 위치 상태, 고유감각수용 등을 도와주도록 그리고 안정시 긴장도에서 변화하도록 느린, 소폭의 아래턱 내리기와 올리기

환자에게서도 동일한 접근방식을 사용하며, 보다 더 부드럽고, 참을성 있으며 특정적이어야 한다. 위에서 설명한 것처럼 관절융기 움직임의 시작에서 당신의 평가를 기반으로 더 팽팽한 쪽을 먼저 치료한다. 가쪽 날개근의 안정시 긴장도 변화를 도와주기 위해서 작은 벌림과 다물기 움직임을 요청하는 동안 그 근육으로 지속적이며, 느리고, 반복적인 접촉을 적용한다. 감각성 장기로서 가쪽 날개근의 역할을 기억하라: 그 근육들은 지극히 민감하며, 당신은 여기에서 오래 치료할 필요가 없다.

www.a-t.tv/tb05
가쪽 날개근 치료법의 비디오를 참조하세요

왼쪽과 오른쪽 아래턱 관절융기의 전방 미끄러짐이 이제 더 조화를 이루는가 살펴보도록 관절융기 동작을 다시 평가해보며, 통증의 수준이나 움직임에 대한 그들 자신의 감지상태에서 모든 변화에 관하여 환자와 함께 확인한다.

당신은 아마도 동측에서 반복해야 할 필요가 있거나, 더욱 균형잡힌 움직임과 더 많은 편안함을 성취하도록 두 개의 가쪽 날개근 사이에서 왔다 갔다 치료할 필요가 있을 것이다.

팀 플레이어 (협동해서 성공을 이끄는 요소들)

비록 안쪽과 가쪽 날개근 치료법이 당신의 TMD 치료방법에서 "가장 가치 있는 요소"의 일부인 듯 할지라도, 그것들은 결코 전체 팀(치료법)인 것은 아니다. 마치 스타플레이어처럼 그 근육들의 핵심 역할은 다른 구조물 그리고 연관성의 중요성을 가릴 수 있다. 대부분의 환자들의 턱관절(TMJ) 증상을 치료함에서, 다른 구조물들과 패턴들은 거의 항상 함께 다루어질 필요가 있다. 당신은 아래턱 정렬(14장), 아래턱 긴장상태, 교합상태 그리고

경추의 문제들(11-13장) 등과 같은 기타의 턱-특정적인 국소 요인들에 주의함에 의하여 당신의 효과를 극대화할 수 있다. 그리고 턱에 역시 영향을 주게되는 보다 크고, 전반적이며, 전신적인 패턴도 마음에 새겨두는 것이 중요하다; 골반의 긴장(6), 골반의 각도(7), 그리고 척추의 커브(9) 등과 같은 문제들도 모두가 턱의 기능과 연관성을 보여주었다.

당신이 전신의 나머지 부분들과 하나의 팀으로서 함께 치료하는 날개근이란 "가장 가치 있는 플레이어"를 얻게 될 때, TMJ 증상을 보유한 당신 환자가 훨씬 더 좋게 느끼게 될 수 기회가 많아질 것이며, 당신은 그것이 가능하게 만들도록 도와주었을 알게 되는 즐거움을 즐길 것이다.

참고문헌 (References)

[1] Schleip, R. (2003) Fascial plasticity: A new neurobiological explanation, Part I. *Journal of Bodywork and Movement Therapies*. 7(1). p. 11–19.

[2] Mehta, N.R. (2014) Internal temporomandibular joint derangement. *Merck Manuals Professional Edition*. http://www.merckmanuals.com/professional/dental-disorders/temporomandibular-disorders/internal-temporomandibular-joint-derangement. [Accessed December 2015]

[3] Christensen, L.V. and Troest, T. (1975) Clinical kinesthetic experiments on the lateral pterygoid muscle and temporomandibular joint in man. *Scandinavian Journal of Dental Research*. 83(1). p. 238–244.

[4] Grimsby, O. and Rivard, J. Science, theory and clinical application in orthopaedic manual physical therapy: Scientific therapeutic exercise progressions (STEP): The neck and upper extremity. The Academy of Graduate Physical Therapy, Inc. 2009, 275.

[5] Because of their location, some authors assert that the lateral pterygoids can be palpated intraorally. (See: Tuerp, J.C. and Minagi, S. (2001) Palpation of the lateral pterygoid region in TMD: Where is the evidence? *Journal of Dentistry*. 29(7). p. 475–483, and Stratmann, U. et al. (2000) Clinical anatomy and palpability of the inferior lateral pterygoid muscle. *Journal of Prosthetic Dentistry*. 83(5). p. 548–554). A more recent study (Stelzenmüller, W., Weber, N.-I., Özkan, V. et al. (2006) Is the lateral pterygoid muscle palpable? A pilot study for determining the possibilities of palpating the lateral pterygoid muscle. *International Poster, Journal of Dentistry and Oral Medicine. 8(1) Poster 301,* employing MRI and electromyogram verification, concluded that the lateral pterygoid's "muscle structure and pain sensation can be determined by digital palpation and subsequently treated by functional massage." This outcome is consistent with our clinical experience that addressing this area is an effective approach to alleviating TMD symptoms. (Thanks to Dr. Leon Chaitow for these references.)

[6] Lippold, C., Danesh, G., Schilgen, M., Derup, B., and Hackenberg, L. (2006) Relationship between thoracic, lordotic, and pelvic inclination and craniofacial morphology in adults. *The Angle Orthodontist*. 76. p. 779–785.

[7] Rocabado Seaton, M. and Iglarsh, Z.A. (1990) *The Musculoskeletal Approach to Maxillofacial Pain*. Lippincott Williams & Wilkins.

[8] Cuccia, A. and Caradonna, C. (2009) The relationship between the stomatognathic system and body posture. *Clinics*. 64(1). p. 61–66.

그림 저작권 표시 (Picture credits)

Figures 15.1, 15.2, 15.5, 15.6, 15.7, and 15.8 courtesy of Primal Pictures, used by permission.

Figures 15.3, 15.4, 15.9, 15.10, 15.11, and 15.12 courtesy of Advanced-Trainings.com.

학습지침

날개근

1 **당신은 다른 인접한 구조물들로부터 안쪽 날개근을 어떻게 구분할 수 있는가?**

a 안쪽 아래턱 위에서 부드럽지만 확고하게 압박하며 변화를 기다린다.
b 환자에서 작은, 느린 턱의 움직임을 만들도록 요청한다.
c 분비샘은 근육 부착부보다 더 부드러울 것이다.
d 분비샘은 근육 부착부보다 더 단단할 것이다.

2 **안쪽 날개근 치료법의 의도는 무엇인가?**

a 턱의 내림에서 양측성 관절융기 움직임을 조정한다.
b 턱의 뒤로 당기기에서 양측성 관절융기 움직임을 조정한다.
c 보다 큰 근육 긴장도, 낮아진 근육근막의 적응성 그리고 양측성 협조성
d 보다 큰 근육근막의 적응성, 낮아진 근육 긴장도, 그리고 양측성 협조성

3 **TMJ에서 가쪽 날개근의 작용은 무엇인가?**

a 턱을 상방으로 그리고 원판을 앞쪽으로 당김에 의하여 턱 올리기를 시작시킨다.
b 턱과 디스크를 전방으로 당김에 의하여 턱 내리기를 시작시킨다.
c 아래턱 관절융기를 하방으로 그리고 관절원판을 전방으로 당김에 의하여 턱 내리기를 시작시킨다.
d 턱을 상방으로 그리고 원판을 뒤쪽으로 당김에 의하여 턱 올리기를 시작시킨다.

4 **가쪽 날개뼈 치료법의 평가 단계에 대하여 치료사의 느낌은 무엇인가?**

a 턱을 완전하게 벌리는 환자의 능력
b 어느 쪽 아래턱 관절융기가 벌리기에서 늦게 움직이는가, 보다 긴장된 가쪽 날개근을 나타낸다.
c 턱을 가쪽으로 이동시키는 환자의 능력
d 어느 쪽 아래턱 관절융기가 벌리기에서 먼저 움직이는가, 보다 긴장된 가쪽 날개근을 나타낸다.

5 **가쪽 날개근 치료법의 주장된 목적은 무엇인가?**

a 턱 내리기의 범위를 증가시킨다.
b 근육근막의 구분과 탄력성을 증가시킨다.
c 고유감각수용을 개선시킴으로 안정시 긴장도를 줄여주며 균형잡아 준다.
d 턱의 앞으로 내밀기의 범위를 증가시킨다.

정답에 대하여, www.Adavanced-Trainings.com/v2key/를 참조한다.

깨물근, 2부 (The Masseter, Part II) 16

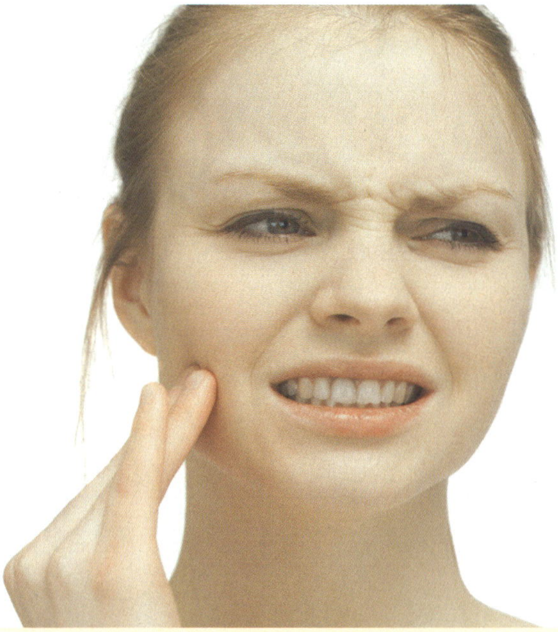

그림 16.1

깨물근은 턱 통증의 공통적인 장소이며, 여기에서 근육근막의 긴장상태는 턱관절 장애, 턱 통증, 이갈기, 두통, 채찍질손상 통증, 호흡 및 수면 장애 등등에 포함될 수 있다.

깨물근(masseter)은 깨물고, 씹고, 악문다. 그것은 말하기에서, 목의 안정작용에서 그리고 언제든 당신의 턱이 매달려 벌어지지 않을 때마다 작용한다. 그것이 과도하게 작용하거나 긴장되어 있을 때, 깨물근은 턱관절 장애(TMJD), 턱 통증, 이갈기, 두통, 채찍질손상 통증, 호흡 및 수면 장애 등등에서 핵심 역할을 수행할 수 있다. 우리 자신의 깨물근을 접촉하고 압박하기가 턱 통증이나 긴장에 대한 하나의 본능적인 반응일 수 있다면(**그림 16.1**), 능숙한 접촉은 깨물근과 연관된 많은 병변의 어떤 것들을 완화시키도록 도울 수 있지 않을까?

나는 이러한 의문을 다룰 것이지만, 먼저 몇 가지 흥미로운 깨물근의 사실을 살펴보자. "깨물근"이란 단어는 μασᾶσθαι(masathai, "깨물기")라는 그리스에서 나온다. "마사지"라는 단어는 유사하지만 다른 그리스어 동사인 μάσσω(massō, "다루기, 접촉하기, 손으로 작업하기, 반죽을 문지르기")에서부터 기원한 것으로 생각된다. 광대뼈(cheekbone)로 붙어서, 깨물근은 아래턱(턱뼈)의 뒤쪽에서 삽입되며, 거기에서 그 근육은 아래턱을 올려주도록 힘을 쓴다.

깨물근은 때때로 인체에서 가장 강한 근육으로 언급된다. 이것은 최소한 그것이 만들어내는 압력의 정도라는 의미에서는 아마도 사실일 것이다. (가자미근이 전형적으로 전체에서 가장 강력하게 당기며; 큰볼기근이 가장 두꺼우며; 심장과 눈 그리고 혀의 근육이 가장 능동적이다.) 턱의 모든 근육들이 함께 작용하면, 깨물근은 앞니에서 55 파운드 강도의 힘으로 또는 어금니에서는 200파운드의

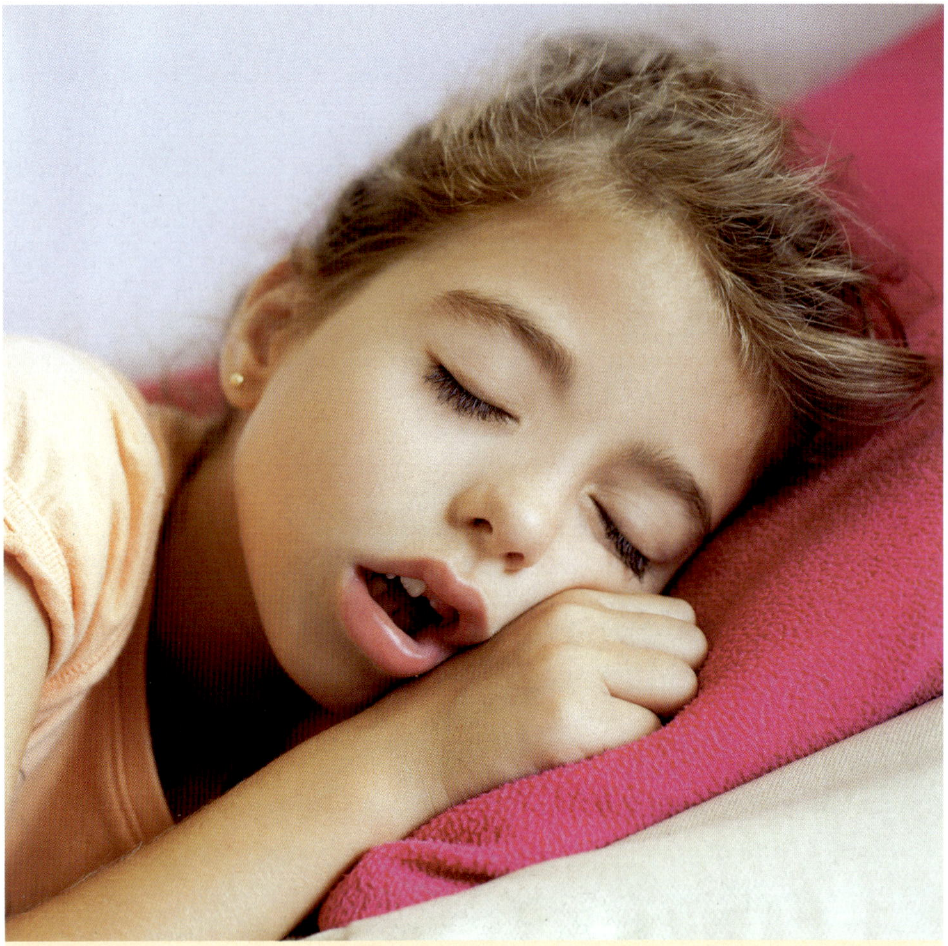

그림 16.2

깨물근은 언제든 우리의 턱이 닫혀 있을 때마다 작동하며, 오로지 우리가 잠들거나 입을 벌려둘 때만 이완한다.

힘으로 다물게 된다. 그리고 *기네스북에 따르면*, 1986년에 플로리다 주의 레이크 시티에서 Richard Hofmann이란 사람은 2초 동안 975파운드의 깨물기 근력을 달성했다.

깨물근은 아래턱에서 자체의 지렛대작용을 통해서 그 근육의 예외적인 압력을 성취했으며 이러한 놀라운 지렛대작용을 위한 그 지렛대받침은 두 개의 비교적 자그마한 턱관절(TMJs)인 것이다. 깨무는 힘이 왼쪽과 오른쪽 TMJs를 통해서 잘 정렬되고 균형을 이룰 때, 그 관절원판은 믿을 수 없을 정도의 압박력에서조차도 이러한 관절들이 움직일 수 있도록 필요한 미끄러짐과 활주작용을 제공한다(14장 *깨물근, 관자근 그리고 두힘살근*, **그림 14.5와 14.6**을 참조한다). 깨물근과 턱 근육들의 힘이 바르게 정렬되지 않았거나 균형을 이루지 못했을 때, 그 근육들은 그 관절을 압착하고, 속박하거나 자극하게 될 것이며, TMJ 통증으로 이끌리게 된다. (14장에서 턱 정렬 문제에서 깨물근의 역할에 대한 평가와 치료하기 위한 방법을 소개했지만, 이 장에서의 두 가지 부가적인 깨물근 치료법도 역시 정렬의 문제에 적용될 수 있다.)

깨물근은 그 근육의 복잡한 "뭇깃(날개)형태"의 배열로부터 자체의 강도를 얻게 되며 – 자체의 층화된 근육섬유는 여러 개의 줄기와 함께 삼차원적인, 많은 — 층별화된 깃털과 비슷하게, 여러 개의 사이힘줄들로 대각선으로 모여든다. 이러한 배열은 개별 힘줄로 많은 근육섬유들이 들러붙게 허용하며, 그 근육을 짧은 거리에 걸쳐 예외적인-강도의 당김을 보유한 강력한 "저단 기어"의 근육으로 만들어준다.

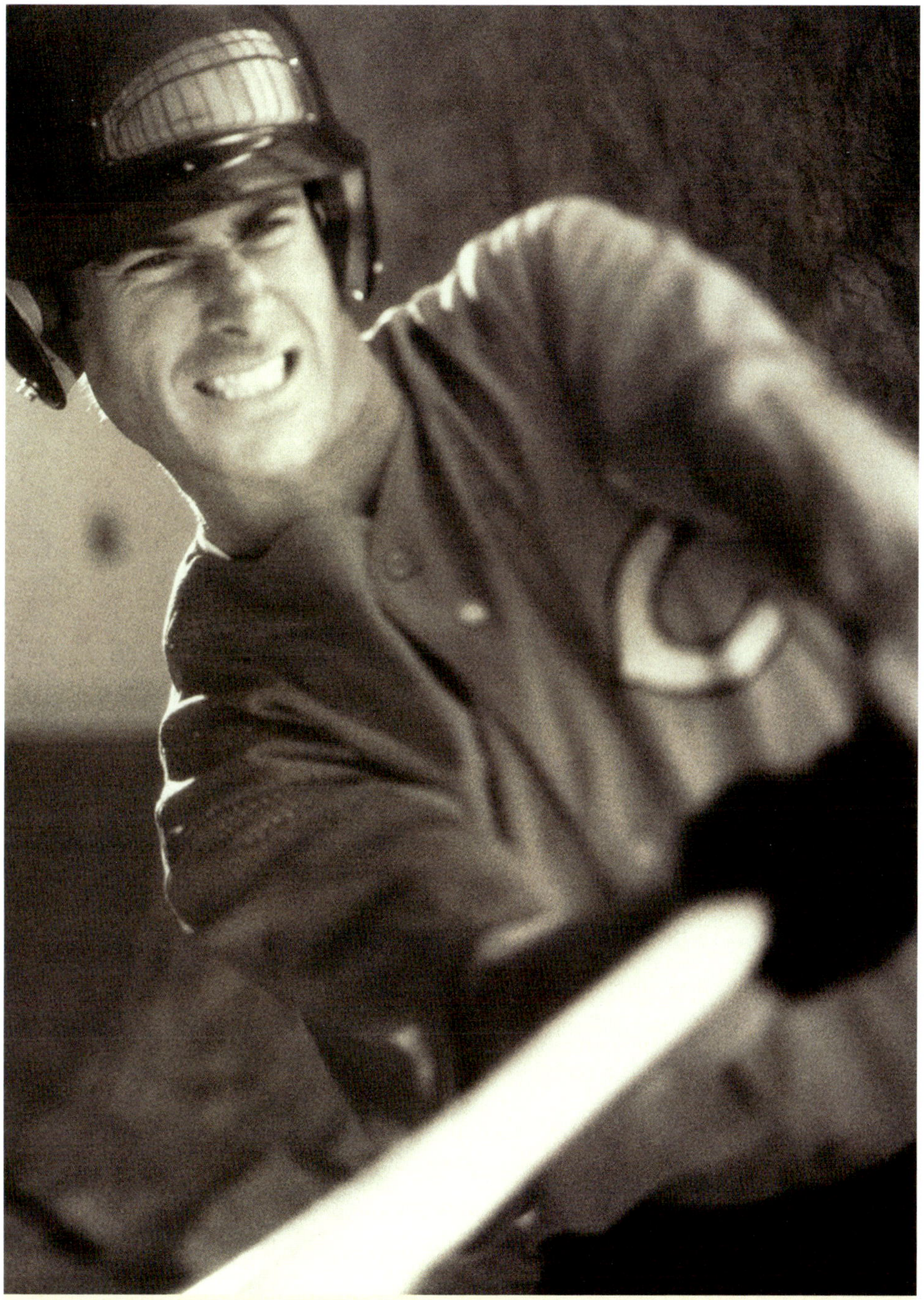

그림 16.3

깨물근은 아마도 치아가 맞부딪칠 수 있는 점프하기, 충돌 또는 기타 동작들(야구의 스윙과 같은)과 같이 언제든 아래턱이 안정상태를 필요로 할 때마다 작용한다.

높은 근력과 지렛대작용을 위하여 해부학적으로 배열된 것과는 별개로, 깨물근은 신체 안에서 가장 높은 안정시 긴장도의 일부도 보유한다. 이것은 다음의 두 가지 사실과 연관된다:

1. 우리가 똑바로 설 때, 턱은 관자근과 안쪽 날개근 등과 함께, 깨물근 안에서 근육의 긴장도(긴장상태)에 의하여 주로 다물어진 채 유지된다. 우리가 깨어있을 때 일반적으로 서 있기 때문에, 턱 근육들은 상당히 많은 비율의 시간 동안을 작용하고 있어야 하며, 오로지 우리가 잠들거나 우리의 입을 벌린 채 유지할 때만 휴식하게 된다(**그림 16.2**).

2. 신경학적으로, 안정시 긴장도의 이러한 높은 수준은 거의-지속적인 각성에서 깨물근을 유지시킴에 의하여 자가-영속적이다. 깨물근 내부에서 긴장상태의 낮은 수준은 깨물근의 근육힘살 내부에서 근방추를 지속적으로 자극하며, 반사망치로 무릎힘줄을 두드릴 때 검사되는 힘줄과 비슷하게, 지속적인, 낮은-수준의 신장반사 상태를 강화시킨다. 그리고 무릎힘줄 두드리기와 비슷하게, 이러한 반사고리는 깨물근을 반사적이며 빠르게-작동하도록 만들면서, 그 근육이 씹기, 말하기 그리고 깨물기 등의 동작 중에 아래턱과 앞쪽 목의 안정작용 요소로서의 자체 역할에서 신속하게 적응하고 조절하도록 도와준다(**그림 16.3**).

물론, 긴장한 반사적 깨물근은 단점도 보유한다. 여기에서 긴장은 TMJ 통증, 두통, 수면장애, 이갈이(야간 이갈이) 그리고 기타 병변에 대한 한 가지 기여요소가 될 수 있다. 그리고 빈번하게 깨물근 자체가 통증의 주된 원인이 될 수 있다. 비록 근육 근막성 통증유발점을 유발하는 그 정확한 기전에 관하여 논란이 있을지라도, 깨물근은 이러한 통증성의 근육근막성 통증유발점이 나오는 모든 장소들 가운데서 가장 일반적인 또는 두 번째로 가장 일반적인 장소로 자리잡는다.

지나치게 많은 커피가 당신의 치아를 악물게 만드는가? 실험실 실험에서 깨물근 세포들이 자체의 높은 안정시 긴장도와 낮은 작동의 역치로 인해서 신체 안에서 다른 근육들보다도 훨씬 더 카페인에 화학적으로 민감한 것을 보여주었다. 카페인 섭취는 (니코틴, 알콜, 수술적 마취제, 그리고 기타 약물들과 함께) 깨물근 긴장도를 증가시키는 것으로 또는 TMJ 증상을 악화시키는 것으로 관찰되었다.

지금까지 우리는 깨물근 긴장상태의 해부학적인, 기능적인, 신경학적인 그리고 화학적인 원인들을 살펴보았다. 그러한 것들이 충분하지 않은 것처럼, 당연하게 턱 긴장의 분명한 심리–신체적 차원도 존재한다. 비록 "턱의 긴장상태 = 분노"라는 상투적인 공식이 감정이 신체 안에서 반영되는 지극히 개별화된 그리고 미묘한 차이의 방식에 대한 과도한 단순화로서 놀려질지라도, 주류 의학적 문헌들조차도 턱의 긴장상태, 이갈이, 그리고 TMJ 문제에 대한 중대한 기여요소들로서 스트레스, 불안증 그리고 분노 등을 일반적으로 인용하고 있다. 예를 들어, Mayo 클리닉은 이갈이의 원인들 가운데서 "불안증, 스트레스, 긴장, 분노, 좌절감 그리고 공격적이거나 경쟁적인 성격 유형"을 목록화한다.

그러므로 손을 사용한 치료가 도움이 될 수 있는가? 능숙한 도수치료는 최소한 세 가지 방식에서 깨물근 긴장상태를 그리고 결과적인 병변을 조절할 수 있다:

1. 근육 자체의 내부에서 근육근막의 구분상태와 탄력성을 부드럽게 증가시켜줌에 의하여
2. 직접적인 압박과 근육의 마사지하기에 의해 유발된 이완작용을 통해서 안정시 긴장도의 수준을 감소시켜 줌으로써; 그리고 근육–근방추 반응을 균형잡아 주도록 도와주는 골지힘줄반사의 자극에 의하여
3. 전반적인 스트레스와 교감신경계 작용을 감소시킴에 의하여

당신이 이러한 정보를 적용하도록 돕기 위해서, 나는 언뜻 보기에 단순한 듯 보일 수 있는 두 가지 깨물근 치료법을 설명할 것이다. 만약 그 방법들이 이미 당신에게 익숙한 듯 보인다면, 새로운 또는 잊혀진 측면에 대하여 찾아보도록 잠시 시간을 갖는다. 이러한 치료법의 각각은 아마도 처음에 분명하지 않을 섬세함과 세밀함을 보유한다.

깨물근 치료법(입안에서)

입의 바깥에서부터 깨물근을 치료하는 많은 방식이 존재한다(사례는 14장을 참조). 그렇지만 입안에서 치료하기는(구강 안쪽에서) 깨물근의 그리고 각별하게 거기에서 골지힘줄기관이 집중되어 있는 장소인 아래턱과 광대활에서의 그 근육의 힘줄성 부착부와 같은 주변 조직의 상이한 부분들로 접근을 허용한다.

이러한 치료법을 사용할 때, 모든 입안에서 치료하기에 관한 모든 관습적인 고려사항이 적용된다. 당신의 환자에게 이러한 방법으로 치료함에 대한 목적을 분명하게 설명하며 먼저 확실한 허락을 얻는다. 손씻기와 장갑 폐기와 같은 위생과정을 거치며; 라텍스 알러지에 관하여 질문하며; 임상 규정의 모든 지역별 범위를 알고 있어야 한다(일부 주에서는 특정한 트레이닝이나 입 안에서 치료하기 위한 자격검증에 대한 보증서를 요구하며, 몇몇 주에서는 그것을 완전하게 금지한다).

15장에서 말했듯이, 구강이 우리가 치료하는 당신의 손보다도 훨씬 더 예민한 유일한 장소라는 것을 반드시 마음에 새겨야 한다 – 당신의 환자는 당신이 그 근육들을 느끼고 있는 것보다 훨씬 더 많이 당신을 느끼고 있을 것이다. 보다 느리고, 신중하게, 부드럽게 움직인다. 당신이 자신의 목, 어깨 그리고 팔을 이완한 채 유지하도록 허용하는 편안하고, 안정된 자세를 찾아본다.

전형적으로, 이러한 치료법은 당신이 서 있는 장소로부터 환자 신체의 반대쪽에서 적용되며 – 다르게 말해서, 당신이 환자의 오른쪽에서 서 있다면, 그 환자의 왼쪽 깨물근에서 당신의 우측 손을 입안에서 치료하도록 사용한다(**그림 16.4**). 이것은 당신 손의 휘어짐이 당신 환자의 아래턱의 모양과 훨씬 더 잘 들어맞도록 그리고 동일한 쪽에서 치료하고 있을 때 벌려진 입을 당기는 “낚시바늘” 효과를 피하도록 허용한다.

당신의 집게손가락을 윗니를 따라서 치아와 깨물근 사이의 공간 안으로 뒤쪽까지 부드럽게 미끄러져 들어간다(**그림 16.5와 16.6**). 당신의 손끝은 치아에 닿게 될 것이며, 손톱부분은 깨물근의 안쪽면(내부)에 닿게 될 것이다. 당신 환자에게 자신의 어금니를 악물도록 요청한다. 만약 당신이 올바른 장소에 도달했다면, 이러한 동작은 당신의 손가락을 치아와 깨물근 사이에서 압박할 것이다. 지금 이것을 당신 자신에게 시도해보라–이것은 필요한 능동적인 참여와 치료위치를 이해하기 위한 최선의 방법이 된다.

일단 당신이 손가락을 올바르게 위치한 후, 안쪽의 손에 대고 깨물근을 압박하도록 바깥쪽 손의 손끝을 사용한다. 깨물근 자체의 내부에서 조직 제한에 대하여 느껴보도록 안쪽 손가락을 부드럽게 돌려준다. 당신이 보다 단단한 부위를 찾았을 때, 그것이 부드러워질 때까지 기다린다. 당신 환자는 이러한 과정을 돕도록 어금니를 악물었다 풀었다 할 수 있다. 깨물근의 길이와 폭을 따라서 치료하며, 그 근육의 부착부에 각별하게 주의를 기울인다: 상방으로 광대활 아래까지 위쪽으로(삼차신경의 가지가 여기에서 머리뼈를 빠져나오므로 반드시 부드럽게 유지한다) 그리고 하방으로는 가쪽 아래턱 위쪽까지. 이러한 부착지점들을 부드럽게 압박하며 안정시 긴장도에서 골지힘줄기관–유도된 전환을 알려주는 근육 긴장도에서 전반적인 감소에 대하여 기다린다. 반대쪽에서도 반복한다.

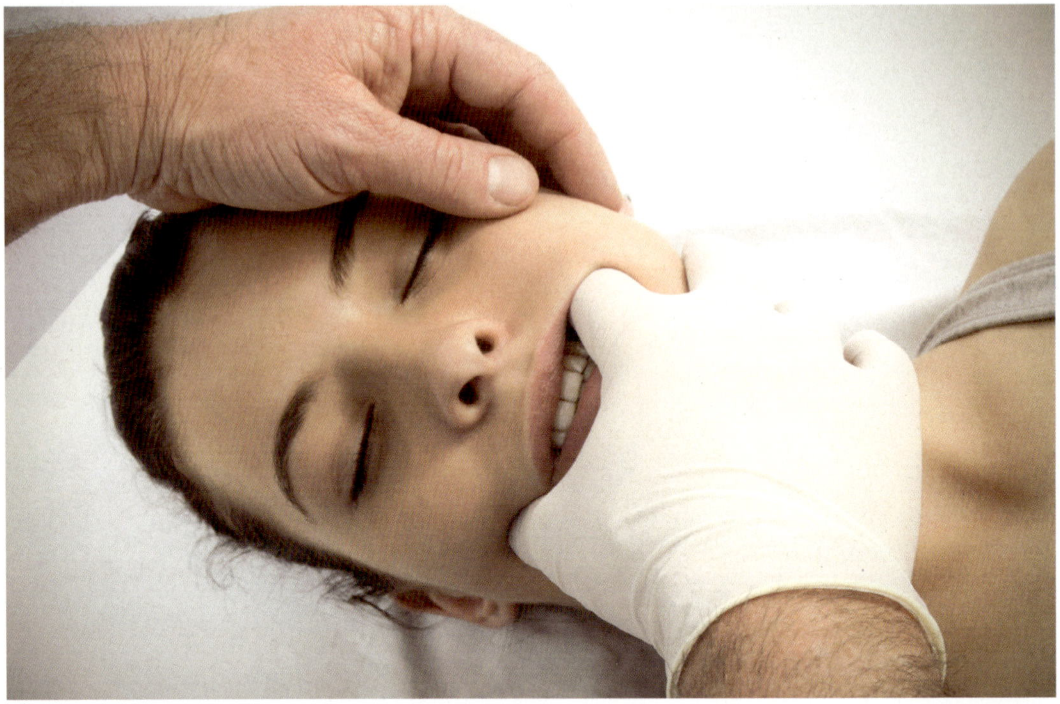

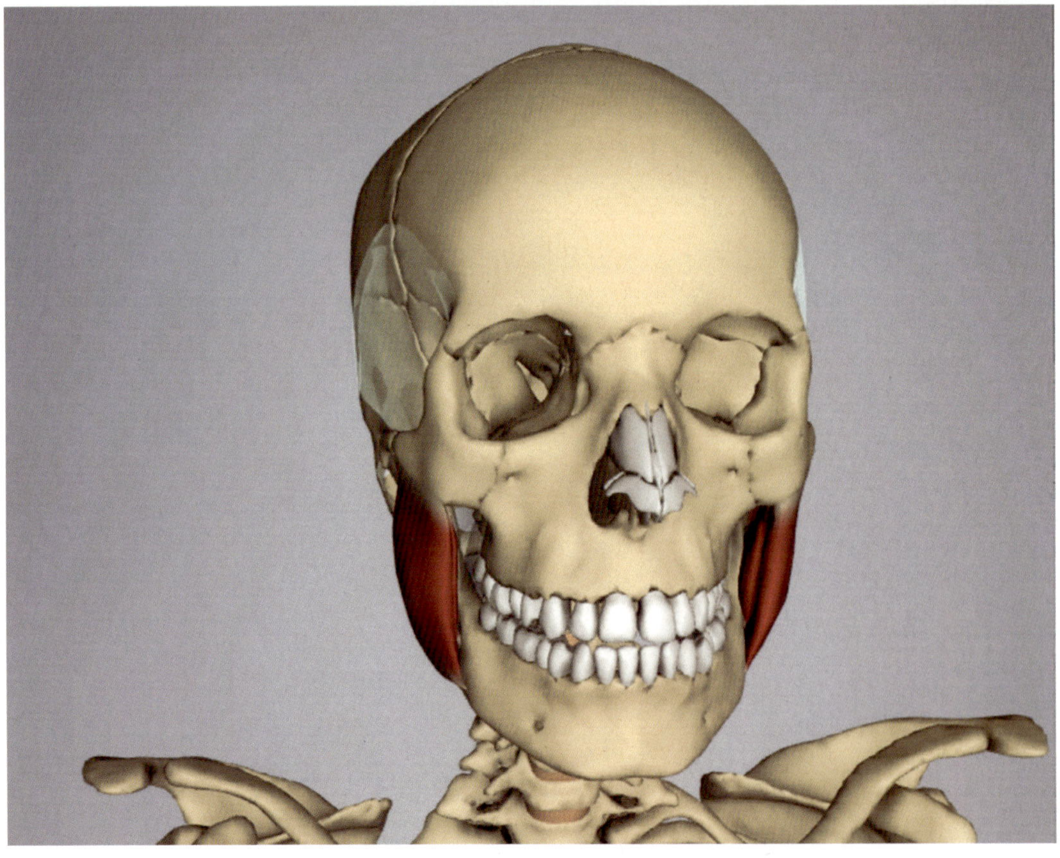

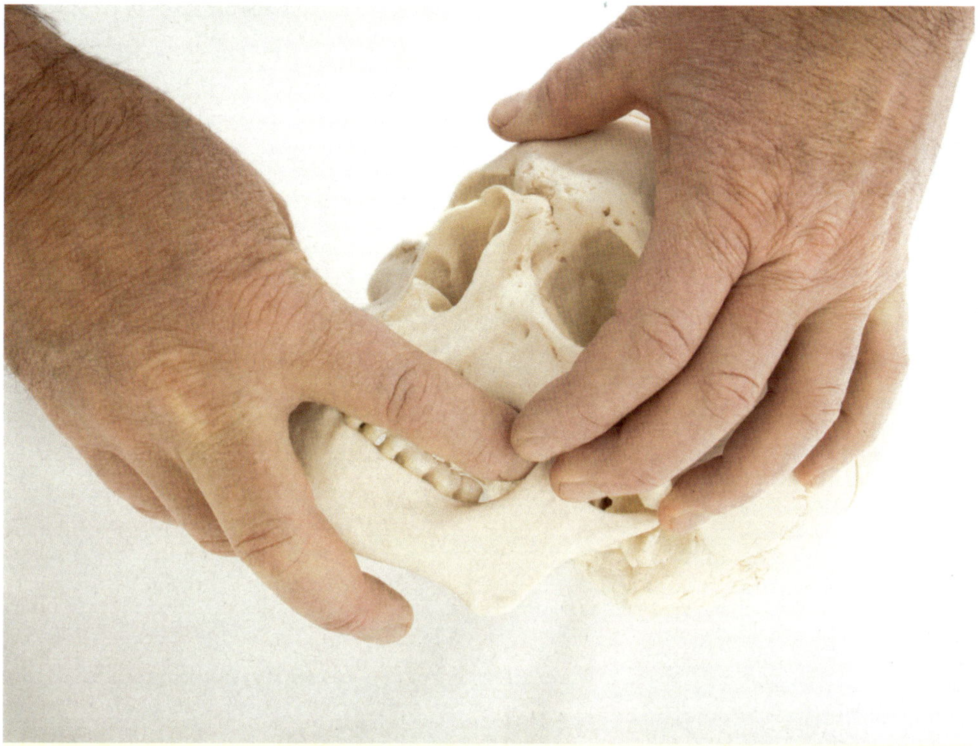

그림 16.4/16.5/16.6

깨물근 치료법에서(입 안에서), 깨물근은 장갑을 낀 손의 집게손가락과 바깥쪽 손의 손끝 사이에서 치료된다. 능동적인 환자의 움직임은 어금니 깨물기와 풀어주기를 포함한다.

깨물근의 각도가 그것에 소량의 가쪽 당김을 제공하기 때문에 이러한 치료법은 당신이 입 벌리기에서 어느 한쪽으로 턱의 당겨짐을 보게 될 때 적합할 것이다. 이러한 경우, 당신은 전형적으로 턱의 당겨짐이 향한 같은 쪽에서 깨물근과 관자근을 치료하며, 다시 확인해본다. (턱 정렬에 대한 다른 기여 요소들에 대하여, 14장과 15장을 참조한다.)

핵심 정리: 깨물근 치료법(입안에서)

적응증은 다음을 포함한다:

- 깨물근 긴장상태 각별하게 턱관절 장애(TMJD), 턱의 통증, 이갈이, 두통, 채찍질손상 통증, 호흡 또는 수면장애 등을 동반할 때, 턱의 동일한 측면으로 옆으로 벗어남의 쪽

목적

- 깨물근의 구분상태와 근육근막의 탄력성을 증가시킨다.
- 깨물근의 모든 지나친 안정시 긴장도를 줄여준다.
- 전반적인 스트레스와 교감신경계 작용을 감소시킨다.

방법설명

입안에서의 치료에 대한 환자으로부터의 분명한 허락을 구한 후:

1. 당신이 치료하려는 깨물근의 반대쪽에 서며, 손가락의 손톱 쪽이 안쪽 깨물근으로 향하며 자신의 집게손가락을 깨물근과 윗니 사이에서 미끄러져 들어간다.
2. 당신 환자에게 "어금니를 꽉 무세요"라고 요청한다. 이것은 당신이 깨물근과 윗니 사이에 바르게 위치함을 확인하도록 도와줄 것이며 깨물근의 안쪽 측면을 치료할 것이다.
3. 깨물근 내부에서 조직 단단함과 비탄력성의 부위에 대하여 느껴보며, 그 부위를 당신의 바깥 손가락과 안쪽 손가락 사이에서 치료한다.

움직임

- 능동의 그리고 강제된 턱 올리기 (어금니 악물기)

www.a-t.tv/tb03
깨물근 치료법 (입안에서)의 비디오를 참조하세요

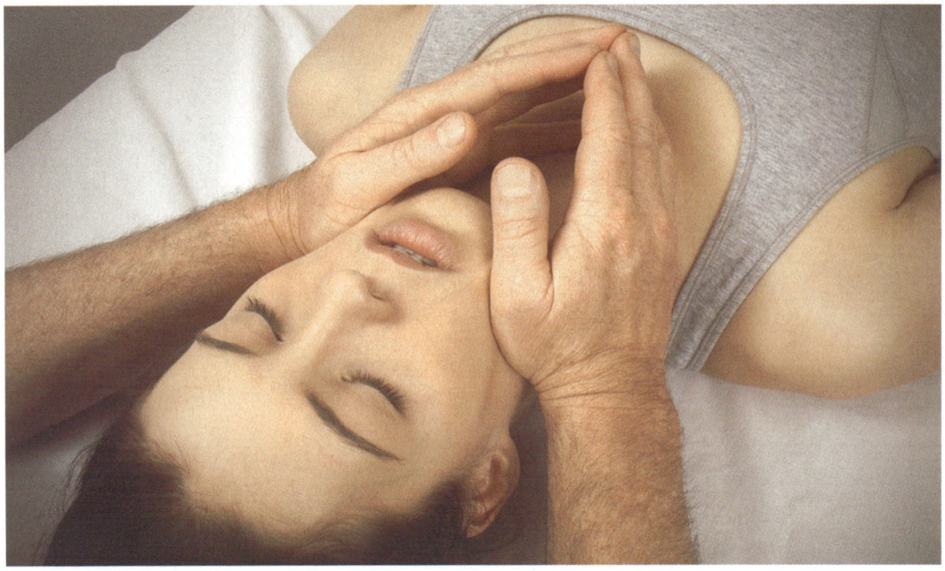

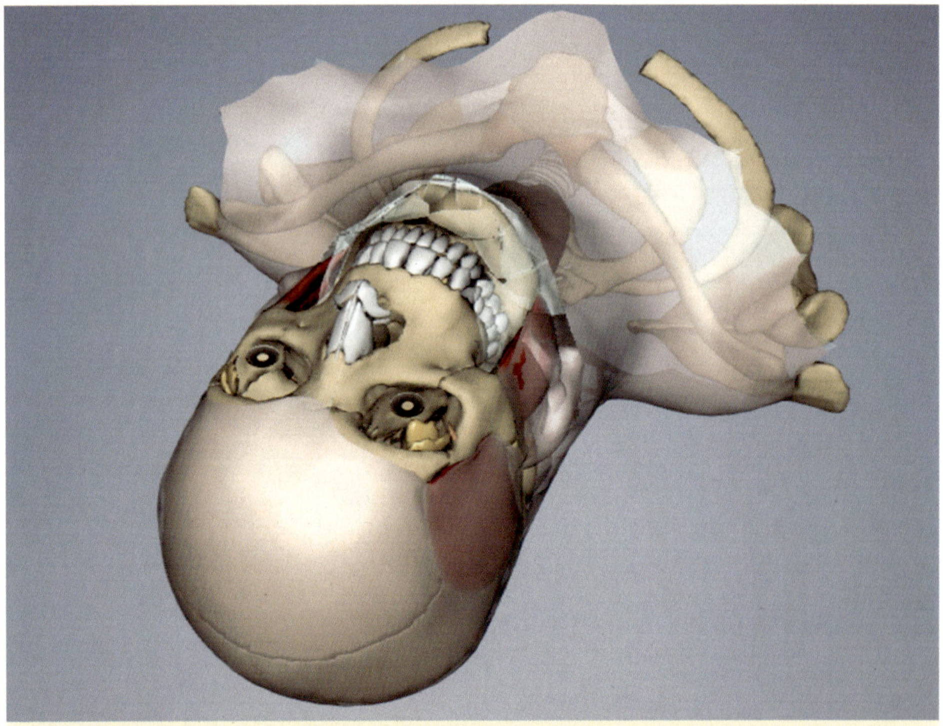

그림 16.7/16.8

아래턱근막 치료법은 턱의 치료과정을 마무리할 수 있다. 순차적으로 얕은 및 깊은 경추근막에서부터, 턱의 귀밑샘의 및 빰인두근막까지 각각의 조직 층들을 치료해가며, 머리와 몸통의 근막들과 그것들의 연속성을 마음에 새겨둔다.

아래턱근막 치료법

위의 입안에서 깨물근 치료법에서처럼, 한번에 턱의 한쪽에서 집중하는 것이 도움이 될 수 있을지라도, 기능적으로 턱의 두 측면은 항상 함께 작용한다. 아래턱근막 치료법(Advanced-Trainings.com의 으뜸가는 강사인 Larry Koliha로부터)은 그 방법이 양측면을 동시에 치료하므로, 깨물근에서 당신의 턱 치료를 마무리하며 균형 잡아주는 뛰어난 선택적 방법이 된다.

턱과 깨물근 위에서 얕은근막(**그림 16.8**)과 피부의 바깥층 바로 안쪽을 느껴보도록 양손의 손바닥(**그림 16.7**)과 엄지두덩을 사용해서 시작한다. 모든 조직 제한 또는 양 옆으로의 차이를 감지하고 풀어주도록 부드러운 하방으로(아래쪽 또는 발쪽으로) 압박력을 사용한다; 그렇지만 오로지 그 조직의 바깥 층 안에서만 사용한다. 당신에게 이러한 얕은 층들을 느껴보도록 어느 정도의 마찰력이 필요할 것이므로 적어도 아직은 크림이나 로션을 사용하지 않으며 – 윤활제를 사용하면, 당신은 아마도 근육 자체를 치료하게 될 것이며, 턱의 구조적인 구성에서의 중요한 부분이 되는 바깥의 근막층 위에서는 미끄러질 것이다.

일단 가장 바깥 층들이 구분되고, 탄력적이며 양측면에서 균등하게 느껴진 후, 이러한 치료법을 반복하지만, 각 시기마다 약간씩 깊어가는 조직 층들을 치료한다. 연습과 예민함을 통해서, 당신은 이러한 층들의 각각을 순차적으로 느끼고 치료하게 될 것이다:

1. 피부와 진피-아래 층(이것은 그 자체의 내부에 지방세포의 가변적인 양을 보유한다.)

2. 귀밑샘근막(넓은목근과 연관된 가슴과 목 근막(**그림 16.9**)의 이어짐이며, 이것은 깨물근에 평행한 그 자체의 근육섬유를 포함하고 있다(**그림 16.8**);
3. 뒤쪽으로, 귀밑샘근막이 둘러싸고 있는 귀밑샘과 관들(여기에서 부드러운 압박은 일반적으로 잘 참아낼 것이다.)
4. 그 자체가 둘 또는 세 개의 층을 보유한 (당신이 보는 해부학교재가 무엇인가 따라서) 깨물근은 가장 질기며 힘줄성의 바깥 층과 가장 부드럽고 대부분이 근육성이 안쪽 층을 보유한다;
5. 깨물근에 대하여 더 깊고 앞쪽으로, 구강의 보다 깊은 점막층이 존재한다.
6. 마지막으로, 치아, 잇몸 그리고 위턱과 아래턱의 뼈들.

일단 당신이 원하는 높이까지 아래로 천천히 치료한 후, 당신은 자신의 느리고, 미끄러지는 움직임으로 턱을 수동적으로 내려주고 있을 것이다. 만약 당신이 이러한 벌리기에서 환자의 저항을 느낀다면, 속도를 늦추고, 그 층을 벗어나며 심호흡을 요청하고 깨물근이 풀어지기를 기다린다.

- **변형법**: 우리의 트레이닝에서, 우리는 때때로 노화의 조직 쳐짐을 가속시킬 수 있다는 두려움으로, 얼굴로 절대 하방의 압박을 적용하지 않았던 도수치료사들을 만났다. 만약 이것이 염려된다면, 환자가 천천히 턱을 벌리면서 위에서 설명한 하방의 압박을 부드러운 상방의(머리 쪽의) 압박으로 적용할 수 있다.

핵심 정리: 아래턱근막 치료법

적응증은 다음을 포함한다:

- 깨물근 긴장상태, 각별히 턱관절 장애(TMJD), 턱의 통증, 이갈이, 두통, 채찍질손상 통증, 호흡 또는 수면장애 등을 동반할 때
- 턱의 같은 쪽으로 옆으로 벗어남
- 입안에서 또는 보다 깊은 턱 치료의 준비(이전에) 또는 통합(이후에)

목적

- 턱 내리기와 올리기에 연관된 근막 층들을 구분해주기
- TMJ의 비대칭적 움직임을 균형잡기(옆으로 벗어남)
- 깨물근의 지나친 안정시 긴장도를 줄여주기
- 전반적 스트레스와 교감신경계 작동을 줄여주기
- 다른 턱 치료법 이후 균형의 느낌과 마무리를 가져오도록

방법설명

1. 양측에서 손바닥과 엄지두덩을 사용하며, 아래턱(깨물근 위에서)의 얕은근막으로 다리쪽(하방)으로 압박을 부드럽게 적용한다.
2. 모든 조직 제한 또는 양 옆으로 차이에 대하여 느껴보고 부드럽게 풀어준다
3. 반복하며, 근막의 다음 층들로 치료해간다.

움직임

- 환자가 수동적인 턱 내리기(벌리기)를 허용하고 편안하고 이완된 호흡을 하도록 치료속도와 압력 및 의사소통을 유지하며 치료한다.

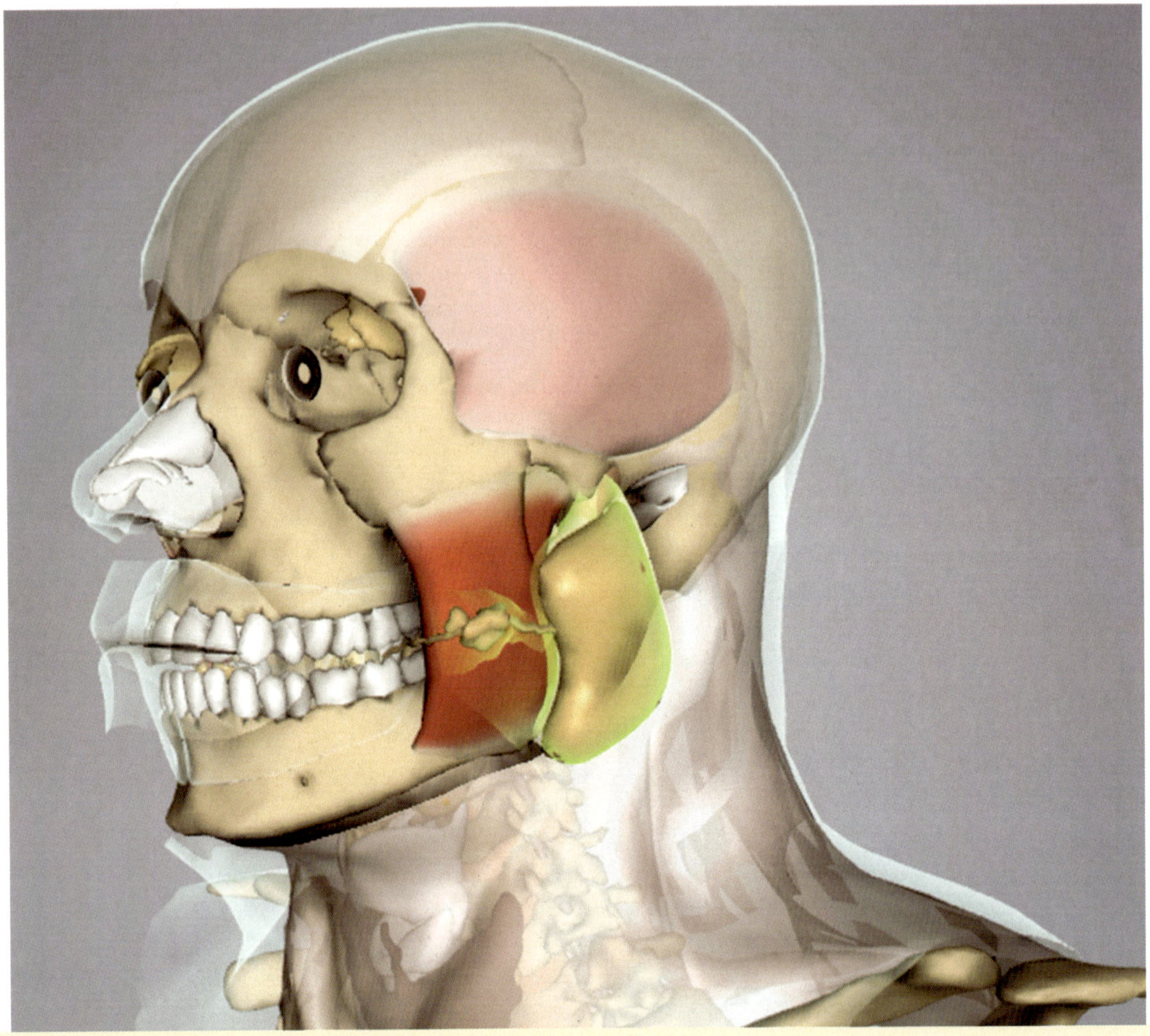

그림 16.9

귀밑샘근막(녹색)은 귀밑샘을 둘러싸며, 담겨 있는 근육세포들을 보유하며 넓은목근과 연관된 목과 가슴의 얕은근막과 이어진다.

이것은 14장에서 깨물근과 관자근 치료법에도 유사하겠지만, 여기에서는 대신 위에서 정리된 근막의 층들로 적용된다.

물론 깨물근 문제는 독립적으로 존재하지 않는다. 지극히 가동적이며 연부조직에 의하여 전적으로 매달려있는 턱은 신체 안의 어디에서든 불균형과 긴장에 각별하게 취약하다. 예를 들어, 깨물근, 관자근 그리고 기타 턱 근육들이 아래턱을(이것이 목뿔근, 넓은목근 그리고 목의 얕은근막 등을 위한 부착장소인) 고정시킴에 의하여 그 손상된 영역을 안정시키고 받쳐주려고 시도하므로, 턱의 긴장상태는 목으로 채찍질손상의 불안정성에 대한 한 가지 반응이다.

항상 그러하듯, TMJ 통증을 치료할 때, 척추의 커브, 골반 근육긴장, 엉덩관절 통증 그리고 자세 등과 같은 문제가 턱 기능과 연관되는 것을 보여줘 왔으므로, 전신 패턴을 함께 다루는 것을 확인한다. 많은 다른 증상들에서처럼, 턱의 문제에 대한 전신적 접근법은 보다 지속적인 결과를 그리고 더욱 만족스러운 결과를 만들어줄 것이다.

참고문헌 (References)

[1] Rodrigues Corrêa, E.C. and Bérzin, F. (2004) Temporomandibular disorder and dysfunctional breathing. *Brazilian Journal of Oral Sciences.* 3(10). p. 498–502.

[2] *Guinness World Records* http://www.guinnessworldrecords.com/news/2013/4/daft-punk-track-smashes-streaming-benchmark-luis-suarez-apologises-for-bite-and-giant-mantis-robot-gets-unveiled—the-news-in-world-records-48248. [Accessed December 2015]

[3] Travell, J.G. et al. (1999) *Myofascial Pain and Dysfunction.* Williams and Wilkins. p. 330.

[4] Adnet, P.J. et al. (1996) In vitro human masseter muscle hypersensitivity: A possible explanation for increase in masseter tone. *Journal of Applied Physiology.* 80(5). p. 1547–1553.

[5] Bruxism/teeth grinding. Mayo Foundation for Medical Education and Research (MFMER), 2011. http://www.mayoclinic.com/health/bruxism/DS00337/DSECTION=causes. [Accessed December 2015]

[6] Schleip, R. (2003) Fascial plasticity: A new neurobiological explanation, Part I. *Journal of Bodywork and Movement Therapies*. 7(1). p. 14.

[7] Lippold, C. et al. (2006) Relationship between thoracic, lordotic, and pelvic inclination and craniofacial morphology in adults. *The Angle Orthodontist.* 76. p. 779–785.

[8] Fischer, M.J. et al. (2009) Influence of the temporomandibular joint on range of motion of the hip joint in patients with Complex Regional Pain Syndrome. *Journal of Manipulative and Physiological Therapeutics* (JMPT). 32 (5) p. 364–371.

[9] Cuccia, A. and Caradonna, C. (2009) The relationship between the stomatognathic system and body posture. *Clinics.* 64(1). p. 61–66.

그림 저작권 표시 (Picture credits)

Figures 16.1, 16.2, and 16.3 courtesy Thinkstock.
Figures 16.4 & 16.6, and 16.7 courtesy Advanced-Trainings.com.
Figures 16.5, 16.8, and 16.9 courtesy Primal Pictures, used by permission.

학습지침

깨물근 치료법, 2부

1 **깨물근 치료법(입안에서)에서, 저자가 치료하고 있는 쪽에서부터 반대쪽 몸쪽에 서 있기를 권장하는가?**

a 우발적인 깨물림 손상의 위험성을 줄이도록
b 앉기보다 서 있기에 의하여 당신이 사용된 압박력에 대하여 더 많은 조절력을 보유한다.
c 신체를 가로질러 치료하기가 환자에게 편안함의 느낌을 제공한다.
d 당신 손의 휘어짐이 환자의 턱의 모양과 더 잘 맞게 된다.

2 **교재에 따르면, 깨물근 치료법(입 안에서)에서 어떠한 환자의 동작이 이완을 도와주는가?**

a 턱을 뒤로 당기기
b 턱을 앞으로 내밀기
c 어금니를 악물었다 풀어주기
d 턱을 옆으로 움직이기

3 **교재에 따르면 깨물근과 함께, 어떤 다른 두 가지 근육이 턱을 닫힌 채 유지하는가?**

a 관자근과 안쪽 날개근
b 관자근과 가쪽 날개근
c 두힘살근과 관자근
d 안쪽과 가쪽 날개근

4 **다음 내용들 모두는 TMJ 문제를 치료할 때 신체 안에서 어딘가를 치료하는 타당한 이유인 것으로 이야기될 수 있다. 교재에서는 다음 중 어떤 것이 언급되었는가?**

a TMJ를 지나치게 오래 치료하는 것은 통증이나 기능장애를 악화시킬 수 있다.
b TMJ는 자세 및 전신적인 연관성에 의하여 영향을 받는다.
c 다른 곳을 치료하는 것은 환자에게 자신들의 턱안에서 통증에 고착되지 않도록 도와준다.
d 다른 곳을 치료하는 것은 부교감신경의 반응을 도와주며, 그것은 턱의 근육들을 이완하도록 도와준다.

5 **교재에 따르면, 깨물근이 높은 안정시 긴장도를 보유한 한 가지 이유는 무엇인가?**

a 대부분의 사람들은 늘어진-턱의 모습을 원치 않는다.
b 우리는 분노의, 공격적인 문화에 놓인다. (다른 사회에서 낮은 개물근 긴장도에 의하여 증명되듯)
c 깨물근은 바로 서 있는 동안 닫혀 있는 입을 유지한다.
d 무릎뼈-아래턱 반사는 근방추 안에서 긴장도를 증가시킨다.

정답에 대하여 www.Advanced-Trainings.com/v2key/를 참조한다.

두통 (Headaches)

제 17 장 근골격성 두통

제 18 장 편두통

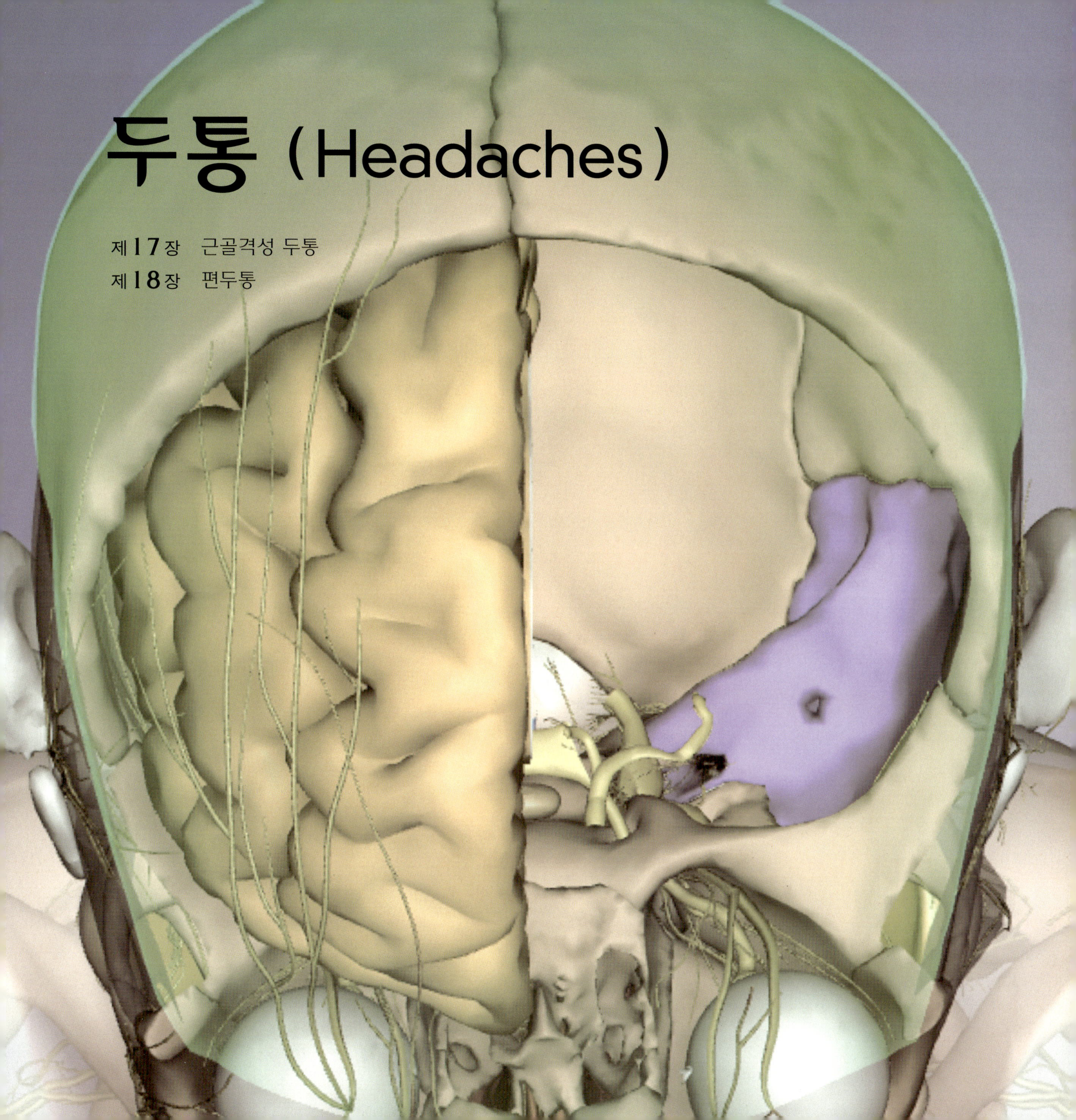

얇은 머리뼈근막(녹색)은 머리덮개의 많은 층들 가운데 하나를 형성하는 반면, 머리덮개뼈 내부 깊숙이에서, 관자뼈의 바위부분(보라색)의 가장 안쪽의 돌출부는 두뇌의 기저부에서 삼차신경과 다른 신경뿌리들(노란색)에 인접해 놓인다.

프리말 픽쳐스, 허락 하에 사용됨

근골격성 두통 (Musculoskeletal Headaches) 17

추측해 보자: 얼마나 많은 유형의 두통이 존재하겠는가? 구글에서 몇 분만 찾아보면, 당신은 두통의 구분된 유형의 수백 가지 목록을 수집할 수 있을 것이며, 다음을 포함할 것이다: 한랭발생의 두통(아이스크림을 먹고 난 후), 머리 감은 후 두통(그의 머리가 길이로 인해서 상당한 시간 동안의 감기로부터 젖어 있으며 그러므로 무거운 인도 여성들에게서 가장 일반적으로 나타나는), 성교성 두통(또는 "과음한 다음날" 두통), 발작성 두통(발작을 동반하는), 천둥번개 같은 두통(갑작스런, 심각한 발생), 그리고 많은 더 많은 다른 두통들. 그렇게도 많은 분류, 유형 그리고 원인들이 거기에서 존재할 때 당신은 두통을 치료하기 위한 일관된 접근방식을 어떻게 구성하기 시작할 것인가?

다행스럽게도, 우리는 그것을 좁혀 줄 수 있다. 두통은 전통적으로 **일차적인**(다른 병변에 의하여 유발된 것이 아닌) 또는 **이차적인**(또 다른 병변에 의해 유발된) 것으로 구분된다. 이차적인 두통의 사례는 머리 손상으로부터, 신진대사성 및 의학적 병변으로부터 결과하는 두통을 포함한다. 비록 손을 사용한 치료가 많은 사례에서 도움을 줄 수 있을지라도, 이차적 두통의 이러한 다른 형태들로 인해서, 우선적으로 의사에게 의뢰하는 것이 통상적으로 권장된다. 이것은 일반적으로 모든 지속적인 또는 재발성의 두통에서 올바른 임상인 것이다.[1]

	근골격계의 두통	편두통형 두통
통증 위치	전형적으로 양측성	전형적으로 한쪽 측면으로
공통적인 통증 묘사	"압박성" 또는 "쥐어짜는"	"박동성의" 또는 "찌르는 듯한"
동작에 대한 반응	일반적으로 변화 없음[2]	일반적으로 악화됨
감각성 부수현상	메스꺼움, 빛/소리 민감성 또는 전조(뒤섞이지 않는다면) 등과 일반적으로 연관되지 않음	메스꺼움, 빛/소리 민감성 또는 전조(시각적 장애) 등에 의하여 일정하게 동반됨
손을 사용한 치료의 목표	근육근막성 긴장상태와 과민성을 줄여준다.	뇌신경 압박을 줄여준다.

표 17.1 근골격성(또는 긴장-형태의) 두통과 편두통(또는 신경혈관성 형태의 두통)의 비교. 그것들이 근골격계의 및 신경혈관성의 원인 모두로부터 발생하기 때문에 혼합된 두통은 두 가지 형태의 특징을 보유할 수 있다.

1 지속적인 두통을 의사에게 진찰하도록 의뢰함의 중요성은 Advanced-Trainings에서 우리 사무실 매니저가 궁극적으로 그리고 슬프게도 치명적인 것으로 증명된 뇌종양으로 진단되었을 때인, 수년 전에 나에게 이해되었다. 물론 당신 환자에게 그것을 경고하지 않겠지만, 재발성의, 심한 또는 지속적인 두통에 대하여 진찰할 것으로 주장해야 한다.

2 비록 편두통성 통증이 동작이나 움직임에(계단 오르기, 앞으로 숙이기 등) 의하여 전형적으로 심해질지라도, 다발성두통(또한 신경혈관성 두통)은 때때로 격한 에어로빅 동작에 의하여 완화될 수 있다.

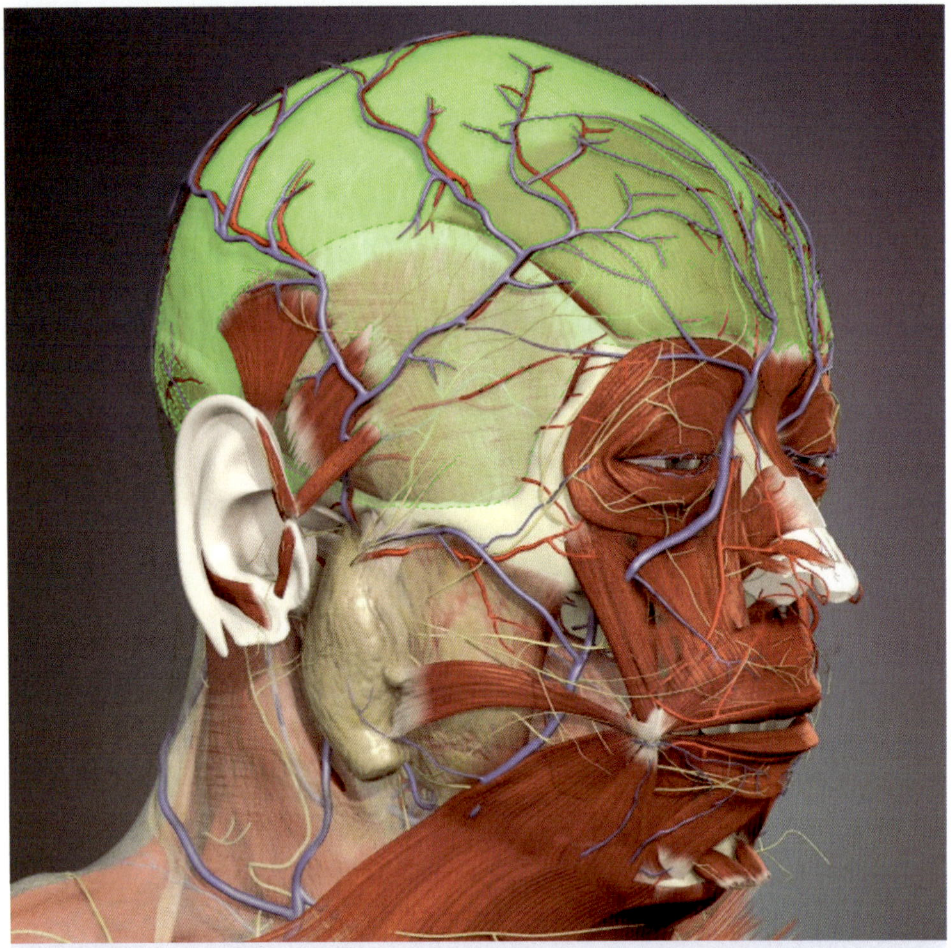

그림 17.1

머리뼈의 얕은근막(짙은 녹색)은 피부 바로 아래의 튼튼한 섬유–지방의 층이며: 머리덮개널힘줄(밝은 녹색)은 얕은근막보다 더 깊게 위치하며, 이마근과 뒤통수근의 근막성 부분이 된다. 이러한 층들은 많은 긴장상태와 근골격성 두통에서 한 역할을 수행한다.

일차적 두통(다른 병변에 의해 유발되지 않은 두통)은 다음으로부터 발생하므로 보다 세분될 수 있다:

1. **근골격계**의 기원(긴장–형태의 두통과 근육근막의 또는 관절의 제한과 연관된 다른 것들과 같은)
2. **신경학적 또는 신경혈관성** 요인 (편두통과 다발성 두통에서와 같이); 또는
3. **혼합된** 원인(즉, 근골격계의 그리고 신경학적인 기원의 조합에서부터 기원하는)

근골격성 또는 긴장–형태의 두통은 비록 그것이 반드시 가장 심한 것은 아닐지라도, 틀림없이 두통의 가장 일반적인 형태인 것이다. 손을 사용한 도수치료는 가벼운 그리고 심한 형태 모두에 대하여 도움을 줄 수 있다. 도수치료의 무작위하게 통제된 최근의 체계화된 고찰은 손을 사용한 치료가 만성적인 긴장–형태 두통의 빈도와 강도 모두를 감소시킬 수 있다는 것을 결론내렸다. 여기에서, 두통에 대한 두 개의 장 가운데 첫 번째에서 나는 두통의 이러한 범주에 대하여 효과적인 두 가지 치료법을 설명할 것이다. 18장에서는, 우리는 편두통과 신경혈관성 두통을 덜어주도록 도와주는 방법에 초점을 맞출 것이다.

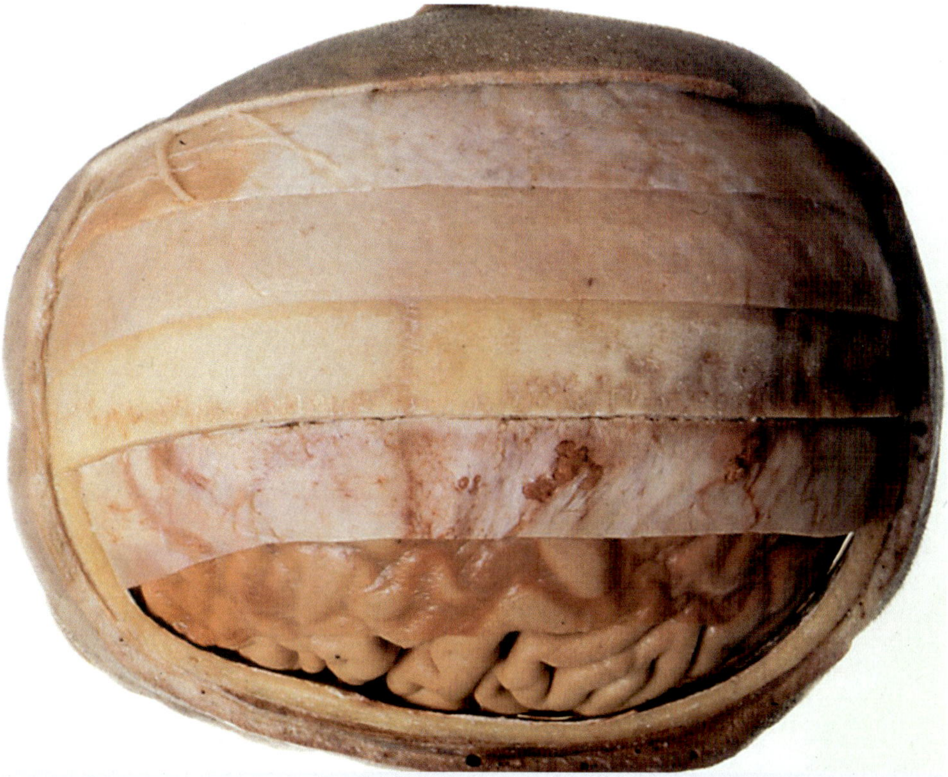

그림 17.2

머리뼈의 근막 층들의 단계화된 절개. 아래쪽에서부터 맨 위쪽까지, 가시적인 층들은 뇌거미막(두뇌에 대하여 바로 위에 놓인 가는, 얇은 층); 경질막; 골성 머리뼈; 머리덮개근; 머리덮개널힘줄(앞쪽으로 및 뒤쪽에서 볼 수 있는 이마근과 뒤통수근의 근육섬유들과 함께); 그리고 머리덮개의 얕은근막(피부와 이어지며, 이러한 그림의 가장 바깥 층을 형성하는).

머리덮개널힘줄 치료법

www.a-t.tv/hc05 머리덮개널힘줄 치료법의 비디오를 참조하세요

머리덮개의 얕은근막은(**그림 17.1과 17.2**) 목의 뒤쪽 얕은근막의 막과 직접적으로 이어지며 확장해서는 신체의 나머지 부분의 얕은근막과도 이어진다. 머리의 꼭대기 위에서 그것의 위치는 그 근막에 전면을 후면과 왼쪽을 오른쪽과 연결함의 독특한 역할을 제공한다. 이와 같이 그 근막은 신체 내부의 어디에선가의 근막성 스트레스와 보상작용에 대한 일종의 중계자이며 전달자인 것이다. 또한 피부아래의 섬유-지방성 층으로도 알려진 것처럼, 그 근막은 피부의 바깥층과 그 아래 놓여있는 머리덮개널힘줄 또는 머리덮개근 사이에 놓여있다. 비록 이러한 더 깊은 층도 역시 전적으로 막성분일지라도, 그것은 뒤통수이마근의 근육섬유를 포함하고 있다. 머리덮개가 측방으로 관자근을 덮고 있는 관자근막과 이어지기 때문에, 그것은 각별하게 턱의 긴장상태에 민감하다. 머리덮개보다 더 깊게 머리뼈 자체의 뼈 위에서 머리뼈바깥막이 놓여있다(**그림 17.2**).

신체 근막의 나머지 부분들로부터 긴장과 전이된 통증을 전달하는 것과 별개로, 머리뼈의 층들은 정신적인 노력과 스트레스 등과 함께 얼굴, 목 그리고 눈-긴장과 연관된 두통에서 직접적인 역할을 수행할 수 있다. 이러한 층들의 적응성과 유연성은 아래 놓인 봉합과 머리뼈들의 자유로운 동작에 대하여 필수적이다. 봉합의 제한은 근골격성 및 편두통성 두통 모두에서 한 역할을 할 수 있으며, 그러므로 머리뼈 근막의 구분상태와 자유를 확보하는 것은 두통을 치료하기에서 타당한 첫 번째 단계인 것이다.

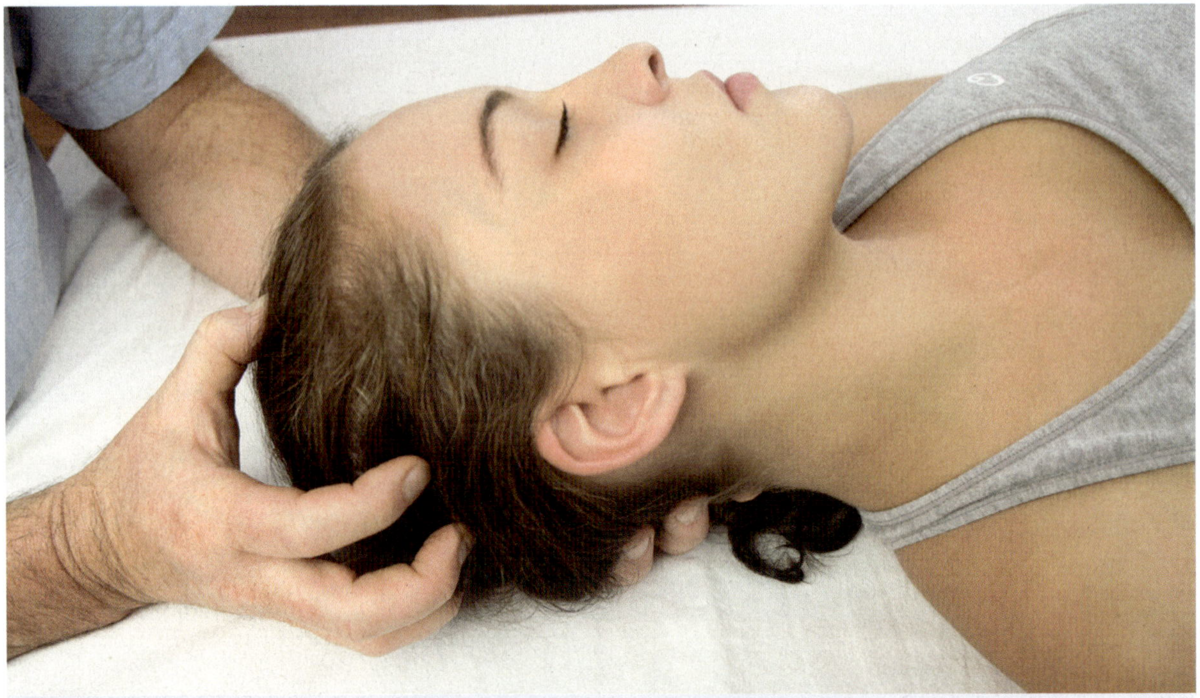

그림 17.3
서로간에 대하여 그리고 머리뼈의 뼈에 대하여 머리덮개의 얕은근막과 깊은근막들을 미끄러뜨리도록 확고한 손가락 압박력을 사용한다. 봉합의 약간 융기된 연결선들 위에서 모든 두꺼워짐에 대하여 각별하게 주의를 기울인다.

흥미롭게도, 머리뼈는 또한 접촉에 대하여 두뇌의 "긍정적인"(즐거운, 평화로운 또는 사회적인 친화력의) 감정적인 반응에서 어떤 역할을 수행하는 것으로 생각되는 특수화된 신경섬유(C-접촉의 상행섬유의)를 보유하는 신체의 영역들 가운데 한 곳이다. 모든 유형의 두통이 종종 심란함, 스트레스 또는 감정적인 동요 등을 동반하기 때문에, 머리덮개에 대한 손을 사용한 치료에서 각별하게 편안해지는 신체-마음의 영향을 보유할 수 있다는 것을 마음에 새겨두는 것은 유용할 것이다.

머리뼈 근막을 풀어주기 위해서, 다양한 층들을 서로에 대해 그리고 머리뼈에 대하여 움직이도록 당신의 손끝을 사용한다. 우리는 머리덮개의 표면을 또는 머리카락을 문지르고 있는 것이 아니며; 우리는 근막성 층들 자체를 미끄러뜨리며, 움직여주며, 자유롭게 만들고 있는 것이다. 멜론의 과육 주위에서 칸탈로프(남유럽에 많은 멜론의 일종)의 껍질을 떨어지도록 만드는 것을 연상해보라: 유착, 당김 그리고 두꺼워짐을 평가하고 풀어주도록 확고하고, 깊은 수평방향의 압박력을 사용한다. 단호하지만 예민한 접촉을 사용하며; 참을성 있고 철저해야 한다. 이러한 방법으로 수분 동안을 치료하며, 전체 머리 위에서 다양한 층들을 치료하고, 일단 바깥 층들이 구분되고 난 후 눈, 얼굴 그리고 눈썹 등에서 환자의 능동적인 움직임을 더해준다(**그림 17.3-17.7**).

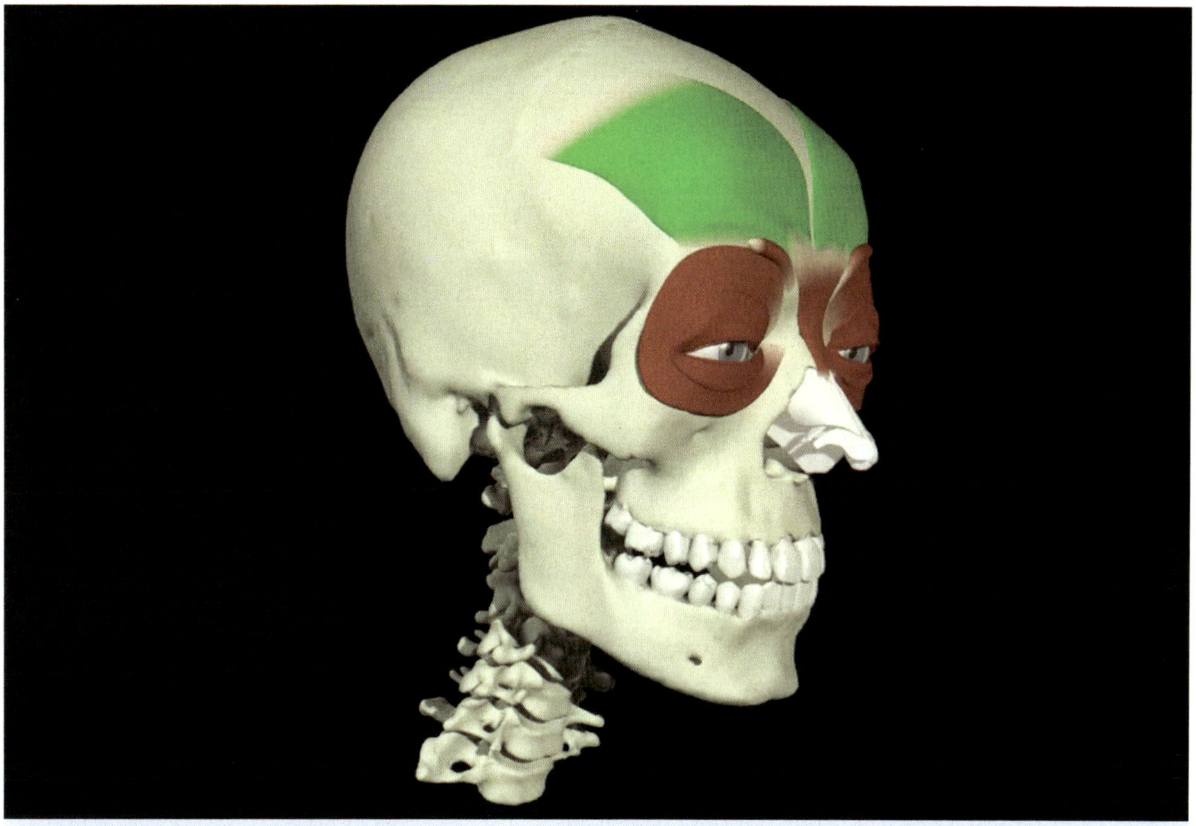

그림 17.4

이마근의 근육섬유(녹색에서).

핵심 정리: 머리덮개 치료법의 얕은근막 & 깊은근막

적응증은 다음을 포함한다:

- 긴장성 및 신경혈관성 두통

목적

- 머리뼈의 근막 층들에서 구분상태(활주작용과 서로 엇갈림)을 증가시킨다.
- 아래 놓인 머리뼈 봉합의 가동성에 대한 선택사항을 증가시킨다.
- C-접촉의 상행성 신경섬유의 자극을 통한 ANS의 평온해짐

방법설명

1. 머리뼈 근막 층들을 서로에 대해 그리고 머리뼈에 대해 움직이도록(서로 엇갈려 움직이도록) 깊은 수평방향의 압박력을 사용하며, 유착과 당김, 두꺼워짐 그리고 제한된 부위 각별한 관심을 제공한다.
2. 일단 바깥쪽 근막 층들이 가동되고 난 후, 능동의 움직임으로 실험해보도록 환자에게 요청하며, 두통성 통증이나 가동성 제한을 완화시키는 움직임에 집중한다.

움직임

- 눈, 턱, 얼굴 그리고 눈썹 등의 과장된 움직임

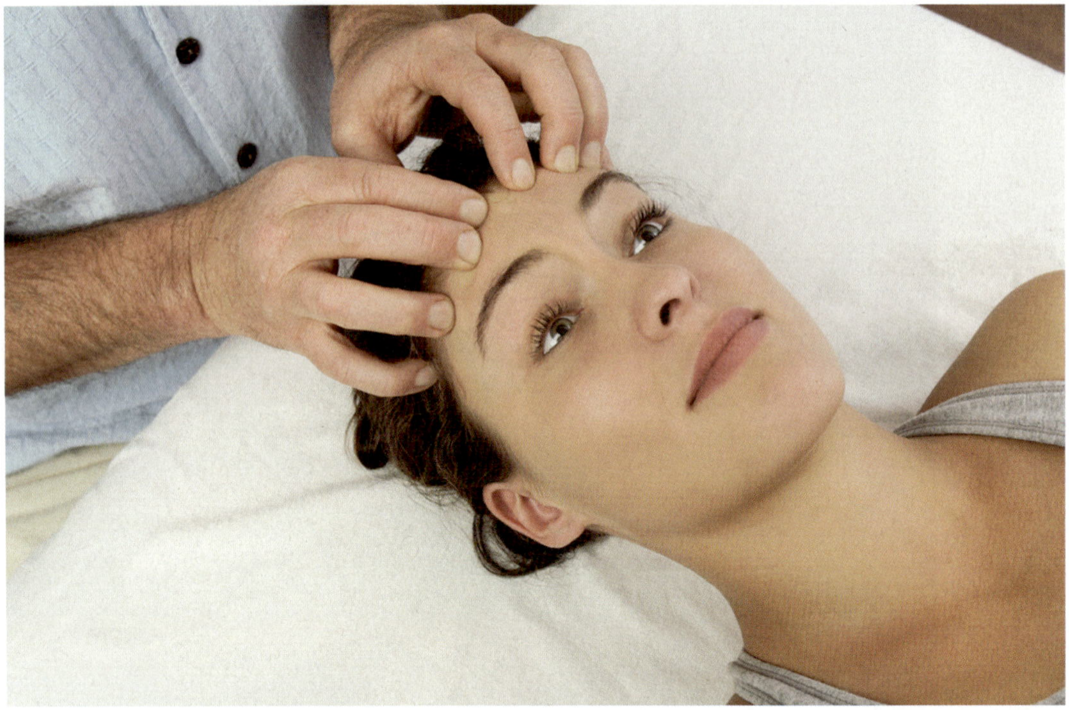

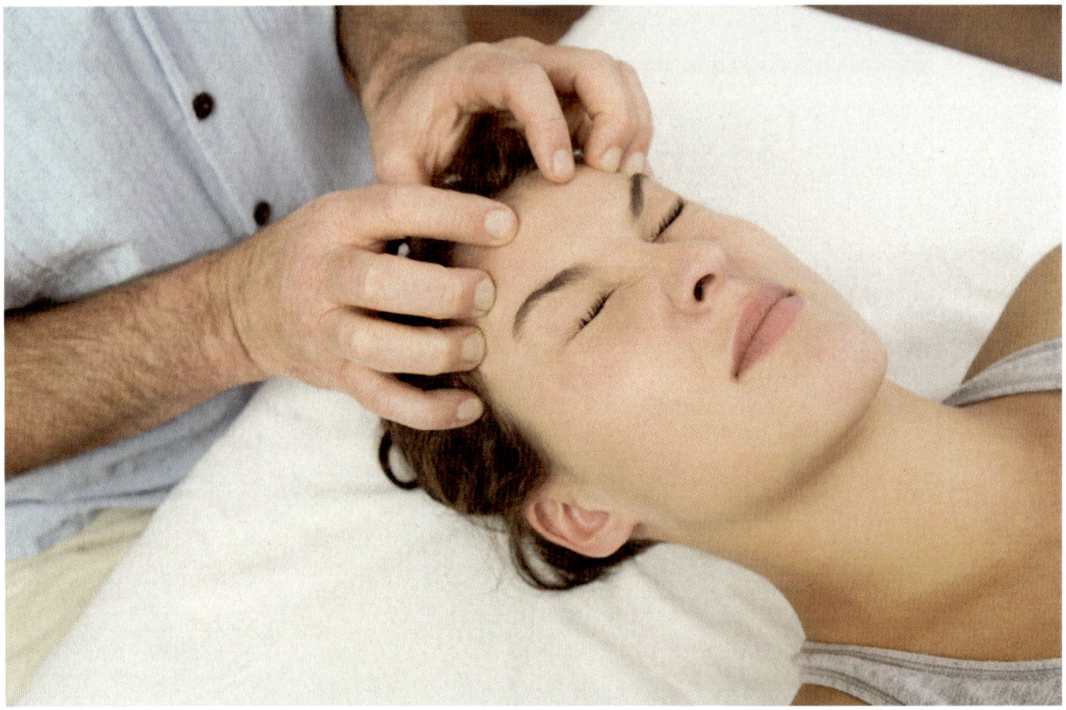

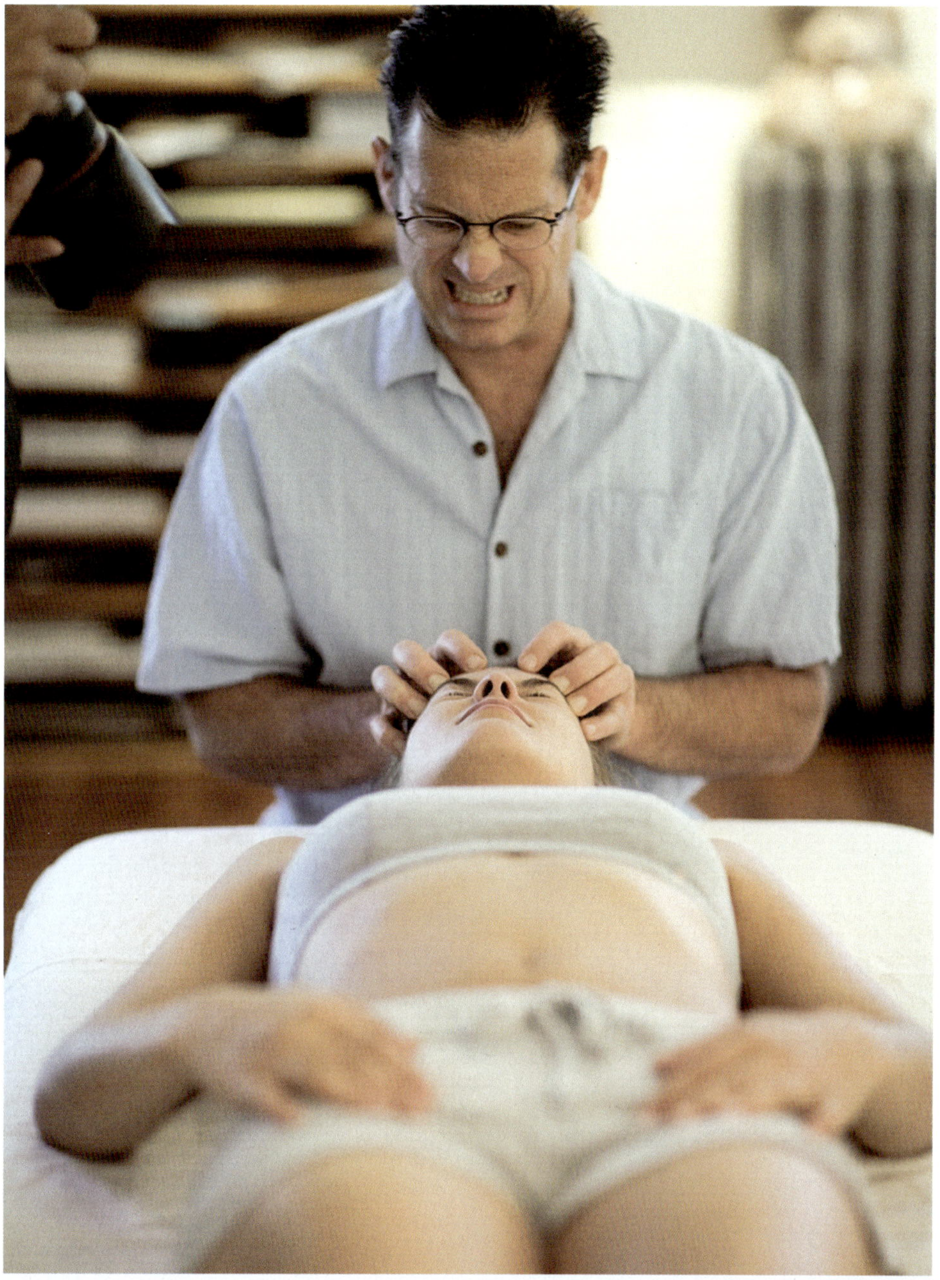

그림 17.5/17.6/17.7

머리덮개널힘줄이 이마근과 뒤통수근의 근육섬유를 포함하고 있기 때문에, 당신 환자의 능동적인 그리고 과장된 눈, 눈썹 그리고 안면의 움직임을 포함시키는 것은 근막의 풀어짐을 깊게 만들고 확대시켜줄 것이다.(그리고 당신이 자신의 이빨을 악물을 만큼 강하게 치료하는 것이 반드시 필요하지는 않을지라도, 그것은 당신이 환자가 만들기를 원하는 얼굴표정을 환자에게 보여주도록 도와줄 수 있다.)

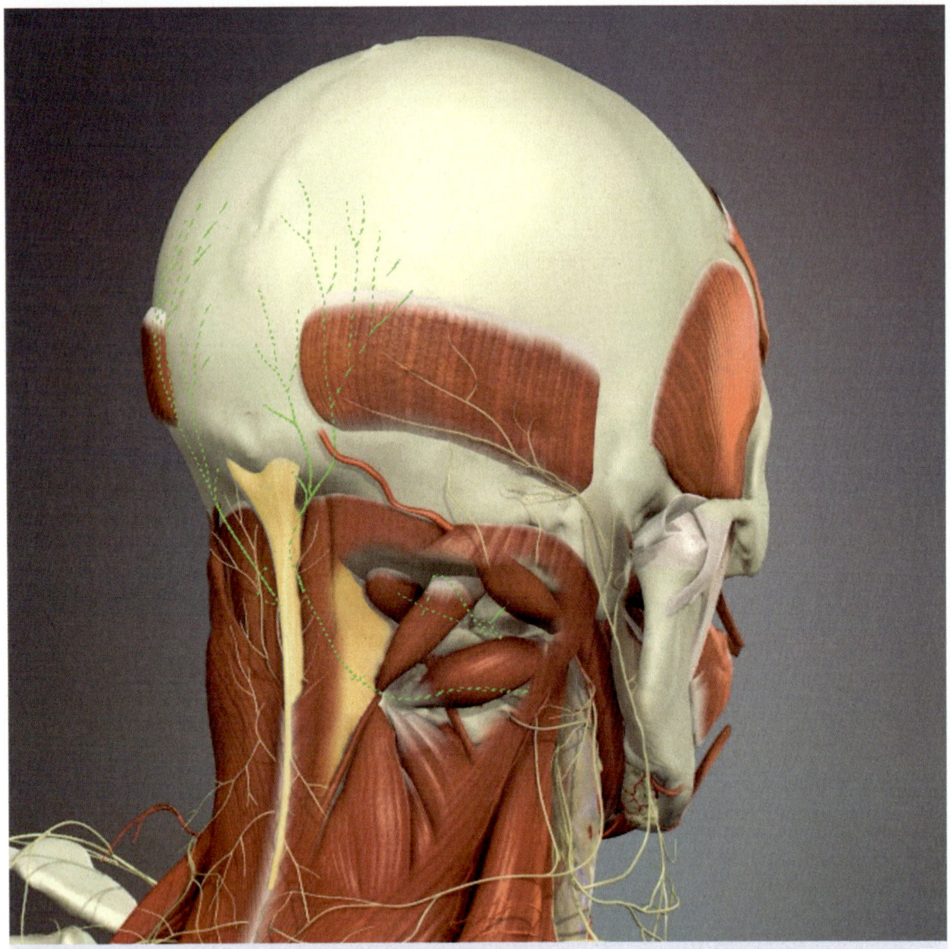

그림 17.8

중앙의 목덜미인대(오렌지색) 그리고 뒤통수밑 근육들을 통해서 지나가며 뒤쪽 머리의 긴장-형태의 두통에서 한 역할을 담당할 수 있는 뒤통수밑의 그리고 큰뒤통수의 신경(녹색).

목덜미 창문 치료법

목의 통증은 긴장-형태의 두통, 편두통 그리고 혼합된 형태와 연관된다. 뒤통수밑 근육들을 치료하기는 긴장-형태의 두통을 완화시켜 주는 잘 알려진 치료법이다. 목덜미 창문 치료법은 이러한 접근법의 한 가지 변형법이다. 바로 누운 당신 환자에게서, 목덜미인대의 상부 끝부분에서 뒤통수능선 바로 아래로 당신의 가운데손가락이 위치한 채, 목덜미인대의 양측면을 따라서 자신의 손끝을 종방향으로 위치시킨다(**그림 17.9와 17.10**). 확고하지만 참을성 있는 압박력으로, 그 인대를 양 측면에서 풀어주도록 양측에서 근육구조와 연부조직을 도와준다. 우리의 의도는 거기에서 작은 근육들로 그리고 빈번하게 뒤쪽 머리 통증의 기원이 되는 그 근육들 사이를 지나가는 중요한 경추부 신경들(**그림 17.8**)로 더 많은 공간을 제공하도록 뒤통수밑 공간의 "창문을 열어주는" 것이다. 비록 긴장-형태의 두통에 대해 상당히 효과적일지라도, 뒤통수밑 부위를 치료하기는 가끔씩 편두통성 두통을 악화시키는 것으로 관찰되었으며, 아마도 그것이 두개골의 순환을 증가시키기 때문일 것이다. **표 17.1**에서 그 구분을 다시 살펴보고 만약 당신이 편두통의 요소가 의심된다면, 당신 환자가 반응하는 방식을 주의 깊게 살펴보면서, 조심스럽게 뒤통수밑 치료법을 사용한다.

근골격성 두통은 단순하게 머리뼈의 근막 또는 뒤통수밑 근육들로 연관되지 않으며: 턱, 목, 눈 그리고 어깨 긴장 등도 많은 두통 패턴에 역시 기여할 것이므로, 넓게 생각해야 한다. 모든 통증과 비슷하게 두통성 통증도 일종의 감지작용이며, 이와 같이 관여된 조직들의 물리적인 특성에 추가해서

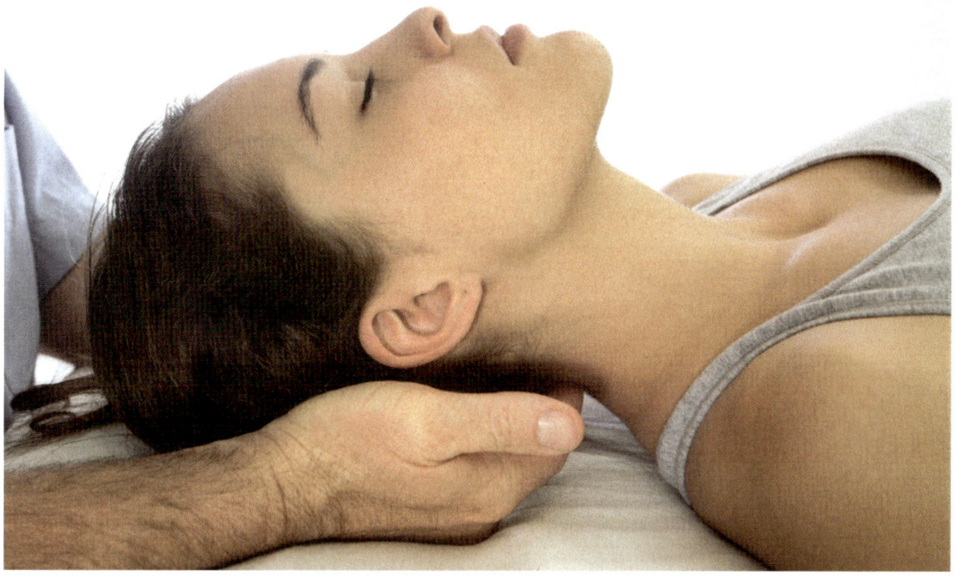

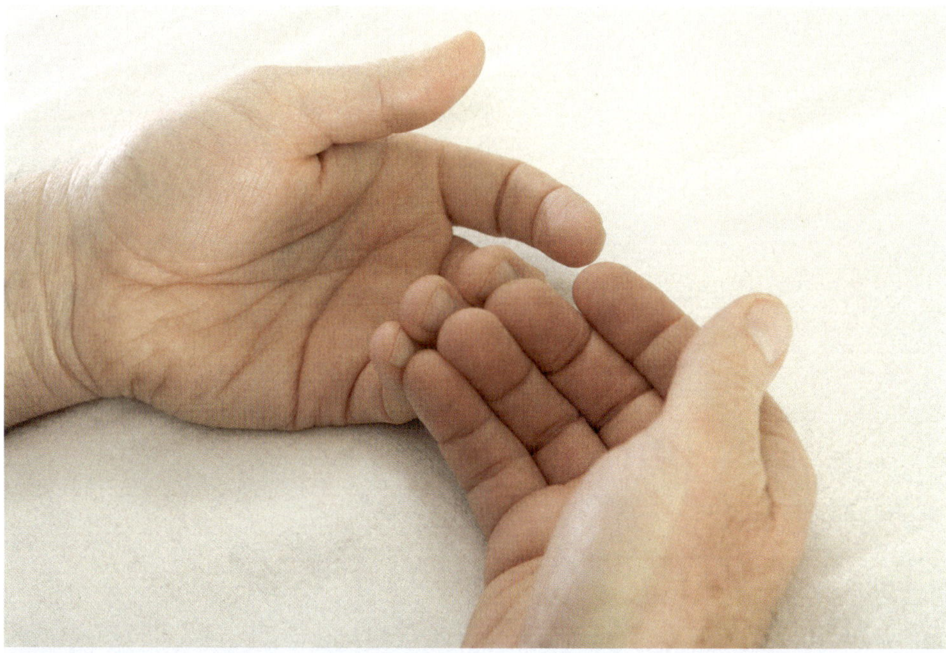

그림 17.9/17.10

목덜미 창문 치료법에서, 당신의 손가락은 종방향의 목덜미인대의 양 측면에서 근육근막의 측방 구분상태를 도와주며, 뒤통수밑 공간의 "창문"을 열어준다.

핵심 정리: 목덜미 창문 치료법

적응증은 다음을 포함한다:

- 긴장성 두통, 특히 뒤쪽 머리통증과 연관된 두통

목적

- 뒤통수밑 근육들과 이 부위를 통해서 지나가는 신경들을 위해서 "창문을 열어주도록" 공간을 만들기 위해서 층별 구분상태를 증가시킨다.

방법설명

1. 확고한 접촉으로, 측방으로 풀어주도록 목덜미인대의 양측면에서 근육근막을 부드럽고 참을성 있게 도와준다.
2. 반응을 기다린다; 목덜미인대를 따라서 어느 곳이든 위치를 바꿔주며; 반복한다.

많은 요소들에 의해 영향을 받는다는 것을 기억하는 것이 중요하다. 예를 들어, 전신화된 통증 과민성(또는 과도통증증후군)은 만성적인 긴장-형태의 두통과 연관되었으며, 그것은 중추신경계 안에서 통증 처리과정이 두통의 이러한 형태에서 중요한 역할을 담당한다는 것을 제안한다. 어딘가 다른 곳에서 통증처럼, 능숙한 접촉에 의해 촉발된 그 감각은 통증 감지작용과 통증 처리과정의 패턴에서의 변화에 효과적일 수 있다. 각별하게 두통에서 우리는 단순하게 포함된 물리적인 조직 이상에서 치료하고 있는 것이다.

비록 두통이 다양한 차원과 원인을 보유할지라도, 여기 이 장에서 설명된 그 두 가지 치료법은 두통성 통증에서 근골격성 관여가 존재할 때 완화를 제공해주며 재발을 막도록 도와줄 수 있는 단순하지만 지극히 효과적인 손을 사용한 도구인 것이다. 다음 장에서 우리는 편두통성 두통을 치료하기 위한 방법을 살펴볼 것이며, 당신의 치료법 도구상자로 더 많은 선택사항을 제공할 것이다.

참고문헌 (References)

[1] Robbins, M.S. and Lipton, R.B. (2010) The epidemiology of primary headache disorders. *Seminars in Neurology.* 30. p. 107–119.

[2] Chaibi, A. and Russell, M.B. (2014) Manual therapies for primary chronic headaches: A systematic review of randomized controlled trials. *The Journal of Headache and Pain.* 15(1). p. 67.

[3] McGlone, F., Wessberg, J., and Olausson, H. (2014) Discriminative and affective touch: Sensing and feeling. *Neuron*. 82(4). p. 737–755.

[4] Ashina, S., Bendtsen, L., Lyngberg, A.C., Lipton, R.B., Hajiyeva, N., and Jensen, R. (2015) Prevalence of neck pain in migraine and tension-type headache: A population study. *Cephalalgia.* 35(3) p. 211–219.

[5] Pielsticker, A., Haag, G., Zaudig, M., and Lautenbacher, S. (2005) Impairment of pain inhibition in chronic tension-type headache. *Pain.* 118(1–2). p. 215–223.

그림 저작권 표시 (Picture credits)

Figures 17.1, 17.2, 17.4, and 17.8 courtesy Primal Pictures, used by permission. Figures 17.3, 17.5, 17.6. 17.7, 17.9, and 17.10 Advanced-Trainings.com.

학습지침

근골격성 두통

1 **편두통에서 치료할 때 제안된 전략적 목표는 다음 중 무엇을 감소시키는 것인가?**

a 뒤통수밑 긴장상태
b 머리뼈의 압박
c 턱의 긴장
d 근육근막의 긴장상태

2 **교재에 따르면, 이러한 것들의 어느 것이 전형적인 근골격성 두통인가?**

a 종종 양측성인
b 일반적으로 편측화된
c 활동으로 악화되는
d 전형적으로 야간성인

3 **머리뼈 근막을 치료할 때 주장된 의도는 무엇인가?**

a 고유감각수용을 증가시키는 것
b 층별 구분상태
c 접촉성 상행 신경섬유의 억제
d 순환을 자극하기

4 **지속적인 또는 재발성의 두통을 보유한 환자에 대하여 이 장에서는 무엇을 권장하는가?**

a 보다 가벼운 치료
b 주의하면서 치료하기
c 보다 깊은 치료
d 의사에게 의뢰하기

5 **목덜미 창문 치료법에서 주장된 치료사의 의도는 무엇인가?**

a 머리뼈의 압박을 감소시키기
b 등세모근을 재-교육하며 풀어주기
c 뒤통수밑 근육과 신경을 위한 공간을 만들기
d 목덜미 인대를 풀어주기

정답에 대하여 www.Advanced-Trainings.com/v2key/를 방문한다.

편두통 (Migraines) 18

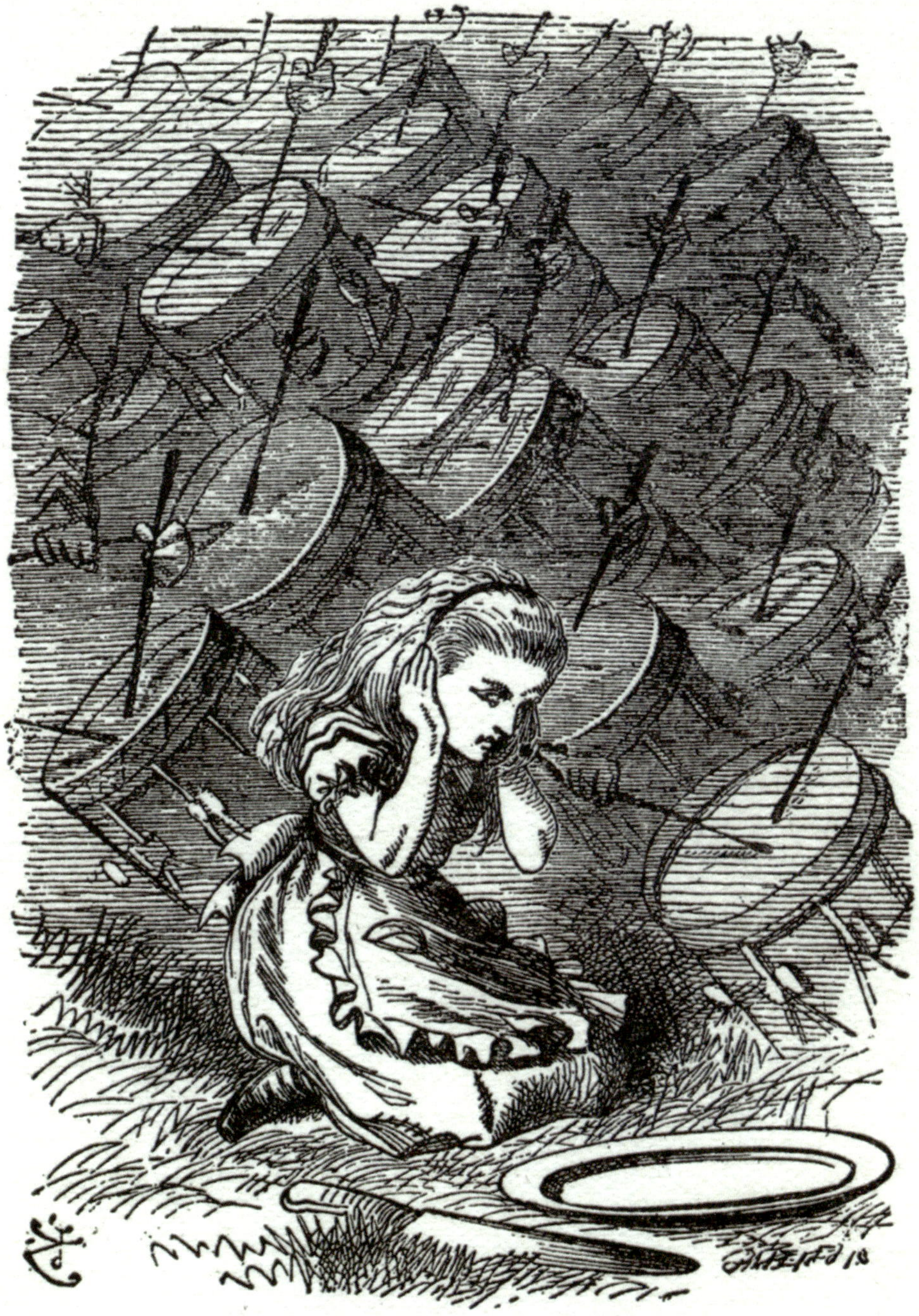

그림 18.1

소리 또는 시각적 장에 대한 과도한 민감성은 편두통을 구분짓는 특징들 가운데 두 가지이다. Lewis Carroll의 거울나라의 엘리스로부터 John Tenniel에 의한 삽화. Carroll 자신도 편두통으로부터 고통받았다.

편두통(migraine)이란 무엇인가? 좋은 질문이다. 우리는 무엇이 편두통성 두통을 유발하는지 잘 알지 못하지만, 우리는 그것을 알아내는 방법을 알고 있다. 비록 많은 사람들이 모든 심각한 두통을 편두통이라고 부를지라도, 진정한 편두통을 구분짓는 특징들의 몇 가지는 그것들이 1) 머리의 한쪽에 주로 영향을 주는 경향이 있다는 것; 2) 욱씬욱씬하거나 고동친다는 것; 3) 통증이 없는 시간 이후 재발한다는 것; 그리고 4) 거의 항상 메스꺼움, 빛공포증(빛에 대한 과도한 민감성), 소리공포증(소리에 대한 과도한 민감성, **그림 18.1**), 또는 전조(시각적 장애, **그림 18.2**) 등에 의하여 동반된다는 것이다(197쪽에서 **표 17.1**을 참조한다).

편두통은 자체의 심한 정도와 동반하는 증상에서 상당하게 가변적이며, 때로는 긴장성/근골격성 두통과 "혼합된다." 그렇지만 머리 손상이나 의학적 병변의 부재에서, 그것이 최소한 위에서 정리된 네 가지 특징 중 세 가지를 보유한다면 당신 환자의 두통이 진정한 편두통일 가능성은 확실할 것이다. 편두통이 두통의 다른 유형들과는 다르게 손을 사용한 치료에 대하여 상이하게 반응하기 때문에(예를 들어, 뒤통수밑 치료가 종종 긴장성 두통을 개선시키지만, 일부 편두통을 악화시키는 것으로 보이듯이), 근골격성 두통으로부터 편두통을 구분하는 것이 가능하다는 것은 당신의 치료적 개입을 보다 효과적으로 만들게 될 것이다. (근골격성 두통을 알아내기에 관해서는 17장을 참조한다.)

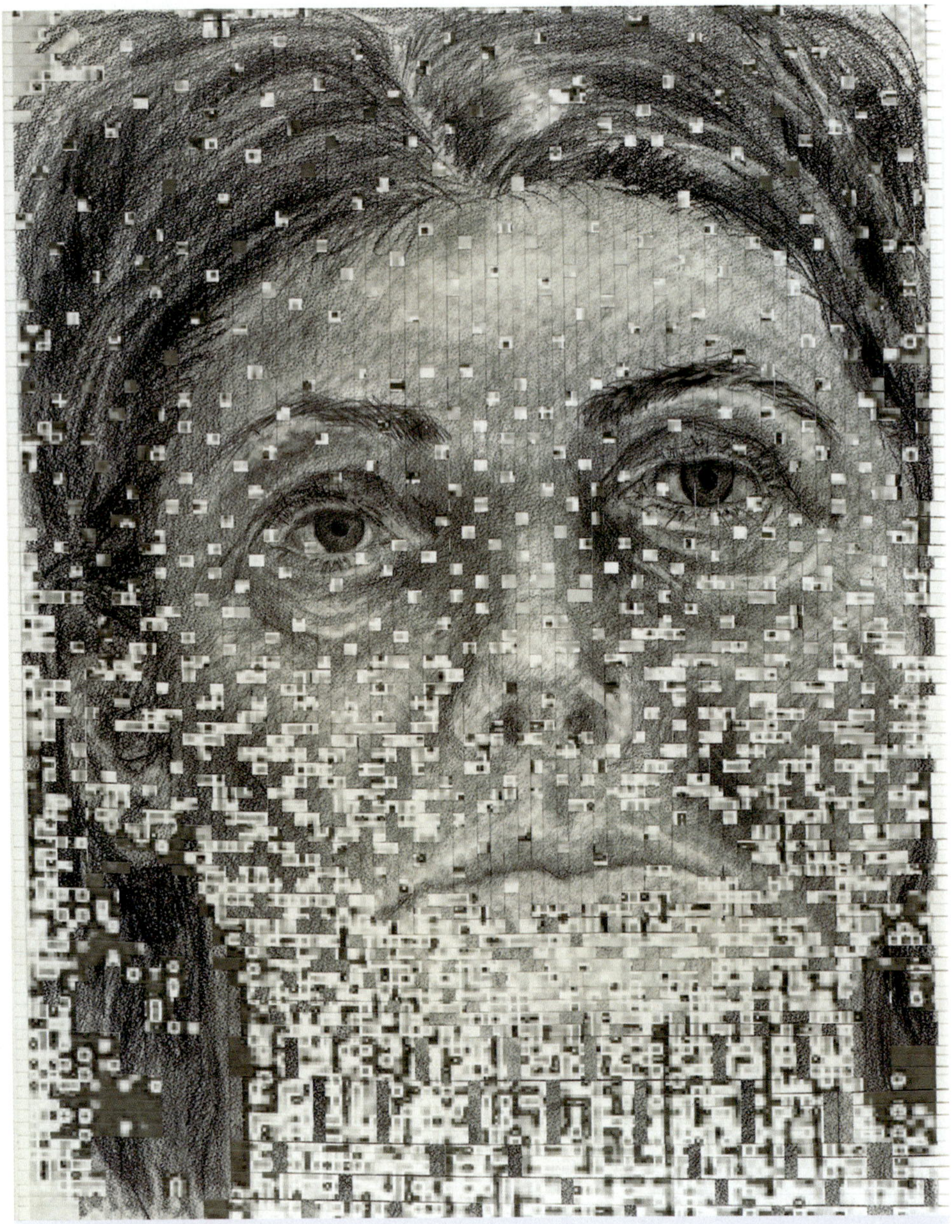

그림 18.2
편두통, Helen Donis-Keller.

혈관성 또는 아닌 다른 것?

비록 우리가 편두통을 알 수 있고 치료할 수 있을지라도, 그것들의 근본 원인은 논란이 있으며, 오로지 부분적으로만 이해되었다. 두뇌조직 자체는 통증에 둔감하며, 그러므로 비교적 최근까지 편두통의 심각한 통증은 머리뼈의 내부에서 통증을 알려주는 두뇌의 혈관에서 확장과 늘어남(**그림 18.3**)으로부터 그리고 민감한 수막과 기타 조직에서 결과적인 압박으로부터 기원하는 것이라고 생각되었다.

혈관의 확장(혈관 늘어남)은 1700년대처럼 이른 시기에도 편두통의 원인인 것으로 생각되었다. 보다 최근에 두뇌스캔은 혈관확장이 사실 많은 편두통과 연관된다는 것, 그리고 이것은 혈액 흐름이 300%까지 증가될 수 있다는 것을 확인했으며 – 그렇지만, 오로지 편두통의 **이전에만**, 그리고 오로지 일부 편두통 환자들에게서만. 이러한 동일한 연구는 편두통성 두통 자체의 발생 중, 두뇌 안에서 혈액순환은 정상이거나 오히려 약간 감소된다는 것을 확인했다(1). 이러한 소견은 편두통의 주요한 원인으로서 혈관확장에 의문을 던진다. (아무튼, 그 결과는 충분히 이르게 적용된다면, 냉적용이 혈관수축적이기 때문에, 뒤통수에서 댄 얼음이나 입천장에 머금은 아이스크림 등이 때때로 편두통성 두통의 진행과정을 늦춰주거나 멈춰줄 수 있다는 일부 편두통 환자들의 관찰을 설명해 줄 것이다.) 편두통에 대한 처방약은 공통적으로 혈관수축제를 포함하며, 카페인(역시 일종의 혈관수축제)도 증상의 첫 징후에서 사용된다면 편두통의 진행과정을 멈추도록 도와줄 수 있다는 보고도 일반적이다(비록 다른 사람들이 규칙적인 카페인

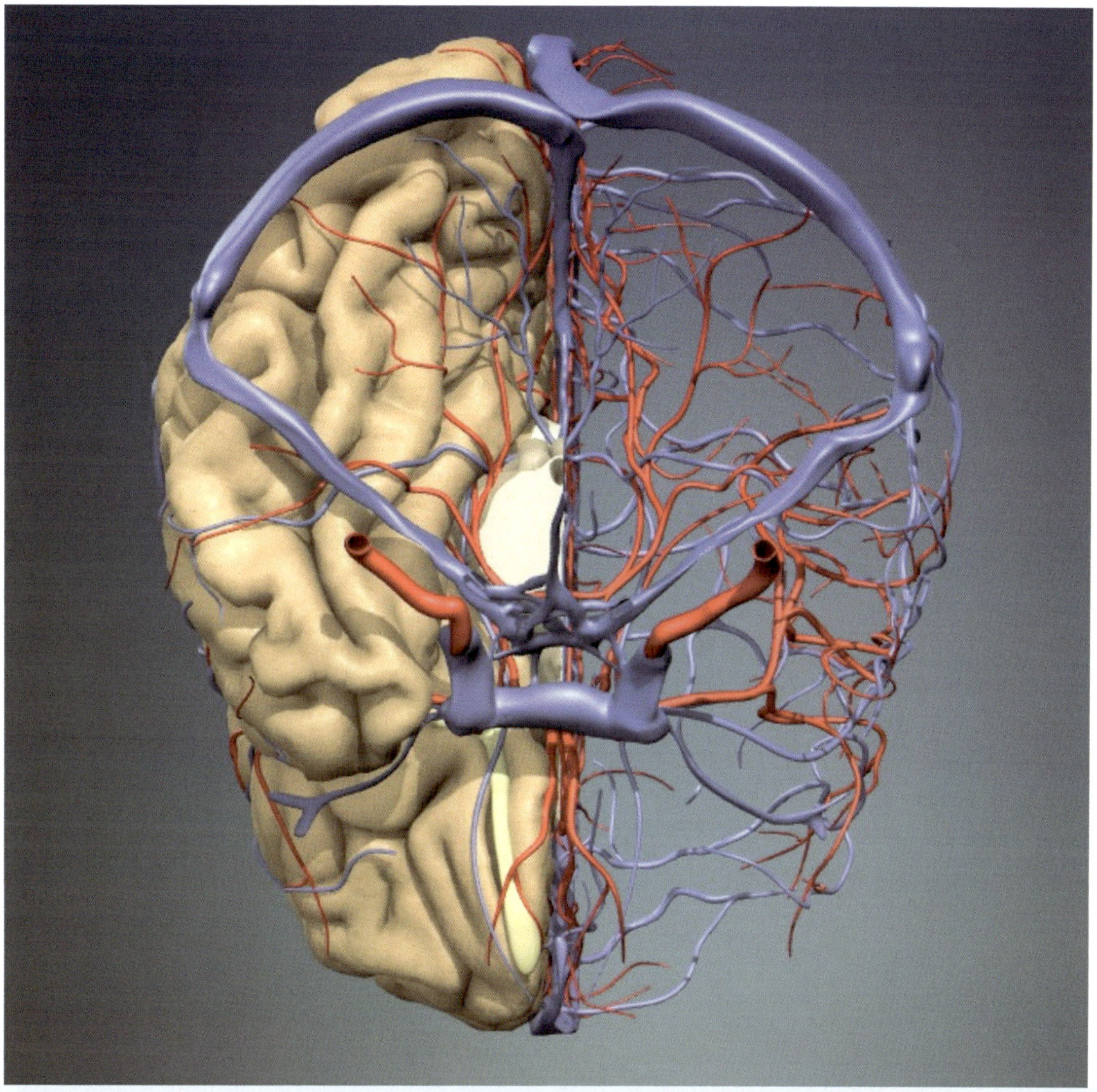

그림 18.3

편두통은 오랫동안 그것들의 통증이 머리뼈 내부에서 정맥과 동맥의 과도한 확장에 의하여 유발되므로 혈관성 두통으로서 분류되어왔다. 최근의 연구는 신경계가 이전의 생각들보다 훨씬 더 큰 역할을 시행하는 것으로 그리고 혈관확장은 오로지 편두통의 시점에서만 그리고 단지 일부 사례에서만 발생하는 것으로 제안된다.

사용 이후 보다 적은 편두통이 멈춰졌다는 것을 보고할지라도). 그렇지만 주로 혈관확장을 바로잡기에 의존하는 이러한 그리고 다른 치료법은 오로지 제한된 성공만을 만들며, 마찬가지로 편두통을 유발하는 다른, 비-혈관성의 기전이 존재한다는 견해를 뒷받침한다.

여성은 각별하게 호르몬 변화의 시기에 즈음해서 남성보다 훨씬 더 빈번하게 편두통을 갖게 된다; 모든 여성의 거의 28%까지가 그들 삶의 어느 시점에 편두통을 보유할 것이다(2). 쌍둥이의 연구는 유전자가 편두통의 발생의 개연성에서 60~65%의 영향력을 보유한다는 것을 제안한다(3). 환경적인 요인들도 마찬가지로 편두통에서 연루되어 왔다. 제안된 편두통 발생요인들은 스트레스, 손상, 특정한 음식, 알콜, 탈수, 신체적 노력, 생리와 호르몬의 동요, 육체적 또는 감정적 스트레스, 강한 향취, 반짝거리는 불빛, 기온변화, 알러지, 수면 결핍, 배고픔, 형광성의 불빛, 긴장성 두통, 기타 등등을 포함한다(4).

현재, 가장 공통적으로 수용되는 견해는 유전자와 환경 모두가 당뇨와 고혈압과 같은 병변에 기여하는 그 방식에 비교할 수 있는, 유전적 · 환경적 기여요소의 복잡한 상호작용과 함께, 주로 신경계 장애인 것으로 여겨진다. 최근 연구는(5) 편두통이 두뇌를 가로질러 휩쓸고 가는 신경세포의 과도한 작용의 파동으로 시작한다는 것을 제안하며(**그림 18.4**); 그 퍼지는 파동은 이어서 뇌간 안에서 통증-신호의 신경원을 작동시킨다. 비정상적으로 증가된 활동성(두뇌피질 퍼지는 압박으로도 알려진) 이러한 신경-전기적 "두뇌-폭풍"의 근본 원인은 잘 알지 못한다. 과도한 작용은 억제된 신경세포 흥분성으로 이어지며; 그 세포는 닳아 해지는 것으로 보이며, 이러한 고갈이 아마도 편두통 이후 분명하게 말하고 생각하기의 어려움을 설명할 것이다.

물론 거기에는 포함된 다른 신경학적인 요인들이 존재할 것이다. 2007년에 하버드의대에서 한 가지 연구는 편두통 환자의 물리적인 두뇌 구조에서 차이를 보여주었다. 연구된 장기간에 걸친 편두통 환자에게서, 삼차신경(그것이 머리와 얼굴로 공급되는, **그림 18.13-18.15**)에 일치하는 체성감각성 피질의 영역은 정상군보다도 더 두꺼웠다(6). 이것이 하나의 원인인지 또는 편두통성 통증의 영향인지 불분명하지만, 그 연구의 저자들은 감각성 피질의 차이가 아마도 일부 편두통 환자들이 그들의 두통과 함께 요통, 턱의 통증, 피부 과민함 그리고 기타의 감각성 문제들을 보유하는 이유를 설명하도록 도와줄 것이라고 제안한다.

다발성 두통

다발성 두통은 아마도 알려진 가장 통증성의 경험에 속할 것이다(**그림 18.5**). 다발성 두통을 경험한 어머니들에 따르면, 그러한 통증이 출산의 고통을 훨씬 압도할 수 있고 한다(7). 편측성의, 갑작스러운 그리고 심각한 눈, 얼구, 안구 통증 등에 의하여 특징지어지는 그 통증은 15분에서 3시간까지 지속될 수 있다. 그것들은 통증없는 시기에 의하여 중단된 작동의 "집단들"로서 재발하는 경향이 있으며; 그러므로 그 명칭인 것이다. 그것들은 또한 자체의 심한 정도로 인해서 "자살의 두통"으로도 알려졌다. 다발성 두통은 대략 1 대 25 정도의 "다발성 두통 환자"와 편두통 환자 정도로 편두통보다 드물다(8). 편두통처럼 다발성 두통도 머리의 혈관 확장이 삼차신경에서 압박을 주게 되는 것으로 생각되면서 아마 혈관성 요소를 보유할 것이다. 또한 편두통처럼, 다발성 두통의 내재하는 원인도 역시 알지 못하지만, 호르몬과 신경전달물질 그리고 비정상적인 시상하부 작동이 의심되는 요인이 된다.

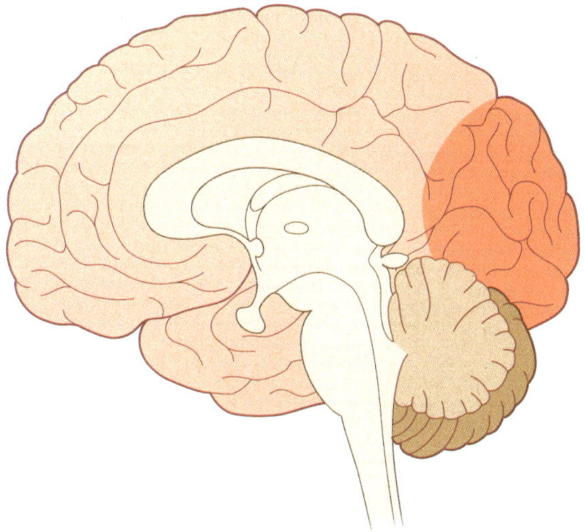

그림 18.4

편두통성 두통의 시작 이후 대략 6분 정도에서 두뇌 안에서 비정상적인 신경원의 작용에 의하여 영향을 받은 영역(피질의 퍼지는 압박, 적색에서). 이환된 부위의 크기는 그 편두통이 진행하면서 지속적으로 커진다.

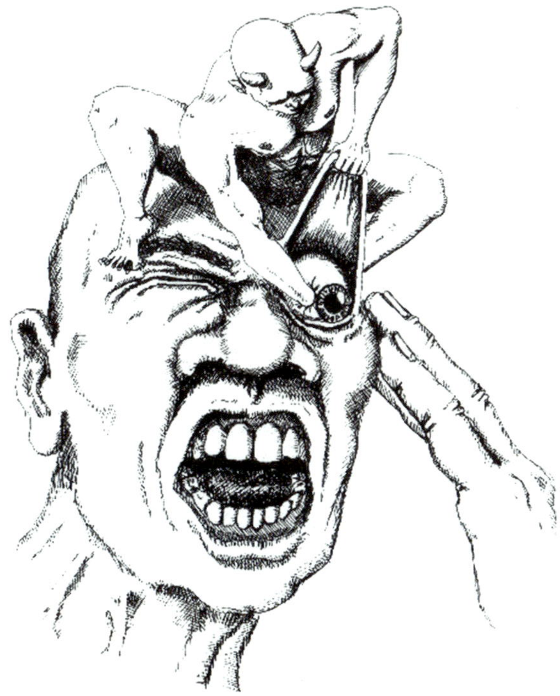

그림 18.5

다발성 두통은 심각한 눈, 얼굴 또는 안구의 통증의 반복하는 발생을 포함한다. 편두통처럼 그것들은 기원에서 신경학적인 것으로 보인다. 다발성 두통, JD Fletcher.

일부 다발성 두통은 신선한 공기 또는 격렬한 에어로빅 운동(이것이 편두통을 악화시킬 수 있는) 등에 의하여 완화된다; 증가된 산화작용이 그 의식된 기전이 된다(9). 아마도 삼차신경의 포함으로 인해서, 광대활(위쪽 뺨을 통해서 또는 입안으로) 주위에서 손을 사용한 치료 또는 안와의 모서리에서 직접적인 조심스럽지만 확고한 압박 등은 둘 모두가 응급의 방법으로 환영받을 수 있다. 기타의 손을 사용한 치료법 의미에서, 다발성 두통은 종종 내가 아래에서 설명하게 될 치료법과 개입방법에 따라서, 편두통과 비슷하게 다루어질 수 있다.

편두통에 대한 치료법

손을 사용한 치료는 편두통에 도움이 될 수 있다. 여러 연구들에서 이것은 확인된다(10). 추가로 우리는 우리 자신의 개별적인 임상에서 그리고 우리의 심화 근육근막의 치료법 세미나 참가자들로부터 우리가 들었던 이야기들에서 일화적인 증거들을 보게 된다.

비록 편두통과 다발성 두통의 그 원인과 기전이 오로지 부분적으로만 이해되었을지라도(17장에서 논의된 듯) 우리는 우리가 빈번하게 활성의 그리고 급성의 편두통을 완화시키는 것이 가능하다는 것을 알았으며 많은 사례에서 그것은 우리가 그들의 빈도도 역시 감소시킬 수 있는 것으로 보인다.

머리 압박을 덜어주기

17장에서는 어떻게 긴장성 및 기타 근골격성 두통이 편두통에서부터 상이한가를 다루었다(**그림 18.6과 18.7**). 일반적인 근육골격성(또는 긴장-형태의) 두통에 대해, 우리의 주된 손을 사용한 치료 목적은 머리의 통증에 기여하고 있는 **모든 근육 근막성 긴장상태를 풀어주는 것**이다. 이것은 또한 각별히 많은 편두통이 근육근막성 통증과 제한된 층 가동성과 혼합되며 긴장성 두통에 의해 촉발될 수 있기 때문에, 편두통에서 치료할 때 시작하기 위한 유용한 방법도 된다. 편두통의 사례에서, 우리가 취할 수 있는 부가적인 단계가 존재한다. 일단 근막성 제한이 풀어진 후, 혈관성 두통에서 치료하기 위한 우리의 손을 사용한 치료의 주요한 목적은 **머리 압박을 줄여주는 것**이 된다.

이러한 경험적인 접근법은 가끔씩 편두통 환자로서 내 자신의 경험에서 기원한다. 나의 편두통의 한 시기 중, 나의 명료한 감각은 압도하는 통증으로부터 완화가 내 머리의 바깥에서 치료하는 것에 있지 않고, 그보다 내 머리뼈 자체의 안쪽에 접근하며 그것을 내부에서부터 바깥으로 벌려줌에 있을 것이라는 생각이 들었다.

나는 "머리뼈의 압박을 줄여주는 것"이 유일하게 주관적인 비유인가, 또는 여기에서 설명된 그 치료법이 실재적으로 머리뼈 압박을 감소시키는가를 객관적으로 증명가능한 방식에서 말하는 것이 가능하지 않다. 그렇지만 나의 개인적인 그리고 임상적인 경험 모두에서 이러한 방법은 그 발생 동안에 시행된다면 때때로 상당히 극적으로 많은 편두통을 믿을 수 있게 완화시킨다. 예방은 양을 재는 것보다 훨씬 어렵지만, 많은 환자들은(비록 전부는 아닐지라도) 이러한 치료법을 그들 스스로에게 규칙적으로 시행했을 때 감소된 두통 빈도와 심한 정도를 보고했다.

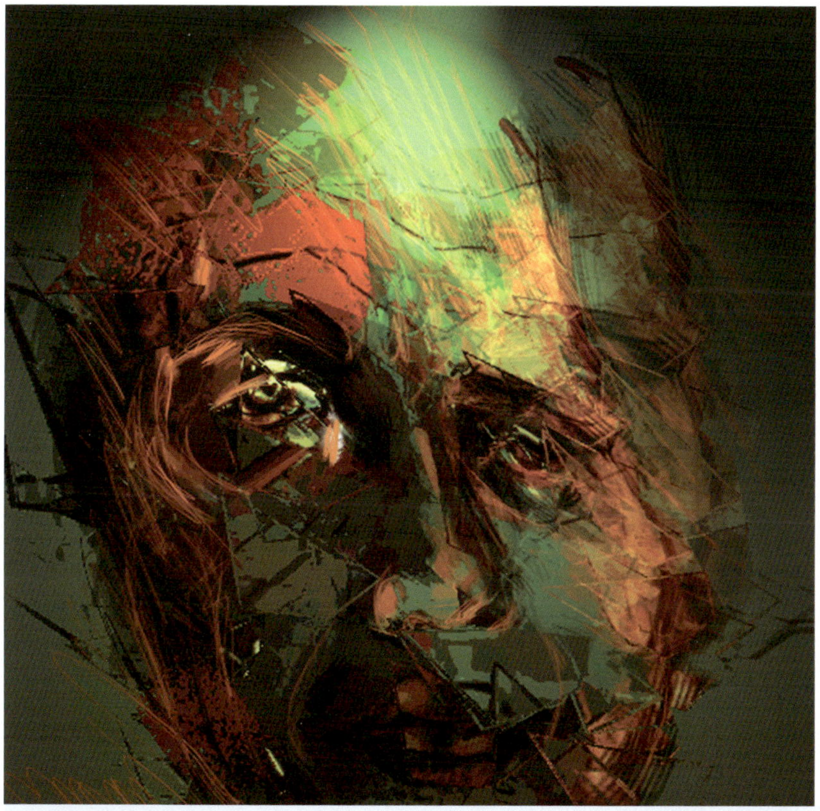

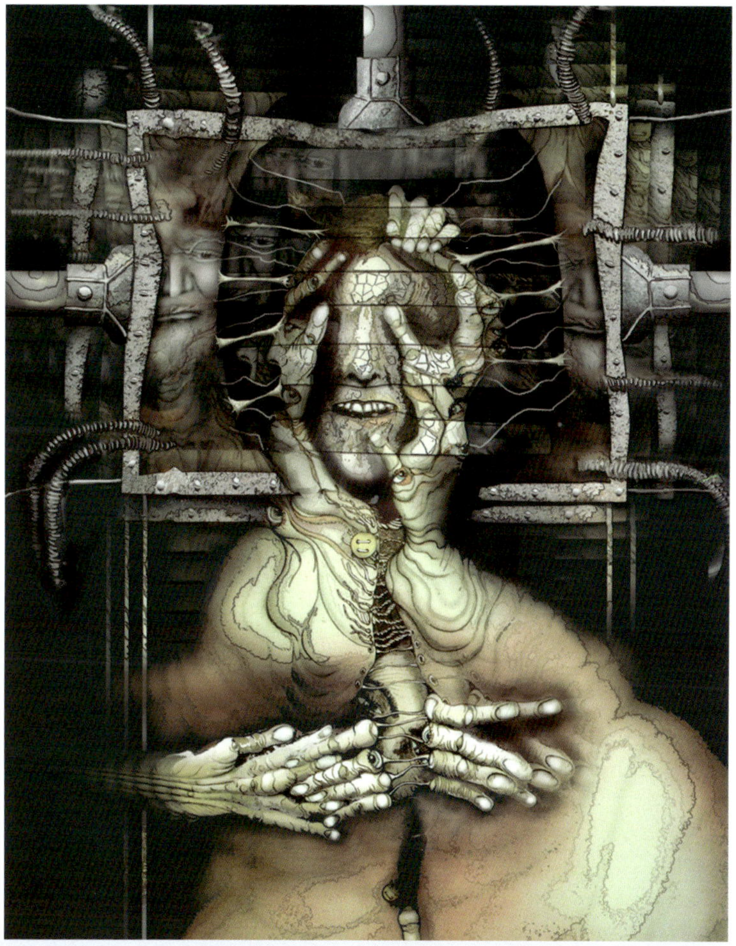

그림 18.6/18.7

편두통은 그것들이 시각 장애와 비슷한 감각의 현상을 일정하게 동반한다는 것에서 긴장-형태의 두통에서부터 구분되며(18.6, *시각 장애*, Joyce Ryan), 근골격성 또는 긴장성 두통처럼 양측성이기 보다는(18.7, *압도되다*, Rick Simpson) 편측성의 경향이 있다. (다른 두통으로부터 구분적인 편두통에 대한 더 많은 내용은 17장을 참조한다.)

www.a-t.tv/nc07
입천장 치료법의
비디오를
참조하세요

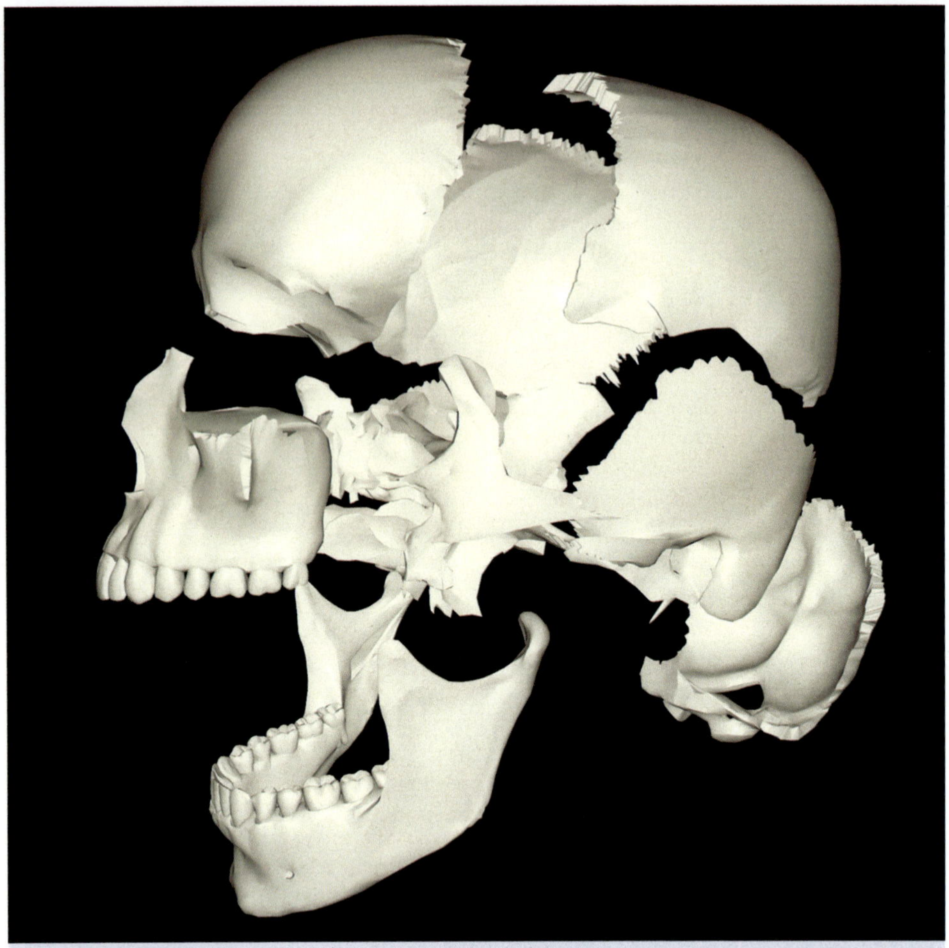

그림 18.8

편두통을 치료함에서 우리의 손을 사용한 치료 목적은 머리뼈의 뼈들을 비유적으로 "감압해주는" 것이다. 입천장은 머리뼈 구조물의 중심적인 쐐기돌의 하나이다.

입천장 치료법

만약 편두통을 치료할 때 우리의 목적이 내부에서부터 밖으로 머리뼈를 감압시키는 것이라면, 머리의 안쪽에 도달하기 위한 보다 좋은 장소가 입천장 이외에 어디가 있겠는가? 단지 단단입천장이 머리뼈의 서로맞물림의 "쐐기돌"로서 생각될 수 있는 것뿐만 아니라(**그림 18.8**), 보조기나 보철물에 의한 입천장의 압박완화가 편두통 및 혼합된 두통과 알려진 연관성을 보유하기도 한다(11).

입천장을 치료할 때, 당연하게 입안으로 치료에 관한 모든 관습상의 고려사항이 적용된다. 당신 환자에게 입안에서 치료하기에 대한 목적을 확실하게 설명하며 당신이 그렇게 하기에 앞서 분명한 허락을 얻는다. 장갑 폐기와 손씻기로 위생처리 과정을 시행하며; 라텍스 민감성에 대하여 질문하며; 모든 지역의 임상규정의 범위에 익숙해야 한다(일부 미국 주들은 입안에서 치료하기 위한 자격요건에 대한 특정한 트레이닝이나 보증서를 요구하며, 몇몇 주는 전적으로 그것을 금지한다). 그리고 대부분에서, 구강이 개인적이며 지극히 민감하다는 두 가지 모두를 유념하며; 앞서 언급한 듯 입의 안쪽은 우리의 손보다도 더 많은 접촉 민감성을 보유한 우리가 치료하는 유일한 신체 부위인 것이다.

입천장을 치료하기 위해서, 당신의 두 손 사이에서 위턱뼈와 입천장을 느끼면서, 바깥쪽의 다른 손의 엄지손가락과 함께 당신의 장갑 낀 집게손가락을 입안에서 사용한다(**그림 18.9와 18.10**). 입천장을 구성하는 뼈들의 모양과 가동성(또는 고정상태)를 느껴보도록 느린, 정적이고 민감한 그리고 확고하지만 부드러운 압박력을 사용한다. 당신의 안쪽 손가

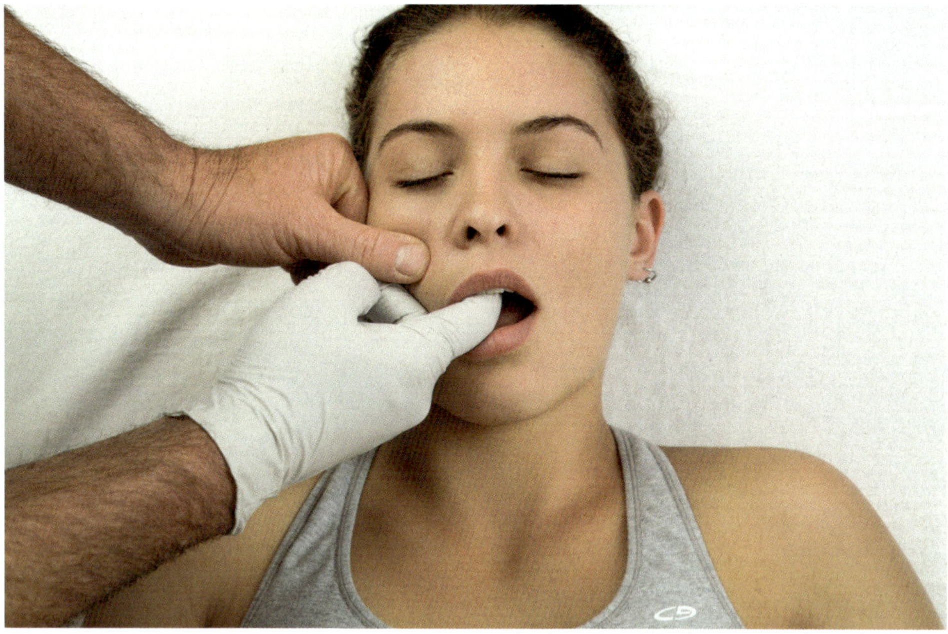

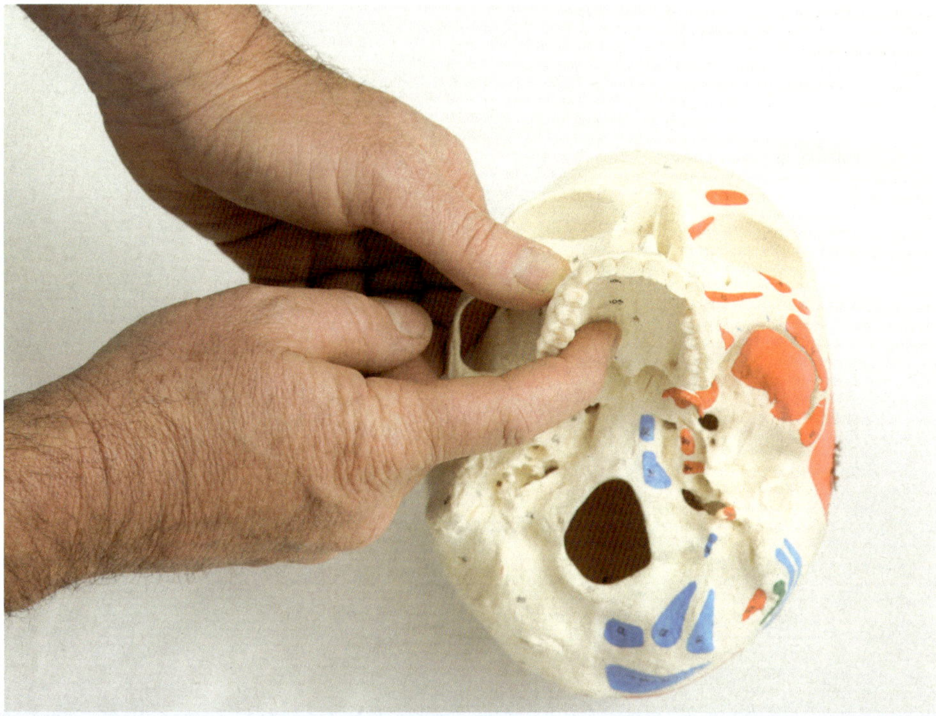

그림 18.9/18.10

입천장 치료법. 입의 안쪽과 바깥쪽 모두로부터 위턱뼈를 통해서 느껴본다. 당신의 몸에서 모든 긴장상태나 불편함이 당신의 접촉을 현저하게 변화시키며 당신 환자에 의하여 감지될 수 있으므로 당신의 손가락, 손, 손목, 팔꿈치 그리고 어깨 그리고 목 모두를 이완된 채 유지한다.

락으로 주변에서 미끄러뜨리지 않는다; 대신 한 지점에서 부드럽고 천천히 압박하며; 반응에 대하여 느껴보며; 그리고 기다린다. 일단 당신이 약간의 이동 또는 유연해짐을 느낀 후, 단지 그때만, 다음 지점으로 이동하며 풀어준다.

특이한 골의 탄력성(부드럽거나 단단한 부위, 뒤쪽 입천장에서 작은 분비샘의 경결에 대하여 오해되지 않도록)에 대하여 느껴본다. 만약 당신의 환자가 두통을 보유한다면, 머리 통증의 질적인 면을 변화시키는 모든 장소에 관한 피드백에 대하여 확인한다(언어상으로 그리고 비-언어적으로). 거기에서 압박이 그 통증을 완화시키거나 변화시키게 될 부위들이 일반적으로 존재할 것이다. 이러한 장소에서 일정한 압박과 함께 기다리며, 당신 환자에게 이완하고, 호흡하며 편안하도록 도와준다. 비록 각 지점들에서 몇 분이 소요될지라도, 당신은 빈번하게 두통의 강도를 감소시킬 수 있으며, 때로는 여기에서 참을성 있고 꼼꼼함을 유지함에 의하여 통증을 완전하게 덜어주게 되며 – "수고를 아끼지 않음"이 아마도 가장 적합한 단어가 될 것이다.

명료함을 위해서 우리는 입천장의 연부조직이나 근육근막을 풀어주거나 구분하려고 시도하지 않으며–우리는 뼈의 가동성에서 변화에 대하여 기다리고 있는 것이다. 비록 미세할지라도, 뼈의 탄력성의 이러한 만져서 알 수 있는 변화는 봉합 반응 그리고 뼈의 적응성에서 증가를 지적한다. 비록 당신의 접촉이 수용적일지라도, 이것은 두개천골 치료법의 가벼운 접촉이 아니다. 능숙한 두개천골 치료가 편두통에 대하여 예외적으로 도움이 될 수 있는 반면, 이러한 방법에서 우리는 확고하고, 만져질 수 있는 압력을 사용하며 미세하지만 감지할 수 있는 변화를 기다린다. 당신 압박력의 속도 조절은 느리고 지속적이다. 부두에서부터 멀어지게 보트를 밀고 있음을 연상하라(이러한 접근법에서 내가 좋아하는 비유 중 하나) – 처음에 거기에서는 아무런 움직임이 없지만, 당신이 밀면서 기다림으로, 그 배는 밀리며 이동하기 시작한다. 비유를 혼합함의 위험성에도 불구하고, 우리가 느끼고 있는 것이 무엇인가를 묘사하는 또 다른 방식은 거의 익은 아보카도에서 느껴지게 될 촉각적인 "밀림"일 것이다.

두드러진 입천장솔기(입천장의 중앙 봉합을 따라서 시상면의 또는 전방/후방의 능선, **그림 18.5**)는 때때로 머리뼈의 밀집 또는 입천장 좁아짐의 결과일 수 있다. 만약 당신이 시상면의 능선을 만난다면, 입의 천장의 넓어짐과 가쪽 풀어짐을 강화시키도록 입천장에서 미끄러짐이 없이 정지된 부드럽지만 확고한 바깥으로 향하는 압박력을 사용한다.

갈라진 입천장은 아마도 지나치게 많은 공간을 보유한 입천장이라는 그 반대상황으로서 생각될 수 있다. 태아의 발달에서(**그림 18.11과 18.12**), 갈라진 입천장의 뼈들은 정중선을 따라서 결코 만나지 못하고 닫히지도 않는다. 일화적으로 나는 그들의 갈라진 입천장이 수술적으로 치료된 그리고 그들이 역시 편두통으로 고통받았던 환자들을 치료했다. 우리의 "감압작용"의 비유를 마음에 새긴 채, 우리는 앞서 지나치게 열린 입천장의 폐쇄가 정상적인 입천장의 적응성과 가동성을 허용하지 못하는 방식에서 이루어진 것임을 연상할 수 있다.

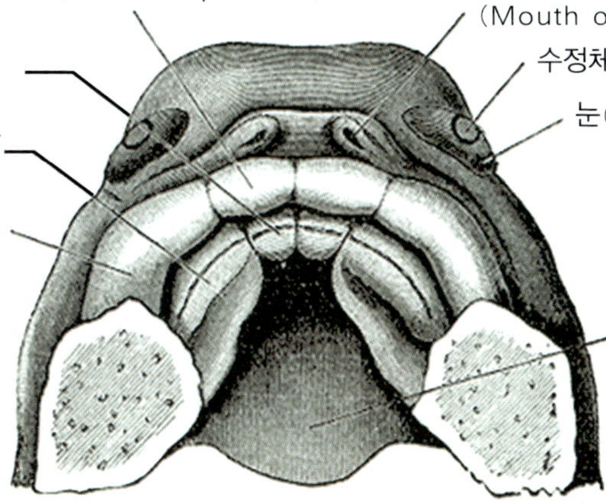

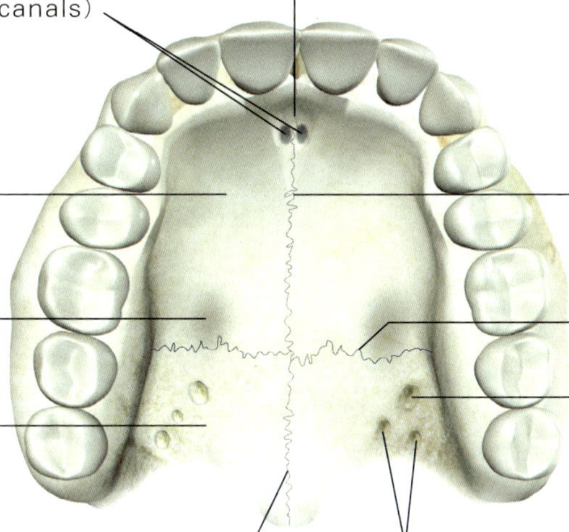

그림 18.11/18.12

배아에게서, 위턱뼈와 입천장뼈들의 발달은 신체의 정중앙의 시상면을 따라서 입천장을 마감한다. 이러한 폐쇄가 불완전할 때 입천장갈림증이 결과한다. 반대로 두드러진 입천장솔기(입천장의 위턱뼈사이와 솔기사이 정중앙 봉합을 따라서 전방/후방의 능선)가 머리뼈의 밀집 또는 입천장의 좁아짐의 결과가 될 것이다.

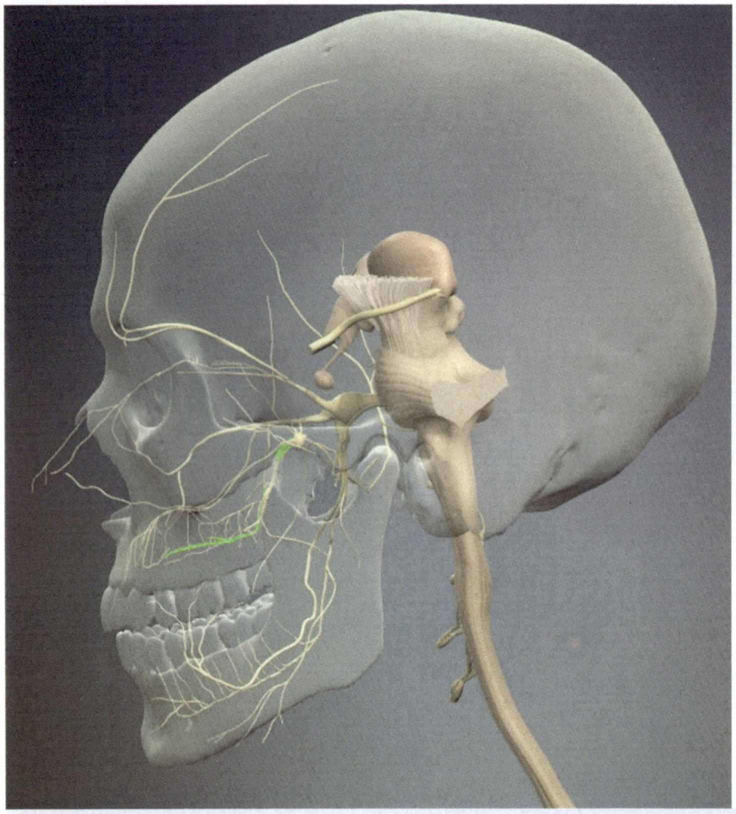

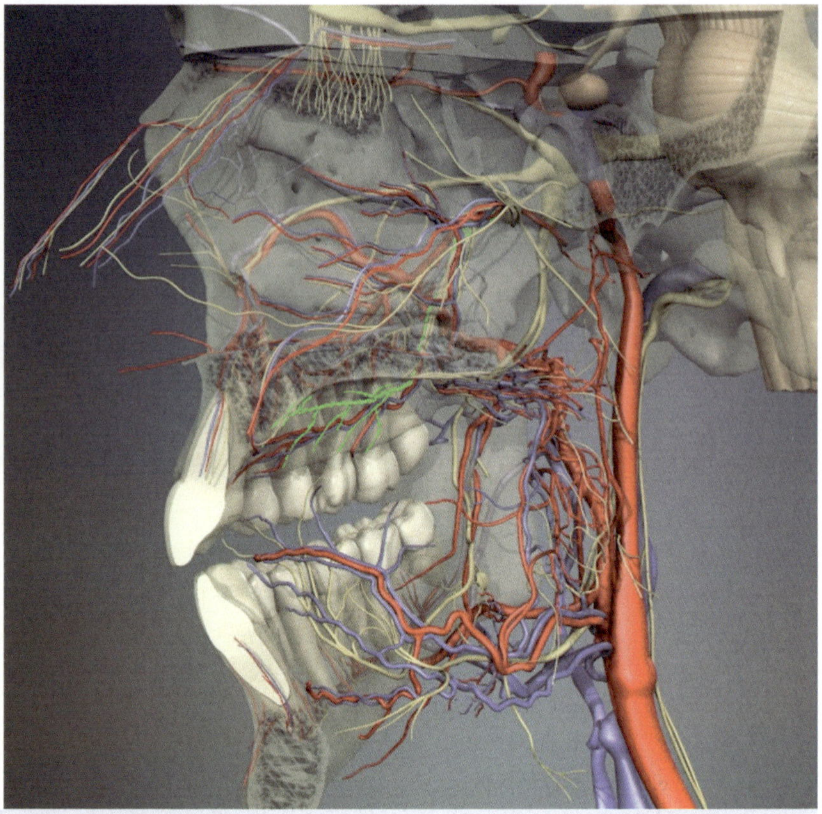

그림 18.13 / 18.14

편두통 및 다발성 두통의 통증 모두에서 연루된 삼차신경과 뇌줄기라는 두 개의 신경학적 구조물. 머리뼈의 압력을 덜어주기라는 우리의 비유적인 목표는 아마도 삼차신경 가지에서 압력을 덜어줌에 의하여 편두통의 완화를 제공할 것이다. 이러한 신경들 중 하나인 큰입천장신경(녹색)은 아마도 단단입천장에서 치료가 편두통의 통증을 빈번하게 완화시켜 주는가에 대한 이유의 핵심이 될 것이다.

어째서 입천장의 뼈들을 움직여주는 것이 그렇게도 빈번하게 편두통의 통증을 줄여주는가? 아마도 그것은 입천장 위쪽과 아래쪽으로 큰입천장의 및 코입천장의 신경으로 가지를 내보내는 삼차신경에서의 어떤 영향인 것으로 생각된다(**그림 18.13**). 또는 아마도 그 직접적인 압박력이 보습뼈(vomer)의 수직 가지를 통해서 관자뼈와 머리뼈 기저면 안으로 전해지며(**그림 18.14와 18.15**), 거기에서 뇌하수체와 시상하부가 위치하고 있다(이러한 두 가지 모두는 아마도 편두통의 신경-전기적 "두뇌폭풍"에서 어떤 역할을 담당할 것이다). 머리덮개뼈의 정맥성 배출의 대부분이 이러한 부위 안에서 구멍을 통해서 발생하기 때문에, 우리는 아마도 그 덮개뼈의 혈관성 "배출"을 열어줌에 의하여 머리뼈 안의 압력을 낮추도록 도와줄 것이다. 그것이 작용하는 이유가 무엇이든, 나는 당신과 당신의 편두통 환자가 이러한 치료법의 가치를 알게 될 것이라고 확신한다. 그리고 당연하게 그것은 이상적인 자

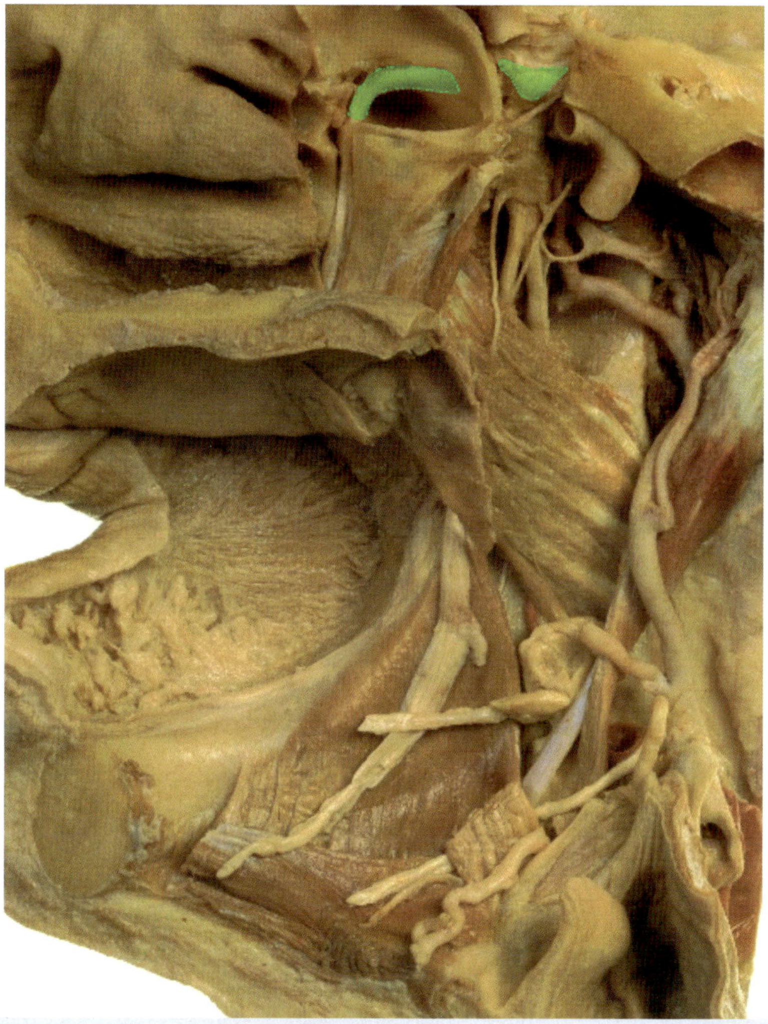

그림 18.15
해부절개에서 삼차신경의 신경절과 위턱뼈신경 뿌리(녹색).

가치료 방법이 된다. 당신의 환자에게 편두통의 첫 징후에서 그 방법을 스스로에게 시행하는 방법을 설명해줌을 확인한다.

핵심 정리: 입천장 치료법

적응증은 다음을 포함한다:

- 두통, 각별히 편두통과 다발성 두통
- 동굴문제

목적

- 머리뼈의 감압작용
- 입천장 적응성
- 두통의 통증을 증상적인 완화

방법설명

1. 입천장을 구성하고 있는 뼈들의 모양과 가동성 또는 고정상태를 느껴보도록 확고하고, 정적인 압박력을 사용한다.
2. 뼈의 가동성 또는 두통의 통증에서 변화에 대하여 기다린다.
3. 작동중인 두통에서, 환자에게 두통성 통증을 가장 잘 다뤄주는 위치, 방향 그리고 압박력에 대한 피드백을 요청한다.
4. 턱, 목 그리고 신체를 이완하는 것과 함께 환자가 정상적으로 호흡하도록 격려한다.

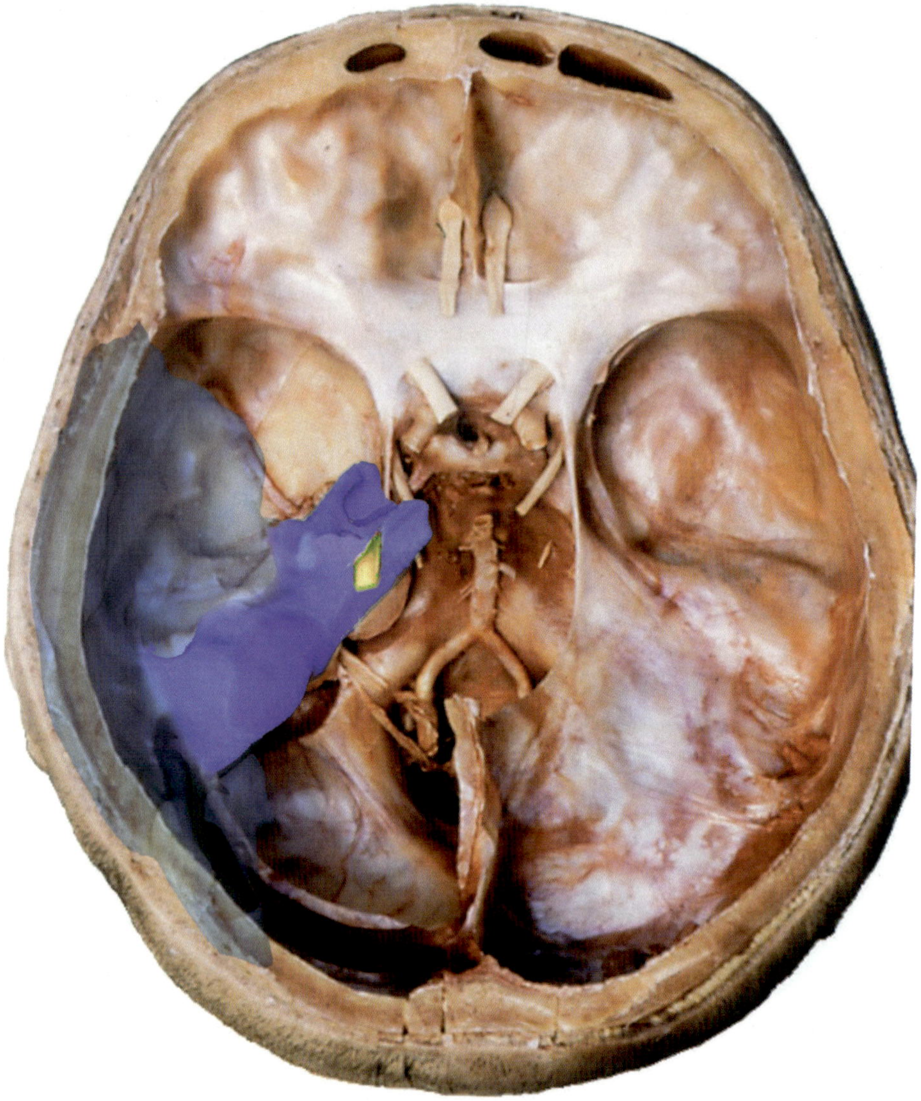

그림 18.16
귀는 관자뼈(파란색으로 칠해진)로 견인력을 적용함에서 효과적인 손잡이가 된다. 관자뼈의 바위 부분(안쪽, 보다 짙은 보라색의)은 귀길과 속목동맥을 둘러싸며, 그 동맥은 두뇌반구, 눈, 그리고 이마로 공급된다. 그것의 안쪽 끝부분은 삼차신경(노란색)을 감싼다.

바깥귀길 치료법

편두통에서 우리의 의도가 머리뼈들 사이에서의 관계를 감압해주는 것이기 때문에, 귀는 관자뼈로 직접적으로 견인력을 적용하기 위한 편리한 손잡이가 된다. 귀의 바깥쪽 부분(귓바퀴)은 관자뼈의 표면으로 단단한 근막성 부착을 보유하며, 귀의 머리뼈(귀길)은 관자뼈의 바위 부분 안으로 깊숙하게 이어진다(**그림 18.16**). 이러한 바위 부분의 안쪽 끝부분은 거기에서 삼차신경이 뇌줄기로부터 나오는 장소에서 삼차신경을 둘러싼다(삼차신경은 편두통과 다발성 두통 모두에 포함되기 쉽다). 귀길과 정렬되며 관자뼈의 바위 부분 안에서 그것에 인접해 놓이면서, 목동맥관과 속목동맥이 놓여있다. 이러한 혈관은 두뇌반구, 양쪽 눈 그리고 이마로 혈액을 공급하며 – 그 장소는 거기에서 편두통 환자와 다발성 두통 환자들이 빈번하게 이환되는 장소이다.

그림 18.17처럼 양쪽 귀 모두의 바깥귀(귀의 구멍 주위에서 안쪽의 연골성 둥근부분)를 잡기는 예민하지만 확고한 후방측면의 견인력을 적용한다. 머리뼈 안으로 깊게 느껴보거나 연상하도록 귓구멍을 사용한다. 당신 환자에게 얼마나 많은 당김이 편안한가 질문하며; 지속적으로 당기며 최소한 몇 차례의 호흡을 기다린다. 약간 다른 방향에서 당기기를 시도하며 어떠한 변화가 두통 통증에 가장 영향을 주는지에 관하여 긴밀한 언어적인 의사소통을 유지한다. 때때로 각도, 잡기 그리고 당기기에 대한 아주 작은 조정도 당신 환자의 경험에서 커다란 차이를 만들 수 있다.

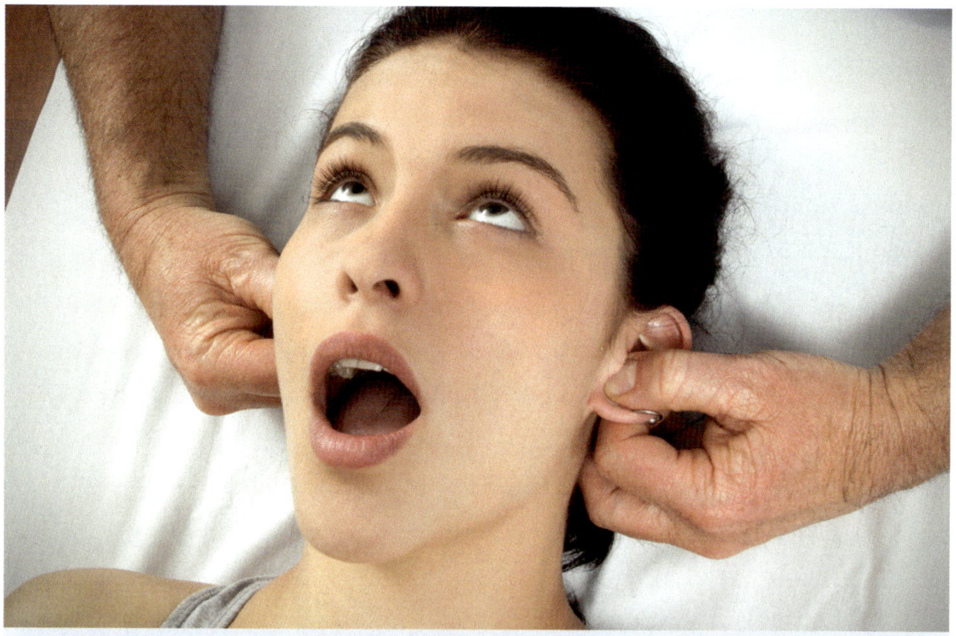

그림 18.17

바깥귀길 치료법에서, 머리뼈 내부에서 근막의 및 뼈의 연결로 깊숙하게 느껴보기 위해서 바깥귀에서 확고하지만 부드러운 후방측면으로의 당김을 사용한다. 눈과 턱의 능동적인 움직임은 이러한 치료법의 효과를 확대하며 넓혀주게 된다.

핵심 정리: 바깥귀길 치료법

적응증은 다음을 포함한다:

- 두통, 근골격성 및 혈관성 모두
- TMJD; 눈의 긴장; 얼굴의 긴장이나 통증

목적

- 관자뼈의 가동증진을 통한 머리뼈의 압력 낮추기

방법설명

- 바깥귀길, 귀조가비 또는 귀의 귀구슬 등을 상이한 각도에서 부드럽지만 확고한 당김을 적용한다.
- 머리 내부에서 근막의, 뼈의 그리고 신경의 연결로 깊게 느껴보거나 연상해본다.
- 두통이나 기타 통증을 가장 잘 처리하는 위치, 방향 그리고 압박력에 대하여 환자의 피드백을 요청한다.

움직임

- 환자의 능동적인 눈, 턱 그리고 얼굴의 움직임을 이용한다.

금기증

- 아마도 귀 부위를 포함하는 미용수술 이후에 금기가 될 것이다.

당신 환자에게 당신의 당김이 그들의 두통성 통증에 조금이라도 연관이 있는 것으로 보이는지 당신에게 알려주도록 요청한다. 일단 당신이 당신 환자에게 연관있는 것으로 느껴지는 어떤 각도를 찾아낸 후, 단순하게 그 당김을 유지하면서, 귓구멍이 머리의 중앙 약간 앞쪽 어떤 장소에서 서로 간에 실제적으로 이어지는 그 방법을 연상하거나 느껴본다(어떤 의미로는 속귀길과 머리의 천막으로 그것들의 결합조직 연결을 경유해서 그것들이 이것을 시행한다). 이러한 간단하지만 심오한 이완법을 약간 상이한 방향에서 반복한다. 또 다르게 당신은 귓구멍의 상이한 부분으로 느껴보도록 귓구슬(귓구멍의 입구에 대하여 앞쪽에서 작은 가쪽의 돌출부)이나 귓불을 잡을 수 있다. 입천장 치료에서처럼, 참을성 있고 철저해야 하며, 알맞은 당김의 정도와 각도를 찾도록 당신 환자와 긴밀한 언어적인 의사소통을 유지한다.

이러한 방식에서 관자뼈를 풀어주는 것은 편두통과 근골격성 두통 모두를 완화시킬 수 있다. 근골격성 두통은 각별하게 당신이 이러한 구조물 안으로 그 효과를 확장하도록 눈과 턱의 능동적인 움직임을 더해줄 때(**그림 18.17**) 반응할 것이다.

올바른 치료를 시행하라

비록 당신이 여기에서 설명된 방법으로 그 통증을 덜어주는 것이 가능할지라도, 재발성의, 심한 또는 지속적인 두통의 경우에 당신 환자가 자신의 의사와 확인해보도록 만드는 것은 항상 좋은 생각이다. 대부분의 경우에 두통은 편하지는 않지만 양성이며; 아무튼 그것들은 다른 문제의 징후도 될 수 있으며 의사는 그저 안전을 위해서 이러한 것들을 배제해야 한다.

비록 손을 사용한 치료가 편두통과 다발성 두통 환자들을 위한 지극히 환영받는 완화를 제공할 수 있을지라도, 편두통을 완전하게 "치료하기"에 관한 우리의 기대에서 낙천적으로 균형을 이루는 것이 현명하다. 편두통은 복합적일 수 있으며 때때로 다중의 원인을 보유하는 것으로 보인다. 비록 나의 임상에서 급성 편두통성 통증을 해소함에서 지극히 운이 좋았을지라도(비과학적인 측정에서 아마도 90%가 최소한 어느 정도의 호전을 보고하는), 편두통 빈도나 강도에서 계속적이며 영구적인 개선을 보유한 환자 비율을 측정하는 것은 더욱 더 어려울 것이다(비록 그러한 영역에서 호전의 이야기들이 일반적일지라도). 규칙성은 중요한 핵심인 것으로 보이며; 두 개의 연구가 이미 규칙적이고, 반복된 치료시기 모두에서 손을 사용한 치료 이후 편두통 호전을 인용했다(Hernandez-Rief 1998과 Lawler 2006).

우리가 우리 환자의 혈관성 두통을 영구적으로 "치료" 했든 또는 단순하게 환영받는 증상적 완화를 제공했던, 나는 당신이 손을 사용한 치료가 편두통의 통증을 관리하기에서 그리고 그것들을 촉발할 수 있는 근육근막성 긴장과 스트레스를 예방함에서 극단적으로 유용한 역할을 담당할 수 있다는 것을 찾아내리라고 확신한다.

참고문헌 (References)

[1] Dodick, D.W. and Gargus, J.J. (2008) Why migraines strike: Biologists are finally unraveling the medical mysteries of migraine, from aura to pain. *Scientific American.* August. p. 56–63.

[2] Stovner, L.J., Zwart, J.A., Hagen, K., Terwindt, G.M., and Pascual, J. (2006) Epidemiology of headache in Europe. *European Journal of Neurology.* 13(4) p. 333–345.

[3] Gervil, M., Ulrich, V., Kaprio, J., Olesen, J., and Russell, M.B. (1999) The relative role of genetic and environmental factors in migraine without aura. *Neurology.* 53(5) p. 995–999.

[4] Kantor, D. (2006) Migraine. *MedlinePlus Medical Encyclopedia.* http://www.nlm.nih.gov/medlineplus/ency/article/000709.htm. [Accessed December 2015]

[5] Dodick, D.W. and Gargus, J.J. ibid.

[6] Alexandre, F., DaSilva, C.G., Snyder, J., and Hadjikhani, N. (2007) Thickening in the somatosensory cortex of patients with migraine. *Neurology.* 69. p. 1990–1995.

[7] Matharu, M. and Goadsby, P. (2001) Cluster headache: Update on a common neurological problem. *Practical Neurology 1.* p. 42–49.

[8] Fischera, M., Marziniak, I., Gralow, S., and Evers, S. (2008) The incidence and prevalence of cluster headache: A meta-analysis of population-based studies. *Cephalalgia.* 28(6). p. 614–618.

[9] Weaver-Agostoni, J. (2013) Cluster headache. *American Family Physician.* (Review) 88(2). p. 122–128.

[10] Two studies that show beneficial effects of hands-on work with migraine sufferers are: Hernandez-Reif, M. et al. (1998) Migraine headaches are reduced by massage therapy. *International Journal of Neuroscience.* 96. p. 1–11; and Lawler, S.P. and Cameron, L.D. (2006) A randomized, controlled trial of massage therapy as a treatment for migraine. *Annals of Behavioral Medicine.* 32. p. 50–59.

[11] Hannan, K. (2005) Orthodontic braces and migraine headache: Prevalence of migraine headache in females aged 12–18 years with and without orthodontic braces. *International Journal of Osteopathic Medicine* 8(4). p. 146–151.

그림 저작권 표시 (Picture credits)

Figure 18.1 John Tenniel, from Lewis Carroll's *Through the Looking Glass.* Public domain image.
Figure 18.2 *Migraine,* digital/graphite media, 2003, by Helen Donis-Keller, www. helendonis-keller.com, used by permission.
Figures 18.3, 18.12, 18.13, 18.14, 18.15, and 18.16 courtesy of Primal Pictures, used by permission.
Figure 18.4 After an illustration by Patrick J. Lynch, medical illustrator; C. Carl Jaffe, MD, cardiologist.
Figure 18.5 *The Cluster Headache* by J.D. Fletcher, 2006, used by permission.
Figure 18.6 *Visual Disturbances* by Joyce Ryan, used by permission.
Figure 18.7 *Overwhelm* by Rick Simpson/Altkunst, used by permission.
Figure 18.8 courtesy E. Mutinga, 3DCranio, used by permission.
Figures 18.9, 18.10, and 18.17 Advanced-Trainings.com
Figure 18.11 from *Gray's Anatomy of the Human Body,* 1918. Public domain image.

학습지침

편두통

1 교재에서는 편두통이 현재 주로 다음 중 무엇인 것으로 생각한다고 말하는가?

a 근육근막성 장애
b 혈관성 장애
c 신경계의 장애
d 면역계의 장애

2 편두통이 존재할 때, 이 장에 따르면 편두통성 두통에서 어떤 단계에서 혈관 확장이 발생하는가?

a 이전에
b 이후에
c 도중에
d 혈관확장은 편두통과 연관되는 것으로 더 이상 간주되지 않는다

3 많은 편두통도 역시 혼합되므로(혼합된 형태), 교재는 다음 어디를 치료함에 의하여 편두통 환자에게서 치료를 시작하는 것이 도움이 될 수 있다고 말하는가?

a 뼈의 가동성 제한
b 근육근막의 긴장
c 턱 가동범위 제한
d 모든 통증의 부위들

4 입천장 치료법에서, 치료사는 주로 다음 어디에서 변화에 대하여 느끼고 있는가?

a 근육의 긴장상태
b 근육근막의 구분상태
c 고유감각수용의 개선
d 뼈의 가동성

5 바깥귀길 치료법은 어떠한 방향에서 당김으로 시작하는 것을 제안하는가?

a 전방측면의
b 측면의
c 후방측면의
d 후방의

정답에 대하여 www.Advanced-Trainings.com/v2key/를 참조하라.

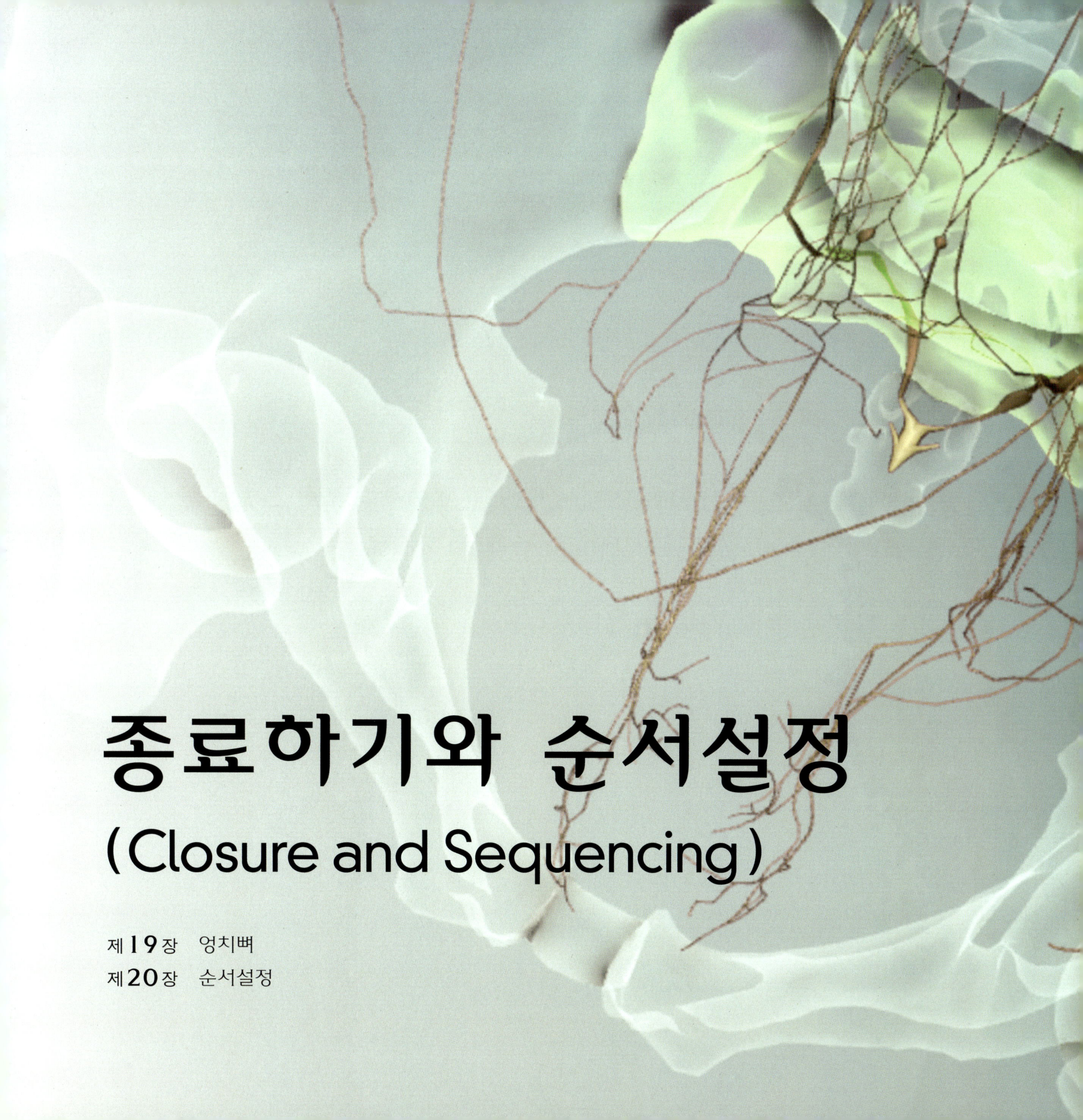

종료하기와 순서설정

(Closure and Sequencing)

꼬리뼈에 대하여 바로 앞쪽에서 홑신경절을 포함하는, 엉치뼈(녹색)와 부교감신경의 및 교감신경의 자율신경 신경절들(노란색),

프리말 픽쳐스, 허락 하에 사용됨.

엉치뼈 (The Sacrum) 19

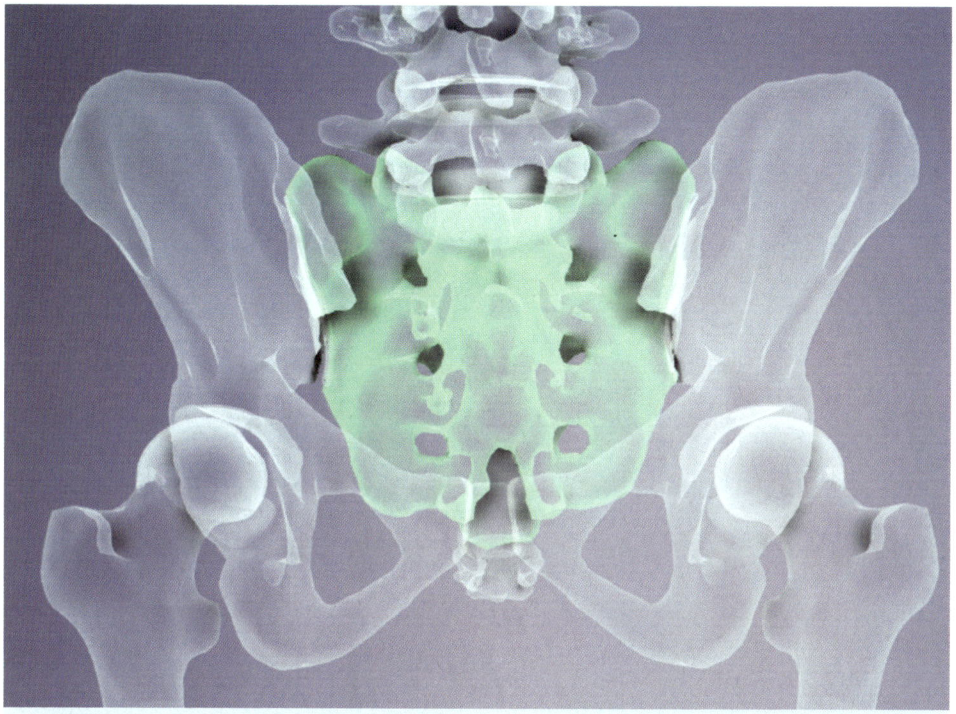

그림 19.1

엉치뼈(녹색)는 많은 도수치료 방법들에서 각별한 중요성을 보유한다.

"엉치뼈(sacrum)"라는 영어는 라틴어인 *os sacrum* 또는 "신성한 뼈"의 줄임말이다. 1700년대 중반 이전에, 이러한 뼈는 영국(1)과 독일(*heiliges bein*) 모두에서 성스러운 뼈로 불렸으며, 독일에서는 Kreuzbein(또는 "교차로" 뼈)라고도 언급된다(2). 이러한 뼈의 명칭에서 "신성한" 또는 "성스러운" 의미는 신비하며 사색적이다. 이론상으로 일부 동물들에게서 이러한 뼈의 십자가-모양의 모습을 포함하며; 그 뼈의 생식기에 대한 근접함으로 인해서 동물의 희생의식에서 그것의 가정된 역할; 그리고 희생의 장작더미 안에서 화장에도 살아남는 마지막 뼈로서의 그 존재(3). 본래의 그리스 어근이 "신성한" 또는 "강인한"으로든 번역될 수 있기 때문에, 다른 사람들은 라틴어 "신성한 뼈"라는 것이 단지 "가장 강한 뼈"의 오역이라는 것을 추측하며(4); 이것은 가장 큰 추골 구조물로서 엉치뼈가 전체 척추의 무게를 견디기 때문에 우리에게 흥미롭다.

어원과는 별개로, 엉치뼈(**그림 19.1**)는 많은 도수치료사들에게서 독특한 중요성을 보유한다. 정골학적 도수치료는 엉치뼈 동역학에 각별한 중요성을 부여하며(5) 당연히 정골의학으로 그것의 뿌리를 추적해가는 두개천골 접근법에서 두드러지게 연상된다. 구조적 신체치료는 상체로부터 받쳐주고 있는 하지로 향한 체중 이동에서 엉치뼈의 역할을 그리고 왼쪽과 오른쪽 엉덩뼈와 다리 사이에서 그 움직임을 중계함에서의 그 기능을 강조한다.

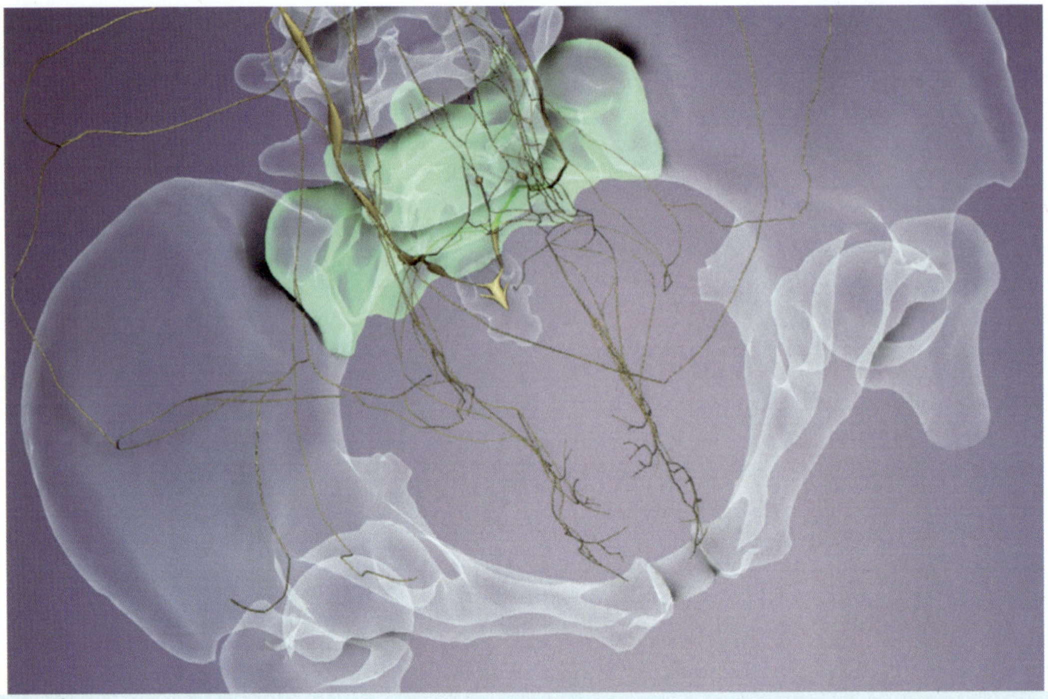

그림 19.2

엉치뼈 근처에서 미세한 부교감신경들과 둥근 신경절들의 집중상태는 엉치뼈 치료의 진정시키며 평화롭게 만드는 특성을 설명하도록 도와줄 것이다. 홑신경절은 꼬리뼈와 엉치뼈 연결부에 대하여 바로 앞에서 보다 큰 왼쪽과 오른쪽 교감신경 줄기의 아래쪽 합류지점에 놓인다.

자동적으로, 엉치뼈 부위는 깊은 이완에 대하여 그리고 외상에 대한 원시적인 생물학적 반응에 대해서 모두 책임지는, 내장의 기능("원시적 미주신경"가지)에서 관여된 부교감신경 신경절의 거기에서의 높은 집중상태에 대하여 중요하다(6). 그것은 또한 꼬리뼈와 함께 엉치뼈 연결부에 대하여 바로 앞쪽에서 왼쪽과 오른쪽 교감신경 줄기의 수렴부분에서 단일한 짝을 이루지 않는 신경절인 홑신경절의 장소가 되기도 하며(**그림 19.2**), 요가 철학에서는 그곳은 거기에서 **이다**(ida)와 **핑갈라**〔fingala: 왼쪽과 오른쪽 **나디스**(nadis) 또는 신체의 에너지 채널〕이 만나며 합쳐지는 **무라드하라**(muladhara) **챠크라**의 장소가 된다(7).

엉치의 모습은 사람에 따라서 상당하게 달라진다. 남성에게서 엉치뼈는 일반적으로 보다 크며 그것의 모습 전반에 걸쳐 균등하게 휘어진다. 여성에서는 보다 작고 더 넓은 엉치뼈는 자체의 위쪽 부분 안에서 보다 평평한 경향이 있지만, 그 아래쪽 부분에서는 거기에서 이러한 위, 아래 두 부분이 만나게 되는 보다 급격한 중간–엉치뼈의 각과 함께 남성 엉치뼈보다 훨씬 더 오목해진다. 처음에는 네 개에서 여섯 개의 분리된 추골로서 형성되는 엉치뼈는 골화의 비교적 느린 과정을 보유한다. 어린이들의 엉치뼈 추골은 늦은–청소년기까지 완전하게 떨어져서 남아있으며 30세 가량에 이를 때까지 완전하게 융합되지 않는다(8).

골반 들어주기

롤핑 구조적 통합치료의 창시자인 Ida Rolf PhD.는 1940년대에 정골의사인 Amy Cochrane과 함께 그녀의 연구에 의하여 가장 개연성 있게 영감을 받은, "골반 들어주기" 치료방법으로 자신의 치료시기의 대부분을 종료했다(9). 보다 최근에 저자이며 구조적 통합치료 강사인 Thomas Myers는 Ida Rolf 치료법을 이러한 방식으로 묘사했다:

"골반 들어주기에서, 자신의 무릎을 세운 채 바로 누운 환자는 자신의 골반을 꼬리뼈로부터 위로 허리가 치료대에서 떨어질 때까지 감아 말아준다. 치료사는 한 손을, 손바닥을 위로한 채 허리 아래로 밀어 넣으며, 환자가 골반을 천천히, 각각의 분절마다 치료사의 손 위로 안착하도록 내려주면서 허리와 엉치뼈의 뒤쪽을 따라서 조직을 늘려주며 풀어준다...

당신의 손끝을 척추의 어느 쪽에서든 그 조직 안으로 걸어주며(손가락을 굽혀줌에 의하여) 꼬리뼈를 향해서 아래쪽으로 끌고가며... 당신의 당김이 휘어지지 않은 채 곧장 환자의 뒤꿈치를 향해서 일직선이 되도록 확인한다"(10).

Rolf의 골반 들어주기의 목적은 무엇인가? 많이 있었을 것이다. Myers는 18 "가능한 골반 들어주기의 목적"의 기록상의 목록을 인용한다(Ida Rolf의 첫 번째 강사 중 한 사람인 돌아가신 Stacy Mills에서 기인하는, 내가 1980년대 중반에 함께 연구함에서 존경심을 품었던 사람인)(11):

1. 엉치뼈를 L5로부터 분리해준다.
2. L4로부터 L5를 분리해준다.
3. L3로부터 L4를 분리시킨다. 등등
4. 허리 아래에서 엉치뼈의 경첩처럼 매달림을 묶어둔다.
5. 허리-등의 경첩작용 또는 흉요추 연결부를 묶어둔다.
6. 요추 추간원판을 늘려주며 수분공급한다.
7. 요추에 전만상태에서 뒤로 내려오도록 가르친다.
8. 등허리근막을 늘려준다.
9. 엉치뼈의 근막을 늘려주며 풀어준다.
10. 요추 기둥 또는 특정한 추골을 역-회전시킨다.
11. 엉덩뼈를 역-회전시키며, 두 개의 엉덩뼈를 균형 잡아준다.
12. 엉치뼈를 역-회전시킨다.
13. 꼬리뼈를 풀어주거나 펴준다.
14. SI 관절에서 편안함을 만들어준다.
15. 엉치뼈를 통해서 두개천골의 리듬을 균형잡는다.
16. 환자의 기반을 확립하기 - 부교감신경의 긴장도를 자극한다.
17. 골반바닥을 풀어주거나 자극한다.
18. 골반을 수평으로 정렬한다 (골반을 위한 중립의 위치를 찾아본다).

골반 들어주기는 환자가 흥분되었거나 동요되었을 때 Rolf의 의지할 수 있는 치료법이었다. "골반 들어주기는 항상 응급상태에서 적절했다"라고 Rolf는 이야기하며(책 뒤쪽 주석) 이러한 관찰은 나중에 롤핑 구조적 통합치료에 대한 첫 번째 공식적인 연구의 몇 가지에서 입증되었으며, 그 연구들은 골반 들어주기를 받고 난 후 미주신경 긴장도(부교감신경의 작용의 측정치)에서 지속적인 증가를 보여주었다(13).

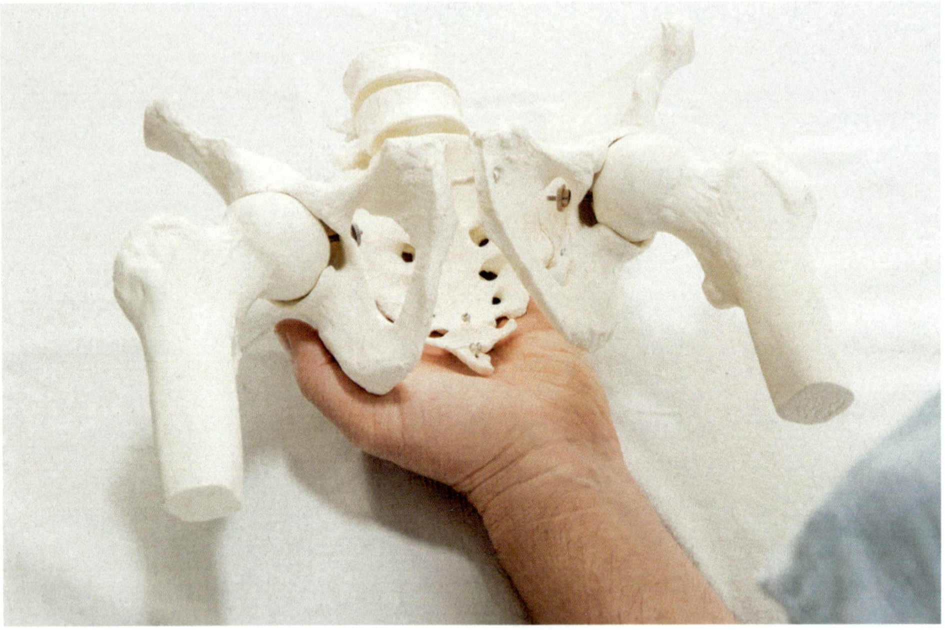

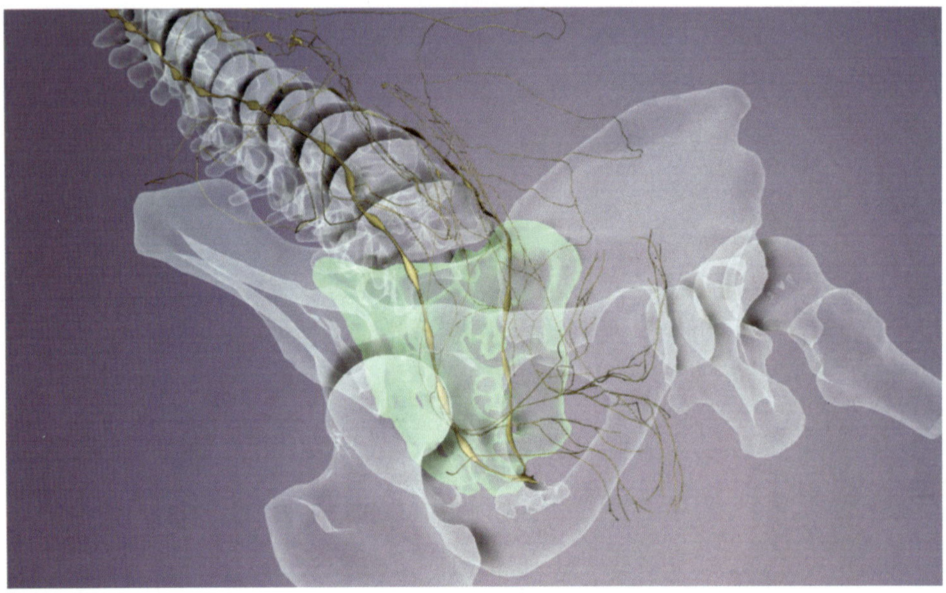

떠 있는 엉치뼈 치료법

위에서 설명한 직접적인 당김 치료법에 대한 한 가지 변형법으로, 우리는 종종 **심화 근막 도수치료법** 치료과정을 이러한 엉치뼈 치료법의 덜-직접적이며, 청취하기-기반의 형태로 마무리한다. 이러한 보다 섬세한 형태의 치료가 깊게 안정시켜줄 수 있기 때문에, 보다 가볍고, 더욱 수용적인 접근법은 고요한 음색으로 한 치료과정을 끝내도록 도와준다. 그리고 밖에서부터-안으로 보다 많은 자극입력을, 더 많은 정보를 또는 더 많은 도수치료를 더해주도록 직접적인 치료를 사용하는 것보다, 이러한 치료법의 수용적인 접근방식은 안에서부터-밖으로 그들 자신의 내부적인 신체적 지각 상태를 기록하도록 환자의 신체적인 각성의 시간을 제공할 것이다.

당신이 이러한 잠재적으로 사적인 부위에서 치료를 제공하는 이유를 당신 환자가 분명히 이해하도록 만들기로부터 시작한다. 일단 당신들이 분명히 동의한 후, 당신 환자에게 (위에서 설명한) 골반 들어주기에서 설명된 것처럼, 당신이 그 환자의 엉치뼈 아래에 똑바로 그리고 편안하게 자신의 손을 위치할 수 있도록 충분한 높이에서 엉덩관절을 들어주도록 요청한다(**그림 19.3과 19.4**). 당신의 다른 손은 환자의 무릎, 복부 또는 다른 곳에 올려 놓을 수 있다(**그림 19.5와 19.6**). 직접적인 치료법에서 당신이 그랬듯이 엉치뼈로 즉각적으로 "안으로 걸어주기" 또는 당김을 적용하기보다는, 그저 엉치뼈가 당신의 손 위에서 안정하도록 허용한다. 마치 물 위로 띄워지는 보트처럼, 엉치뼈가 당신에게 다가오도록 허용한다. 당신이 자기 자신의 몸에서도 편안하고 수월함을 확인한다; 이것은

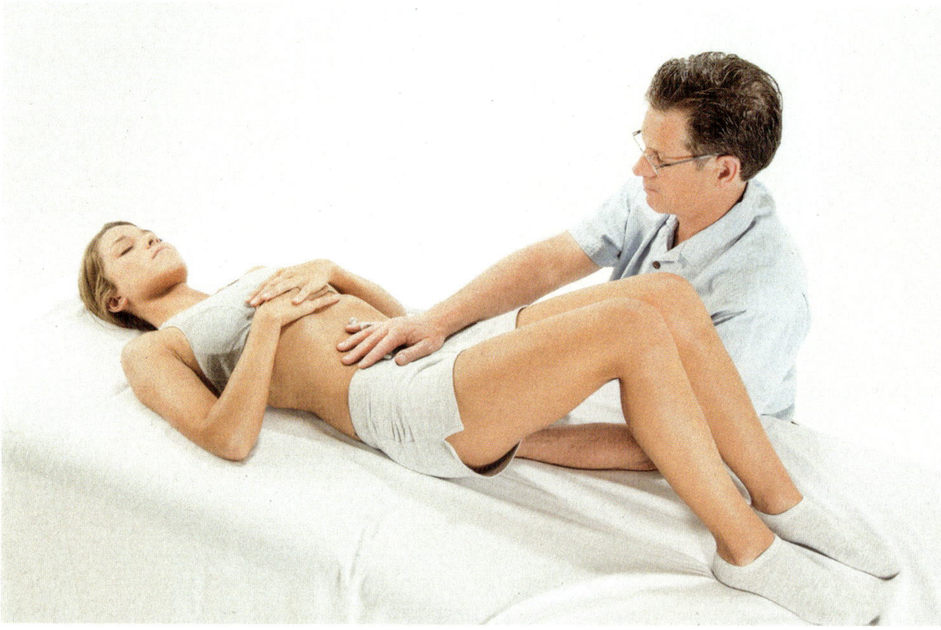

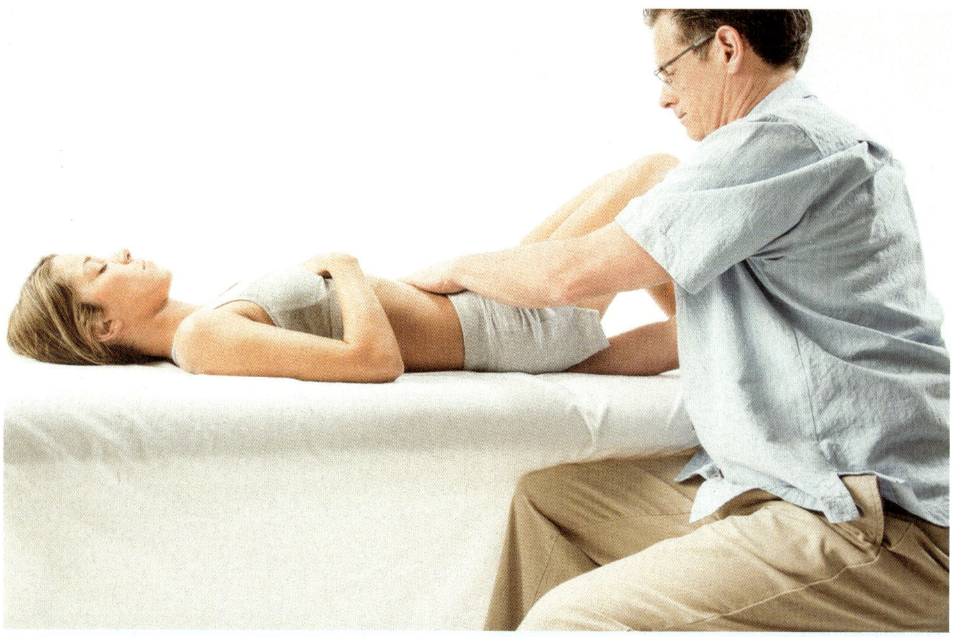

그림 19.3/19.4/19.5/19.6

떠 있는 엉치뼈 치료법에서, 치료사의 손은 환자의 엉치뼈 아래에서 가운데에 위치한다. 위쪽 손은 그림처럼 복부 위에서, 엉덩뼈 위에서 가볍게 놓일 수 있거나, 환자의 무릎을 받쳐줄 수 있다. 일단 바르게 위치한 후, 치료사는 호흡의 리듬 등과 같은 엉치뼈의 모든 섬세한 움직임에 대하여 느껴보고 허용한다.

핵심 정리: 떠 있는 엉덩뼈 치료법

적응증은 다음을 포함한다:

- 치료시기 마감하기
- 골반, SI, 또는 허리 통증 또는 불안정성
- 동요, 불안, 교감신경의 작동 등

목적

- 부교감신경의 작용; 이완현상; 평온함
- 엉치뼈 가동성을 정상화시키며 진정시킨다.

방법설명

이러한 부위의 치료에 대한 환자 동의를 얻은 후:

1. 환자에게 골반을 들도록 요청하며 당신 손을 엉치뼈 밑에 직선으로 위치시킨다.
2. 편안하게 만든다: 이완시킨다.
3. 엉치뼈가 당신의 부드럽고, 수용적인 손 안에서 안착하도록 만든다.
4. 지시함, 과장함 또는 억제함이 없이 엉치뼈의 미세한 동작을 느껴보며 허용한다. ANS 반응 또는 가동성 전환에 대하여 기다린다.

www.a-t.tv/sc09
엉덩뼈 치료법의 비디오를 참조하세요

당신의 접촉을 가능한 한 수용적일 수 있도록 보장할 것이다.

엉치뼈를 움직여주기보다는, 엉치뼈가 이미 만들고 있는 모든 움직임에 대하여 느껴본다. 대부분의 경우, 호흡 동작은 이미 여기에서 촉진될 수 있을 것이며; 조금 더 고요하게 그리고 청취하며 기다림에 의하여, 당신은 이러한 뼈의 다른 작고, 느린 동작을 인식하게 될 것이다. 골반 내부에서 엉치뼈의 느린 종방향의 흔들림(두개천골의 맥동)을 느끼는 것은 드물지 않을 것이며, 이것은 보다 긴 그리고 보다 짧은 주기 모두를 보유한다고 이야기된다. 당신은 아마도 다른 동작도 느낄 것이다: 느린 이동, 내려감, 회전 또는 양옆으로 동작 등. 전통적인 물리학 또는 관절 생체역학의 당신 생각이 당신이 느끼는 그것을 제한하도록 만들지 말아라. 비슷하게 지금 이러한 엉치뼈 동작을 증폭시키고, 저항하며, 바로잡거나 또는 도수치료하려는 그 욕구에 저항하며; 단순하게 당신이 느끼는 어떠한 동작이든 따라가거나, 당신이 느끼는 것을 생각한다. 이러한 방식에서 엉치뼈를 받쳐줌은 당신 환자에게서 지대하게 이완적일 수 있으며 종종 밀어줌, 당겨줌, 문질러줌 또는 도수치료하기보다 훨씬 더 깊은 경험을 만들어 줄 것이다.

당신이 이러한 것들의 하나 또는 그 이상을 알아챌 때 충분한 시간이 흘렀음을 알게 될 것이다:

- 당신 환자의 움직임 리듬에서 어떤 전환 (전형적으로 느려짐 또는 고요함의 순간)
- 자율신경 변화의 징후 (움찔거림, 깊은 호흡, 눈 흔들림 등과 같은)
- 최종상태의 당신 자신의 감각(당신 치료법의 시기설정에 대한 그 유일한 지침으로서 당신 자신의 불안함을 사용하는 것은 일반적으로 최선의 방법이 아닐지라도)
- 당신의 다음 환자가 도착하고 있으며, 당신의 시간이 끝났음을 의미한다.
- 당신 환자에게 치료에서 엉덩관절을 떨어지게 들어주는 과정을 역으로 진행하게 만듦에 의하여 또는 요추 안에서 길어짐의 느낌과 함께 끝내도록 위에서 설명한 당김을 사용함에 의해서든, 그리고 당신의 손을 제거하며, 이러한 안정적인 고요함 안에서 이렇게 부드러운 치료법이 만드는 것을 음미하고 흡수하도록 당신 환자에게 충분한 시간을 허용함을 확인한다.

참고문헌 (References)

[1] Schreger, C.H.Th. (1805) Synonymia anatomica: Synonymik der anatomischen Nomenclatur. *Fürth: im Bureau für Literatur.*

[2] Grimm, J. and Grimm, W. *Deutsches Wörterbuch*. University of Trier. www.woerterbuchnetz.de/DWB/?sigle=DWB&mode=Vernetzung&lemid=GK13393. [Accessed December 2015]

[3] Foster, F.P. and Ayres, W.C. (1891–1893) *An Illustrated Encyclopædic Medical Dictionary*. New York: D. Appleton and Company.

[4] Online Etymology Dictionary. www.etymonline.com/index.php?term=sacrum. [Accessed December 2015]

[5] Chila, A.G. (2010) *Foundations of Osteopathic Medicine.* Lippincott Williams & Wilkins. p. 575.

[6] Porges, S.W. (2011) *The Polyvagal Theory: Neurophysiological Foundations of Emotions, Attachment, Communication, and Self-regulation.* New York: WW Norton.

[7] Upadhyaya, R. and Sharma, G. (2006) *Awake Kundalini*. Lotus Press. p. 99.

[8] Baker, J.B. et al. (2005) *The Osteology of Infants and Children.* Texas A & M University Press. p. 86.

[9] Bond, M. (2012) The pelvic lift: Theme and variations. www.healyourposture.com/wp-content/uploads/2012/02/pelvic-lift.pdf. [Accessed December 2015]

[10] Myers, T. (2013) The pelvic lift: A Rolf-approved session finisher. *Massage & Bodywork*. January/February.

[11] Myers, T. (2013) ibid.

[12] Bond, M. (2012) ibid.

[13] Cottingham, J.T. et al. (1988) Effects of soft tissue mobilization (Rolfing pelvic lift) on parasympathetic tone in two age groups. *Journal of American Physical Therapy Association.* 68(3). p. 352–356.

그림 저작권 표시 (Picture credits)

학습지침

엉치뼈

1 **교재에서 천골의 모양이 다음 무엇과 같다고 말하는가?**

a 여성에서 더 평편하다.
b 지극히 가변적이다.
c 요가수행자에서 더 평편하다.
d 남성에서 더 오목하다.

2 **이 장에서 묘사된 듯, 골반 들어주기의 Ida Rolf의 방식은 다음의 어떤 방법설명을 포함하는가?**

a 요추 커브가 평편하다면 환자의 무릎을 아래로 놓는 것을 확인한다.
b 왼쪽과 오른쪽 나디스(nadis)를 통합하는 것을 확인한다.
c 당신의 당김이 휘어지지 않도록 확인한다.
d 밖에서부터 안으로 치료하는 것을 확인한다.

3 **이러한 것들 중 어느 것이 그 방법이 떠있는 엉치뼈 치료법에 적용되듯이, 이 장의 내용의 의미와 가장 밀접하게 일치하는가?**

a 엉치뼈를 움직이는 대신에, 그것이 이미 만들고 있는 어떠한 움직임이든 느껴본다.
b 엉치뼈를 그저 느껴보는 대신에, 그것이 이미 움직이고 있는 것을 확인한다.
c 엉치뼈를 그저 움직이기보다는, 이미 움직이지 않고 있는 그 무엇이든 움직여준다.
d 엉치뼈를 따라가기 보다는, 그것이 아직 만들지 못하는 어떠한 움직임이든 느껴본다.

4 **떠 있는 엉치뼈 치료법의 한 가지 목적은 다음 어느 것처럼 묘사되는가?**

a L3로부터 L4를 분리시키기
b 꼬리뼈를 풀어주거나 곧게 만들기
c 고요한 분위기에서 종료하도록 도와주기
d 환자가 당신이 이러한 잠재적으로 사적인 부위에서 치료하고 있는 그 이유를 이해하도록 만들기

5 **이러한 선택사항들의 어느 것이 그 치료법이 완결되었음을 알려주는 가능한 징후로서 특정적으로 기술되지 않은 것인가?**

a 당신의 환자가 움찔거린다.
b 당신 환자의 척추가 아래쪽으로 길어진다.
c 당신 환자의 움직임 리듬에서 어떤 전환
d 당신 자신이 완료됨을 감지함

정답에 대하여 www.Advanced-Trainings.com/v2key/를 방문한다.

순서설정 (Sequencing) 20

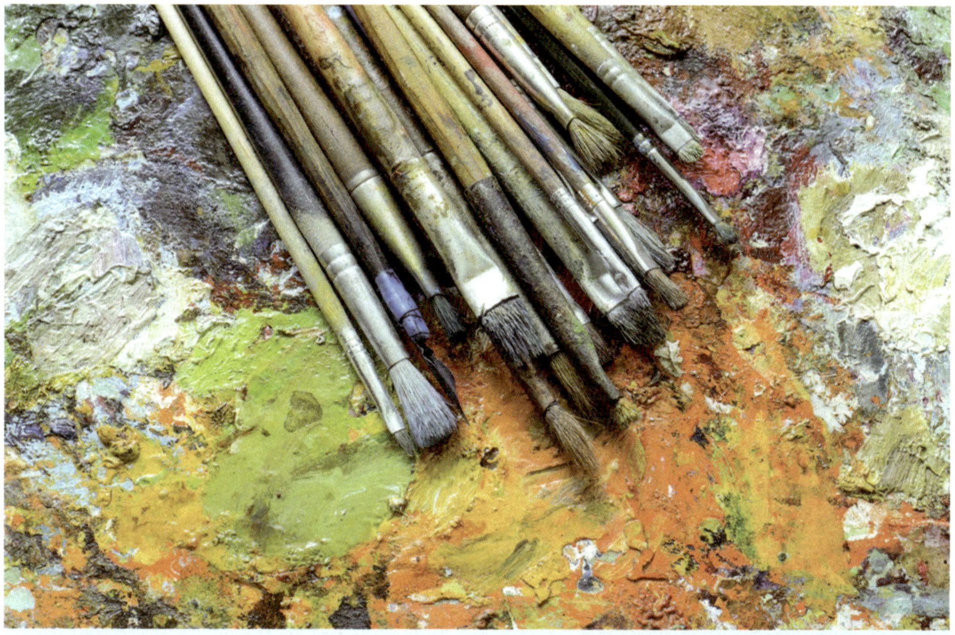

그림 20.1

치료법은 도구인 것이며, 오로지 그들이 사용되는 그 기술만큼 좋을 수 있다. 예술가들이 창조와 통달함의 새로운 수준으로 들어가는 것처럼 일단 그들의 기교의 도구와 매체들에 익숙한 후, 그 치료법의 기본적인 내용들이 숙련된 후, 손을 사용하는 치료사들은 보다 복잡한 도전에 준비될 것이다.

이 책에 대한 머리말에서 이러한 책들 안에서 그 치료법들이 개별 치료법들의 핵심내용 부분에서 정리된 그 적응증과 목적에 따라서 또는 당신이 적합한 것으로 생각하는 모든 방식에서 일품요리 방식으로 당신의 기존의 치료법과 진행방법으로 순차적으로 결합될 수 있는 그 방법을 언급했다. 비록 이러한 방법들의 각각이 그것들 자체에서 의존할 수 있는 그것들의 가능성에 대하여 선별되었을지라도, 그것들은 신체를 바라보는 그것 자체의 논리와 방식과 함께, 치료의 보다 큰 전체의 한 부분이다. 이와 같이 그 방법들이 환자와 치료사의 전반적인 목적을 받쳐주는 진행과정 또는 순서에서 조합될 때 훨씬 더 효과적일 것이다.

한 치료법을 시행하는 방법을 아는 것은 중요하지만, 아마도 훨씬 더 중요한 것은 그것을 사용할 시기를 아는 것이다. 이것은 단지 어떤 방법이 그 특정한 병변이나 고통호소를 즉시 처리하는지 아는 것뿐만 아니라, 시작, 중간 그리고 마지막으로 하나의 응집력 있는 전체로 우리가 선택한 그 도구를 배열하는 방법도 알고 있음을 의미한다.

이 책에서 많은 구획은 한 가지 가능한 진행과정으로서 사용될 수 있는 순서에서 배열되었다: 개별적인 치료법 설명은 종종 부가적인 순서설정의 고려를 포함한다. 더 나아간 진행과정과 치료시기 순서는 우리의 개인적인 트레이닝의 코스 기록노트와 전체 비디오에서 이용할 수 있을 것이다(xix쪽, 온라인 자료를 참조하라).

그렇지만 치료법이 훌륭한 신체치료를 위해서 필요한 전부가 아니듯이, 진행과정도 역시 그 자체의 한계를 보유한다. 그 방법의 전문적인 발달 중 어느 시점에서, 많은 치료사들은 본래 그들이 배우고 그들의 치료에 적용하도록 도와주었던 그 설명, 처방 그리고 정해진 순서를 뛰어넘어 나아가는 방법들을 찾게 된다. 이것은 예술가들이 일단 도구, 미디어 그리고 기법의 실습에 익숙해진 후 통달과 창조의 새로운 수준으로 진입하는 방식과 유사하며(**그림 20.1**): 또는 한 사람의 명장이 일단 그 분야의 기본내용을 숙달한 후 새롭고 보다 복잡한 도전에 준비된 그 방식에 유사하다.

모든 다른 기법 또는 훈련에서 그러하듯, 어떤 특정한 손을 사용한 도구를 적용할 시점을 아는 것은 경험에 딸려오며 그 방법의 적용방법, 효과 그

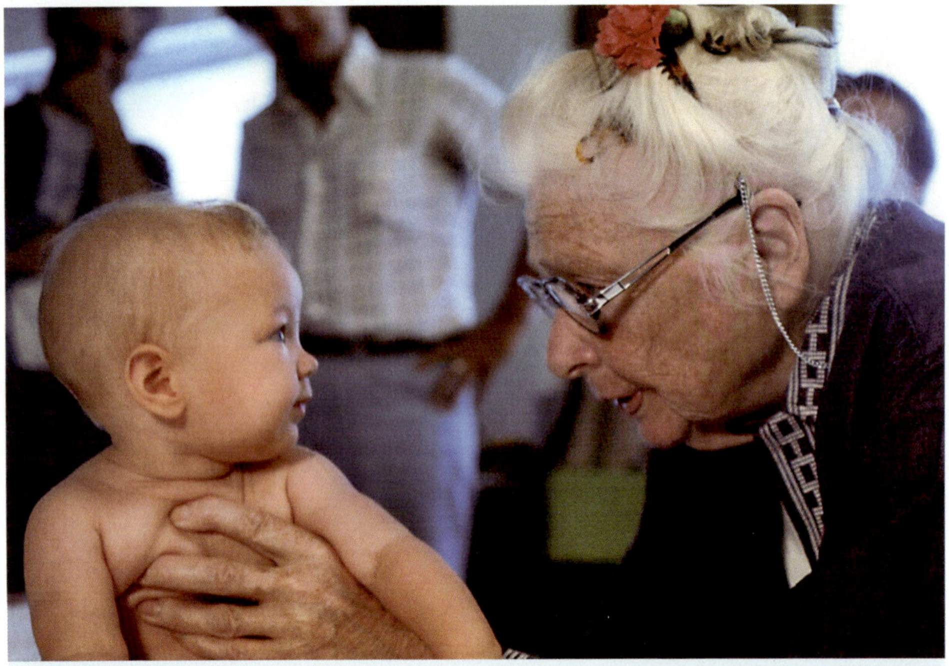

그림 20.2
Dr. Ida Rolf, 롤핑® 구조적 통합치료의 창시자.

리고 한계를 아는 것을 통한다. 그러므로 효과적인 배열순서에 관한 특정한 정도의 지식은 단순하게 그 방법 자체를 실습함과 채용함에 의하여 얻게 된다.

치료법들이 별개로 존재하지 않는다는 것 역시 사실이다. 치료법은 그것이 함께 조합되는 단지 다른 치료법뿐만 아니라 그 치료가 그 안에서 발생시키는 설정, 범위, 목적 또는 방식도 역시 포함하는 하나의 보다 큰 내용 안에서 함께 엮인다. 이러한 책이 다양한 설정에서 실습하는 치료사들을 위해서 저술되었기에, 치료법들의 그 순서설정과 적용방법은 상당하게 달라질 수 있다. 그렇지만 거기에는 당신의 치료법 선별과 순서설정을 안내해줄 수 있는 몇 가지 일반적인 원리가 존재한다.

준비하기, 구분하기 그리고 통합하기

롤핑® 구조적 통합치료의 창시자인 Dr. Ida Rolf (**그림 20.2**)는 신체를 그것의 완전한 상태에서 점차적으로 다루어가는 10회의 기본적인 치료시기의 처방을 통해서 자기 치료의 배열순서를 교육했다(1). 그녀의 본래의 10회 치료 배열 순서의 논리는 분석되었고, 재해석되었으며, 그녀의 구조적 통합치료 계열을 지속하고 있는 다양한 학파들 사이에서 뜨겁게 논쟁되었다. 그렇지만 그녀의 본래의 배열순서가 이해될 수 있는 가장 기본적인 방식의 한 가지는 **준비하기**(그녀의 10회 치료에서 처음 세 차례 치료의 주제), **구분하기**(4회부터 7회까지) 그리고 **통합하기**(그녀의 10회 중 최종 세 차례)의 세 시기 진행과정으로서가 된다.[1]

Dr. Rolf의 처방의 특수함을 복제하려는 시도가 없이, 우리는 준비하기, 구분하기 그리고 통합하기의 일반적인 원리를 우리의 근육근막성 접근법에 적용한다. 이러한 세 시기의 진행과정은 일종의 개별적인 치료법으로부터 하나의 치료시기까지, 일련의 치료시기들까지 그 치료의 모든 단위와 수준에서 적용될 수 있을 것이다(**그림 20.3**). 이러한 미시적/거시적 반복은 자가-유사성의 프랙탈 유사한 설계에 비교될 수 있으며, 거기에서 동일한 패턴은 확대의 모든 단계에서 볼 수 있다(**그림 20.4**). 개별 치료법은 준비하기를 필요로 하며; 작용하는 시기(이러한 치료에서 가장 빈번하게, 이것은 하나의 구조물을 다른 것들로부터 구분짓기를 포함한다); 그리고 치료시기의 나머지와 함께 신체의 나머지 부분들과 통합하기를 필요로 한

1 비록 우리가 우리의 심화 근막 도수치료법 치료에서 이러한 기본적인 배열순서로부터 영감을 유추할지라도(그리고 많은 롤퍼들과 구조적 통합치료 치료사들이 우리의 직접적인 트레이닝 강사진과 동료들 가운데 존재할지라도), 우리가 구조적 통합치료의 목적이 되는 중력장 안에서 전체 신체의 통합보다는 특정한 병변을 다루기 위한 치료법에 초점을 맞추기 때문에, 나는 이러한 치료가 롤핑®(구조적 통합치료의 롤프 연구소에 의하여 상표가 등록된) 또는 구조적 통합치료 그 자체가 아니라는 것을 분명하게 해야 하겠다.

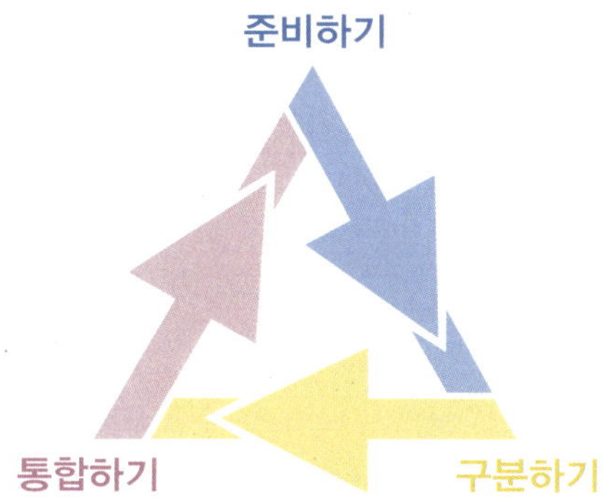

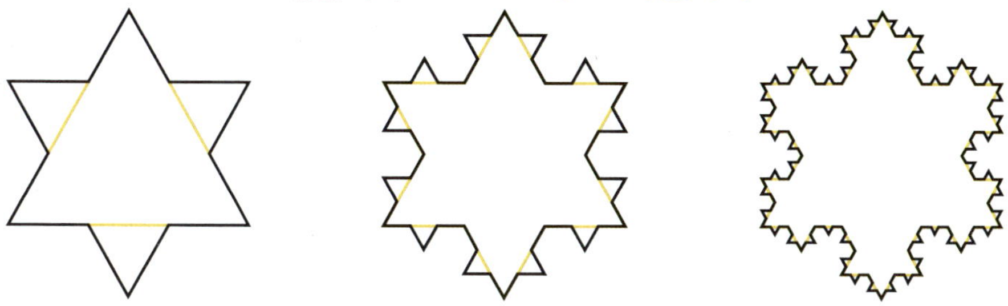

그림 20.3

한 치료시기나 일련의 치료시기(작은 삼각형들)와 함께 하나의 단일한 치료방법(커다란 삼각형)을 적용하는 일종의 반복하는 주기로서 준비하기, 구분하기 그리고 통합하기, 그것들의 각각은 동일한 시작–중간–최종 주기의 더 작은 형태로 이루어진다.

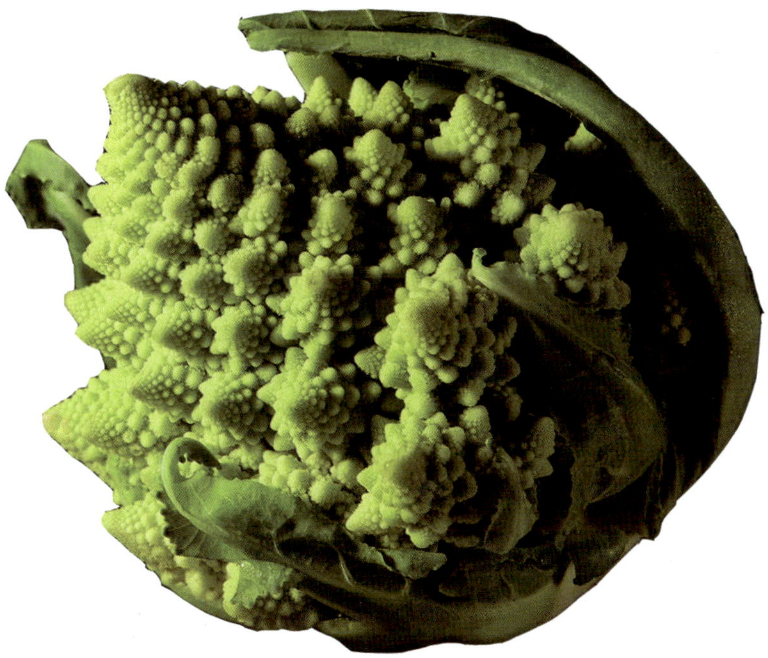

그림 20.4

로마네스코 브로콜리의 자가–유사성은 보다 작은 단위들(예: 하나의 치료방법)이 유사하게 패턴을 갖춘 더 큰 단위들(치료시기)을 구성하며, 이것은 이어서 그 전체(일련의 치료시기들)를 구성하는 그 방법을 설명하는 자연으로부터의 많은 사례들 중 하나이다.

다. 이러한 동일한 시작–중간–끝의 리듬은 하나의 전체로서 그 치료시기에 적용되며, 거기에서 그 첫 번째 치료법은 준비의, 그리고 그 마지막은 통합의 것이 될 것이다. 그것은 또한 시간의 경과와 함께 일련의 치료시기에 적용되며, 거기에서 중간과 마지막의 치료시기의 효과는 앞선 치료시기들에 이루어진 준비하기의 정도에 의존한다; 그리고 만들어진 영속적인 변화의 정도는 일련의 치료시기의 마지막에서 발생한 통합하기에 따라서 결정된다. 이러한 세 가지 시기의 각각을 차례로 살펴보자.

준비하기의 많은 의미들

준비하기는 "준비하기의 과정 또는 행위"로서 정의된다(2). 비록 손을 사용한 치료를 위한 준비하기가 "준비하기"의 물리적인 측면을 포함할 필요가 있을지라도(지나친 근육긴장도를 풀어주기, 보다 깊은 구조물을 치료하기에 앞서 얕은 층을 "워밍업" 또는 가동시키기와 같은), 이러한 물리적인 고려사항은 오로지 전체 그림의 한 부분이다.

준비하기로서 준비는 "**무엇을** 위해서 준비하는가?"라는 의문을 낳는다. 치료사로서 우리는 그들을 위해서 준비하기 위한 방법을 알기 위해서 우리의 의미와 목적을 알아야 할 필요가 있다. 사실 준비시기의 가장 중요한(그리고 가장 간과되는) 부분 중 하나가 그 치료 자체의 목적과 목표–치료를 찾고 있는 그 환자의 이유와 그들이 원하는 결과–에 관하여 명료함을 성취하는 것이다; 우리 자신의 목표, 우선권 그리고 치료사로서의 목적; 그리고 가장 중요하게 이러한 두 가지(환자의 그리고 치료사의 우선권)가 만나거나 갈라지는 그 방법 등. 많은 도수치료사들은 바로 Dr. Ida Rolf가 "참신함의 고요한 수준"이라고 불렀던 것에서, 아무 말 없

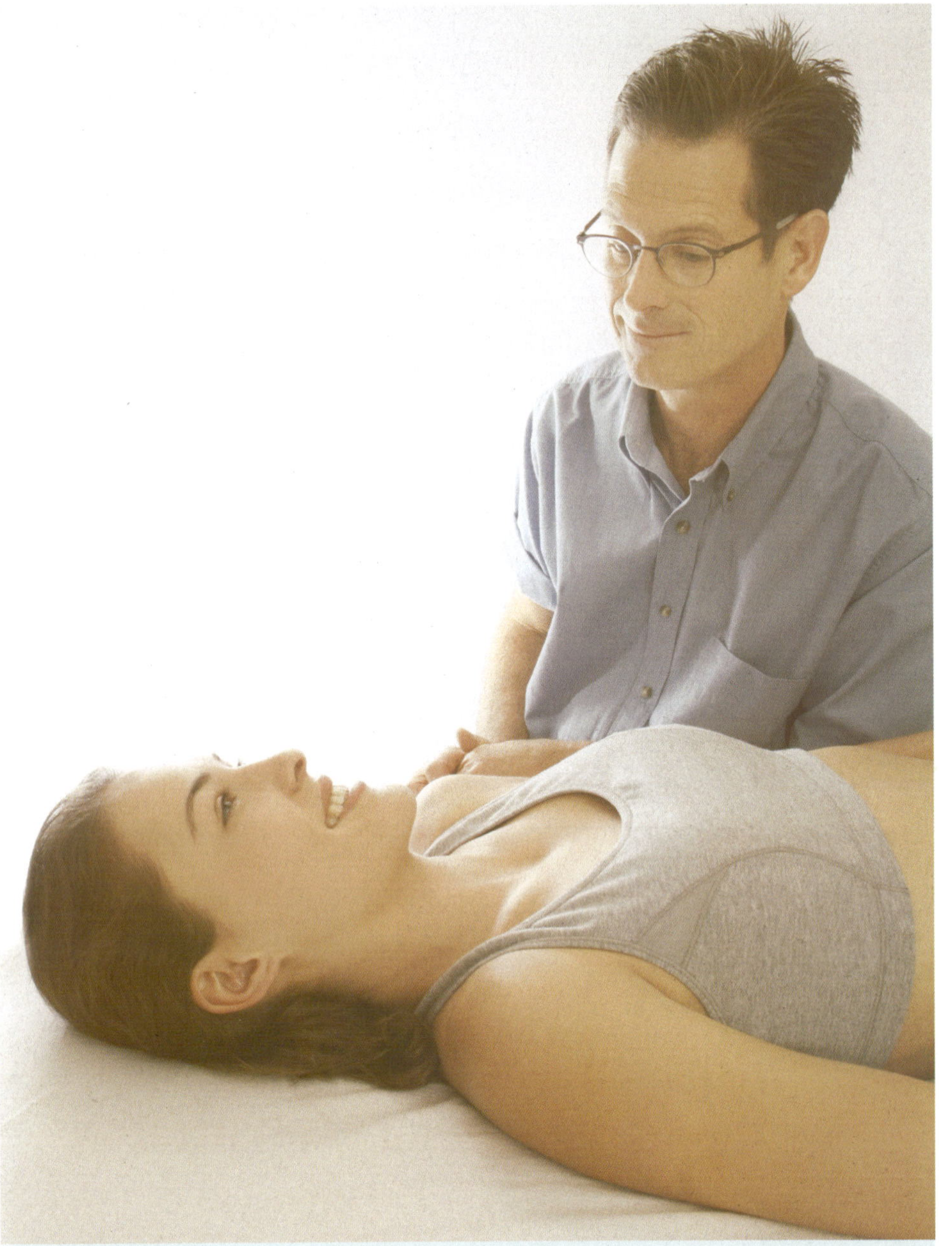

그림 20.5
질문하고, 청취하며 그 환자가 원하는 그 무엇을 명료하게 이해할 시간을 갖는 것은 손을 사용한 치료를 위한 소중한 언어적인 준비하기인 것이다.

이 치료함에 가장 편안하며(3), 종종 그들의 손으로 치료하는 것을 시작하기를 열망한다. 질문하고, 청취하며 그 환자가 그 치료에서부터 원하는 그 무엇을 명료하게 이해하며, 이어서 이것이 당신이 전해줄 있다고 생각하는 그 무엇과 일치하는 그 방법을 탐색하며 논의하는 것은 당신의 손을 사용한 치료를 위해서 모두 너무도 소중한 준비하기인 것이다(**그림 20.5**).

위의 고려사항은 "생체검사–인간관계적(bio-psysocial)" 접근법이라고 명명할 수 있는 것(4)이며, 그것은 통증과 증상에 대한 한 사람의 전체–인간, 신체–마음, 의미–의존적인 관점을 묘사한다. 이전에는 주로 육체적인 고통호소로(14–16장에서 설명된 TMJD와 같은) 생각되었던 점점 더 많은 병변들이 이제는 상당하게 생체검사인간관계적 현상으로서 보이며, 거기에서 육체적인 증상은 구조와 기능의, 또한 감정, 인식, 신념, 생활방식, 습관, 사회적인 요인 그리고 더 많은 다른 것들의 단지 보다 복잡하고, 상호의존적인 상호작용의 가장 분명한 측면에 지나지 않는다(5).

우리의 **준비하기** 시기에서, 우리는 그것이 "인간관계심리적–생체검사"가 될 수 있도록 "사회–심리–생체(socio–psycho–bio)"의 순서를 바꿔주며: 우리가 자신의 생물학적인 또는 육체적인 목표에서 최대한으로 효과적일 수 있기에 앞서, 그 치료 관계설정의 인간관계적 측면이 확립되어야 할 필요가 있다. 이러한 "사회적(인간관계적)" 수준은 그 육체적인 치료가 효과적일 수 있게 만드는 사람 사이의 상호작용의 모든 것을 포함한다: 좋은 관계와 신뢰를 구축하며; 치료적 연대감의 분위기, 영역 그리고 형식을 확립하는 것과 함께, 육체적인 의학에서 그리고 다른 영역에서 모두 치료적인 효

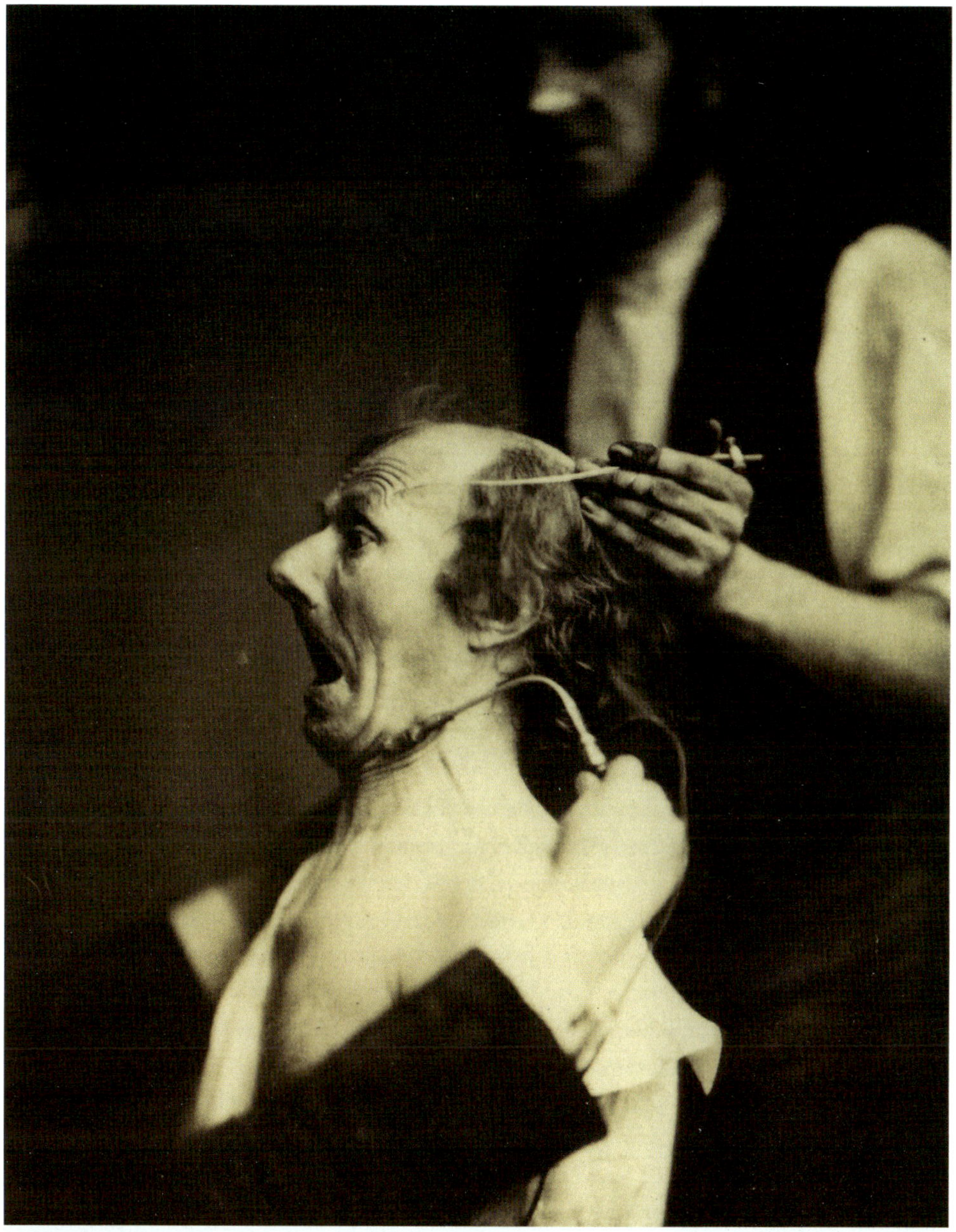

그림 20.6

불안증, 공포, 해소되지 않은 트라우마, 또는 통증 등으로 동반하는 그러한 것들과 비슷한 교감신경의 "대항하거나 달아나기" 상태는 지나치게 직접적인, 지나치게 빠른 또는 지나치게 깊은 도수치료에 의하여 악화될 수 있다. 준비하기는 아마도 직접적인 구조적 치료로 진행하기에 앞서 이러한 반응을 가라앉히고 조절하기를 포함할 수 있을 것이다. 이 사진은 얼굴의 마비상태로부터 고통받고 있는 한 환자에게서 두려움을 포함하는 다양한 감정의 표현과 안면 근육의 전기적 자극 사이에서 연관성을 조사하는 프랑스의 신경학자인 Guillaume Buchenne de Boulogne 1801–1875를 보여준다.

과는 치료사–환자 유대감의 강도와 상관되는 것을 보여주었다(6). (나중에, 우리는 "순종" 또는 치료시기들 사이에서 치료사의 제안을 따르려는 그 환자의 기꺼운 마음이 이러한 인간관계상 좋은 관계에도 함께 의존하는 그 방식을 살펴볼 것이다.)

이러한 사람 사이의, 사회–수준의 측면은 우리의 "사회–심리적–생체의" 진행과정의 내면적, 개인–내면의, 심리학적인 고려사항과 긴밀한 관계를 유지한다. 이러한 개인–내면적 측면은 그 환자의 분위기, 감수성, 낙천성 또는 비관주의 등을 포함하며; 그 상황의 안전성이나 위험성에 대한 그들의 전적으로 무의식적인 평가; 그들의 현재의 문제에 관한 그들의 개념화, 이야기 그리고 생각들과 함께. 각별히 다른 치료방법들에 올바르게 반응하지 않았던 증상들처럼 만성적인 증상은 곤란한 감정(우울함, 절망 등), 영속할 수 있는 두려움과 한계(움직임에 대한 두려움과 같은) 또는 고착된 태도와 신념체계 등과 연관된다. 도수치료사로서 우리의 행위 범위는 상이한 유형의 트레이닝, 민감성 그리고 치료적인 패러다임을 요구하는 직접적인 심리학적인 치료 그 자체를 포함하지는 않는다. 그렇지만 우리는 자신의 접근법과 태도를 통해서 그들의 증상에 관한 우리 환자의 관점과 심리상태에 엄청나게 영향을 줄 수 있다. 이러한 영역 안에서 **준비하기**는 바로 그 원하는 변화가 보다 쉬우며, 상당하게 우리 자신의 내면에서 그리고 우리 환자의 상호작용 안에서 그러한 태도를 양육함에 의하여 만들어지는 감정적인 분위를 양육하는 것을 의미한다. 이러한 상태의 몇 가지는 호기심, 존중, 따뜻함, 참을성, 온화함, 유머 등을 포함한다.

준비하기의 연관된 측면은 자율신경계(ANS) 각성의 환자 상태와 반드시 관계가 있다(**그림 20.6**).

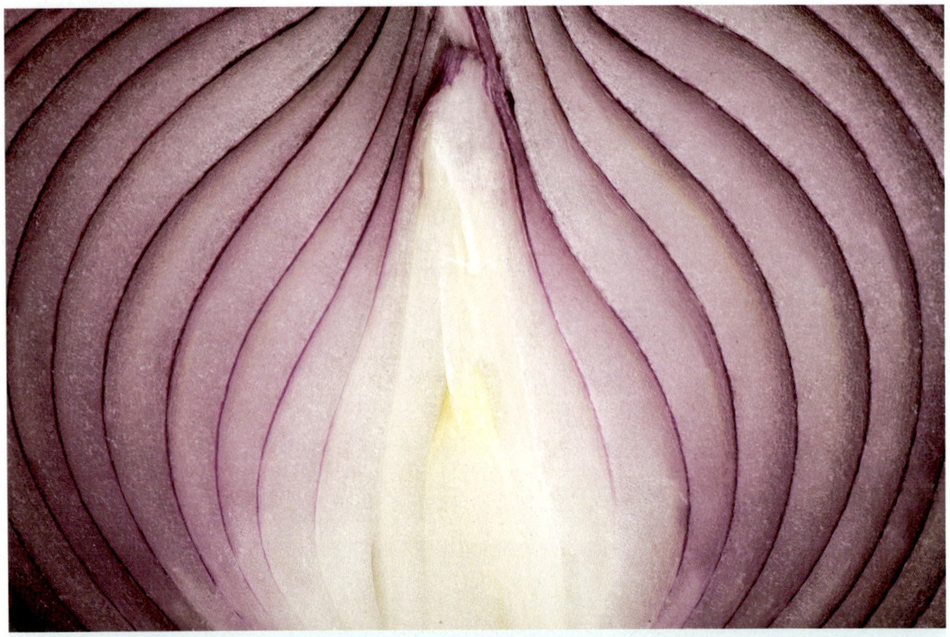

그림 20.7
보다 깊은 치료법의 준비하기의 한 가지 방법은 처음에 일종의 양파와 비슷하게 층을 이룬 존재로서 생각할 수 있는 신체의 바깥의, 가장 표면의 층을 치료하기를 포함한다.

거기에서 교감신경 작용(대항하거나 달아나거나)의 높은 수준이 존재할 때, 이러한 상태를 다루는 것은 종종 구조적인 목표를 우선한다. 이러한 ANS 각성이 해소되지 않은 트라우마의 반응들과 연관되든 아니든, 만성적인 통증, 불안증, 또는 일상생활의 스트레스, 경계태세, 과도한–각성 그리고 과도한–민감성 상태 등은 단지 학습하기와 변화를 방해할 뿐만 아니라, 지나치게 직접적이거나 깊은 치료에 의하여도 악화될 수 있다. 다행스럽게도 거기에는 8장 *전정계*와 9장인 *뜨거운 채찍질손상(Hot Whiplash)*에서 다룬 내용과 같은 ANS 각성에 대한 지극히 효과적인 손을 사용한 그리고 고유감각수용의 접근법이 존재한다.

준비하기의 심리학적인 측면은 *발생할 변화를 위해서 필요한 내부적인 조건을 양육하기*로서 손을 사용한 치료 안에서 정의될 수 있을 것이다. 이것은 물론, 치료사로서 스스로를 준비하기도 포함한다: 그 치료를 위해서 정신적으로, 육체적으로 그리고 감정적으로 현재에 존재하며, 가용적이며 준비돼있기.

우리가 치료의 손을 사용한 영역을 위해서 준비될 때, 준비하기는 훨씬 더 생물학적인 또는 물리적인 의미를 갖게 된다. 빈번하게 신체를 양파로의 비유를 사용해서(**그림 20.7**), 우리는 11장인 얕은 경추부 근막 치료법에서처럼 보다 깊은 치료를 위한 준비로서 신체의 얕은 층들과 함께 치료하기를 시작한다. 우리가 사용하는 또 다른 준비하기 전략(Ida Rolf의 초기 강사진의 한 사람인 Jan Sultan에 의하여 영향을 받은)은 축성 문제를 치료하기에 앞서 먼저 신체의 말단부를 치료하는 것이다(부속적인 사지와 이음뼈들).

준비하기 전략에서 우리의 목적은 다음을 포함한다:

- 즉시 그 문제를 평가하기와 이해하기(12장의 끄덕이기 검사 또는 15장 가쪽 날개근 평가하기에서처럼);
- 조직 탄력성, 함수상태 그리고 온도를 증가시키기(13장 어미 고양이에서처럼, 말 그대로 또는 비유적으로 그 조직들을 "예열시키기") 그리고
- 자율신경적 평온함(예를 들어, 8장에서 전정계 정렬하기 치료법), 높아진 고유감각수용(1장에서 추골 가동성 치료법에서와 같이) 또는 골지힘줄기관 반사를 통한 자세적인 반사 자극(14장에서 뒤쪽 두힘살근 치료법에서처럼) 등을 통해서 운동 긴장도를 줄여주기

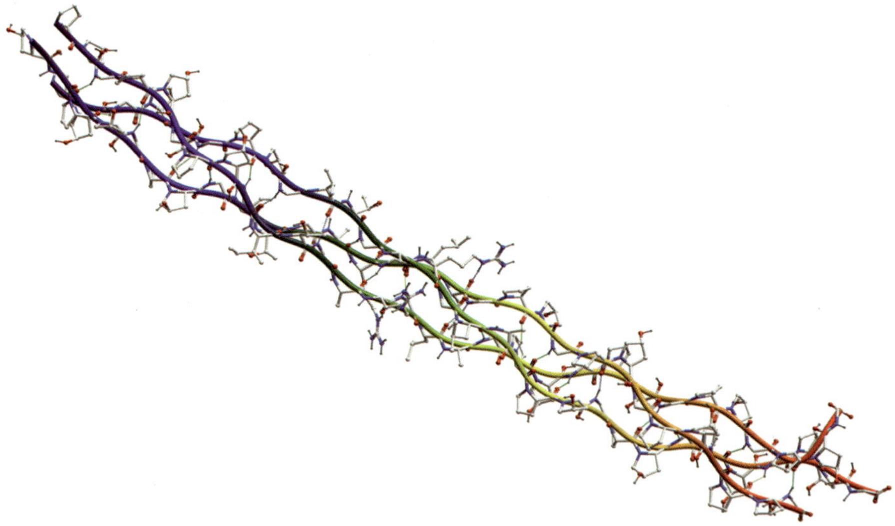

그림 20.8

근막의 대부분의 유형에서 가장 풍부한 섬유성 구성요소인 콜라겐 분자들은 다른 콜라겐 분자들과 함께 화학적으로 교차-연결에 놓여있음에 의하여 근육근막으로 단단함을 제공한다.

구분하기

우리의 세 가지-단계 순서주기의 중간 시기는 **구분하기** 또는 어느 한 가지와 다른 것들 사이에서 차이를 명료하게 만들어 주는 과정이다. 몸 안에서, 우리는 언제든 우리가 인접한 구조물에 대한 관계에서 어떤 구조물을 분리시키거나 가동증진시키도록 치료할 때마다 구분하기를 증가시킨다. 갈비사이 공간 치료법(7장) 또는 경추부 직선이동 치료법(10장) 등과 같은 치료법들은 골성 구조물을 구부해주며 가동성을 증대시키도록 치료한다(각각, 개별적인 갈비뼈와 경추들) 등허리근막 치료법(1장) 또는 경추의 코어/말단부 치료법(10장) 등과 같은 다른 방법들은 근막의 층들의 구분하기에 집중한다. 이것은 일반적으로 근막의 층들 사이에서 활주작용(또는 전단작용)을 증가시키기를 그러므로 그것들의 움직임이 보다 수월하고, 자유로우며 적은 제한에 놓임을 의미한다.

현미경적 수준에서, 비교할 수 있는 직접적인 근육근막 치료법들과 비슷하게 우리의 치료는 아마도 근막의 층들 사이에서(다른 장소들 가운데서) 풍부하게 확인되는 미끄러운, 커다란-분자의 탄수화물 중합체인 히알루로닉 산(또는 히알루로난)의 질적인 면과 양을 변화시키는 것이 된다. 윤활작용의 물질로서 그것의 기능에 연관해서, 히알루로난은 근육근막성 통증에서 의심스러운 역할을 숭행한다(7). 직접적인 도수치료의 압박력과 전단력은 또한 콜라겐 분자들 사이에서 효소적인 교차-연결을 변화시키기 쉬울 것이며(**그림 20.8**), 이러한 섬유들이 서로에 대하여 보다 자유롭게 움직이도록 도와주며(8) 그러므로 근막의 연속성의 불리한 면이 되는 잠재적인 경직과 엮임을 줄여주게 된다.[2]

2 연속성, 가소성 그리고 민감성이라는 근막의 독특한 특성은, 그리고 이러한 특성이 우리의 치료에 대한 정보를 제공하는 그 방식은 1권의 처음 두 개의 장에서 상세하게 설명한다.

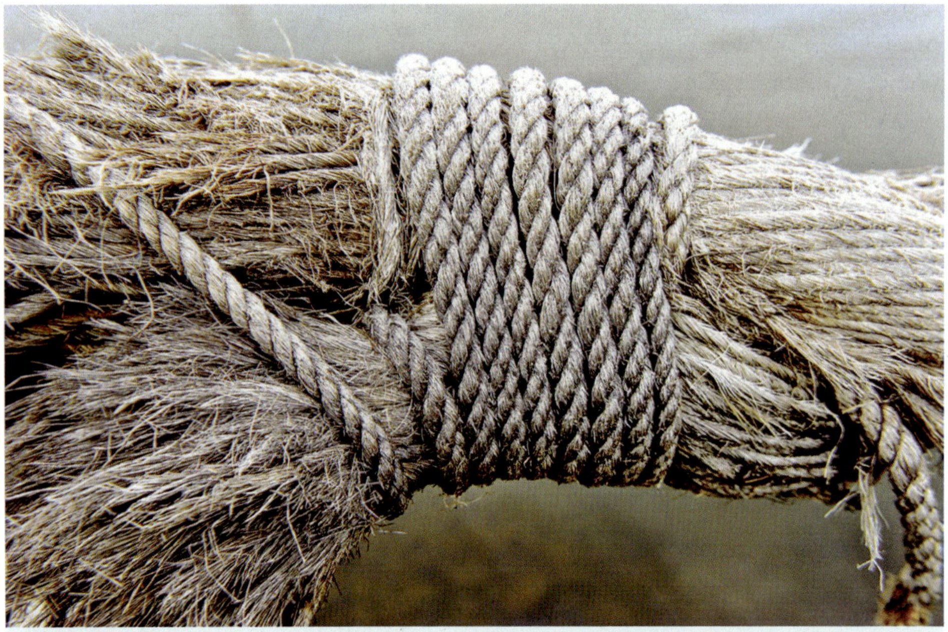

그림 20.9
근막은 띠, 다발 또는 엮임 등에 대한 라틴어로부터 나온다. 이러한 밧줄 다발은 비유적으로 어떻게 구분되지 않은 근막이 신체의 움직임과 기능상태를 속박하고 제한하는가 비유적으로 설명해준다.

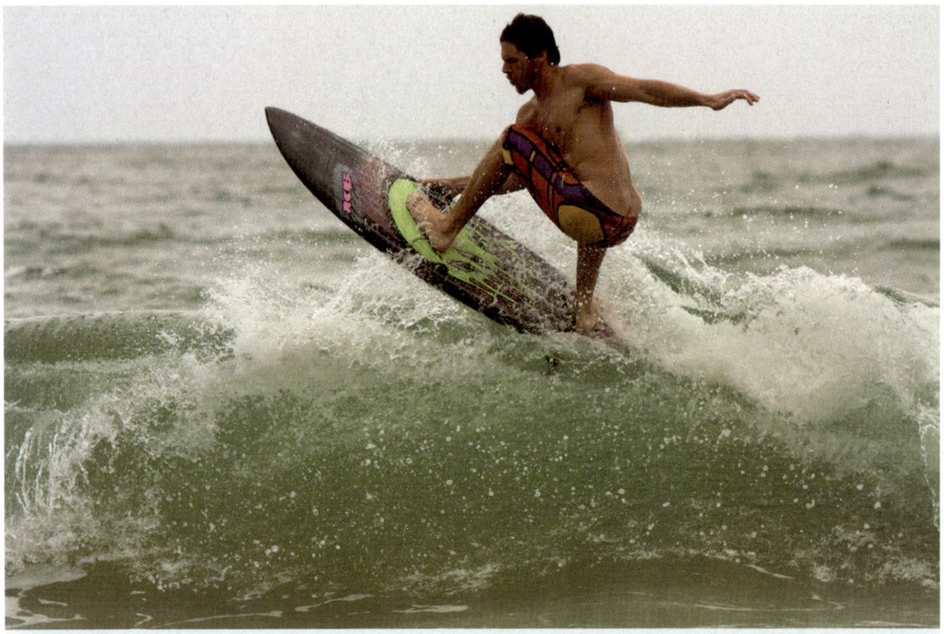

그림 20.10
신체적 구조물의 그리고 그것들의 고유감각수용의 인식력의 구분하기는 움직임의 협조성, 자세, 균형 그리고 전반적인 신체 인식을 강화시킨다.

구분하기는 위의 사례들처럼 단지 신체적인 자유와 가동성에서만이 아니라, 고유감각수용과 움직임의 협조성에도 역시 적용된다. 우리의 능동적인 움직임 치료법들의 많은 방법들(5장에서 두 개의 허리근 치료법처럼)은 섬세한 움직임에 대한 환자의 착수와 조절을 개선하도록 도와준다. 손을 사용한 치료는 또한 신체의 상이한 부분들 사아에서 구분하기 위한 두뇌의 능력을 증가시키도록 도와주며, 감각, 움직임 협조성, 균형 그리고 자세 등을 강화시킨다(**그림 20.9**). 능숙한 접촉은 또한 신체감각의 만성적인 통증(9), 무해자극통증(10)(정상적으로 아프지 않은 감각과 연관된 통증) 등으로 "얼룩짐"에서, 그리고 해소되지 못한 외상의 신체적 분리(11)에서 고유감각수용의 구분하기의 보다 심각한 상실 등에서 역시 도움을 줄 수 있다.

이러한 접근법에서, **구분하기**는 종종 신체적 기능상태(예: 움직임) 그리고 감각적 현상(통증 등과 같은) 모두를 개선시키는 우리의 주된 방법이 된다(**그림 20.10**). 증가된 기능상의 그리고 인지상의 구분하기는 움직임의 보다 큰 자유로움, 보다 정확한 신체 인식, 개선된 균형과 협조성 그리고 강화된 구조적 적응성을 허용한다.

통합하기

"통합하기"라는 단어는 많은 다른 것들을 의미하기에 이르렀다. integrāre이란 그 단어의 라틴어 어근은 새롭게하기 또는 회복하기를 의미한다. 심리학에서, **통합하기**는 **시각운동의 통합하기**에서처럼 다양한 감각성 정보와 운동 자극을 포함하는 신경계 안에서 진행과정의 협동성을 언급한다. 롤핑과 구조적 통합치료의 기타 형태의 특수화된 의미에서, **통합하기**는 균형, 가득함, 완료, 정렬, 편안함 그리고 또 다른 것들을 의미할 수 있는 지극히 미묘한 차이를 갖는 단어가 된다.

사전적인 의미에서, "통합하기"는 여러 가지 것들을 합쳐주거나 조합해주는, 그래서 그것들이 단일한 전체가 되는 과정을 의미한다. 우리의 전문분야에서 우리는 그 단어를 주로 이러한 의미에서 사용한다: 우리 치료의 통합하기 단계는 신체가 단순하게 구분된 부분들이 아닌, 그보다 하나의 축소할 수도 없는, 구분될 수도 없는 전체라는 것을 신체에 상기시켜 준다.

우리의 세 가지 단계 순서주기의 보다 이른 준비하기 단계에서, 우리는 "생체심리사회의" 순서화를 뒤집었으며, 생물학적 수준에서 치료하기에 앞서 도움이 될 개인-내부의, 그리고 사이에서 의미의 확립을 강조했다. 이러한 최종의 통합하기 단계에서, 우리는 "생체심리사회의" 본래의 순서로 되돌아가며: 통합하기의 생물학적인 또는 신체적인 측면을 먼저 치료하려는 생각이 유용하며; 이어서 그 치료의 심리학적인 또는 내면을; 그리고 마지막으로 치료를 신체의 밖으로, 우리의 삶 안으로 가져가는 사회적인 또는 상호작용의 측면을 생각하는 것이 유용하다(비록 임상에서 이러한 기능들 모두가 아마 순차적으로보다는 함께 다루어질 필요가 있을지라도).

통합하기와 마감하기의 물리적 또는 생물학적인 측면이 전형적으로 전반적인 균형과 부위별 완전함에 대한 관심을 포함한다. 그 치료가 환자에게서 그 치료시기를 편안하게 끝내도록 충분하게 균등하며 완전하게 느껴지는가? 상이한 도수치료 방법들은 이것을 상이한 방식에서 성취할 것이다. 빈번하게 모든 치료시기에 전신을 또는 최소한 신체의 양 측면을 치료하도록 배운 마사지 치료사는 비대칭적으로 치료할 때조차도 균등한 완전함의 느낌을 성취하도록 배움에 의하여 그들의 기술을 발전시킬 수 있다. 다른 한편으로, 개별적인 병변과 부위에 대하여 매우 상세한 교육을 받았던 물리치료사나 물리요법사들은 자신들의 치료를 균형 잡아주며 완료시켜주는 한 부분으로서 신체 안에서 보다 큰, 예상하지 않은 연결을 찾아봄에 의하여 그들의 접근방식을 빈번하게 마무리할 수 있다.

균형의 이러한 감각을 성취하기 위한 최선의 치료법 중 한 가지는 당신의 치료시간이 끝나기 전에 환자가나 환자에게 완료함에 대하여 느껴진 그들의 느낌에 관하여 단순하게 질문하는 것이다. 이러한 심리-(내적인 경험) 사회의(각 개인 사이의) 접근법은 아마도 다음처럼 표현될 수 있을 것이다. "당신이 자신의 몸을 살펴본다면, 당신이 지금 완전함을 느끼도록 도와줄 수 있는 다른 무엇인가가 있습니까?" 이것은 아마도 기존의 치료를 마무리하기보다는 잠재적으로 새로운 영역을 열어주게 되는 질문이 될 수 있는 "여전이 아프게 느껴지는 곳이 있나요?"와는 지극히 다른 것이다.

Dr. Rolf는 대부분의 자신의 치료시기를 목 치료(우리의 10장에서 경추의 코어/말단부 치료법에 유사한)와 골반 들어주기(19장의 엉치뼈 치료법의 보다 직접적인 방식)로서 마무리했다. 이러한 두-부위의 마무리 절차에 대한 그녀의 일정한 사용은(아마도 정골학적 접근법에 그 뿌리가 있을) 많은 상이한 방식에서 설명되어왔다. 해석은 나중의 불편함을 예방하도록 척추의 각 말단부에서 적응성을 보장하는 것; 각 측면을 치료한 후 신체의 정중앙을 치료하는 것; 그리고 부교감신경의 집중의 두 가지 주요 영역(척추의 머리 쪽 그리고 다리

쪽 끝부분)을 치료함에 의하여 신경계를 평온하게 만들기 등을 포함한다. 이러한 것들 모두는 가치 있는 목적이지만, 그 설명이 무엇이든 그리고 비록 우리가 Rolf의 본래의 치료방식으로부터 많은 방법들이 갈라져 나왔을지라도, 우리는 이러한 마무리 절차를 대체적으로 존중하며, 우리의 심화 근육근막 치료법의 치료시기 순서설정의 말미에 목과 엉치뼈 치료의 어떤 방식을 시행한다.

치료법, 치료시기 또는 시리즈의 말미에, 우리의 의도는 다른 부분들을 분리시키며, 자유롭게 만들고 구분해주는 것으로부터 그러한 부분들 사이에서 보다 큰 연결과 연관성을 강조하는 쪽으로 바뀐다. 때때로 이것은 직접적인 접촉이나 (1권의 1장에서 코어 지점 치료법에서처럼) 압박과 함께 물리적으로 시행된다. 또 다른 시기에, 우리는 유도된 인식과 감각적인 탐색을(예를 들어, 5장에서 허리근 치료법 또는 9장에서 호흡 자동성 치료법 등) 통해서 환자의 내적인 경험을("생체심리사회의"에서 중간 부분) 이용한다.

전형적으로, 한 치료법이나 치료시기의 **통합하기** 단계에서 우리의 접촉 방식은 능동적이기보다는 수용적이 되며; 구분하거나 도수치료하기보다는 감지하고 청취한다. 이것은 환자의 자신의 고유감각수용의 인식이 표면화되는 것을 허용하며, 보다 능동적인 치료 이후의 안정하는 시기에 확립된다.

우리의 통합하기 단계에서 최종적인 "사회의" 측면은 인식과 변화를 그 치료시기나 시리즈로부터 실재적인 상호작용과 일상생활로 통합해주는 환자의 능력을 말한다. 이것은 최소한 두 가지 방식에서 사회적-수준의 고려사항이다:

1. 새로운 신체 패턴과 인식이 그들이 치료실의 고요하고 내적인 집중에 놓여있을 때보다 다른 사람들 및 사물들과 연관 상태일 때 상기하고 다시 살펴보는 것에 보다 더 어려울 수 있다. 환자들이 일어서고, 예약하며 돌아가면서 그들과의 우리의 상호작용은 치료실 경험을 그들의 삶 안으로 가져가도록 도와줄 수 있는 고유감각적 인식을 이어가기 위하여 환자를 촉각적으로 초대하기 위한 기회가 취약해진다.
2. 많은 방법들은 그 치료시기의 치료를 통합하고 이어가도록 도와줄 수 있도록 인식적 연습 또는 육체적인 운동과 같은 환자의 "숙제"를 포함한다. 그러한 숙제가 당연하게 유용한 반면(일부 사례에서는 꼭 필요한), 환자들은 그들의 숙제 실행과 치료시기 사이의 연습에서 악명이 높게도 일정하지 않을 것이다. 이것을 어떻게 우리의 생체-심리-사회의 진행과정의 사회적 수준으로 연관지을 수 있겠는가? "순응성"(치료사의 숙제, 처방 또는 권장사항에 대한 환자 또는 환자의 충실함)은 물리적 및 행동의 의학 모두에서 광범위하게 연구되어왔다. 자신들의 상태, 사회적 지원(12)(치료사의 권장사항에 대한 가족 또는 사회집단의 인식) 그리고 환자/치료사의 조화로운 관계(13) 모두에 대한 환자의 이해와 같은 영향력은 숙제의 권장이 실제적으로 이어질 것이라는 개연성을 증가시킨다. 대부분의 도수치료사들이 아마도 자신들의 전형적인 임상의 범위와 영향력의 범위의 밖에 존재하는 것으로 사회적인 지원을 간주하는 반면, 환자가 자신들의 치료시기의 인상을 공유하거나 환자의 숙제를 그들의

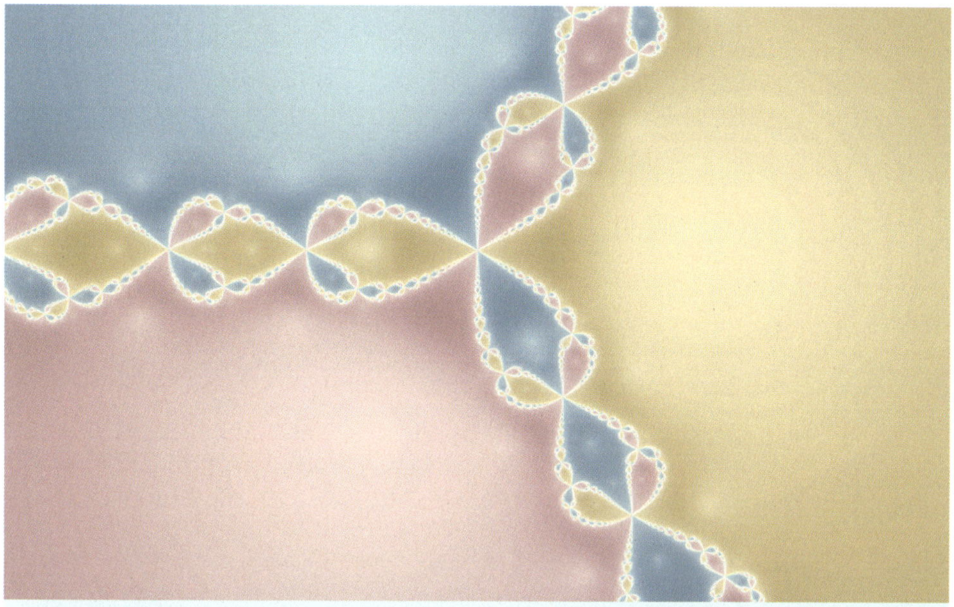

그림 20.11

준비하기, 구분하기 그리고 통합하기 주기의 미시적/거시적 반복은 거기에서 유사한 모양의 패턴들이(세 가지 색깔의 눈물과 비슷한) 모든 확대의 단위에서 볼 수 있는 3-요소 Julia 설정 프랙탈의 자가-유사한 설계에 비교될 수 있다.

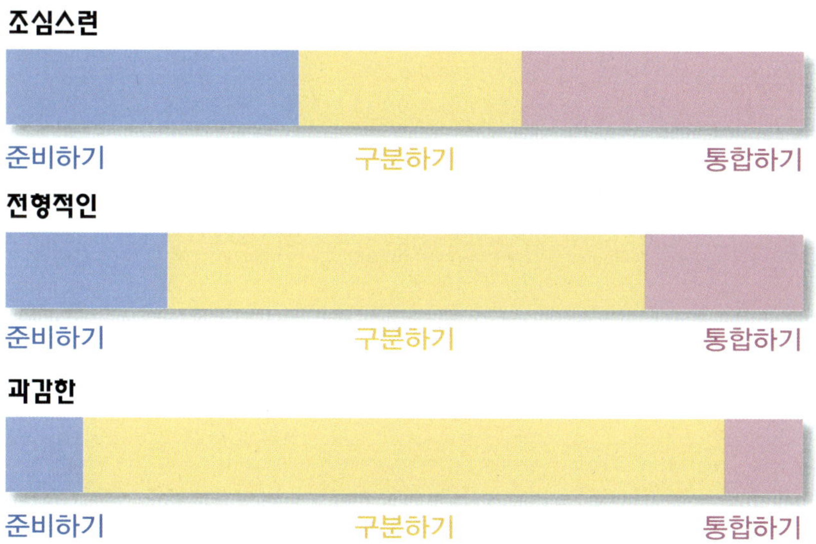

그림 20.12

준비하기/구분하기/통합하기 주기의 개별 단계들에서 소모된 시간, 치료법 또는 치료시기의 비율은 다뤄지고 있는 그 상태에 따라서 가변적일 수 있다. 맨 위쪽: 채찍질손상이나 추간원판의 문제 등과 같이 복잡하거나 예측하기 어려운 상태에 대해 아마도 적합할 수 있는, 지극히 조심스러운 접근법. 맨 아래: 최소의 준비하기를 보유한 과감한, 직접적인 접근법은 각별하게 환자의 치료-후 반응이 이미 확인된 것과 함께 좋은 관계와 익숙함이 있을 때, 잘 낫지 않는 상태에서 효과적일 수 있다.

친구, 배우자 또는 가족의 일원에게 가르치는 것을 단순하게 제안하는 것은 강력한 사회적-지원의 영향을 활용하도록 도와줄 수 있으며 환자의 습관과 일상생활 안으로 손을 사용한 치료의 통합하기를 증대시키기 매우 쉬울 것이다.

얼마나 많으면 충분한가?

준비하기-구분하기-통합하기의 순서는 당신의 치료시기를 전략화하기 위한 단순하지만 유용한 개념상의 틀을 제공할 수 있다. 언급한 것처럼 이러한 주기는 각각의 치료법으로부터(이것은 안으로 풀어질, 유지될 그리고 밖으로 풀어질 필요가 있는); 단일한 치료시기(이것이 이러한 세 가지 기능의 각각을 성취하는 치료법들을 최적하게 포함하는; **표 20.1**을 참조)까지; 그리고 거기에서 처음의 치료시기가 준비하기이며, 주된 관심사를 치료하는 집중된 구분하기 치료로 이어지고 개별 부분들보다 전체를 강조하는 치료시기로 마무리하는 여러 치료시기의 시리즈까지 일종의 프랙탈, 자가-유사한 방식에서(**그림 20.11**) 적용된다.

당신이 이러한 시기들의 각각에서 소모하는 시간, 치료법, 또는 치료시기의 비율은 치료하고 있는 그 문제의 안정성, 취약성, 반응성 또는 완고함 등에 따라 조정될 수 있다. 척추 디스크 문제, 뜨거운 채찍질손상 또는 증상이 있는 측만증 등과 같은 복잡하고, 불안정하거나 예측하기 힘든 병변에서는 전형적인 치료방식보다 훨씬 더 준비하기와 통합하기에서 많이 소모된 시간 비율과 함께 지극히 조심스러운 접근방식(**그림 20.12**)이 그 치료에 대해 환자가 반응하는 방식을 관찰할 수 있는 시

치료법	준비하기	구분하기	통합하기
척추 가동성 치료법	P	D	I
엉덩뼈능선 치료법	P	D	
등허리근막 치료법	P	D	
엉덩허리인대 치료법		D	
12번 갈비뼈 치료법		D	
창자간막 치료법	P	D	I
허리근 치료법 (바로 누워)		D	I
허리근 치료법 (옆으로 누워)		D	I
갈비활/횡격막 치료법		D	
척추세움근 치료법	P	D	I
갈비척추관절 치료법		D	
갈비사이 공간 치료법		D	
전정계 정렬 치료법	P		I
호흡 자동성 치료법	P	D	I
경추의 코어/말단부 치료법	P	D	I
가쪽 경추의 직선이동 치료법		D	I
치료대 너머 치료법		D	
경추의/가슴근 근막 치료법	P	D	
끄덕이기 검사	P		I

치료법	준비하기	구분하기	통합하기
가로가시돌기근 치료법	P	D	I
경추의 쐐기 치료법		D	I
전방 목갈비근 치료법		D	
어미 고양이 치료법	P	D	I
TMJ 경로추적	P		I
깨물근과 관자근 치료법	P	D	I
앞쪽 두힘살근 치료법		D	I
뒤쪽 두힘살근 치료법		D	I
깨물근 (입안에서) 치료법		D	
안쪽 날개근		D	
가쪽 날개근		D	
깨물근(입방에서) 치료법		D	
아래턱근막 치료법			I
머리덮개널힘줄 치료법	P	D	I
목덜미 창문 치료법	P	D	I
바깥귀길 치료법	P		I
입천장 치료법		D	
엉치뼈 치료법	P		I

표 20.1 적절하게, 각각의 치료시기는(치료시기의 전체 시리즈도 마찬가지로) 준비하기(P)−구분하기(D)−통합하기(I) 주기를 완수하는 치료법의 진행과정이다. 표 20.1은 이러한 책 안에서 하나의 치료법이 한 가지 기능 이상으로 사용될 수 있을 때 굵은 글씨체로 기록된 치료법이 가장 일반적인 기능인 것과 함께, 그 치료법의 가능한 사용을 정리한다.

간을 제공하며; 필요하다면 그 상태를 악화시키기 전에 치료과정을−수정한다. 또 다른 거기에서 신체나 증상이 어떠한 반응이든 나타내는데 느리게 보이는 사례에서, 과감한 보다 직접적인 접근법이 적합할 것이다. 느리게−반응하는−병변에서조차도, 평가, 좋은 관계형성, 이완하기 그리고 말단부 가동성 등의 준비하기−단계의 작용이 철저하게 다루어졌을 때 그 결과는 일반적으로 더욱 클 것이다.

마지막으로, 어떠한 순서의 치료과정을 당신이 선택하든, "넘치는 것보다 모자란 것이 좋다"라는 격언은 진실을 담은 듯 보인다. 그것이 환자들이 지불한 비용의 가치만큼 제공하려고 노력함으로부터든, 또는 우선순위와 시간 관리의 경험부족에서든 또는 무엇인가 빠뜨린 것에 대한 두려움에서든, 시작하는 치료사들의 공통적인 특징은 필요한 것 이상을 시행하는 것이다. 그 결과는 그 환자에게서 최대한 이로움의 지점을 지나서 과도하게 치료할 수 있는 것이며, 환자에게는 구체화해야 하는 몇 가지 분명한 개념들의 교육적 가치를 희석하며, 그리고 치료사에게는 극도로 피로하게 만든다. 할당된 시간 안에 가능한 한 많이 하려고 몰아치기보다는, 더 적은 치료법으로 더 많은 시간을 할애하며 속도를 늦추는 것이 거의 항상 더 도움이 된다. 때때로, 당신의 치료시기를 찬장 속의 모든 조미료를 사용하는 대신에 단지 하나 또는 두 가지 "요리"로만 채우도록 시도해본다. 또는 당신이 작곡하는 자신의 치료시기가 완전한 심포니 오케스트라의 호화로움으로 향하기보다는 현악 사중주의 여분의 아름다움과 풍부함을 보유하도록 만들어본다. 당신의 치료로부터 당신과 환자가 얻게 되는 그 효과와 만족은 얼마나 많이 당신이 그 시기를 채우는가에 달린 것이 아니고 불필요한 것들을 얼마나 많이 내버려두는가에 달려있는 것이다.

참고문헌 (References)

[1] Rolf, I.P. (1989) *Rolfing: Reestablishing the Natural Alignment and Structural Integration of the Human Body for Vitality and Well-Being*. Healing Arts Press.

[2] www.merriam-webster.com. http://www.merriam-webster.com/dictionary/preparation. [Accessed December 2015]

[3] Johnson, D.H. (1989) Presence. In: Carlson, R. and Shield, B. *Healers on Healing*. J.P. Tarcher. p. 133.

[4] Borrell-Carrió, F., Suchman, A.L., and Epstein, R.M. (2004) The biopsychosocial model 25 years later: Principles, practice, and scientific inquiry. *Annals of Family Medicine*. 2(6). p. 576–582.

[5] Scrivani, S.J., Keith, D.A., and Kaban, L.B. (2008) Temporomandibular disorders. *The New England Journal of Medicine*. 359. p. 2693–2705.

[6] Pinto, R.Z. et al. (2012) Patient-centred communication is associated with positive therapeutic alliance: A systematic review. *Journal of Physiotherapy*. 58(2). p. 77–87.

[7] Stecco, C., Stern, R., Porzionato, A., Macchi, V., Masiero S., Stecco A., and De Caro, R. (2011) Hyaluronan within fascia in the etiology of myofascial pain. *Surgical and Radiologic Anatomy*. 33(10). p. 891–896.

[8] Reiser, K., McCormick, R.J., and Rucker, R.B. (1992) Enzymatic and nonenzymatic cross-linking of collagen and elastin. *The FASEB Journal*. 6(7). p. 2439–2449.

[9] Butler, D.S. and Moseley, G.L. (2013) *Explain Pain*. 2nd ed. NOI Group.

[10] Allisona, G.T., Nagyb, B.M. and Hall, T. 2002. A randomized clinical trial of manual therapy for cervico-brachial pain syndrome: A pilot study. *Manual Therapy*. 7(2). p. 95–102.

[11] Scaer, R. (2014) *The Body Bears the Burden: Trauma, Dissociation, and Disease.* 3rd ed. Routledge. p. 166.

[12] DiMatteo, R.M. (2004) Social support and patient adherence to medical treatment: A meta-analysis. *Health Psychology.* 23(2). p. 207–218

[13] Howgego, M., Yellowlees, P., Owen, C., Meldrum, L., and Dark, F. (2003) The therapeutic alliance: The key to effective patient outcome? *Australian and New Zealand Journal of Psychiatry.* 37(2). p. 169–183.

그림 저작권 표시 (Picture credits)

Figures 20.1, 20.7, 20.8, 20.9, and 20.10 Thinkstock
Figure 20.2 courtesy Ron Thompson, used by permission.
Figures 20.3, 20.5, 20.12, 20.13, and 20.14 Advanced-Trainings.com.
The three Koch snowflakes in Figure 20.3 are used under CC BY-SA 3.0.
Figure 20.4 Photographer: Jon Sullivan PDPhoto.org. Public domain image.
Figure 20.6 From Guillaume-Benjamin-Amand Duchenne de Boulogne, *Mécanisme de la physionomie humaine. ou, Analyse électro-physiologique de l'expression des passions des arts plastiques*. 1862. Public domain image.
Figure 20.11. The fractal Julia set (in white) for the rational function associated to Newton's method for f: z ⟶ z3−1. Coloring of Fatou set according to attractor (the roots of f). Public domain image, created by Georg-Johann Lay.

학습지침

순서설정

1 경추의 직선이동 치료법은 여기에서 다음 무엇을 도와주는 치료법의 사례로서 설명되었는가?

a 준비하기
b 구분하기
c 통합하기
d 경추의 가동성

2 이러한 주장의 어느 것이 이 책에서 표현된 동일한 착상의 그 방법에 가장 인접한 의미를 갖고 있는가?

a 우리의 개인간의 목표에 대하여 최대로 효과적이기 위해서, 환자의 육체적인 목표가 반드시 치료되어야 한다.
b 우리 환자의 개인-내부의 목표에 대하여 최대로 민감할 수 있기 위해서, 그들의 육체적인 목표는 두 번째로 다루어질 필요가 있다.
c 우리의 육체적인 목표에 대하여 최대로 효과적이기 위해서, 치료 관계의 사회적인 측면이 확립되어야 할 필요가 있다.
d 치료 관계에서 최대로 효과적이기 위해서, 치료사의 치료적 목적은 우선적이어야 할 필요가 있다.

3 이러한 것들의 어느 것이 교재에 가장 가까운가? "준비하기의 사회적인 측면은 다음처럼 손을 사용한 치료 내부에서 정의될 수 있을 것이며..."

a "발생할 변화에 대하여 필요한 필수적인 개인사이의 상황을 양육하기..."
b "발생한 변화에 대하여 필요한 내부적인 상황을 양육하기..."
c "치료를 추구하며 그들의 희망하고 있는 결과에 대한 환자의 이유에 관하여 분명하게 이해하며..."
d "치료사의 치료적 목표와 희망하는 결과에 관해 분명하게 이해하며..."

4 "자율신경의 평온함을 통한 운동 긴장도를 낮춰주기"는 다음 무엇의 전형적인 목표로서 인용되는가?

a 준비하기
b 구분하기
c 통합하기
d 생체심리사회학

5 다음의 어느 것이 교재에서 자신의 치료시기의 말미에 목과 골반을 치료하는 Ida Rolf의 치료방식의 해석으로 교재에 기록되지 않았는가?

a 부교감신경의 집중부위를 치료함에 의하여 신경계를 평온하게
b 수직의 정력을 강화시키도록 신체의 종방향의 축을 강조한다.
c 나중의 불편함을 막아주도록 척추의 양 말단부에서 적응성을 확보하기
d 개별 측면을 치료한 후 신체의 정중앙을 치료하기

색인 (Index)

ㄱ

ㄴ

ㅂ

ㅅ

ㅇ

ㅍ

ㅎ